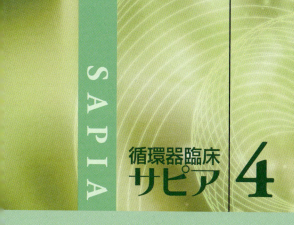

循環器臨床
サピア 4

改訂第2版

心臓リハビリテーション実践マニュアル
評価・処方・患者指導

【責任編集】長山雅俊 榊原記念病院

中山書店

循環器臨床サピア

[総編集]

永井良三（自治医科大学）

[編集委員]（五十音順）

小川久雄（国立循環器病研究センター）

川名正敏（東京女子医科大学）[*]

北風政史（国立循環器病研究センター）

筒井裕之（北海道大学）

室原豊明（名古屋大学）

山崎　力（東京大学）

([*]本巻担当編集)

刊行にあたって

　高齢社会の到来とともに，わが国では循環器疾患が増え続けている．いまやほとんどの国民が循環器疾患に罹患し，長くお付き合いする時代となった．かつては深刻なイメージのあった循環器疾患ではあるが，近年，薬物療法や機械的サポート，さらに救急と集中治療体制の進歩によって，生命予後の改善が著しい．まさに循環器診療にはあらゆる叡智が結集している．

　循環器診療は他の領域の診療と異なり，迅速な診断と治療が求められる．また，しばしば数少ない情報や直観から判断しなければならない．すべてを理詰めに考え，確証のみに基づいて診療していては，手遅れになる．このため循環器医は特殊な検査だけに頼らずに，身体所見や簡単な検査で判断を迫られることが多い．循環器医が鑑別診断の順ではなく，起こりうる重大さの順に従って行動するのも，大事なポイントである．

　本シリーズは，循環器疾患の病態の基本を理解するとともに，循環器診療の特質を現場感覚で理解していただくことを目的とした．とくに本文や図表は簡潔明瞭に記述することとした．

　本シリーズにより，これから専門医をめざす若い医師が，単なる知識ではなく，生きた循環器臨床の智恵（サピア）を身につけられることを期待する．

　2009年9月

永井良三

序 ── 改訂にあたって

　《循環器臨床サピア》シリーズの第4巻として刊行された本書は，心臓リハビリテーションにかかわるあらゆる職種に向けて書かれたものです．初版刊行以降，理学療法士や作業療法士を育てる大学や専門学校で教科書として採用されるなど，予想以上の高評価をいただくことができ，大きな責任を感じていました．このたび，発刊後5年が経過したということで，改訂の機会をいただきました．緒言として今回の改訂の骨子について記しておきたいと思います．

　まず初めに，この5年間に改訂されたさまざまなガイドラインへの対応ということがあります．急性心筋梗塞の診断ひとつを取ってみても，2012年に欧州心臓病学会（ESC），米国心臓病学会（ACC），米国心臓協会（AHA），世界心臓連合（WHF）が合同の国際新定義を発表し，その発表以降わが国におけるさまざまなガイドラインもその内容に沿った改訂がなされています．また，日本循環器学会が中心となってまとめている合同研究班によるガイドラインでは，「心血管疾患におけるリハビリテーションに関するガイドライン」をはじめとして，「ST上昇型急性心筋梗塞の診療に関するガイドライン」，「心筋梗塞二次予防に関するガイドライン」，「弁膜疾患の非薬物治療に関するガイドライン」，「大動脈瘤・大動脈解離診療ガイドライン」，「循環器疾患における抗凝固・抗血小板療法に関するガイドライン」が改訂となり，その他の学会においても「高血圧治療ガイドライン」，「動脈硬化性疾患予防ガイドライン」，「科学的根拠に基づく糖尿病診療ガイドライン」，「エビデンスに基づくCKD診療ガイドライン」など，さまざまなガイドラインが改訂になりました．

　また次に，治療においても重症大動脈弁狭窄症に対するカテーテル治療（TAVI）の登場や植込み型人工心臓をはじめとした補助人工心臓の進歩，ワルファリンに代わる新しい抗凝固薬（NOAC），糖尿病に対するまったく新しい治療薬であるインクレチン関連薬やSGLT2阻害薬など，たった5年間で目まぐるしい変化がありました．

　今回の改訂では，これらガイドラインの変更に関連するところをすべて見直し，また，全項目において最新の知見を加えていただけるようにお願いしました．さらに，動脈硬化において近年注目されるようになったリン・カルシウム代謝や心肺運動負荷試験で時々遭遇する周期性呼吸（oscillatory ventilation）についてもMini Lectureとして追加しました．それぞれの執筆者には本当に精力的にご執筆いただくことができ，感謝に堪えません．初版よりもかなりボリュームが増えてしまいましたが，読者の皆様には必ずやご満足いただける内容になったと自負しております．

　本書を通じて心臓リハビリテーションに関する正しい最新の知識が得られることによって，心臓リハビリテーションにかかわるあらゆるスタッフのスキル向上が得られ，それによって多くの患者さんが救われることを切に望みます．

2015年6月

榊原記念病院循環器内科

長山雅俊

序

　一昔前は見向きもされなかった心臓リハビリテーションが，今注目を集めている．平成18年度の診療報酬改定で適応疾患が大きく拡大されたことや，患者数が確保できれば健全経営が可能な保険算定となったこともその理由の一つと思われるが，虚血性心疾患へのカテーテル治療が必ずしも長期予後改善に結びつかないことがわかり，心臓リハビリテーションの生命予後やQOLについてのエビデンスがそろってきたことが大きいのではないかと感じる．

　心臓リハビリテーションとは何か．他の分野のリハビリテーションと最も異なる点は，病態の急変がつきものである循環器疾患のリスク管理にある．また，運動療法だけでは有効性は十分ではなく，教育やカウンセリングによる自己管理の徹底やストレス状態の回避が重要である．

　本書では，目の前の患者をいかに評価しリハビリテーション計画を作成するか，そして実際にリハビリテーションを行うにあたっての注意点やリスク管理について，明日からでも即戦力として利用可能なガイドブックとなることをめざした．患者を評価し運動処方を作成する場合に非常に便利なツールである運動負荷試験においても，行ううえでの注意点から始まり，その結果をいかに読み，運動処方に結びつけるのかを症例を提示して解説するようにした．患者教育については単なる情報伝達型の教育としない工夫や行動変容的技法，ヘルスプロモーション的なアプローチまでを網羅した．また，患者をさまざまな面から評価した結果，それをどのように患者に伝えるのかという，簡単そうで実は大変難しい面についても，専門的なコミュニケーションスキルを含めて解説を入れることにした．

　心臓リハビリテーションは，今まさに普及への導火線に火がついたように感じているが，決して質を落とさないように普及させなければならない．本書がその役目を十分果たせることを願っている．

　2010年1月

榊原記念病院循環器内科

長山雅俊

●本書で参考とした主な日本循環器学会のガイドライン

(2015年6月閲覧)

循環器病の診断と治療に関するガイドライン（2012年度合同研究班報告）
「ペースメーカ，ICD，CRTを受けた患者の社会復帰・就学・就労に関するガイドライン（2013年改訂版）」
Guidelines for rehabilitation in society, attending school and working in patients treated with pacemaker, ICD and CRT (JCS 2013)
合同研究班参加学会：日本循環器学会，日本胸部外科学会，日本産業衛生学会，日本小児科学会，日本小児循環器学会，日本心臓血管外科学会，日本心臓病学会，日本心電学会，日本心不全学会，日本不整脈学会
班長：奥村　謙
http://www.j-circ.or.jp/guideline/pdf/JCS2013_okumura_h.pdf

循環器病の診断と治療に関するガイドライン（2011年度合同研究班報告）
「心血管疾患におけるリハビリテーションに関するガイドライン（2012年改訂版）」
Guidelines for Rehabilitation in Patients with Cardiovascular Disease (JCS 2012)
合同研究班参加学会：日本循環器学会，日本冠疾患学会，日本胸部外科学会，日本小児循環器学会，日本心臓病学会，日本心臓リハビリテーション学会，日本心電学会，日本心不全学会，日本理学療法士協会，日本臨床スポーツ医学会
班長：野原隆司
http://www.j-circ.or.jp/guideline/pdf/JCS2012_nohara_h.pdf

循環器病の診断と治療に関するガイドライン（2010年度合同研究班報告）
「大動脈瘤・大動脈解離診療ガイドライン（2011年改訂版）」
Guidelines for Diagnosis and Treatment of Aortic Aneurysm and Aortic Dissection (JCS 2011)
合同研究班参加学会：日本循環器学会，日本医学放射線学会，日本胸部外科学会，日本血管外科学会，日本心臓血管外科学会，日本心臓病学会，日本脈管学会
班長：髙本眞一
http://www.j-circ.or.jp/guideline/pdf/JCS2011_takamoto_h.pdf

循環器病の診断と治療に関するガイドライン（2008年度合同研究班報告）
「循環器疾患における抗凝固・抗血小板療法に関するガイドライン（2009年改訂版）」
Guidelines for management of anticoagulant and antiplatelet therapy in cardiovascular disease (JCS 2009)
合同研究班参加学会：日本循環器学会，日本冠疾患学会，日本胸部外科学会，日本血栓止血学会，日本小児循環器学会，日本神経学会，日本心血管インターベンション学会，日本人工臓器学会，日本心臓血管外科学会，日本心臓病学会，日本脳卒中学会，日本脈管学会，日本臨床血液学会
班長：堀　正二
http://www.j-circ.or.jp/guideline/pdf/JCS2009_hori_h.pdf

循環器病の診断と治療に関するガイドライン（2007年度合同研究班報告）
「心疾患患者の学校，職域，スポーツにおける運動許容条件に関するガイドライン（2008年改訂版）」
Guidelines for Exercise Eligibility at Schools, Work-Sites, and Sports in Patients with Heart Diseases (JCS 2008)
合同研究班参加学会：日本循環器学会，日本小児循環器学会，日本心臓病学会，日本心臓リハビリテーション学会，日本心電学会，日本心不全学会，日本スポーツ法学会，日本体育協会，日本体力医学会，日本臨床スポーツ医学会
班長：長嶋正實
http://www.j-circ.or.jp/guideline/pdf/JCS2008_nagashima_h.pdf

循環器臨床サピア4 改訂第2版
心臓リハビリテーション 実践マニュアル　評価・処方・患者指導

CONTENTS

1章 心臓リハビリテーションとは

心臓リハビリテーションの歴史と定義・目的 ……………………………… 野原隆司　2
心臓リハビリテーションのエビデンス ……………………………………… 後藤葉一　6
　COLUMN PCIは安定狭心症患者の予後を改善するか？──9
　COLUMN HF-ACTION試験──12
　COLUMN 高齢者における心臓リハビリのエビデンス──13

2章 心臓リハビリテーションに必要な病態の評価

虚血性心疾患
急性心筋梗塞 ………………………………………………… 川野太郎, 平山篤志　16
狭心症 ………………………………………………………… 川野太郎, 平山篤志　23
　COLUMN 冠動脈リモデリング──24

心臓外科手術後
CABG（左室形成術を含む） ………………………………… 福井寿啓, 高梨秀一郎　28
弁膜症手術 ………………………………………………………………… 竹村隆広　34
　COLUMN 人工弁：機械弁と生体弁──35
　COLUMN メイズ手術──37
大血管手術 ……………………………………………………… 池田 司, 下川智樹　41
　COLUMN 急性大動脈症候群（acute aortic syndrome：AAS）とは？──45
人工心臓装着後 ………………………………………………… 波多野将, 絹川弘一郎　50
Mini Lecture 心臓外科手術後の抗凝固薬と抗血小板薬 …………………… 大森久子　55
Advice From Expert 感染性心内膜炎（IE）予防のための抗生物質投与 ……… 菊池 賢　58

慢性心不全
慢性心不全 ……………………………………………………… 池田奈保子, 百村伸一　60
Advice From Expert 理学所見の注意点 ………………………………………… 長山雅俊　64
Advice From Expert 心エコー所見の注意点 ……………………………… 三原裕嗣, 渡辺弘之　67
Advice From Expert 心臓リハビリテーションと循環器薬 …………………… 鈴木 豪, 志賀 剛　72

下肢閉塞性動脈硬化症	杉山拓史, 安 隆則	76
不整脈	池田隆徳	79
COLUMN 心室頻拍と診断されやすい幅広いQRS波を示す上室性不整脈——83		
冠危険因子		
高血圧	山科 章, 深澤伸也	87
脂質異常症	木庭新治	91
Mini Lecture 注目される新しいリスクファクター	木庭新治	97
Mini Lecture 心血管障害治療ターゲットとしての骨粗鬆症：		
血清リン，カルシウム管理の重要性	稲葉雅章	99
糖尿病	森 豊	102
Mini Lecture 新規糖尿病治療薬—SGLT2阻害薬	森 豊	107
Mini Lecture 心疾患の予後と糖尿病治療	森 豊	108
高尿酸血症	荻野和秀	112
メタボリックシンドローム	木村 穣	116
Mini Lecture 特定健康調査，特定保健指導	木村 穣	119
貧血	髙瀬凡平	122
腎機能障害	鈴木洋通	133
Mini Lecture CKDの概念とステージ評価および診療計画	鈴木洋通	135
Mini Lecture 糖尿病性腎症	鈴木洋通	138

3章　運動機能評価と運動プログラム作成

ベッドサイド（病棟）での運動機能評価	森尾裕志, 井澤和大	142
COLUMN 歩行補助具の選定方法は？——147		
運動負荷試験の種類と使い分け	牧田 茂	149
心肺運動負荷試験（CPX）		
CPXから何がわかるか	上野敦子, 伊東春樹	162
COLUMN エネルギー代謝とガス交換——166		
COLUMN 心不全時の換気と血流——169		
CPXの結果から作成する運動処方	前田知子, 伊東春樹	171
CPX症例詳解	長山 医, 小池 朗	174
Mini Lecture 周期性呼吸	長山 医, 小池 朗	185
CPXを用いない運動処方	今井 優, 上嶋健治	188

| COLUMN | 運動強度 —— 189

筋力トレーニングのための運動処方 ……………………………………………………… 高橋哲也　200
インターバルトレーニング ……………………………………………………………… 齊藤正和　209
　| COLUMN | インターバルトレーニングの臨床応用 —— 210
柔軟性の評価とストレッチ ……………………………………………………………… 齊藤正和　213
　| COLUMN | 胸骨正中切開術後患者のストレッチ —— 215
生活機能評価と在宅トレーニング ……………………………………… 清水優子, 山田純生　217
　| COLUMN | 病態増悪に作用する環境因子 —— 218
　| COLUMN | CHFの生活機能―多施設共同研究（PTMaTCH）の成果 —— 220

4章 心臓リハビリテーションを運営する

保険診療 ………………………………………………………………… 森　信芳, 上月正博　226
　| COLUMN | リハビリテーション料の基礎知識 —— 228
　| COLUMN | 外来型心臓リハビリテーション —— 230
必要な施設と機材 ……………………………………………………… 河野裕治, 山田純生　233
心臓リハビリテーションにかかわるスタッフ …………………………………… 長山雅俊　242
運動プログラム
　急性期プログラム ……………………………………………………………… 折口秀樹　246
　　Advice From Expert　CCU, ICUでの呼吸理学療法 …………………………… 高橋哲也　251
　　Advice From Expert　急性期からの理学療法介入 ……………………… 井澤和大, 渡辺　敏　254
　回復期プログラム ………………………………………………………………… 安達　仁　257
　　Advice From Expert　心臓手術後の特殊性 …………………………………… 竹村隆広　263
　　Advice From Expert　胸部大動脈疾患の特殊性 ……………………………… 長山雅俊　266
　　Advice From Expert　高度心機能低下を伴う慢性心不全に対する運動療法 … 後藤葉一　268
　　Advice From Expert　人工心臓装着後のリハビリテーション ……… 波多野将, 絹川弘一郎　272
　　Advice From Expert　心移植待機患者, 心移植後の特殊性 ………………… 牧田　茂　276
　　Advice From Expert　ICD, CRTでの特殊性 ………………………………… 安達　仁　279
　維持期プログラム ………………………………………………………………… 長山雅俊　282
　　Mini Lecture　ジャパンハートクラブ ………………………………………… 伊東春樹　287
　　Advice From Expert　外来でできる運動指導 ………………………………… 佐藤真治　290
　下肢閉塞性動脈硬化症の運動療法プログラム ………………………… 杉山拓史, 安　隆則　292
　　| COLUMN | 間欠性跛行に対する薬物療法 —— 294

| 高齢者における特性 | 山本周平, 松永篤彦 | 295 |

　COLUMN 高齢者の身体機能評価──297

　COLUMN 虚弱（フレイル）とは？──298

| 運動プログラム中のリスク管理 | 安達 仁 | 300 |

教育プログラム

| 病気についての理解 | 池田こずえ | 302 |
| 自己管理法 | 中村隆志 | 307 |

　COLUMN 経済学からみた自己管理行動の選択と葛藤への処方箋──309

日常生活許容範囲	井澤英夫, 野村雅則	311
心臓病と社会復帰	笠原酉介, 武者春樹	317
行動変容技法とヘルスプロモーション	金 外淑	324

　COLUMN レスポンデント条件づけとオペラント条件づけ──325

　COLUMN ABC図式による介入──327

　COLUMN 患者の努力だけではうつや不安症状の改善は困難である──329

| コミュニケーションスキル | 長谷川恵美子 | 332 |
| Mini Lecture 新しい患者教育 | 宇野真理子, 森山美知子 | 337 |

栄養指導のポイント

| エネルギー量と栄養バランス | 玉木大輔 | 340 |
| 塩分 | 沼田優子 | 346 |

　COLUMN DASH (dietary approaches to stop hypertension) 食──348

| 脂質 | 沼田優子 | 349 |

　COLUMN トランス脂肪酸──352

食物繊維	大野加代子	355
嗜好品	大野加代子	358
外食	大野加代子	361
サプリメント	大野加代子	363

| 心理アセスメントとストレスマネジメント | 長谷川恵美子 | 366 |
| QOL評価 | 石原俊一 | 377 |

　COLUMN 欧米のQOL尺度をそのまま和訳して使用してもよいか？──380

　COLUMN 質問紙の開発における信頼性と妥当性──382

索引 ……387

Quick Index
本書を使った心臓リハビリテーションの進め方

心臓リハビリテーションの理解
- 歴史・定義・目的 ▶ p.2
- エビデンス ▶ p.6

病態の評価
- 虚血性心疾患
  - 急性心筋梗塞 ▶ p.16
  - 狭心症 ▶ p.23
- 心臓外科手術後
  - CABG ▶ p.28
  - 弁膜症手術 ▶ p.34
  - 大血管手術 ▶ p.41
  - 人工心臓装着後 ▶ p.50
- 慢性心不全 ▶ p.60
- 下肢閉塞性動脈硬化症 ▶ p.76
- 不整脈 ▶ p.79
- 冠危険因子
  - 高血圧 ▶ p.87
  - 脂質異常症 ▶ p.91
  - 糖尿病 ▶ p.102
  - 高尿酸血症 ▶ p.112
  - メタボリックシンドローム ▶ p.116
- 貧血 ▶ p.122
- 腎機能障害 ▶ p.133

運動機能評価・運動プログラム作成
- ベッドサイドでの運動機能評価 ▶ p.142
- 運動負荷試験の種類 ▶ p.149
- 心肺運動負荷試験（CPX）
  - CPXから何がわかるか ▶ p.162
  - CPXの結果から作成 ▶ p.171
  - CPX症例詳解 ▶ p.174
- CPXを用いない運動処方 ▶ p.188
- 筋力トレーニング ▶ p.200
- インターバルトレーニング ▶ p.209
- 柔軟性の評価, ストレッチ ▶ p.213
- 生活機能評価, 在宅トレーニング ▶ p.217

運営・患者指導
- 保険診療 ▶ p.226
- 施設・機材 ▶ p.233
- スタッフ ▶ p.242
- 運動プログラム
  - 急性期プログラム ▶ p.246
  - 回復期プログラム ▶ p.257
  - 維持期プログラム ▶ p.282
  - 高齢者 ▶ p.295
  - リスク管理 ▶ p.300
- 教育プログラム ▶ p.302-339
- 栄養指導
  - エネルギー量と栄養バランス ▶ p.340
  - 塩分 ▶ p.346
  - 脂質 ▶ p.349
  - 食物繊維 ▶ p.355
  - 嗜好品 ▶ p.358
  - 外食 ▶ p.361
  - サプリメント ▶ p.363
- 心理アセスメント・ストレスマネジメント ▶ p.366
- QOL評価 ▶ p.377

●本書で用いられる主な略語

1RM	1 repetition maximum	最大1回反復負荷量
6MWT	six-minutes walk test	6分間歩行試験
ACC	American College of Cardiology	米国心臓病学会
ACS	acute coronary syndrome	急性冠症候群
ADL	activities of daily living	日常生活動作
AED	automated external defibrillator	自動体外式除細動器
AHA	American Heart Association	米国心臓協会
AMI	acute myocardial infarction	急性心筋梗塞
ASE	American Society of Echocardiography	米国心エコー図学会
AT	anaerobic threshold	嫌気性代謝閾値
AVR	aortic valve replacement	大動脈弁置換術
CABG	coronary artery bypass grafting	冠動脈バイパス術
CHD	coronary heart disease	冠動脈疾患
CHF	congestive heart failure	うっ血性心不全
CKD	chronic kidney disease	慢性腎臓病
CPX	cardiopulmonary exercise test	心肺運動負荷試験
CRT	cardiac resynchronization therapy	心臓再同期療法
DPBP	double product break point	
DT	deceleration time	減速時間
eGFR	estimated glomerular filtration rate	推算糸球体濾過量
ESC	European Society of Cardiology	欧州心臓病学会
IABP	intra aortic balloon pumping	大動脈内バルーンパンピング
ICD	implantable cardioverter defibrillator	植込み型除細動器
LVAD	left ventricular assist device	左室補助人工心臓
MET	metabolic equivalent	
PCI	percutaneous coronary intervention	経皮的冠動脈インターベンション
QOL	quality of life	生活の質
RCP	respiratory compensation point	呼吸性代償開始点
ROM	range of motion	関節可動域
RPE	rating of perceived exertion	自覚的運動強度
SAS	specific activity scale	身体活動能力質問票
TAVI	transcatheter aortic valve implantation	経カテーテル大動脈弁留置術
VAD	ventricular assist device	補助人工心臓

●執筆者一覧（五十音順）

安達　仁	群馬県立心臓血管センター循環器内科
池田こずえ	篠田総合病院循環器科
池田隆徳	東邦大学医学部内科学講座循環器内科学分野
池田　司	帝京大学医学部心臓血管外科
池田奈保子	自治医科大学附属さいたま医療センター循環器科
井澤和大	神戸大学大学院保健学研究科国際保健学領域
井澤英夫	藤田保健衛生大学坂文種報德會病院循環器内科
石原俊一	文教大学人間科学部心理学科
伊東春樹	榊原記念病院
稲葉雅章	大阪市立大学大学院医学研究科代謝内分泌病態内科学（第二内科）
今井　優	武田病院グループ康生会クリニック健康運動指導科
上嶋健治	京都大学医学部附属病院臨床研究総合センターEBM推進部
上野敦子	東京女子医科大学循環器内科
宇野真理子	広島大学大学院医歯薬保健学研究科／広島大学病院心不全センター
大野加代子	榊原記念病院栄養科
大森久子	東京女子医科大学東医療センター内科
荻野和秀	鳥取大学医学部附属病院検査部
折口秀樹	JCHO九州病院内科
笠原酉介	聖マリアンナ医科大学横浜市西部病院リハビリテーション部
川野太郎	川野医院
菊池　賢	東京女子医科大学感染対策部感染症科
絹川弘一郎	東京大学医学部附属病院重症心不全治療開発講座
金　外淑	兵庫県立大学看護学部心理学系
木村　穣	関西医科大学健康科学センター
小池　朗	筑波大学医学医療系医療科学
上月正博	東北大学大学院医学系研究科機能医科学講座内部障害学分野
河野裕治	藤田保健衛生大学坂文種報德會病院リハビリテーション部
後藤葉一	国立循環器病研究センター循環器病リハビリテーション部／心臓血管内科
木庭新治	昭和大学医学部内科学講座・循環器内科学部門
齊藤正和	榊原記念病院理学療法科
佐藤真治	大阪産業大学人間環境学部スポーツ健康学科
志賀　剛	東京女子医科大学循環器内科
清水優子	名古屋大学大学院医学系研究科リハビリテーション療法学
下川智樹	帝京大学医学部心臓血管外科
杉山拓史	獨協医科大学日光医療センター心臓・血管内科
鈴木　豪	東京女子医科大学循環器内科
鈴木洋通	武蔵野徳洲会病院
髙瀬凡平	防衛医科大学校病院集中治療部
高梨秀一郎	榊原記念病院心臓血管外科
高橋哲也	東京工科大学医療保健学部理学療法学科
竹村隆広	佐久総合病院佐久医療センター心臓血管外科
玉木大輔	昭和大学藤が丘病院栄養科
中村隆志	済生会滋賀県病院循環器内科
長山　医	心臓血管研究所付属病院臨床検査部
長山雅俊	榊原記念病院循環器内科
沼田優子	榊原記念クリニック栄養科
野原隆司	枚方公済病院
野村雅則	トヨタ車体株式会社健康推進センター
長谷川恵美子	聖学院大学人間福祉学部人間福祉学科
波多野将	東京大学医学部附属病院循環器内科
平山篤志	日本大学医学部循環器内科学分野
深澤伸也	蕨市立病院内科
福井寿啓	熊本大学医学部心臓血管外科
前田知子	榊原記念クリニック検査科
牧田　茂	埼玉医科大学国際医療センター心臓リハビリテーション科
松永篤彦	北里大学医療衛生学部リハビリテーション学科
三原裕嗣	市立四日市病院循環器内科
武者春樹	聖マリアンナ医科大学スポーツ医学講座
百村伸一	自治医科大学附属さいたま医療センター循環器科
森　信芳	東北大学大学院医学系研究科機能医科学講座内部障害学分野
森　豊	東京慈恵会医科大学附属第三病院糖尿病・代謝・内分泌内科
森尾裕志	湘南医療大学保健医療学部リハビリテーション学科
森山美知子	広島大学大学院医歯薬保健学研究院成人看護開発科学
安　隆則	獨協医科大学日光医療センター心臓・血管内科
山科　章	東京医科大学循環器内科学分野
山田純生	名古屋大学大学院医学系研究科（保健学）
山本周平	信州大学医学部附属病院リハビリテーション部
渡辺　敏	聖マリアンナ医科大学病院リハビリテーション部
渡辺弘之	東京ベイ・浦安市川医療センター循環器内科

【読者の方々へ】
本書に記載されている診断法・治療法については,出版時の最新の情報に基づいて正確を期するよう最善の努力が払われていますが,医学・医療の進歩からみて,その内容がすべて正確かつ完全であることを保証するものではありません.したがって読者ご自身の診療にそれらを応用される場合には,医薬品添付文書や機器の説明書など,常に最新の情報に当たり,十分な注意を払われることを要望いたします.

中山書店

1章 心臓リハビリテーションとは

心臓リハビリテーションの歴史と定義・目的

● Point

▶ 1960年代までは心筋梗塞後は安静臥床が中心であったが，1960年代後半に早期離床・早期退院の考え方が定着し，1970年代以降運動療法が普及していった．

▶ 心臓リハビリテーションの定義は，時代，あるいは治療法の変遷とともに変化してきた．現在では，心臓リハビリテーションは多面的介入ととらえられており，運動療法はその一部である．

▶ 心臓リハビリテーションの目的には，社会復帰だけでなく，心血管疾患の一次予防・二次予防も含まれる．

▶ 今後，心不全リハビリテーションは，サルコペニア，フレイル，ICU-AWなどの概念との関係が模索されるようになる．

心臓リハビリテーションの歴史

- 1951年にHerrickが心筋梗塞の壊死の原因が血栓性閉塞であると報告しているが，正式に心筋梗塞の病名が使われだしたのは1932年である．この提唱者であるLewisは，1937年に梗塞発症後8週間のベッド上安静を治療として指示している．
- 1939年にはMalloryらにより心筋梗塞の治癒過程が報告され，梗塞巣の安定する6週間は安静がきわめて重要であると報告している．1940年代には，安静の可否については議論があったが，1960年代までの20年間は安静臥床が中心であった．1945年の"Heart Disease"に4週間のベッド上安静が記載されている．安静により，心負荷は最大限減少し，梗塞巣は線維化した硬い病巣に治癒することが期待された．患者は，自発的に顔を洗うこと，髭をそることは禁止された．さらに，患者は正常な生活に戻ることは難しいと告げられている．
- Levineは1951年に，椅子を用いた座位で静脈還流低下を図り心保護を試みた．これは長期臥床からの解放の一環である．またWoodは3週間まで安静期間を短縮した．1956年には2週間以内の退院も報告されている．
- 1960年代後半には早期離床，早期退院の考え方が定着し，入院期間は急速に短縮した．Saltinは1968年に長期臥床の弊害を喚起する報告を

した．この中で彼は，安静臥床によるデコンディショニングの弊害と，トレーニングによるコンディショニング効果を明確にした．1968年に出版された"Diseases of the Heart and Circulation"でWoodらは2週間の短期ベッド上安静を勧めた．

- 1970年代は運動療法が普及した時代である．この頃のFramingham研究は，危険因子の重要性，運動療法の必要性が疫学研究でも喚起された．Wengerらは1970年と1979年にアメリカの一般医，内科医，心臓医を対象に急性心筋梗塞患者のマネジメントに対するアンケート調査を行っている．1970年の急性心筋梗塞の平均入院期間が21日であったのに対して，その10年後の1979年には14日まで減少している．アメリカではその後1980年代に入って公的医療保険にDRGが導入され，入院期間はさらに短期化し，1990年代後半には1週間にまで短縮している．

- 一方，日本では，欧米で心筋梗塞後の安静臥床が一般的であった1950年代は，運動療法後の短期退院という発想はなかった．しかし，久留米大学の木村登は日本内科学会講演会で，「患者が心筋梗塞発生後の急性期を経過して，回復期に入った場合に行うことは低脂肪食，低カロリー食，積極的運動療法である」ことを提唱した．

- 1960年代には世界的に早期離床の概念が定着し始める．1963年には整形医学を中心とした日本リハビリテーション医学会が設立される．包括的リハビリテーションの一環としての運動療法が勧められ，1977年には心臓リハビリテーション研究会も設立された．1978年の第1回研究会から心臓リハビリテーション（以下，心臓リハビリ）への関心が高まる．

- 1980年，戸嶋裕徳を班長とする厚生省の「心疾患のリハビリテーション開発に関する研究」班が発足した．急性心筋梗塞入院期間の平均が70日を超える当時の時代にあって，4週間プログラムを作成した．1970年に3週間であった平均入院日数が，10年ごとに1週間ずつ短縮する欧米での潮流が強く影響している．

- 1989年には，村山正博を班長とする研究班は「予防のための運動療法の意義」をまとめた．さらには，冠動脈インターベンションの急性期治療への応用で，この心筋梗塞の安静治療，長期入院の概念も大幅に変化する．1993年に開始された齋藤宗靖を班長とする厚生省の「循環器疾患におけるリハビリテーションに関する研究」班では，厳しい条件つきではあったが急性心筋梗塞後の2週間プログラムを作成した．

- 制度的にも1988年には心筋梗塞の理学療法料が算定され，1996年には狭心症や開心術後にも算定が拡大された．その後，指導士認定制度発足とともに2004年にはリハビリ施設の認定も緩和されるに至って，治療としての側面が強く認識され始めている．

- さらに世界の趨勢は，心機能異常が強い心不全を対象とした運動療法に取り組み始める．心不全運動療法のエビデンスも出始め，1999年には後藤葉一が心不全の運動療法の研究班を構成，指揮している．2002年には日本循環器学会でも運動療法に対するガイドラインを作成（齋藤宗靖班長），2007年および2012年には筆者ら（野原隆司班長）が改訂を行い，心血管疾患のリハビリテーションガイドライン[*1]をまとめている．

*1 『心血管疾患におけるリハビリテーションに関するガイドライン（2012年改訂版）』〈JCS 2012〉.

心臓リハビリテーションの定義と目的

- 心臓リハビリの定義は，これまでの歴史を振り返ると，時代，あるいは治療法の変遷とともに変化してきた．1964年にWHOが健康の概念を前面に出して，「良好な身体的，精神的，社会的状態を得るために必要とされる行動の総和」としているのは，やはり入院を要した心臓病からの社会復帰という目的が前面に出ている．20世紀初頭から，実際は心臓リハビリ（特に心筋梗塞に対する）が行われているわけであり[*2]，長期臥床からの退院に向けた治療法である心臓リハビリはやはり社会の一員としての復帰を意識しているものである．しかし，動脈硬化という冠動脈疾患を意識し始め，さらに冠動脈形成術，ステントなど治療法も格段の進歩を遂げ，早期の離床が可能になってくると，この定義は基本が同じとしても少しニュアンスの違うものとなってくる．すなわち，2005年のAHAでは心臓リハビリについて「心疾患患者の身体的，心理的，社会的機能を最適化して，<u>基礎にある動脈硬化の進行を，安定，遅延，退縮させ，それにより，罹病率と死亡率を低下させる</u>ことを目指す協調的多面的介入である」（下線筆者，以下同）としており，積極的に動脈硬化そのものに踏み込む強い意志が感じられる．

*2 ただし，これは現在行われている早期離床とはおよそかけ離れているものであった．

- このように定義は，むしろ本来の心臓リハビリの意義に確定された感があるが，ここで確認したいのは，心臓リハビリが運動療法と同じだと認識していると，この定義に違和感を抱くかもしれない点である．先のAHAの定義の最後に示されているように，この心臓リハビリは<u>多面的介入</u>なのである．この文言が意味するところは，心臓リハビリが，心疾患の評価，運動療法，危険因子の予防，さらには行動変容や精神性にまで踏み込むカウンセリング治療を含む多面性が必要であるものとされていることである．運動療法はその一部である．ゆえに多くの職種を必要とするし，多くのプロセスを経る介入であることが重要なわけである．この定義に向けた治療は，結果として，罹病率の低下，さらには死亡率の低下という本来の治療結果を生む．定義はそこまでの意味を包含した．この定義は，心疾患すべてに対応するものとなり，さらには日本循環器学会のガイドラインが心臓のみを対象とするものから「<u>心血管疾患におけるリハビリテーションに関するガイドライン</u>」と名称変更したよ

うに心臓および血管系疾患がすべて対象になることも頷ける．
- この定義にもみられるように，心臓リハビリの意義，目的は明らかに心血管系疾患の一次予防，二次予防になる．これまでは心筋梗塞という重症，不可逆的障害を受けた心臓病に対する離床，社会復帰であったものが，再発予防，さらには心筋梗塞を含めた心血管系疾患の一次予防が重要になる．生活を見直し，危険因子の管理を行い，さらには血管の動脈硬化を抑制して，退縮をももくろむ治療である．
- 時代はメタボリックシンドローム，あるいは糖尿病への懸念を強くしている一方，運動により血管の動脈硬化が退縮する治療効果も確認しつつある．運動することで，血管の動脈硬化に関する炎症，免疫，さらには酸化作用に対して予防的に働くことや，血管再生に対しても前駆細胞への効果があること，また末梢筋を鍛えることが血管内皮への保護効果があること，さらにはPGC1（PPARγ coactivator-1）への乳酸効果はミトコンドリアのbiogenesisにかかわることも判明してきている．
- 血管，心筋，末梢筋，呼吸器の個々にとどまらず，心不全という全身状態へのアプローチは包括治療の目指すところと一致する．最近，うつ状態は心疾患の予後決定に重要な因子であることもわかっている．この精神性，あるいは自律神経系へのアプローチも心臓リハビリの包括治療の重要な目的となっている．
- 最近では，高齢化と心不全の罹患率の上昇とともに，サルコペニア，フレイル，さらにはICU-AW（ICU acquired weakness）なる概念がリハビリ領域に入り込んできた．いずれも筋肉を意識したものであり，重要な対応目標となっている．心臓のみを意識した心機能不全とは異なる，全身の病的状態である心不全の病態とこれらは重なることが多い．特にフレイルとは，介入効果が栄養，運動，さらには薬剤で得られると考えられ，心不全のそれと合致する．救急で入院した状態でのICU-AWにしても，その根底には筋肉の衰えによるQOL低下に結びつく重要な課題が隠れている．より広範な加療目標としての心不全の心臓リハビリが重要になってきた．
- 高齢化人口の増加とともに，高齢者への医療費問題，あるいは高齢者医療そのものの核心について議論されることが多くなってきている．これについては微妙な，ナイーブな問題も含むため，国民的なコンセンサスが必要な部分である．しかし，少なくともlow cost, low riskでありhigh returnであることが確実な心臓リハビリの一次予防，二次予防としての位置づけは不動である．介護人口が増えてもしかりであり，病院経営にあたる人たちも積極的にこのシステム化に取り組むべきであり，経営的にも成り立つこのリハビリの基盤を確立していくべきであろう．

(野原隆司)

心臓リハビリテーションのエビデンス

> ● **Point**
> ▶ 急性心筋梗塞のみならず，冠動脈ステント治療後，冠動脈バイパス術後，慢性心不全においても心臓リハビリテーションの効果は証明されている．
> ▶ 運動耐容能・冠危険因子の改善のみならず，QOL・長期予後をも改善する．
> ▶ 特に冠動脈疾患においてはエビデンスレベルは高く，ガイドラインでクラスⅠとして推奨されており，積極的に参加を勧めるべきである．

心臓リハビリテーションの変遷

- 心臓リハビリテーション（以下，心臓リハビリ）は，1950年代に急性心筋梗塞（AMI）患者に対する長期臥床の弊害が認識され，早期離床が試みられたことに始まり，以後，徐々にエビデンスが蓄積されてきた．
- 心臓リハビリ黎明期には，長期にわたる安静臥床によって生ずるデコンディショニングの是正が主たる目的であり，それによって運動耐容能が向上し早期社会復帰が可能であることが示されると，1970年代のアメリカで広く普及した．
- 1980年代〜1990年代になると，いくつかの前向き研究により，AMI患者の退院後の外来心臓リハビリにおいて，冠危険因子の管理・QOL・長期予後が改善することが示された．
- さらにAMI患者のみにとどまらず，労作性狭心症患者，経皮的冠動脈インターベンション（PCI）後患者，慢性心不全患者，デバイス（ICD，CRT-D）装着後患者においても，病態を悪化させることなく運動耐容能・QOL・長期予後の改善が得られることが示され，適応が広がっていった．
- 同様に，慢性閉塞性動脈硬化症を主体とする末梢動脈疾患に対しても，歩行距離の増加が示され，積極的に運動療法が導入されるに至った．
- 現在では心臓リハビリは，単なる運動耐容能改善のための補完医療ではなく，心血管疾患患者の長期予後を改善する治療法の一つとして，各種ガイドラインにおいてクラスⅠとして推奨されている．

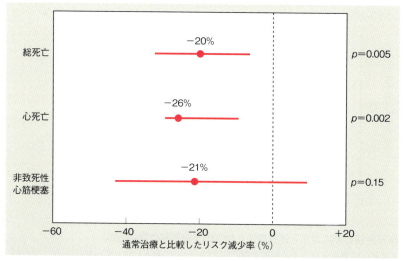

❶ 冠動脈疾患患者に対する心臓リハビリの予後改善効果
冠動脈疾患患者に対する心臓リハビリの予後改善効果を検討した前向きランダム割り付け試験48編（対象患者合計8,940人）のメタ解析の結果，心臓リハビリは通常治療に比べ総死亡を20％減少，心死亡を26％減少させた．非致死性心筋梗塞は減少傾向を示した．
(Taylor RS, et al. *Am J Med* 2004[1])をもとに作成）

急性心筋梗塞後患者における心臓リハビリのエビデンス

- 多数の研究において，AMI後の患者に運動療法を主体とした心臓リハビリを実施すると，最高酸素摂取量が約20％増加するなど，運動耐容能指標が増加することが示されている．
- 冠動脈疾患患者における心臓リハビリの長期予後改善効果に関しては，中規模の前向きランダム化試験をメタ解析した2004年のTaylorら（❶）[1]，2005年のClarkらにより，総死亡率はコントロール群と比較し15〜20％，非致死性の心筋梗塞発症も15〜21％減少させることが示された．これは，AMI後のβ遮断薬やアンジオテンシン変換酵素阻害薬（ACEI）の予後改善効果に十分匹敵する値である．
- また，AMI後患者においては，約15％の患者が抑うつ状態となり，不安や軽度の抑うつなどの感情性ストレスに悩まされる患者は約40％になるとされている．これらの患者は予後不良であることがすでに知られており，いくつかの前向きランダム化試験において，心臓リハビリが抑うつ状態を軽減し，社会生活指標を向上させることが示されている．
- 安全性に関してわが国の全国実態調査結果[2]では，運動負荷試験156,405件あたり1件，運動療法383,096人・時間あたり1件のAMIが生じたが死亡事故発生はなく，しかも運動処方に基づき実施される正式な心臓リハビリプログラムでは，277,721人・時間あたりの運動療法でAMI・心停止・死亡は皆無であり，心臓リハビリはきわめて安全で

> **Memo**
> 米国心臓病学会（ACC）は，6万〜8万時間の運動療法につき1件の重大な心事故（心停止，死亡もしくは心筋梗塞）が起きうるとしているが，これは1人が1日2時間の運動療法を続けた場合，約82〜110年に相当する時間である．

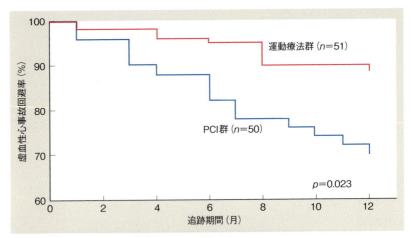

❷ 安定狭心症に対する運動療法とPCIの予後改善効果の比較
安定狭心症患者101人を運動療法群とPCI（ステント）群とにランダム割り付けし，12か月間追跡したところ，虚血性心事故（＝心死亡，脳卒中，心肺停止，冠動脈バイパス術，PCI，不安定狭心症入院）回避率は運動療法群のほうがPCI群よりも良好で（88 % vs 70 %，$p=0.023$），カナダ循環器学会（CCS）分類の運動耐容能1段階改善を得るための医療費は低額であった（3,429ドル vs 6,956ドル，$p<0.001$）．標的病変血行再建率（TLR）には差がなかった．
（Hambrecht R, et al. *Circulation* 2004[3] より）

あることが示されている．

狭心症患者における心臓リハビリのエビデンス

- 狭心症に対する運動療法は，運動耐容能・QOLを向上させる効果に加え，狭心症発作回数やニトログリセリンの使用量を減少させることが知られており，狭心症症状があるがPCIが困難な症例においては，心臓リハビリはきわめて有効と考えられる．
- さらに，Hambrechtらは安定狭心症患者において運動療法群とPCI（ステント留置）群にランダム割り付けした前向き検討において，虚血性心事故回避率について運動療法群のほうがPCI群よりも有意に良好（88 % vs 70 %，$p=0.023$）と報告した（❷）[3]．
- 日本においてはPCIが広く普及しており，狭心症患者に対する運動療法導入は限られているが，上記結果から安定狭心症患者に対する積極的な導入が望まれる．

PCI後患者における心臓リハビリのエビデンス

- PCI後2～3日以内に運動療法や運動負荷試験を実施することについて安全性の懸念があったこと，およびPCI後患者は身体デコンディショニングが軽く在院日数が短いため，心臓リハビリ参加率は低いのが実情である．
- Roffiらは2003年に冠動脈ステント留置患者1,000例を対象にした前向

COLUMN PCIは安定狭心症患者の長期予後を改善するか？

本文で述べたように，Hambrechtらは，安定狭心症において運動療法群のほうがPCI群よりも虚血性心事故回避率が高く，医療経済効果も優れていることを示した（2004年）．これに加えてCourage試験（2007年）では，最適内科治療が行われている安定狭心症患者に対して，PCIを追加しても生存率や心事故回避率など長期予後の改善は得られないことが示された．PCIで予後が改善しなかった理由は，冠動脈イベントは必ずしも冠動脈高度狭窄部位で発生するのではなく，それ以外の軽度狭窄病変の進行あるいは新規病変から生じるためと考えられている．すなわち，PCIは狭窄部局所のピンポイント治療であるのに対し，長期予後を改善させるためには血管の全長にわたる動脈硬化改善効果が必要ということである．

したがって，虚血範囲が狭いあるいは自覚症状が軽い狭心症患者に対しては，必ずしもPCIを実施する必要はなく，むしろ運動療法を含む最適内科治療のほうが長期予後を改善する可能性がある．一方，不安定狭心症，虚血範囲が広範あるいは自覚症状が強い狭心症患者は当然血行再建の適応である．

結局，PCIと運動療法は本来対立するものではなく，PCIを考慮する症例はすべて心臓リハビリ・運動療法の適応であることを認識すべきである．

きランダム化試験において，PCI翌日に運動負荷試験を実施したところステント血栓症に差は生じなかった（1％ vs 1％）と報告している．
- ETICA試験[4]では，PCI後患者を無作為に6か月間の運動療法実施群と非実施群に割り付けた結果，再狭窄率には差がなかったが，運動療法実施群は非実施群に比べ運動耐容能およびQOLがより大きく改善し，33か月後までの心事故回避率および再入院回避率が有意に良好であった（❸）[4]．
- さらにアメリカにおける観察研究[5]で，1994〜2008年にPCIを受けた患者のうちpropensity scoreを一致させた心臓リハビリ参加群719人と不参加群719人の予後を平均6.3年間追跡した結果，心臓リハビリ参加群は不参加群に比べ総死亡率が46％低下した（$p < 0.001$）（❹）．
- したがって，PCI後患者では身体デコンディショニングや残存狭窄の有無にかかわらず，QOLと長期予後の改善を目的として積極的に心臓リハビリを導入すべきである．

心臓術後患者における心臓リハビリのエビデンス

- 開心術後の心臓リハビリに関して，運動耐容能の改善については多くのエビデンスが存在し，また心臓リハビリが血圧，脂質異常症，インスリン抵抗性などの冠危険因子を改善することは周知の事実である．
- 開心術後患者の自覚症状・QOL・心理的側面に関して，心臓リハビリが良好な改善効果を有することが知られており，その改善の程度は運動耐容能改善に相関することが示されている．
- 冠動脈バイパス術（CABG）後患者では，運動療法が静脈グラフトの開存率を高めるとの報告がある．

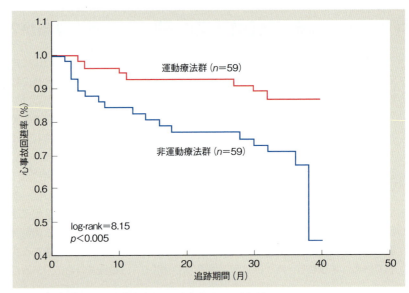

❸ PCI後患者に対する運動療法の効果（ETICA試験）
PCI患者を運動療法群（59人）と非運動療法群（59人）とにランダム割り付けし，運動療法群は運動療法を6か月間実施した．対象例の50％が急性心筋梗塞，69％がステント挿入患者であった．6か月後の再狭窄率に差はなかったが，運動耐容能（peak $\dot{V}O_2$）およびQOLは運動療法群で有意に良好であり，33か月後までの心事故回避率（心死亡，急性心筋梗塞，PCI，CABG）および再入院回避率は運動療法群で有意に良好であった．
（Belardinelli R, et al. *J Am Coll Cardiol* 2001[4]）より）

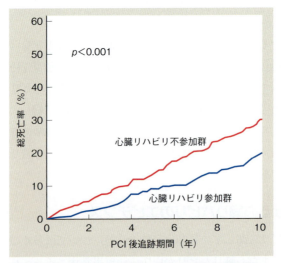

❹ PCI後患者に対する心臓リハビリの予後改善効果
1994〜2008年にPCIを受けた2,395人中，propensity scoreを一致させた参加群719人と不参加群719人の予後を平均6.3年間追跡（平均64歳，不安定狭心症が56％，緊急PCIが76％，薬剤溶出ステントが34％）．心臓リハビリ参加群は不参加群に比べ総死亡率が46％低下（$p<0.001$）．
（Goel K, et al. *Circulation* 2011[5]）より）

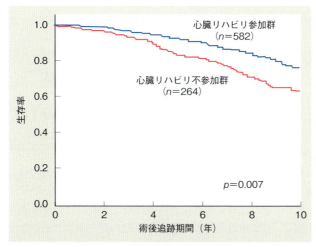

❺ CABG 後の心臓リハビリの長期予後効果
アメリカのオルムステッド郡で 1996 〜 2007 年に CABG 後に心臓リハビリに参加した 582 人と不参加の 264 人を 9 年間追跡．背景因子補正後の 10 年予後において，心臓リハビリ参加群は不参加群に比べ総死亡リスクが 46 ％低下．
(Pack QR, et al. *Circulation* 2013[6] より)

- 意外なことに，CABG 後患者に対する心臓リハビリの長期予後効果に関するランダム割り付け試験はこれまで存在しない．一方，Pack らは観察研究として，アメリカのオルムステッド郡で 1996 〜 2007 年に CABG 後に心臓リハビリに参加した 582 人と不参加の 264 人を 9 年間追跡し，propensity matching 法で背景因子を補正した 10 年予後において，心臓リハビリ参加群は不参加群に比べ総死亡リスクが 46 ％低下したと報告している (❺)[6]．
- わが国においても，多施設後ろ向き研究 J-REHAB CABG において，術後の外来心臓リハビリ参加により長期予後が改善することが報告された．

慢性心不全患者における心臓リハビリのエビデンス

- 1970 年代までは，心不全患者における運動耐容能低下は心機能低下が主たる要因であり，運動療法は心負荷を増大させ心不全を増悪させる可能性があると考えられ，取り入れられないばかりかむしろ禁忌とされていた．
- しかし 1980 年代に，AMI 患者に対する心臓リハビリが左室機能低下患者にも安全かつ有益であることが明らかにされるとともに，1990 年代以降，慢性心不全患者の運動耐容能低下の機序は，左室機能低下ではなく，骨格筋の筋肉量減少，血管拡張能低下，エルゴ受容体反射亢進などの末梢機序と身体デコンディショニングの関与が主体であると考えられ

COLUMN　HF-ACTION試験

　HF-ACTIONは安定慢性心不全患者(左室駆出率中央値25%)2,331人を対象とした前向きランダム割り付け試験で,慢性心不全に対する運動療法の有効性を評価した初めての大規模臨床試験である.

　30か月間の追跡において,総死亡または総入院は7%減少し($p=0.13$),心血管死亡または心不全入院は13%減少($p=0.06$)したが,いずれも統計学的に有意ではなかった.しかし予後に影響する背景因子を補正後は,総死亡または総入院は11%減少($p=0.03$),心血管死亡または心不全入院は15%減少し($p=0.03$),いずれも有意であった(**1**)[8].さらに運動療法群で1週間あたり運動量(MET・時間/週)と予後の関係を評価したところ,1週間あたり運動量が多いほど事故率(心血管死亡/心不全入院)が低く,運動量と長期予後との間に「dose-response関係」が認められた(**2**)[9].

　HF-ACTIONの意義は,標準的薬物治療中(β遮断薬投与率95%)の慢性心不全患者に運動療法を上乗せすることにより,有害事象を伴うことなく,運動耐容能・QOL・長期予後の改善が得られることを示した点である.一方,教訓としては,過去の報告に比べ運動療法のアドヒアランス(遵守率)が低かった点であり,運動療法群で実際に目標通り週120分間運動を実施した患者が50%未満であったことが,運動療法による予後改善効果が予想より少なかった理由と考えられる.今後はアドヒアランスを高める工夫を検討する必要がある.

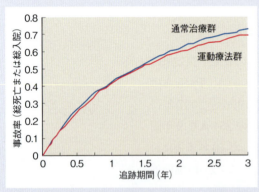

1 HF-ACTION試験:慢性心不全に対する運動療法の長期予後改善効果
安定慢性心不全患者(左室駆出率中央値25%)2,331人を対象としたHF-ACTION試験において,運動療法群は通常治療群に比べ,事故率(総死亡または総入院発生率)が7%低かった($p=0.13$).主要背景因子の補正後,リスク減少率は11%となり統計学的に有意であった($p=0.03$).
(O'Connor CM, et al. *JAMA* 2009[8]より)

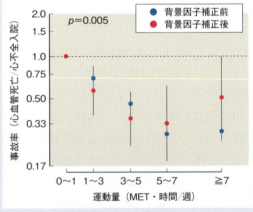

2 心不全の運動療法における運動量と予後の関係
HF-ACTION試験の運動療法群959人で,1週間あたり運動量(MET・時間/週)を評価.1週間あたり運動量が多いほど死亡率および事故率(心血管死亡/心不全入院)は低く,運動量と長期予後との間に「dose-response関係」が認められた.
(Keteyian SJ, et al. *J Am Coll Cardiol* 2012[9]より)

るようになり,慢性心不全に対する運動療法の試みが始まった.
- Belardinelliらは1999年に,慢性心不全患者に対する運動療法のランダム割り付け試験により,運動療法実施群は非実施群より運動耐容能・QOLの改善に加え,心不全入院回避率や心事故回避率が改善することを示した.
- ExTraMATCH研究[7]では,9編のランダム割り付け試験のメタ解析

COLUMN 高齢者における心臓リハビリのエビデンス

　社会の高齢化とともに，虚血性心疾患や心不全を有する超高齢患者が増加している．臨床現場では，高齢者自身が運動療法に消極的なことが多く，また心不全増悪や整形外科的リスクを懸念して心臓リハビリの導入を躊躇することが少なくない．アメリカでも，65 歳以上の大規模コホートにおいて，心臓リハビリ導入率は AMI 患者でわずか 14 %，CABG 後においても 31 %にとどまることが報告されている．

　しかし高齢者においても，心臓リハビリにより若年者と同じく運動耐容能は改善し，安全性も同等であることが示されている．ACC/AHA ガイドラインは 75 歳以上の冠動脈疾患患者の二次予防として，心臓リハビリ・運動療法への参加を推奨している[10]．

　高齢化に伴うもう一つの問題は，「サルコペニア」「フレイル」である．サルコペニア（加齢性筋減少症）は生理的現象であるので完全に避けることはできないが，慢性心不全の合併や過剰な安静により促進され，進行すれば転倒事故や移動困難症（ロコモティブ症候群）を経て要介護・寝たきり状態に陥ることになるため，適切な栄養と運動による予防が重要である．サルコペニアやフレイルを合併する高齢心疾患患者に対して，低強度レジスタンストレーニングを併用した心臓リハビリにより骨格筋量が増加し運動耐容能が改善することが示されている．

　ただし，80 歳以上の超高齢者におけるエビデンスは乏しく，また罹患前の ADL にも大きな個人差が存在するため，超高齢者に対する運動療法には症例ごとの注意深い運動処方が必要である．

❻ 心不全に対する運動療法の効果

1) 運動耐容能：改善
2) 心臓への効果
　a) 左室機能：安静時左室駆出率不変または軽度改善，運動時心拍出量増加反応改善，左室拡張早期機能改善
　b) 冠循環：冠動脈内皮機能改善，運動時心筋灌流改善，冠側副血行路増加
　c) 左室リモデリング：悪化させない（むしろ抑制），BNP 低下
3) 末梢効果
　a) 骨格筋：筋量増加，筋力増加，好気的代謝改善，抗酸化酵素発現増加
　b) 呼吸筋：機能改善
　c) 血管内皮：内皮依存性血管拡張反応改善，一酸化窒素合成酵素 (eNOS) 発現増加
4) 神経体液因子
　a) 自律神経機能：交感神経活性抑制，副交感神経活性増大，心拍変動改善
　b) 換気応答：改善，呼吸中枢 CO_2 感受性改善
　c) 炎症マーカー：炎症性サイトカイン (TNFα) 低下，CRP 低下
5) 心理的効果：不安抑うつ軽減，健康関連QOL改善
6) 長期予後：心不全入院減少，無事故生存率改善，総死亡率低下（メタアナリシス）

（『心血管疾患におけるリハビリテーションに関するガイドライン〈2012 年改訂版〉』，p.66 より）

（患者総数 801 例）の結果，運動療法により生存率および無事故生存率の有意な改善が示された．

- 2009 年 4 月には慢性心不全の運動療法に関する初めての大規模臨床試験である HF-ACTION 試験[8]において，運動療法群は通常治療群に比べ，総死亡または総入院発生率は 7 %低く（$p = 0.13$），心血管死亡または心不全入院発生率は 13 %低かった（$p = 0.06$）．主要背景因子の補正後，リスク減少率はそれぞれ 11 %（$p = 0.03$）および 15 %（$p = 0.03$）となり，いずれも統計学的に有意であった（→ COLUMN「HF-

ACTION 試験」参照).
- 慢性心不全に対する運動療法の効果として，運動耐容能向上のみならず，左室拡張能改善，血管内皮機能改善，交感神経系抑制，炎症性サイトカイン低下などが示されており，これらが複合的に長期予後改善に寄与するものと考えられる（❻）．

（後藤葉一）

文献

1) Taylor RS, et al. Exercise-based rehabilitation for patients with coronary heart disease: Systematic review and meta-analysis of randomized controlled trials. *Am J Med* 2004; 116: 682-692.
2) Saito M, et al. Safety of exercise-based cardiac rehabilitation and exercise testing for cardiac patients in Japan: A nationwide survey. *Circ J* 2014; 78: 1646-1653.
3) Hambrecht R, et al. Percutaneous coronary angioplasty compared with exercise training in patients with stable coronary artery disease: A randomized trial. *Circulation* 2004; 109: 1371-1378.
4) Belardinelli R, et al. Exercise training intervention after coronary angioplasty: The ETICA trial. *J Am Coll Cardiol* 2001; 37: 1891-1900.
5) Goel K, et al. Impact of cardiac rehabilitation on mortality and cardiovascular events after percutaneous coronary intervention in the community. *Circulation* 2011; 123: 2344-2352.
6) Pack QR, et al. Participation in cardiac rehabilitation and survival after coronary artery bypass graft surgery: A community-based study. *Circulation* 2013; 128: 590-597.
7) Piepoli MF, et al; ExTraMATCH Collaborative. Exercise training meta-analysis of trials in patients with chronic heart failure (ExTraMATCH). *BMJ* 2004; 328: 189-192.
8) O'Connor CM, et al. Efficacy and safety of exercise training in patients with chronic heart failure: HF-ACTION randomized controlled trial. *JAMA* 2009; 301: 1439-1450.
9) Keteyian SJ, et al. Relation between volume of exercise and clinical outcomes in patients with heart failure. *J Am Coll Cardiol* 2012; 60: 1899-1905.
10) Williams MA, et al. Secondary prevention of coronary heart disease in the elderly (with emphasis on patients＞or＝75 years of age): An American Heart Association scientific statement from the Council on Clinical Cardiology Subcommittee on Exercise, Cardiac Rehabilitation, and Prevention. *Circulation* 2002; 105: 1735-1743.

# 2章

心臓リハビリテーションに必要な病態の評価

虚血性心疾患
急性心筋梗塞

> ● **Point**
> ▶ 心筋梗塞は，冠動脈の血流が局所的に減少ないし途絶することで心筋が壊死に陥り生じる．
> ▶ 高血圧，脂質異常症，糖尿病，喫煙などの冠危険因子があり，複数の病態が合わさると発症リスクが増大する．
> ▶ 心電図が最も重要な検査であり，生化学的マーカーも有用である．
> ▶ ショック，心不全，不整脈，心破裂，心室中隔穿孔などの合併症に注意する．

定義・概念

- 心筋梗塞とは，心筋を栄養している冠動脈の血流が局所的に一定時間以上（通常30分以上）減少（多くは途絶）し，その灌流領域の心筋が壊死に陥る虚血性心疾患である．
- 同様の用語として急性冠症候群があるが，これはさらに広い概念で，冠動脈プラーク破綻，血栓形成を共通基盤として急性心筋虚血を呈する臨床症候群のことを指し，急性心筋梗塞に加えて不安定狭心症，心臓性突然死までを包括する疾患概念である．

病因・病態

- 急性心筋梗塞の主な病因は❶の通りである．
- Falk らの報告で，心筋梗塞に至る前の冠動脈狭窄度は50％以下が多いことが明らかとなり，心筋梗塞の発症機序の多くは❶の1-bであることが知られている（❷）．
- また，Framingham研究に代表される疫学研究により高血圧，脂質異常症，糖尿病，喫煙などの冠危険因子が明らかとなり，複数の病態が合わさると発症リスクが増大することが知られている（❸）．

> **Memo**
> 心筋梗塞の予防には生活習慣病の管理が重要である．

分類

発症時期による分類

- 急性心筋梗塞（acute myocardial infarction：AMI）：24時間以内

❶ 急性心筋梗塞の病因

1. 冠動脈自身による変化で内腔閉塞
   a. 動脈硬化性プラーク（粥腫）が進展し，狭窄度が次第に高度となり閉塞する
   b. 軽度〜中等度病変からプラーク破綻により血栓形成が起こり急性閉塞に至る
   c. 重度の冠攣縮により冠動脈血流が途絶する
   d. 川崎病などによる冠動脈瘤内に血栓が充満する
   e. 冠動脈に及ぶ血管炎（結節性動脈周囲炎，SLEなど）
2. 冠動脈塞栓
   心房細動，人工弁置換術後，心臓粘液腫，感染性心内膜炎などにより，血栓などの塞栓物質が冠動脈に入り込み，血流を遮断して発症する
3. 冠動脈起始部大動脈の変化
   急性大動脈解離などで解離が大動脈起始部に及び冠血流が遮断されて発症する．梅毒や高安病などによる大動脈炎でも発症しうる
4. 医原性
   冠動脈造影，インターベンションの際に冠動脈に損傷が加わり発症することがある
5. 外傷
   胸部外傷において冠動脈損傷により発症することがある
6. その他
   冠動脈の器質的な高度狭窄に低酸素血症や高度の貧血を合併すると，心筋壊死をきたすことがある

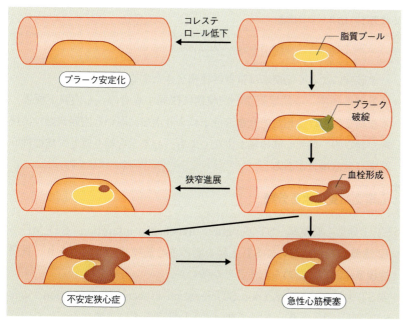

❷ プラーク破綻に伴う急性冠症候群の発症機序

- 亜急性心筋梗塞（recent myocardial infarction：RMI）：24時間〜1か月
- 陳旧性心筋梗塞（old myocardial infarction：OMIまたはprior MI）：1か月以降

梗塞範囲による分類

- 貫壁性梗塞：心筋壊死が心内膜から心外膜まで全層性に及ぶもの．プラ

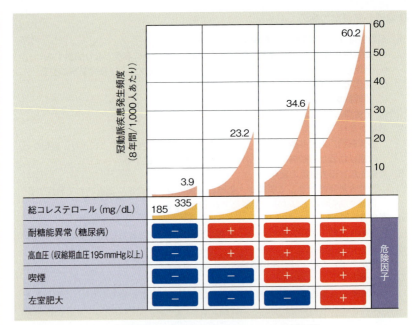

❸ リスクファクターと冠動脈疾患発生頻度（Framingham研究）
35歳男性の18年間追跡調査．
（Kannel WB, et al. Cholesterol in the prediction of atherosclerotic disease: New perspectives based on the Framingham study. *Ann Intern Med* 1979; 90: 85-91 より）

ーク破綻による心筋梗塞は貫壁性梗塞をきたすことが多い．
- 非貫壁性梗塞：心筋壊死が心内膜側に限局するもの（心内膜下梗塞）．多枝病変における相対的冠血流低下により虚血に弱い心内膜側だけに梗塞が起こる．壊死心筋の量が少なくても，心不全を繰り返し，虚血性心筋症に至る場合がある．

心電図所見による分類

- ST上昇型心筋梗塞（ST-elevation myocardial infarction：STEMI）：12誘導心電図においてST上昇を認める心筋梗塞のことであり，貫壁性梗塞において認められることが多い．
- 非ST上昇型心筋梗塞（non ST-elevation myocardial infarction：non-STEMI）：12誘導心電図においてST低下あるいは変化を認めない心筋梗塞を指す．不安定狭心症と同様の病態として扱われる．

診断

症状

- 典型的症状は，急激に発症して30分以上持続する胸痛あるいは胸部絞扼感で，硝酸薬の舌下投与に反応しないのが特徴である．
- 冷汗を伴うことが多く，痛みが左上肢，頸部，背部，心窩部などに放散

Memo
高齢者や糖尿病患者の場合，典型的な胸部症状を認めないこともあり，注意を要する．

❹ Killip 分類

クラス	臨床所見	症状
Ⅰ	心不全の徴候なし	自覚症状なし
Ⅱ	軽度〜中等度の心不全 （肺ラ音聴取域＜全肺野の 50％） Ⅲ音	軽〜中等度の呼吸困難を訴えることが多い
Ⅲ	肺水腫 （肺ラ音聴取域≧全肺野の 50％）	高度の呼吸困難を訴え，たいていの場合喘息を伴う
Ⅳ	心原性ショック （チアノーゼ，意識障害）	血圧が 90mmHg 以下で四肢が冷たく，乏尿

することがある．また，急性心不全をきたし，呼吸困難が主訴になることもある．

身体所見

- 急性心筋梗塞発症早期では，心音・心雑音に明らかな異常を聴取することは少ない．
- 乳頭筋不全による急性の僧帽弁逆流や，心室中隔穿孔をきたす場合は，収縮期雑音が聴取される．また，心不全を呈する場合は湿性ラ音が聴取される．
- 急性心筋梗塞に伴う左心不全の重症度分類として Killip 分類（❹）がある．

心電図検査

- 簡便な検査であるが，急性心筋梗塞の診断に最も重要な検査である．
- 心筋梗塞発症早期には，高く尖った陽性 T 波，ST 上昇，R 波の減高の順に出現し，その後，異常 Q 波が出現してくることが多い．
- 心筋梗塞に合併する不整脈（期外収縮，心房細動，心室頻拍，心室細動，房室ブロックなど）の有無も確認する．

胸部 X 線，CT 検査

- 左心不全による急性肺水腫の合併を確認する．
- 縦隔の拡大を認め，急性大動脈解離が疑われる場合は，胸部の造影 CT 検査による鑑別が必要である．

臨床検査

- 急性心筋梗塞の臨床診断において臨床検査は必須であるが，胸部症状，心電図所見から診断が明らかな患者では，結果を待つことなく一刻も早い再灌流療法を実施する必要がある．
- 代表的な検査項目は以下の通りである．

血算
- 発症直後から白血球数の増加が認められる．
- 高度な白血球増多や貧血を認める症例では，予後が不良であると報告されている．
- 胸部症状出現直後の検査で白血球増多を認めた場合は，仮に心筋逸脱酵素が正常範囲であったとしても，数時間経過後の再検査が考慮される．

CK
- 最も一般的な心筋壊死のマーカーであり，広く心筋梗塞の診断，予後予測に用いられている．
- 発症後3～8時間で上昇し，10～24時間で最大となり，3～6日後に正常化する．
- MB分画（CK-MB）は心筋特異性が高く，診断的価値が高い．

トロポニン[*1]
- 心筋特異性に優れるほか，CKが上昇しない程度の微小心筋傷害も検出可能であるなど感度が高い．
- ESC/ACCF/AHA/WHFの心筋梗塞の定義（universal definition）では，臨床上の心筋虚血に一致して心筋壊死が確認された場合に心筋梗塞と診断し，心筋壊死の診断には心筋トロポニンの上昇（健常人の上限値の99％値を超える場合）を用いるとしている．
- 発症2時間以内の超急性期の感度が低かったが，最近臨床応用されるようになった高感度心筋トロポニン測定系は超急性期（発症後2時間以内）の診断にも有用であることが示されている．
- 心不全，腎不全，心筋炎，急性肺血栓塞栓症，敗血症など虚血以外の原因による心筋傷害でも上昇するため注意を要する．

ミオグロビン
- 鋭敏な遊出動態を示し，発症2時間以内の超急性期の診断に適する．
- 組織特異性は低い．

ヒト心臓由来脂肪酸結合蛋白（H-FABP）
- ミオグロビンと同様に発症2時間以内の超急性期の急性心筋梗塞の診断が可能である．
- 簡易キット（全血迅速診断法）により測定可能である．
- 急性大動脈解離，骨格筋障害，腎機能障害などでも陽性をきたすことがある．

心エコー検査
- 可能であれば心エコー検査を行うことが望ましい．
- 左室の局所的壁運動異常（asynergy）の評価を行うことにより，責任冠動脈を推定することが可能である．

[*1]『ST上昇型急性心筋梗塞の診療に関するガイドライン（2013年改訂版）』〈JCS 2013〉．

- びまん性に低心機能を呈している場合は，大動脈内バルーンパンピング（IABP）などの循環補助装置をスタンバイしておく必要がある．したがって大動脈弁逆流の有無はチェックしておくことが望ましい．

治療

アスピリン，ヘパリン投与

- アスピリン 162〜325mg を速やかに咀嚼服用させる．そのうえでヘパリンを静脈内投与する．

血行再建術（経皮的冠動脈インターベンション，t-PA 投与）

- 一般的に，急性冠症候群が疑われる場合は，可能なかぎり冠動脈造影の施行可能な施設に収容すべきである．
- 発症から血行再建までに要する時間は予後に大きな影響を及ぼす．冠動脈造影施行までに時間を要する際は，出血性疾患を除外し，t-PA（組織プラスミノーゲンアクチベーター）製剤の投与が行われる．
- 重症3枝病変や左冠動脈主幹部病変では緊急バイパス手術も考慮されるが，急性心筋梗塞に対する開心術は予後不良であり，責任病変に対するカテーテル治療が施行されることが多い．

合併症

ショック

- 急激な心機能低下に伴うポンプ失調でショック状態を呈することがある．
- 補液，カテコラミンなどの強心薬投与でも血圧を維持できない場合は，IABP や経皮的心肺補助装置（PCPS）などの左心補助装置が必要になることがある．

心不全

- 広範囲の心筋梗塞の場合，急性左心不全から急性肺水腫をきたし，呼吸困難を呈する場合がある．

不整脈（房室ブロック，心室頻拍，心室細動）

- 急性心筋梗塞にはさまざまな種類の不整脈が合併しうる．
- 心室頻拍や心室細動などの致死性不整脈を合併すれば電気的除細動が必要となる．
- 特に右冠動脈の心筋梗塞では房室ブロックから徐脈となることがあり，

一時ペースメーカの挿入を要することがある．

心破裂（左室自由壁破裂），心室中隔穿孔

- 心筋梗塞の最も重大な合併症であり，基本的に外科的処置が必要となる．
- 自由壁破裂の場合は緊急手術を施行しても救命できないことが多い．

治療行為に伴う合併症

- アスピリンやヘパリン，t-PA の投与に伴い，出血性合併症をきたしうる．
- カテーテル治療の際には，冠動脈解離や穿孔，造影剤使用による急性腎不全，脳梗塞，穿刺部血腫などをきたすことがある．

（川野太郎，平山篤志）

虚血性心疾患
狭心症

> ● **Point**
> ▶ 狭心症は冠動脈硬化が原因となり，心筋の酸素需要が増加するか，酸素供給が減少するか，あるいは両方の機序によって生じる．
> ▶ 症状と一致して虚血性 ST 変化を認めれば，診断は確定する．しかし，非発作時の心電図所見が正常であっても狭心症を否定することはできない．
> ▶ 心筋虚血，viability の評価には心筋シンチグラフィが最も有用である．

定義・概念

- 狭心症とは，心筋が一過性に虚血，つまり酸素欠乏に陥ったために生じる特有な胸部およびその隣接部の不快感（狭心痛）を主症状とする臨床症候群である．

病態生理

- 狭心症の発生機序は，心筋の酸素需要が増加するか，供給が減少するか，あるいは両方の機序によって生じる．
- 心筋の酸素需要は，心筋の収縮力と心拍数および収縮期の心室壁の張力（後負荷）によって規定される．臨床的には，収縮期血圧と心拍数の積（double product）が心筋の酸素需要量の指標として用いられている．一方，心筋への酸素供給を規定しているのは，血液中の酸素含有量と冠血流量であるが，酸素含有量は通常は大きく変化しないため，実際上は酸素の供給量は冠血流量によって支配される．
- 狭心症は冠動脈硬化が原因となるが，冠動脈硬化が直ちに冠動脈狭窄につながるわけではなく，また冠動脈狭窄を認めても直ちに心筋虚血をきたすわけではない．
- 冠動脈の狭窄度と冠血流の関係は比例しない．安静時で血流が低下し始める冠動脈狭窄度は 75 ％以上であり，運動時であっても狭窄度が 50 ％以上になってからである．つまり，冠動脈硬化症としては相当進んだ状態で初めて狭心症状が自覚されるわけである．

COLUMN 冠動脈リモデリング

冠動脈の動脈硬化は，狭窄に至るかなり前より進行してきていることが1987年にGlagovらによって報告された（❶）．これは冠動脈リモデリングと呼ばれる概念で，動脈硬化はまず外側へ向かって進行し，その後，内側へ進展して冠動脈狭窄に至る，というものである．

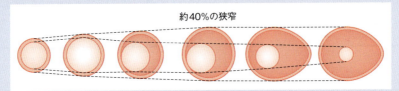

❶ 冠動脈リモデリングの概念
1. 左冠動脈主幹部の剖検の組織学的観察．
2. 動脈断面に動脈硬化性プラークの占める割合（面積狭窄率：% area stenosis）が約40％になるまでは，血管自体が外側に向かって拡大するために血管内腔（lumen area）の断面積は正常に保たれるが，プラークが約40％を超えると血管内腔自体が狭小化してくる現象で，代償性拡大（compensatory enlargement）と呼ばれている．

(Glagov S, et al. Compensatory enlargement of human atherosclerotic coronary arteries. N Engl J Med 1987; 316: 1371-1375 より)

分類（❶，❷）

病態による分類

- 器質的冠動脈狭窄に起因する狭心症：冠動脈硬化症が進行し，内腔の狭窄度が高度になると，冠血流が低下し，狭心症症状を呈する．
- 冠攣縮性狭心症：冠動脈の器質的狭窄はないか，あっても軽度であるが，冠動脈の攣縮により血管内腔が一過性に閉塞し，狭心症症状が出現する．重度の攣縮が起これば，心筋梗塞や突然死をきたすこともある．
- 冠血栓性狭心症（急性冠症候群の一部）：冠動脈内の脂質を多く含む不安定なプラークが破綻し，血栓が形成されることにより，冠動脈の狭窄が急激に出現し，発症する狭心症で，急性心筋梗塞と同様の発症機序である．
- 微小血管性狭心症：狭心症症状を認める，ないしは心電図検査などで虚血性変化を認めるが，冠動脈造影上は有意狭窄を認めないものを指す．造影上は描出されない微小血管の障害で生じると考えられている．

安定狭心症と不安定狭心症

- 上記のほかに，安定狭心症と不安定狭心症という言葉がしばしば用いられる．
- 安定狭心症：労作時に限って狭心症が生じる状況で，その閾値が一定で

> **Memo**
> 冠攣縮性狭心症は，夜間〜明け方に出現することが多く，欧米人よりも東洋人に起こりやすい．

❶ CCS分類（狭心症の重症度分類）

class Ⅰ	・日常の身体活動（歩行や階段昇降）では狭心症なし ・激しいか，急激か，長時間の労作では狭心症を起こす
class Ⅱ	・日常の身体活動が軽度制限される ・急ぎ足での歩行や階段上昇，坂道の上り，食後や寒冷，強風，精神的ストレス下での歩行や階段上昇，起床後2～3時間以内の歩行や階段上昇で狭心症を起こす ・通常のペースでの2ブロック以上の歩行や2階以上の上昇で狭心症を起こす
class Ⅲ	・日常の身体活動が著明に制限される ・通常のペースでの1～2ブロックの歩行や1階以上の上昇で狭心症を起こす
class Ⅳ	・いかなる身体活動も胸部不快感なしにはできない ・安静時にも狭心症を起こすことがある

CCS：カナダ心臓病学会．

❷ Braunwald分類（不安定狭心症のリスク分類）

〈重症度〉
Class Ⅰ：新規発症の重症または増悪型狭心症
　・最近2か月以内に発症した狭心症
　・1日に3回以上発作が頻発するか，軽労作にても発作が起きる増悪型労作狭心症．安静狭心症は認めない．
Class Ⅱ：亜急性安静狭心症
　・最近1か月以内に1回以上の安静狭心症があるが，48時間以内に発作を認めない．
Class Ⅲ：急性安静狭心症
　・48時間以内に1回以上の安静時発作を認める．

〈臨床状況〉
Class A：二次性不安定狭心症（貧血，発熱，低血圧，頻脈などの心外因子により出現）
Class B：一次性不安定狭心症（Class Aに示すような心外因子のないもの）
Class C：梗塞後不安定狭心症（心筋梗塞発症後2週間以内の不安定狭心症）

〈治療状況〉
1）未治療もしくは最小限の狭心症治療中
2）一般的な安定狭心症の治療中（通常量のβ遮断薬，長時間持続硝酸薬，Ca拮抗薬）
3）ニトログリセリン静注を含む最大限の抗狭心症薬による治療中

(Braunwald E. Unstable angina. A classification. *Circulation* 1989; 80: 410-414 より)

あるものとされる．
● 不安定狭心症（❷）：安静時胸痛や，増悪型狭心症など，狭心症出現が急に変化したものを指し，急性心筋梗塞発症のリスクが高い病態を指している．

診断

心電図検査（安静時，運動負荷時，Holter心電図）

● 心筋が虚血に陥ると，ST部分に変化が生じる．虚血が心内膜下にとどまる非貫壁性虚血（心内膜下虚血）の場合はSTが低下する．一方，虚

血が心内膜から心外膜にかけて全層性に及ぶ貫壁性虚血の場合にはSTが上昇する．
- ST変化は心筋虚血の心電図診断で最も重要な所見であり，症状と一致して虚血性ST変化を認めれば，診断は確定する．しかし，狭心症の発作の多くは一過性であり，非発作時の心電図所見が正常であっても狭心症を否定することはできない．実際，発作時の心電図をとらえることは容易ではない．
- 運動負荷心電図やHolter心電図により安静時心電図ではとらえられない心電図異常を検出できることがある．

心エコー検査

- 心電図検査と同様に，安静時の心エコー検査で心筋虚血を検出することは困難である．
- 重症虚血があれば，壁運動異常が認められることもあるが，症状改善時に施行しても壁運動は正常であることが多い．
- 運動負荷や薬剤（アデノシン，ドブタミンなど）負荷を施行すれば虚血が検出できることがある．

心筋シンチグラフィ

- 心筋虚血，viabilityの評価において，最も有用な検査である．
- 相対的な血流低下を検出するため，3枝病変の場合は偽陰性を呈することがあり注意を要する．

> **Memo**
> 検査目的に応じてさまざまな核種が用いられるが，心筋血流評価においてはタリウムやテクネチウム製剤を用いた検査が一般的である．

冠動脈CT検査，心臓MRI検査

- 冠動脈狭窄度の評価においては，マルチスライスCT検査が有用である．多列化により血管造影検査に匹敵するクオリティの画像が得られるようになった．
- MRIでも，造影剤を用いることなく，冠動脈狭窄度を評価可能である．

冠動脈造影検査

- 心臓カテーテル検査により冠動脈を直接造影し，狭窄度を判定する．
- 侵襲が大きいため，他の検査で必要と判断された場合に施行するのが一般的である．

治療

薬物療法

- 硝酸薬：血管拡張作用を有しており，冠血流量を増加させる．また，全

身の動静脈を拡張させ，心臓の前負荷および後負荷を軽減する作用もある．狭心症の発作時はニトログリセリンの舌下投与が第一選択である．慢性期の継続投与の予後改善効果は示されていない．

- β遮断薬：心筋収縮力の低下および心拍数の減少により，心筋酸素消費量を減少させる効果がある．安定労作性狭心症において有効であるが，冠攣縮性狭心症が疑われる場合は，攣縮を増悪させる可能性があり，注意を要する．
- カルシウム拮抗薬：抵抗血管の拡張による血圧低下作用により，後負荷軽減作用を有する．冠攣縮性狭心症に対しては，攣縮を予防する効果があり，第一選択薬となる．
- 抗血小板薬：冠動脈疾患患者に対する低用量アスピリン投与の長期予後改善効果が示されている．アスピリン自体には抗狭心症作用を認めないが，アレルギーや喘息などの禁忌症例以外は投与することが望ましい．
- HMG-CoA還元酵素阻害薬（スタチン）：スタチンはLDLコレステロールを強力に低下させる薬剤で，冠動脈疾患の一次および二次予防効果が示されている．プラークの退縮効果が示されたスタチンもあり，ハイリスク患者に対してはスタチンの投与が長期予後を改善すると考えられる．
- レニン-アンジオテンシン系（RAS）阻害薬：血圧の上昇を防いで狭心症の出現を予防するだけではなく，冠動脈疾患患者の長期予後を改善する可能性がある．特に高血圧や糖尿病，左室肥大などの危険因子を有する症例には投与すべきである．

> **Memo**
> RASは高血圧の発症，維持だけではなく，動脈硬化の発症，進展にも関与している．

冠動脈血行再建術

- 経皮的冠動脈インターベンション（PCI）：心筋虚血所見を認め，薬物療法だけでは狭心症症状の改善が認められない場合，血行再建術が適応となる．
- 冠動脈バイパス術（CABG）：左冠動脈主幹部病変や3枝病変は基本的にCABGの適応となる．しかし，薬剤溶出性ステントの登場以降，これらのハイリスク病変に対するPCIの成績が向上しており，CABGとPCIの適応については議論がある．

（川野太郎，平山篤志）

心臓外科手術後
CABG（左室形成術を含む）

> ● **Point**
> ▶ 冠動脈バイパス術（CABG）を受ける患者は全身性の動脈硬化病変がかなり進行している場合が多く，冠危険因子の術前の管理が重要である．
> ▶ CABG術後は低血圧や不整脈などが原因で脳梗塞を合併したり，心不全となることもあり，術後の循環管理は特に重要である．呼吸管理，輸液・栄養管理，創傷管理にも留意する．
> ▶ CABG患者は心機能が良好であっても合併疾患が多く，全身状態をよく把握しながら慎重にリハビリテーションを行う．

CABGを受ける患者の病態

- 狭心症に対するCABGの目的は，
  ①心筋虚血による狭心症症状を緩和すること
  ②冠動脈閉塞による心筋梗塞を予防すること
  ③虚血による低心機能を改善すること
  である．
- 冠動脈の動脈硬化が進行し，約75％以上の狭窄を伴うようになると心筋血流に影響がみられるようになり，それが90％以上となると安静時でも影響が出現することがある．このような病変が多枝に及んだり，左冠動脈主幹部や分岐部に発生した場合，CABGの適応となる．すなわち，CABGを受ける患者は全身性の動脈硬化病変がかなり進行した病態であることが多い．
- 動脈硬化の原因は古くから高血圧，糖尿病，脂質異常症，喫煙，加齢などとされており，CABGを受ける患者ではこれらを合併している頻度が高い．これらの術前コントロールが術後の病態にも影響するため術前の管理が重要である．特に糖尿病は術前血糖コントロールが不良であると創感染などの術後合併症が増えるため術前管理が重要である．
- また，これらの冠危険因子をもつ患者は心臓だけでなく脳血管疾患や閉塞性動脈硬化症，大動脈瘤を併発していることもあるので，合併疾患の術前評価が大切であるとともに術後の血圧管理などに注意する必要がある．

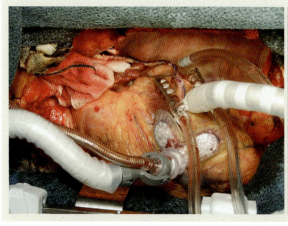
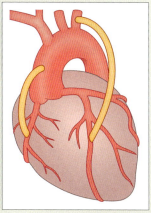

❶ 人工心肺を使用しないCABG
心臓を脱転し，吻合する予定の冠動脈を展開している．

- CABGを受ける患者は狭心症のみでなく術前に陳旧性心筋梗塞を合併しているために術前心機能が不良（EF＜40％）である患者も多い．また，心筋梗塞に合併する疾患として左室瘤や虚血性僧帽弁閉鎖不全症があり，それらに対する合併手術が必要な患者も存在する．そのほかに心室性不整脈が多発する患者も存在するため，術前に病態を把握しておく必要がある．
- CABGにはバイパスグラフトを使用するが，現在主に左右内胸動脈や橈骨動脈，右胃大網動脈などの動脈グラフトと大伏在静脈グラフトが使用される．患者に応じて使用するグラフトや使用方法は異なるため，これらのグラフトの術前評価も十分に行う．

Memo
一般に透析患者では橈骨動脈を使用しないことや，閉塞性動脈硬化症の患者では大伏在静脈グラフトの採取部位を入念に選択する必要がある．

CABGの術式[*1]

- 従来，人工心肺装置を使用し，心停止下に行われるのが標準術式であったが，現在は心臓を展開し固定する器具や手術手技の進歩により心拍動下にCABGを行うことが可能となった（off-pump CABG）．その利点は術後死亡率，脳合併症，腎機能障害，輸血率などが有意に低下することといわれている．
- 全身からグラフトを採取するため下肢や上肢に手術創ができ，それが術後のリハビリテーション（以下，リハビリ）の妨げとなることもある．最近は小切開下に内視鏡補助でグラフト採取可能となり，低侵襲下に行えるようになった．
- off-pump CABGの場合，グラフトを採取後，心臓を脱転し吻合する予定の冠動脈を露出し固定する（❶）．グラフトの末梢側と冠動脈を端側吻合し，グラフトの中枢側を大動脈やその他のグラフトに吻合することでバイパスは完了する．内胸動脈であれば末梢側吻合のみで可能である

[*1]『虚血性心疾患に対するバイパスグラフトと手術術式の選択ガイドライン（2011年改訂版）』〈JCS 2011〉．

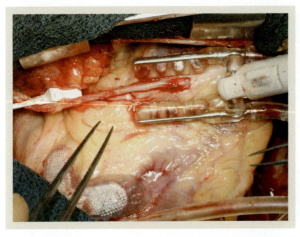

❷ 左内胸動脈と左前下行枝の吻合

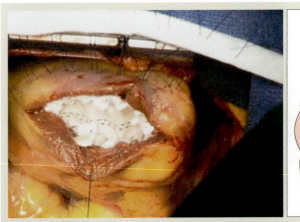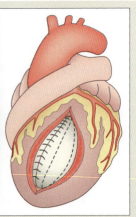

❸ 左室形成術
菲薄化した梗塞部位をexclusionする．

（❷）．
- CABGの最大のメリットは一度の手術で多枝病変に対し確実に血行再建できることである．特に最近のCABGは，動脈グラフトの使用や適切な薬剤（抗血小板薬，スタチン，血管拡張薬など）の使用によりバイパス手術によるグラフト開存率は格段に改善しており，安定した手術であるといえる．手術死亡率は1％未満である．

心筋梗塞合併症に対する手術

左室形成術（❸）

- 左室前壁中隔から心尖部の貫壁性心筋梗塞により同部位の壁菲薄化が進行し，左室瘤となる．あるいは左室全体のリモデリングが進行し左室全体の心機能が低下する虚血性心筋症へと進行する．これらの臨床上の問題は心不全，難治性不整脈などであり，左室全体の著明な拡大と低心拍

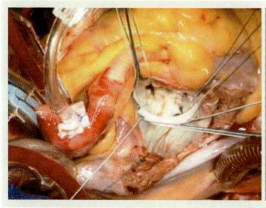
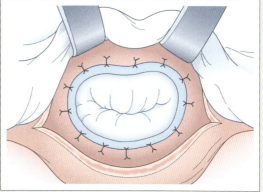

❹ 僧帽弁形成術
人工弁輪を使用する.

出量症候群が原因となっている．左室形成術は左室全体の容積を減少させることで相対的に心機能は改善するとされている．
- これまで最もよく行われてきた術式はDorらが考案した方法で，左室心尖部から中隔側に円形のパッチを縫合し左室容積を減少させる方法である．しかし，この方法では左室は長軸方向に減少してしまい，左室の形態が円形となってしまうため左室機能の改善に不利と考えられるようになった．最近ではより楕円形となるようなSAVE手術やOverlapping法などが行われるようになり，手術成績も向上してきた．

僧帽弁形成術（❹）

- 左室下後壁の心筋梗塞により後乳頭筋が外側に偏位し，腱索が引っ張られる（tethering）ことで僧帽弁閉鎖不全症を合併する．この場合，軽度であればCABGのみで改善するが，中等度以上であれば弁輪にリングを縫着したり弁下組織に特別な手技を加えたりする必要がある．
- 乳頭筋の位置を調節する必要がある症例では左室形成術と同時に行われることが多い．

CABG術後管理

循環管理

- CABG術後は血行再建が成功していれば心機能が保たれていることが多く，ICUにおいても少量のカテコラミンや昇圧薬のみの管理となる．体温が回復するまで輸液管理や血管拡張薬などの調節を適切に行う必要がある．
- 血行動態が不安定で心電図異常が認められる場合は，血行再建が不完全である可能性が高いため緊急でカテーテル検査が必要となる．

- 低心機能でカテコラミンが多量に必要な場合は躊躇なく IABP（大動脈内バルーンパンピング）を挿入する．特に左室形成術後は心拍出量をかせぐために心拍数が多くなっているので，カテコラミンの使用のみでは対応が困難となり IABP が必要であることが多い．体液バランスや血管抵抗が安定し，血行動態が改善すれば IABP やカテコラミンも少量ずつ減量可能となる．
- 低心機能患者の場合，術後カテコラミンを点滴したまま一般病棟に移るが，血圧が維持できないとグラフトを介して十分な冠血流を維持できなくなるため，必要な患者にはカテコラミンを調節しながらリハビリを行う．体重を毎日測定し，過剰な輸液とならないように利尿薬を適宜併用しながら体液管理を行う．
- CABG 術後の 20〜30% に心房細動を合併する．症状が強かったり血圧が低下する場合はリハビリに影響することもあるが，それ以外では通常通りにリハビリ可能である．β遮断薬を予防的に投与したり，血栓形成予防にヘパリンを投与する場合もある．

呼吸管理

- 胸骨正中切開を行われており，また肋弓下や季肋部にドレーンが入っているため胸郭のコンプライアンスは低下し呼吸機能が損なわれる．人工心肺を使用すると肺間質の浮腫が生じ拡散能が低下するため低酸素血症を生じたり，肺胞低換気となり無気肺の原因となったりする．
- 術後しばらくは酸素投与が必要であり，SpO_2 を測定しつつ投与量を調節する．また，無気肺とならないような排痰や深呼吸の指導を行う．
- まれに内胸動脈を採取する際に横隔神経麻痺を生じ横隔膜が挙上してしまうことがあり，その場合の呼吸訓練は時間を要することがある．
- 病棟内を歩行する際に最初は酸素投与が必要であるため SpO_2 の低下に注意するが，呼吸機能の改善とともに数日で酸素投与も必要でなくなる．

輸液，栄養管理

- CABG は無輸血で終了することが多く，その場合多くは輸液のみにより体液バランスを調整することになるため，全身浮腫と体重増加を伴っている．術後数日は術前より体重が数 kg 増加しているが，十分な前負荷を得るためにはしばらく十分な輸液が必要である．
- 徐々に全身の炎症が安定すると浮腫は改善していくが，その際に低カリウム血症を伴うことがあるので不整脈の出現に注意する．
- 経口摂取は多くは翌日から可能であるが，胃粘膜保護剤が必要である．術後の間質浮腫や腸管粘膜の虚血などのために数日間経口摂取が困難に

- なる症例も存在する．
- 低心機能患者では水分摂取が過剰とならないように水分制限を行う．
- 術後の投薬は抗血小板薬，胃腸薬は必須であるが，症例に応じ抗凝固薬（内膜摘除症例や静脈グラフト使用例），利尿薬（低心機能症例），β遮断薬（低心機能症例や不整脈予防）が必要なこともある．

創傷管理

- 術前から術後数日間は抗菌薬を静注し，創処置は数日間行うが，およそ3日目以降は創は開放でもよい．
- ドレーンや点滴がはずれたらシャワー浴も可能となる．
- 創から滲出液がある場合はガーゼで覆うが，重篤な場合は縦隔炎にまで進展するため，異常な痛みや発赤などの所見がないか十分に観察する．

リハビリを行ううえでの注意点

- CABGを受ける患者の術前の特徴は，全身性動脈硬化を生じうるリスクファクターをもっていることである．そのために術後のリハビリに支障をきたすこともあるので，術前の管理が大切である．
- 脳梗塞の既往があり運動リハビリが難渋する症例や，慢性閉塞性肺疾患（COPD）があるため呼吸困難となる症例もある．
- 術後の低血圧や不整脈などが原因で脳梗塞を合併したり，心不全となることもあり，術後の循環管理は特に重要である．
- 糖尿病を合併している患者では術後高血糖に対しインスリンを併用することが多く，運動に伴う血糖管理にも注意する．
- 喫煙歴のある患者の呼吸や去痰指導も重要である．
- 以上のように，CABG患者は心機能が良好であっても合併疾患が多く，全身状態をよく把握しながらリハビリを慎重に行う．
- 低心機能や左室形成術後では特に心不全の誘発に注意しなければならない．
- 必要があれば胸部X線や心エコーで心不全徴候の有無を確認する．

（福井寿啓，高梨秀一郎）

参考文献

1) Puskas J, et al. Off-pump versus conventional coronary artery bypass grafting: A meta-analysis and consensus statement from The 2004 ISMICS Consensus Conference. *Innovations* 2005; 1: 3-27.
2) Fukui T, et al. Early and midterm results of off-pump coronary artery bypass grafting. *Ann Thorac Surg* 2007; 83: 115-119.
3) Hannan EL, et al. Long-term outcomes of coronary-artery bypass grafting versus stent implantation. *N Engl J Med* 2005; 352: 2174-2183.
4) Matsui Y, Sasaki S. Left ventricular reconstruction for severely dilated heart. *Ann Thorac Cardiovasc Surg* 2008; 14: 66-74.

心臓外科手術後
弁膜症手術

● Point

▶ 弁膜症術後患者の自覚症状および運動耐容能の改善を目的とした運動療法の実施は推奨される（エビデンスレベルA）[*1].

▶ 弁膜症の病態は多様であり，術前の病態，手術術式，術後の心機能，術後患者としての特殊性を理解することが必要である.

▶ 疾患としては高齢者の大動脈弁狭窄症が多く，変性性の僧帽弁閉鎖不全症も増加している．術前の患者状態は心不全症状，年齢，ADLともに多岐にわたっており，術前の状態を十分に把握したうえで，術後の経過，心機能などを考慮しリハビリテーションを行う必要がある.

▶ 超高齢者の大動脈弁狭窄症では，術前からのADL低下，虚血性心疾患，脳血管障害，呼吸機能や腎機能の低下などの合併症をもった症例も多いが，順調に生活に復帰するために早期からの介入が必要である.

▶ 右小開胸での低侵襲心臓手術（MICS）が広く施行されるようになり[1]，2014年から経カテーテル大動脈弁留置術（TAVI）も開始された．これらの術後運動療法に関する報告は少ないが，より早期からリハビリテーションを施行，早期退院が可能な症例も多く，今後症例数の増加が予想される.

[*1]『心血管疾患におけるリハビリテーションに関するガイドライン（2012年改訂版）』〈JCS 2012〉, p.42.

弁膜症術後患者の背景と特徴 ❶

● リウマチ性僧帽弁弁膜症のうち僧帽弁狭窄症では経皮的僧帽弁交連切開術が広く施行されており，外科手術症例は減少している．外科症例では慢性心不全例が多く，罹病期間が長い場合が多い．肺高血圧症，三尖弁閉鎖不全や心房細動の合併も多く，多くは末梢機能の低下も著明である.

● 変性性僧帽弁閉鎖不全症例で弁形成術が可能な症例では，左室機能の低下前に手術適応とされることが多く，心機能は良好で洞調律が維持された症例が多く，早期からの運動療法が可能である.

● 高齢者に多い加齢変性性大動脈弁狭窄症は，冠動脈疾患の合併例や，冠動脈バイパス術の既往例なども多く，術前ADLが低下した症例も散見する.

● 虚血性僧帽弁閉鎖不全症や拡張型心筋症に伴う僧帽弁閉鎖不全症は通常

心臓外科手術後／弁膜症手術

COLUMN 人工弁：機械弁と生体弁

世界的に生体弁の使用が増加している．生体弁は抗凝固療法を要しないが構造的劣化による耐久性の問題がある．高齢になるほど耐久性は良好になることもあり，『弁膜疾患の非薬物治療に関するガイドライン（2012年改訂版）』では大動脈弁位で65歳以上，僧帽弁位では70歳以上で生体弁が推奨されている．

一方，2014年にわが国でも施行可能になった経カテーテル大動脈弁留置術（TAVI）は通常の開胸手術が困難な大動脈弁狭窄症患者が適応とされ，超高齢者やCABG術後症例などが対象となっている．

1 人工弁の特徴

	機械弁人工弁	ステント付生体弁	経カテーテル大動脈弁留置術（TAVI）
材料	すべて人工材料	ウシ心膜またはブタ大動脈弁 ステント部は人工材料	弁は生体材料 大動脈弁輪固定用ステント（人工材料）
耐久性	安定した長期成績	耐久性は15〜20年程度 高齢者ほど耐久性は改善	耐久性は現在のところ不明
抗凝固療法	生涯必要	術後3か月程度	抗血小板薬
使用部位	すべての弁位	すべての弁位	大動脈弁

❶ 弁膜症患者の特徴と手術術式

	リウマチ性弁膜症	僧帽弁閉鎖不全症	加齢変性性大動脈弁狭窄症	大動脈二尖弁
年齢	比較的若い	若年〜高齢者	高齢者	若年〜高齢者
罹病期間	長い	比較的短い	心不全歴は短い	心不全歴は短い
デコンディショニング	高度	軽度	高齢に伴う制限	軽度
心不全の頻度	多い	少ない	少ない	少ない
心房細動	多い	やや多い	少ない	少ない
手術術式	人工弁置換術	弁形成術	人工弁置換術	人工弁置換術

の弁膜症とは異なり，左室の拡大，収縮低下，形態の変化により僧帽弁逆流を生じており，術前から高度の心不全を合併している．術後も心不全の改善には時間を要し，リハビリテーション（以下，リハビリ）も心不全としてのリハビリが必要である．

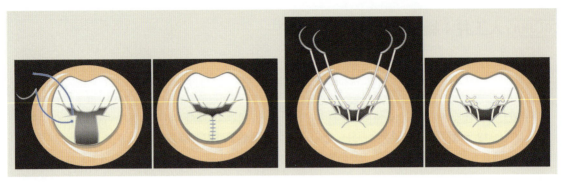

❷ 僧帽弁形成術の術式
左：弁尖楔状切除，縫合術．主に僧帽弁後尖の逸脱に対して施行するが，前尖の過剰な弁葉切除などに施行することもある．
右：人工腱索再建術．僧帽弁前尖の逸脱に対して行う場合が多い．乳頭筋から弁尖にゴアテックス糸を用いた人工の腱索を設置し，逸脱を矯正する．

手術術式

- 人工弁置換術は生体弁の耐久性の向上から65歳以上の高齢者に生体弁が使用される場合が多いが，近年，経カテーテル大動脈弁留置術（transcatheter aortic valve implantation：TAVI）の登場により，再手術はTAVIで施行することが可能になることが予測されるため，より若齢者にも生体弁を適応とする施設が増加しつつある．生体弁であっても，術後3か月程度はワルファリン内服が必要である．

- 変性性僧帽弁閉鎖不全症に対する弁形成術では，人工腱索による逸脱部位の矯正や，逸脱部位の切除，縫合が行われる（❷）．ほとんどの症例では弁輪の縮小・維持，弁輪形態の改善の目的で人工弁輪の縫着が併せて行われる．人工弁輪使用症例では術後3か月間のワルファリン投与を要する．

- 心房細動合併症例ではメイズ手術が施行されることが多い．手技としては，高周波アブレーションや凍結凝固などが使用されることが多く，併せて左心耳閉鎖術が施行されることが多い．洞調律回復例においてもすべての症例がすぐに十分な左房収縮が回復するわけではないため，術後の抗凝固療法の中止は注意が必要である．

- 大動脈弁人工弁置換術後10〜20mmHg程度の大動脈弁位圧較差（最大）を生ずる場合が多いが，狭小大動脈弁輪症例では19mmなどの小さなサイズの人工弁を使用せざるをえず，さらに高い圧較差が残存することがあり，注意を要する（patient-prosthesis mismatch〈Memo参照〉）．また，術後早期，左室流出路狭窄の残存により圧較差が残存する場合もある．

- 大動脈二尖弁に伴う大動脈弁疾患の場合，三尖弁の症例よりも上行大動脈の拡大を伴う頻度が高く，また将来的に拡大，解離を生ずる危険も高

Memo
人工弁挿入後，人工弁の有効弁口面積が正常弁よりも少ない場合にpatient-prosthesis mismatch（PPM）という．人工弁の有効弁口面積（cm²）/患者体表面積（m²）をiEOA（indexed effective orifice area）として表現し，0.65未満を重度，0.65＜iEOA＜0.85を中等度のPPMとし，早期手術死亡や遠隔成績に影響するとの報告がある[2]．

COLUMN メイズ手術

　Coxらが1991年，孤立性心房細動の根治術として報告した[3]．心房内でのマクロリエントリーが起こらないように心房内に興奮伝導の遮断路を作成することと，肺静脈から心房内へ電気刺激が入らないように遮断することが基本原理である．当初は心房を切開する方法が行われたが，近年は高周波アブレーションによる伝導遮断法が行われるようになり切開部位は減少し，手術時間も短縮可能となった．術式には種々の変法や簡略化術式があるが，慢性心房細動に対しては両心房に手技を加えるフルメイズ手術が最も有効性が高い．

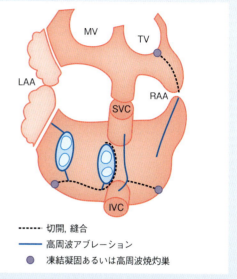

------ 切開，縫合
―――― 高周波アブレーション
●　凍結凝固あるいは高周波焼灼巣

2 高周波アブレーションデバイスを用いたメイズⅣ手術
上段は心房を上方より，下段は後方より観察した図．
MV：僧帽弁，TV：三尖弁，LAA：左心耳，RAA：右心耳，SVC：上大静脈，IVC：下大静脈．
（新田隆先生の原図〈日本心臓血管外科学会サイト〉をもとに作成）

いと考えられており，一般に最大径が45〜50mm以上では大動脈の人工血管置換術が併せて施行される．
- TAVIの適応症例は，通常の開胸手術が困難なハイリスク大動脈弁狭窄症患者とされており，手術手技は低侵襲であるものの，術前状態は従来の大動脈弁置換術（aortic valve replacement：AVR）症例以上にADLが低下した症例が多くなることが予測される．術後の良好な成績が報告されつつあるが[4]，術後リハビリに関しては，今後の症例蓄積とともに検討されていくものと考える．

術後の心機能評価・管理のポイント

- 弁膜症手術では必ず体外循環を使用し，ほとんどが心筋保護液を使用した心停止下に行われるため，それらに伴う全身性炎症や心機能低下の影響を考慮する必要がある．術中，術後の薬剤使用，水分管理方法などは施設により異なるため，術後急性期には心臓外科医や術後管理を行う医師と連携するとともに，術後の心機能を的確に評価する必要がある．
- 術後急性期はSwan-Ganzカテーテルを用いた中心静脈圧，肺動脈圧，肺動脈楔入圧，心拍出量の測定が心機能評価に有用である．Swan-Ganz

- カテーテルが使用されない場合や抜去後では血圧，心拍数などの通常の評価に加え，酸素飽和度，胸部X線所見，体重，尿量などから，心不全の有無，程度を評価し，運動療法の開始や進行の判断を行う．
- 手術後カテコラミンが使用されることが多いが，使用中であっても塩酸ドパミン投与量5γ程度以下であれば，離床，リハビリの開始は可能である．
- 術前からの慢性心不全例では，術後も心不全が遷延する場合が多い．このような症例では，リハビリの開始が遅延することが多く，デコンディショニングや廃用症候群をきたしやすく，入院も長期化する場合が多い．内科的な急性心不全の場合と同様，ICUベッド上で過度の安静にならないようにレジスタンストレーニングなどから開始し，少量あるいは短時間，頻回の運動療法を行うために看護師や理学療法士などから成るチームでの取り組みが重要である．
- 術中，術後の体液量の変化が離床時のめまいや，不整脈の原因となることが多い．早期には心機能評価とともに水分バランスに注意し，一般病棟では体重の経時的変化や浮腫の有無，皮膚の張りなどを観察する．
- 回復期リハビリ開始の前後で心エコー検査による評価を行う．弁機能，左室機能，肺動脈圧などの血行動態を評価するとともに心嚢液貯留の有無なども術後の重要な観察のポイントである．

術後リハビリテーションの進行程度と遅延要因としての不整脈

- 近年，手術の低侵襲化だけでなく，多くの手術にかかわる因子の改善により術後のリハビリ進行は早期化し，術後の歩行自立は4〜5日程度が目安とされる[*2]．
- 術後の心房細動は25〜40％に起こるとされ，運動療法の遅延を生ずる一つの大きな原因である[5]．
- 術後心房細動発生時の対策，リハビリ施行の可否判断は施設によって異なるが，高度の頻脈を呈する場合には，薬物などによる徐細動ないしレートコントロールがなされた後，運動療法を行うことが望ましい．
- 術前からの慢性心房細動例では適度なレートコントロールにより通常通りの運動療法施行が可能である．
- 心房細動によるメイズ手術後では，徐脈により体外式ペーシングを要することや，術後数日で心房細動を再発する場合がある．メイズ手術後に限らずペーシング下においても廊下歩行などの運動療法は可能である．また，心房細動再発時は通常の発生時と同様の対処を行う．
- 心室性の不整脈のうち，安全度の高い期外収縮などは問題とならないが，心室頻拍などをリハビリ中に生ずる場合には，リハビリを中止し治療の検討が必要である．

*2 『心血管疾患におけるリハビリテーションに関するガイドライン（2012年改訂版）』〈JCS 2012〉, p.43.

術後の呼吸管理

- 胸骨正中切開症例では，胸骨切開により物理的・心理的に胸郭運動が制限され，肺活量は低下する[*3]．術後，肺うっ血の影響もあり，呼吸機能や酸素化能は低下するが，強い心不全のない症例では早期の離床が呼吸機能改善にも有効である．
- 右小開胸で行う低侵襲心臓手術（minimally invasive cardiac surgery：MICS）では，手術中，分離肺換気により右肺を虚脱させて手術を施行するため，術後右肺を中心とした呼吸機能低下がしばらく持続する場合がある．胸骨切開を施行しないため，一般的には呼吸機能的には有利であると考えるが，なかには強い疼痛により十分な呼吸ができない場合や，まれではあるが肺の再灌流障害による重度の呼吸不全（再膨張性肺障害）に至る場合もあり，術後は注意が必要である．また，分離肺換気のため比較的太い気管内チューブが麻酔にて使用されるため，小柄の女性などでは術後喉頭浮腫を生ずる場合があり，抜管前にリークテストなどによる確認が必要である．

[*3] 『心血管疾患におけるリハビリテーションに関するガイドライン（2012年改訂版）』〈JCS 2012〉, p.44.

開心術後の胸骨管理・疼痛管理

- 術後の「胸帯」については経験的に使用している施設が多いが，使用による利点の報告はなく，逆に胸郭コンプライアンスの減少，肺活量や1秒量の減少により肺合併症を助長する危険性も懸念され，ガイドラインでも使用は推奨できないとされている[*4]．
- 軽い上肢動作は早期より可能である．上肢の運動制限は胸骨離開を避けるために行われているが，胸骨の固定方法も以前とは変わりつつある．術後肩関節周囲の疼痛を訴える患者は多く，術後早期より上肢のストレッチを行っている施設もあり，上肢の運動は今後の課題である．
- MICSでは，特に肋骨の開大を行わない，あるいは軽度にとどめた場合，術後疼痛も軽度で胸骨離開の心配もないため，上肢運動を含め，特に運動制限を必要としない．
- 術後の疼痛は個々により差があるが，疼痛の存在は術後ADL拡大，リハビリの進行の遅延要因となるため，鎮痛薬の使用など適切な対処が必要である．また，感染や胸骨の動揺が痛みの原因である場合もあり，疼痛が強い場合にはそれらを念頭においた観察が必要である．

[*4] 『心血管疾患におけるリハビリテーションに関するガイドライン（2012年改訂版）』〈JCS 2012〉, p.46.

その他必要な術後の管理

術後ドレーン

- 手術後の心嚢内，縦隔内の出血をドレナージするため，通常2本のドレ

ーンが留置される．
- JVACドレーンなどは十分な柔軟性があり，体動で組織を損傷する危険はなく，ドレーンが留置されていることがリハビリの妨げにはならない．また，ドレーンバッグも携帯型を使用すれば，留置したままの歩行運動も可能であり，ドレーン抜去が歩行リハビリの開始基準にはならない．

術後の抗凝固療法

- 弁膜症手術では，弁形成術，人工弁置換術を問わず術後早期はワルファリン内服が必要である．ワルファリンのコントロールには時間を要する場合があり，また，PT-INRの亢進により出血症状を生ずる場合もある．皮下出血などを認める場合には検査値の確認を行う．

術後感染・炎症所見

- 手術後の感染徴候として大切なのは発熱，創部の問題（発赤，熱感，滲出液の排出，創離開）などである．また，リハビリの進行の経過で疼痛が増悪するときには感染が原因となっている場合もあり，早期に外科医に相談する．
- 血液検査所見は絶対値よりもその推移に注目すべきであり，改善傾向にあれば多くの場合問題ないが，検査値だけで判断せず，臨床所見と併せての観察が重要である．

（竹村隆広）

● 文献
1) Goldstone AB, Joseph Woo Y. Minimally invasive surgical treatment of valvular disease. *Semin Thorac Cardiovasc Surg* 2014; 26: 36-43.
2) Pibarot P, Dumensnil JG. Patient-prosthesis mismatch and the predictive use of indexed effective orifice are: Is it relevant ? *Cardiac Surgery Today* 2003; 1: 43-51.
3) Cox JL. The surgical treatment of atrial fibrillation. Ⅳ. Surgical technique. *J Thorac Cardiovasc Surg* 1991; 101: 584-592.
4) Kapadia SR, et al. Long-term outcomes of inoperable patients with aortic stenosis randomly assigned to transcatheter aortic valve replacement or standard therapy. *Circulation* 2014; 130: 1483-1492.
5) Crystal E, et al. Interventions on prevention of postoperative atrial fibrillation in patients undergoing heart surgery: A meta-analysis. *Circulation* 2002; 106: 75-80.

● 参考文献
1) 安達仁．心臓弁膜症術後の運動療法．*Journal of Clinical Rehabilitation* 2007; 16: 1052-1058.
2) 長山雅俊．心臓リハビリテーションの実際：5. 開心術後（OPCABも含む）．*Journal of Clinical Rehabilitation* 2008（別冊 呼吸・循環障害のリハビリテーション）: 287-293.
3) 大宮一人ほか．心臓手術後のリハビリテーション．呼と循 2006; 54: 1187-1195.

心臓外科手術後
大血管手術

> ● **Point**
> ▶ 病態，病型と手術法（置換範囲，補助循環，脳灌流）を正確に把握する．
> ▶ 残存解離の有無，血栓閉塞の有無と併存する動脈硬化性病変を確認する．必ず術後早期にCTで確認する．
> ▶ 術後脳血管障害，脊髄神経障害，四肢動脈虚血などの合併症がないかを確認する．
> ▶ 高血圧の厳重な管理が最も重要であり，術前の血圧値や内服状況の確認とともに今後の指導も行う．

はじめに

- 大血管疾患の急性期リハビリテーションは，B型急性解離に対する標準リハビリコースがClass Ⅱa，偽腔閉塞型A型急性解離[*1]に対する標準リハビリコース，B型急性解離に対する短期リハビリコースがClass Ⅱbとされているが[*2]，その他の病態では有用性は確立していない．
- リハビリテーションを安全で効果的に進めるため，①疾患の特殊性，②病期の特殊性，③術後合併症に分けて病態を把握し，総合的にリスク評価を行う．

疾患の特殊性

大動脈解離

- 大動脈解離は「大動脈壁が中膜のレベルで二層に剥離し，動脈走行に沿ってある長さをもち二腔になった状態」と定義され，大動脈壁内に血流もしくは血腫が存在する動的病態である．
- 大動脈解離の病型を把握するためには，①解離の範囲，②偽腔の状態，③病期の視点からみることが重要であり，それぞれの分類を組み合わせて病型を表現する（❶）．
- 病態は大動脈壁の解離と偽腔への血液流入を本態とするため，血管の①拡張と破裂，②狭窄と閉塞によるさまざまな症状を引き起こす（❷）．
- 手術はA型解離に対しては上行大動脈に内膜亀裂があれば上行大動脈

[*1] 最大短径50mm未満でULP（潰瘍様突出像）を上行大動脈に認めず，臓器虚血がなく，FDP 40μg/mL未満．

[*2] 『大動脈瘤・大動脈解離診療ガイドライン（2011年改訂版）』〈JCS 2011〉．

Key word

大動脈解離用語
解離性大動脈瘤：瘤形成をした大動脈解離．
内膜亀裂（tear）：内膜・中膜の亀裂部位で，真腔と偽腔が交通する部位．
エントリー（entry）：真腔から偽腔へ血流が入り込む部位．
リエントリー（reentry）：偽腔から真腔へ血流が流れ込む部位．
再解離（redissection）：元来の解離の部分とは別の部分に新たに解離が発生したもの．
再開通（recanalization）：血栓閉塞した偽腔に再び真腔と交通する血流が出現すること．

2章 心臓リハビリテーションに必要な病態の評価

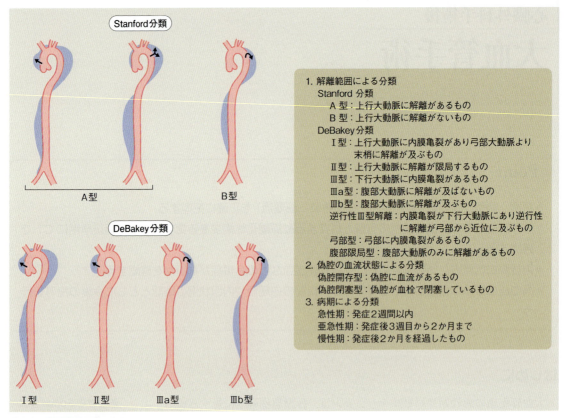

❶ 大動脈解離の病型分類

Memo
注意すべき大動脈解離症例：
①偽腔開存型で真腔の大きさが1/4以下の症例では分枝虚血の発生率が高い．
②偽腔閉塞でULPを有する症例では再開通が起こる場合があるため，ULP型として扱う．
③大動脈径50mm以上，DIC合併（FDP 40μg/mL以上）では破裂の危険性がある．

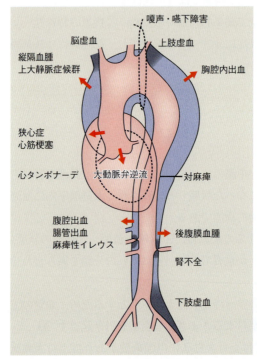

❷ 急性大動脈解離の病態
自験例では，ショック20％，灌流障害17％，脳梗塞6％を併発していて，術前に心囊穿刺を9％に，気管内挿管を7％に行った．

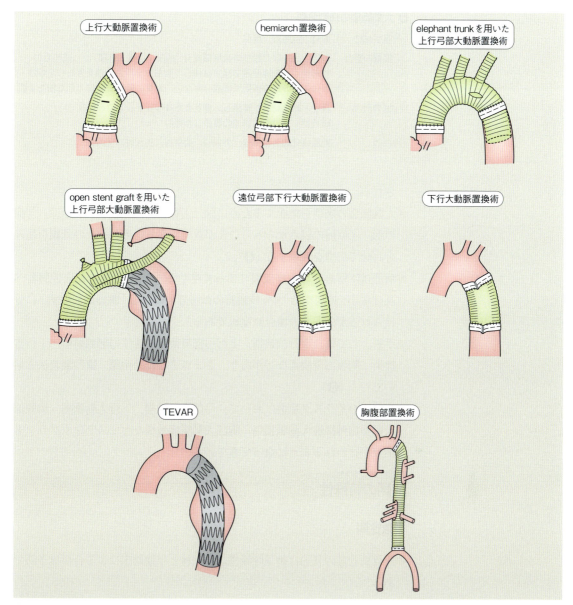

❸ 大動脈解離，大動脈瘤の手術
TEVAR：thoracic endovascular aortic repair.

置換術，弓部に内膜亀裂があればhemiarch置換術あるいは上行弓部全置換術＋elephant trunk法を行う（❸）．
- 開胸手術ではハイリスクと考えられる慢性期B型解離と合併症を有する急性期B型解離に対しては，ステントグラフト内挿によるエントリー閉鎖術が行われるようになってきている．

大動脈瘤

- 大動脈瘤は「大動脈壁一部の全周，または局所が拡張した状態」と定義

❹ 大動脈瘤の病型分類

①存在部位	胸部，胸腹部，腹部
②瘤壁の形態	真性：大動脈の瘤壁が動脈壁成分（内膜・中膜・外膜）から成るもの 解離性：大動脈解離で径が拡張して突出や全周の拡張をきたしたもの 仮性：瘤の壁には動脈壁成分がない．本来の動脈腔外にできた新たな腔
③瘤の形	嚢状：動脈局所が拡張して嚢状または球状をしているもの 紡錘状：大動脈全周での拡張したもの
④原因	動脈硬化性，感染性，外傷性，炎症性，先天性，その他

される．
- 大動脈瘤の病型を把握するためには，①存在部位，②瘤壁の形態，③瘤の形，④原因の視点からみることが重要であり，それぞれの分類を組み合わせて病型を表現する（❹）．
- 病態は①解離発症や瘤破裂によって生じる「疼痛」，②瘤が周囲臓器へ及ぼす「圧迫症状」，③分枝血管の循環障害による「臓器虚血症状」に分けられるが，多くの場合無症状である．
- 手術としては，上行置換術，上行弓部置換術，遠位弓部置換術，下行置換術，胸腹部置換術などがあり，さまざまな補助循環，臓器灌流法を用いて行う（❸）．
- 高齢やハイリスク症例において，弓部大動脈瘤，下行大動脈瘤，胸腹部大動脈瘤外傷性大動脈損傷，胸部大動脈瘤破裂などでステントグラフト治療が行われるようになってきている．

病期の特殊性

急性期

- 急性期管理の目的は循環呼吸機能の維持と早期離床による合併症予防である．
- 心拍出量維持のために，強心薬，輸液，輸血，利尿薬，血管拡張薬が投与される．血圧は収縮期血圧130mmHg以下を目標とするが，術前高血圧，腎機能障害例ではやや高めの血圧のほうが尿量は維持されやすい．
- 呼吸管理は循環が安定し意識確認ができれば早期抜管を行う．喀痰排出可能かどうかが重要であり，困難な症例では早めに気管切開を行う．
- 側開胸を行っている症例では呼吸機能への負担が大きいため，呼吸器管理が長期になることが予想される．
- 抜管6時間後より経口摂取を開始するが，高齢者，術前嗄声のある症例，弓部置換，長時間手術の患者では嚥下評価を行うなど慎重に開始する．
- 疼痛管理は呼吸循環安定のために重要である．

COLUMN 急性大動脈症候群（acute aortic syndrome：AAS）とは？

　胸痛を主訴として急性に発症する大動脈疾患群と定義[1]され，大動脈解離や大動脈瘤の切迫破裂，IMH，PAU などが含まれる．この概念は大動脈疾患を急性疾患または慢性疾患として分けて，診断や治療を進めることが実際の診療の実態に合うことからきている．特に急性疾患は生命の危機が迫っており，AAS の病態を把握し迅速な診断と適切な治療を行うことが重要である．この概念の重要な点は偽腔開存型から偽腔閉塞型へ，PAU，IMH から偽腔開存型へなどとその病態が変化することにある．しかしながら，非典型的大動脈解離とされてきた偽腔閉塞型大動脈解離，IMH，PAU は臨床的に判別が難しく，その関連について不明な点が多い．

- 偽腔開存型大動脈解離：偽腔に血流を認める解離．
- 偽腔閉塞型大動脈解離：偽腔がすべて血栓閉塞している解離．血栓閉塞型大動脈解離（thrombosed type）ともいう．
- 壁内血腫（intramural hematoma：IMH）：病理学的には内膜亀裂のない解離．臨床的には偽腔閉塞型解離と区別できない．そのため，臨床的には用いない．
- 古典的大動脈解離（classic aortic dissection）：内膜亀裂やフラップをもつ解離．壁内血腫との対比で用いられる．
- penetrating atherosclerotic ulcer（PAU）：大動脈の粥状硬化性病巣が潰瘍化して中膜さらには外膜まで達する状態．

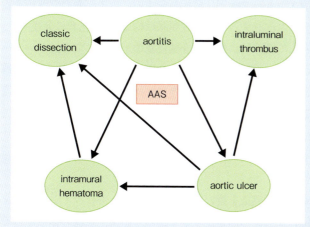

1 急性大動脈症候群
矢印の向きに病態が変化する可能性がある．
(Vilacosta I, et al. *Heart* 2001[1] より)

- 抗凝固療法は弁置換術を同時に行った症例では必要である．
- 胸部下行，胸腹部大動脈瘤の手術に関しては，置換領域の肋間動脈の血流が一時的または永続的に途絶えることによる脊髄の虚血のための対麻痺の出現に注意する．
- ステントグラフト治療における脊髄神経障害の発生に関する危険因子は，①広範囲の肋間動脈閉塞，②腹部大動脈瘤手術の既往（ならびに内腸骨動脈の閉鎖），③左鎖骨下動脈の cover とされる．
- 血管内治療を単独で行った患者では体への負担が少なく，術翌日から安静度を free にできることもある．

慢性期

- 慢性期から維持期における管理の目的は残存解離腔の経過観察，運動耐容能の向上と，合併する動脈硬化性疾患の予防である．
- 通常の日常生活に関して制限はほとんどないが，運動に関するエビデンスはない．喫煙，暴飲暴食，過労，睡眠不足，精神的ストレスなどを避けるようにする．重量物の挙上，排便時のいきみ，持続する咳など急激な血圧上昇をきたす状況に注意させる．

術後合併症

- 術後出血はドレーン量だけでなく，排液の性状や胸部X線での血胸の確認も重要である．
- 呼吸器合併症は肺炎，気道出血，無気肺，気胸，胸水，低酸素血症などに注意し，その改善のためにも早期離床，リハビリテーションを促す．
- 周術期心筋梗塞は解離による術前冠虚血の症例を含め，低左心機能例，長時間心停止例，ショック症例に発症しやすい．術後心嚢液貯留による心タンポナーデにも注意する．心房性頻脈は約30％の患者に発症する．
- 脳梗塞の対処として脳浮腫治療薬，脊髄梗塞の予防として脊髄ドレナージを行うことが多い．長期の留置は感染の原因やリハビリテーション進行の遅延要因となるため，脊髄梗塞がなければ早期に抜去する．術後譫妄は高齢者，緊急手術例で多く，対応に苦慮する場合がある．
- 腎不全症例では早期に持続的血液濾過透析（CHDF）の導入を行う．リハビリテーションを促すためにも，可能であればブラッドアクセスは頸部，鎖骨下で行う．
- 38.5℃を超える発熱は感染を疑い，培養の提出とともにラインの抜去を行う．感染部位と原因菌の同定が重要である．感染，炎症の指標としてCRP，白血球数，プロカルシトニンなどの推移が重要である．

リスク評価

- 前述のことを総合的に判断し，リスクを評価することが重要である．
- われわれは大動脈解離とリスクを有する大動脈瘤症例に対しては2日ごとに負荷量を増大し，開存型の残存解離を有する症例では4週間の入院を原則としている．

治療成績 ([5]〜[8])

- 近年，急性A型解離手術の病院死亡率は10％前後に向上していて，危険因子として術前ショック，灌流障害，術前脳障害，80歳以上の高齢者，術中の大量出血などがあげられる．2008年度の日本胸部外科学会の集

❺ Stanford A型大動脈解離に対する急性期治療における推奨

Class I
1. 偽腔開存型A型（Ⅰ，Ⅱ型，逆行性Ⅲ型）解離に対する大動脈外科治療（緊急手術） (Level C)
2. 解離に直接関係のある，重症合併症＊を持ち，手術によりそれが軽快するか，またはその進行が抑えられると考えられる大動脈解離に対する大動脈外科治療 (Level C)
   ＊偽腔の破裂，再解離，心タンポナーデ，意識障害や麻痺を伴う脳循環障害，心不全を伴う大動脈弁閉鎖不全，心筋梗塞，腎不全，腸管循環不全，四肢血栓塞栓症など

Class Ⅱa
1. 血圧コントロール，疼痛に対する薬物治療に抵抗性の大動脈解離，偽腔閉塞型A型解離に対する大動脈外科治療 (Level C)
2. 上行大動脈の偽腔が血栓化し，合併症や持続的疼痛を伴わないA型解離に対し，一定の条件の下（Ⅲ-1-1-3参照），内科治療を開始 (Level C)
3. 大動脈緊急手術適応のない急性大動脈解離に伴う腸管灌流障害に対する外科的あるいは血管内治療による血行再建術 (Level C)

Class Ⅱb
1. 重篤な脳障害を有する症例に対する大動脈外科治療 (Level C)

Class Ⅲ
1. 大動脈緊急手術適応がある場合の，臓器灌流障害に対する血行再建術 (Level C)

（『大動脈瘤・大動脈解離診療ガイドライン〈2011年改訂版〉』，p.27より）

❻ Stanford B型大動脈解離に対する急性期治療における推奨

Class I
1. 合併症のない偽腔開存型／ULP型／偽腔閉塞型B型解離に対する内科治療 (Level C)
2. 解離に直接関係のある，重症合併症＊を持ち，手術によりそれが軽快するか，または，その進行が抑えられると考えられる大動脈解離に対する大動脈外科治療 (Level C)
   ＊偽腔の破裂，再解離，心タンポナーデ，意識消失や麻痺を伴う脳循環障害，心不全を伴う大動脈弁閉鎖不全，心筋梗塞，腎不全，腸管循環障害，四肢血栓塞栓症等
3. 大動脈緊急手術適応のない偽腔開存型B型解離における下肢血流障害に対する外科的あるいは血管内治療による血行再建術 (Level C)

Class Ⅱa
1. 血圧コントロール，疼痛に対する薬物治療に抵抗性の大動脈解離に対する大動脈外科治療 (Level C)
2. 血圧コントロールに対する薬物治療に抵抗性の大動脈解離に対する内科治療 (Level C)
3. 緊急手術適応のない急性大動脈解離に伴う腸管灌流異常に対する外科的あるいは血管内治療による血行再建術 (Level C)

Class Ⅱb
1. 重篤な脳障害を有する症例に対する大動脈外科治療 (Level C)

Class Ⅲ
1. 合併症のないB型解離に対する大動脈外科治療 (Level C)
2. 大動脈緊急手術適応がある場合の，臓器灌流障害に対する血行再建術 (Level C)

（『大動脈瘤・大動脈解離診療ガイドライン〈2011年改訂版〉』，p.28より）

計では，3,283例中13.0％の死亡率である．
- われわれの2002年以降187例のA型解離手術では，病院死亡は7例（3.7％）であり，術後合併症として脳梗塞5.8％，縦隔炎5.3％，呼吸不全（人工呼吸器＞48時間）25.7％，腎不全（Cr＞2.0）9.1％，出血再開胸1.1

❼ 胸部・胸腹部大動脈瘤における治療の適応（マルファン症候群，囊状瘤を除く）

Class I
1. 最大短径60mm以上に対する外科治療　　　　　　　　　　　　　　　　　　　　　(Level C)

Class IIa
1. 最大短径50〜60mmで，痛みのある胸部・胸腹部大動脈瘤に対する外科治療
　　　　　　　　　　　　　　　　　　　　　　　　　　　　　　　　　　　　　　(Level C)
2. 最大短径50mm未満（症状なし，慢性閉塞性肺疾患なし，マルファン症候群を除く）の胸部・胸腹部大動脈瘤に対する内科治療　　　　　　　　　　　　　(Level C)

Class IIb
1. 最大短径50〜60mmで，痛みのない胸部・胸腹部大動脈瘤に対する外科治療
　　　　　　　　　　　　　　　　　　　　　　　　　　　　　　　　　　　　　　(Level C)
2. 最大短径50mm未満で，痛みのある胸部・胸腹部大動脈瘤に対する外科治療
　　　　　　　　　　　　　　　　　　　　　　　　　　　　　　　　　　　　　　(Level C)

Class III
1. 最大短径50mm未満で，痛みのない胸部・胸腹部大動脈瘤に対する外科治療
　　　　　　　　　　　　　　　　　　　　　　　　　　　　　　　　　　　　　　(Level C)

(『大動脈瘤・大動脈解離診療ガイドライン〈2011年改訂版〉』，p.32 より)

❽ 胸部大動脈瘤・大動脈解離に対するステントグラフト治療

Class I
1. 外科手術のバックアップ　　　　　　　　　　　　　　　　　　　　　　　　　　(Level C)
2. 外傷性大動脈損傷※　　　　　　　　　　　　　　　　　　　　　　　　　　　　(Level B)
3. 合併症を有する急性B型大動脈解離※　　　　　　　　　　　　　　　　　　　　(Level B)

Class IIa
1. 外科ハイリスク下行大動脈瘤※　　　　　　　　　　　　　　　　　　　　　　　(Level B)
2. 下行大動脈瘤破裂例※　　　　　　　　　　　　　　　　　　　　　　　　　　　(Level C)

Class IIb
1. 外科ローリスク下行大動脈瘤※　　　　　　　　　　　　　　　　　　　　　　　(Level C)
2. 外科ハイリスク弓部大動脈瘤・胸腹部大動脈瘤に対するハイブリッド使用
　　　　　　　　　　　　　　　　　　　　　　　　　　　　　　　　　　　　　　(Level C)
3. 偽腔拡大傾向のある慢性解離※　　　　　　　　　　　　　　　　　　　　　　　(Level B)

Class III
1. 無症候55mm以下の胸部大動脈瘤に対するインターベンション　　　　　　　　　(Level C)
2. 外科治療ローリスクの弓部・胸腹部大動脈瘤　　　　　　　　　　　　　　　　　(Level B)

（※解剖学的適応のある場合）

(『大動脈瘤・大動脈解離診療ガイドライン〈2011年改訂版〉』，p.54 より)

％であった．2000年以降の偽腔閉塞型41例では病院死亡はなく，5年生存率100％，大動脈関連事故回避率92.6±4.1％であった．

- B型解離に対する急性期手術の死亡率は180例中22.8％となっている（2008年度日本胸部外科学会集計）．IRADの82例の集計では29.3％の病院死亡率で，70歳以上，術前ショックがその危険因子として報告されている[2]．
- われわれの2002年以降の112例では全体で2.3％，亜急性期を含めて

手術を行った 24 例では 8.3 ％の死亡率であった．
- 大動脈瘤に対する待機手術の成績は，上行，基部大動脈瘤に対する人工血管置換術，基部置換術，大動脈弁温存基部置換術は一般的に良好で死亡率 0 〜 8 ％である．弓部置換術は，死亡率 2 〜 19 ％，脳梗塞 3 〜 18 ％，下行置換術は死亡率 3 〜 12 ％，胸腹部置換術は死亡率 7 〜 16 ％，対麻痺 10 ％程度とされている．早期死亡の危険因子として，緊急手術，年齢，腎不全，脳血管障害などが多くの報告で同定されている[*3]．
- ステントグラフト内挿術によるエントリー閉鎖の初期成功率は 70.8 〜 94.4 ％．エンドリーク発生率は 2.8 〜 19 ％．早期死亡率は 2.7 〜 13 ％と報告されている．遠隔期の成績はまだ少ない．
- 胸部大動脈瘤に対するステントグラフト治療後の生存率は 40 〜 87 ％/5 年程度で，外科治療と大差はない．

（池田　司，下川智樹）

[*3] 『大動脈瘤・大動脈解離診療ガイドライン（2011 年改訂版）』〈JCS 2011〉．

● 文献
1）Vilacosta I, San Román JA. Acute aortic syndrome. *Heart* 2001; 85: 365-368.
2）Trimarchi S, et al. Role and results of surgery in acute type B aortic dissection: Insights from the international registry of acute aortic dissection (IRAD). *Circulation* 2006; 114: 357-364.

● Further reading
1）Vilacosta I, et al. Acute aortic syndrome: A new look at an old conundrum. *Heart* 2009; 95: 1130-1139.
2）Turina MI, et al. on behalf of the ad hoc EACTS/ESCVS committee. EACTS/ESCVS best practice guidelines for reporting treatment results in the thoracic aorta. *Eur J Cardiothorac Surg* 2009; 35: 927-930.
3）Svensson LG, et al. Expert consensus document on the treatment of descending thoracic aortic disease using endovascular stent-grafts. *Ann Thorac Surg* 2008; 85: S1-S41.

心臓外科手術後
人工心臓装着後

> ● **Point**
>
> ▶ ドナー不足の顕著な日本においては，VAD は移植までの橋渡し（bridge to transplantation）のためだけでなく，自己心回復までの橋渡し（bridge to recovery）としても重要な役割を担っており，VAD 患者のリハビリテーションもそのことを念頭において行う必要がある．
> ▶ VAD 患者のリハビリテーション中の評価としては，心肺運動負荷試験（CPX）および心エコーが重要である．CPX はリハビリの負荷量設定に有用なだけでなく，VAD 離脱の可否を判断する際にも重要となる．心エコーでは大動脈弁の開放度と大動脈弁逆流の程度，右心不全の有無に特に注意が必要である．

VAD の種類と適応

- 補助人工心臓（ventricular assist device：VAD）は，血液ポンプおよび駆動装置が体外にある体外式 VAD と，血液ポンプは体内に植込まれ，ケーブルを通じて体外のコントローラーとバッテリーにつながっている植込み型 VAD の大きく 2 種類に分けられる．
- 体外式 VAD として現在使用されているのは❶のような NIPRO 型のものであり，ポンプに空気を送り込む駆動装置が非常に大型で，これにより行動範囲が制限される．また，充電が可能ではあるが，バッテリーは 30 分～1 時間しかもたず，30 分使用すると充電に 24 時間を要する．
- 一方，植込み型 VAD としては，現在日本では❷のような 4 機種が使用可能である．植込み型 VAD の保険償還の要件は心臓移植への橋渡しを前提としており，植込み手術を行う前に植込み実施施設内で移植適応の判断が求められる．体外式 VAD が植込まれた状態では退院は不可能であるが，植込み型 VAD は自宅退院が可能となることが最大のメリットである．
- 先に述べたように，現在の日本においては，保険上植込み型 VAD の適用は，①移植までの橋渡し（bridge to transplantation：BTT）に限られる．
- しかし，実際には VAD 植込みに際して移植適応判定が直ちには下せない場合もありうる．たとえば，腎機能障害や肝機能障害のために VAD

心臓外科手術後／人工心臓装着後

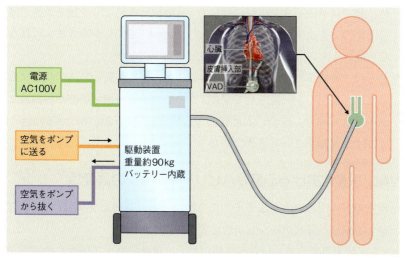

❶ NIPRO型補助人工心臓の概略

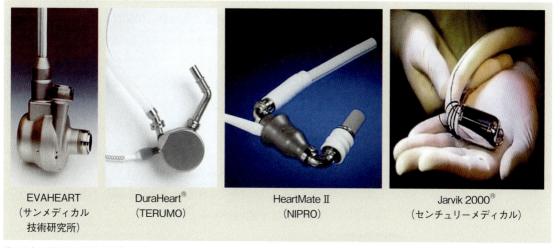

❷ 日本で使用可能な植込み型VAD

　植込み時点では移植適応とはならないが，VAD植込み後に臓器障害が改善すれば移植登録を行うというケースもある．このように，当座は移植適応の判断を保留してVAD植込みを行うことを，②移植適応判定までの橋渡し（bridge to candidacy：BTC）と呼ぶ．このような場合には保険上植込み型を使用することはできないため，体外式VADを使用することになる．

● その後，移植適応と判断された場合には，長期にわたる移植待機を在宅でできるよう，植込み型VADへの植替えが行われることもある．このような使用法を，③より優れたVAD装着までの橋渡し（bridge to bridge：BTB）と呼ぶ．

● また，現時点で日本では保険上承認されていないが，今後は移植登録の可能性がまったくない症例でも，一定の条件を満たした場合には，内科

51

的治療では予後不良な症例に対してVAD植込みにより予後を改善させるための，④永久使用（destination therapy：DT）ができるようになる可能性もある．
- さらに，移植までの待機期間が3年以上ときわめて長い日本の現状においては，自己心を回復させてVADからの離脱を目指す治療が各施設で試みられており，⑤自己心回復までの橋渡し（bridge to recovery：BTR）を目指すことも重要である．

VAD患者における心臓リハビリテーションの必要性

- 現在のVADの適応をふまえ，ここでは①BTTおよび⑤BTRの観点から心臓リハビリテーションの必要性を述べる．
- VAD装着患者の多くは罹病期間が長く，全身の廃用状態からの回復を図る必要がある．
- 心臓移植を施行された患者が移植後退院できるまでの日数を術後90日で区切ったとき，90日以内に退院できた群（早期群）では，できなかった群（遅延群）に比べて有意に移植前の平均心臓リハビリテーション施行レベルおよび最大到達レベルが高い[1]．このことから，心臓移植後の早期社会復帰を可能とするために，心臓リハビリテーションは重要な役割を担っていることが示唆される．
- 心不全患者において，有酸素運動とレジスタンストレーニングを組み合わせたリハビリテーションにより，運動耐容能が改善したばかりでなく，左室駆出率（LVEF）も改善し，左室拡張末期径（LVDd）は縮小したとの報告がある[2]．このことから，適切な心臓リハビリテーションはBTRにも寄与する可能性がある．

リハビリテーション導入前後の評価

心肺運動負荷試験（CPX）

- 体外式VADにおいては，エルゴメータがリハビリテーションの主体となるため，リハビリテーションの負荷量の設定および効果判定のために，定期的（1〜2か月おき）にCPXを行うことが望まれる．筆者らの施設では，通常300m程度の連続歩行が可能となったら初回のCPXを施行している．
- VAD装着患者のほとんどは装着直後は重度の廃用状態にあるため，リハビリテーション開始当初は20〜30W程度の負荷で最大運動に達してしまうことが多い．CPXにおけるランプ負荷の設定においては，このことに留意する必要がある（筆者らの施設では，当初はウォームアップ15W＋5Wランプもしくはそれ以下の負荷から開始している）．

- BTRを目指すにあたっては，最大酸素摂取量（peak $\dot{V}O_2$）が離脱可能かどうかの重要な判断指標となる．Makitaらは，VADからの離脱が可能であった患者の最終のpeak $\dot{V}O_2$は平均17.1mL/kg/分であったと報告しており[3]，筆者らの施設ではVAD駆動下でpeak $\dot{V}O_2$ 16mL/kg/分もしくは正常対照の60%以上を離脱可能の基準の一つと考えている．

心エコー

- VADを挿入しておおよそ1か月後には，VADによる左室の負荷軽減により，通常，LVDdは縮小し，LVEFは改善する[4]．エルゴメータなどを用いた本格的なリハビリテーションを始めるにあたっては，少なくともエコー所見が術前より悪化していないことは確認しておくべきと思われる．

- VAD装着患者における自己心の機能を評価するにあたっては，自己の大動脈弁がどの程度開放するかが重要である．すなわち，VAD装着を必要とするような重症の心不全においては，自己心がVADからの送血圧（おおむね80mmHg程度）以下の圧しか作り出すことができず，心周期のほとんどにおいて大動脈圧＞左室内圧となってしまうため（VADの送血管は大動脈につながっているため），結果として大動脈弁が開放することができない．このため，自己の大動脈弁の開放が良好であるということは，それだけ自己心の機能が良いと考えることができ，BTRを目指すにあたっては重要な指標の一つとなる．

- また，大動脈弁の開放がない患者では，VAD装着後経時的に大動脈弁逆流が進行するリスクが高い[5]．大動脈弁逆流が進行するとVAD装着中であっても心不全症状が悪化することがあり，リハビリテーションにも支障をきたすので注意が必要である．

- さらに，植込み型VADの場合には植込み後数週間以上経ってから右心不全が生じることがある．このような場合，心エコー上右室は拡大して心室中隔は左室側に偏位し，三尖弁逆流が生じる．右心不全が生じると運動耐容能が低下して[6]リハビリテーションにも影響を与えるので，右心不全の所見の有無をチェックすることも重要である．

〈波多野将，絹川弘一郎〉

文献

1) 小田登ほか．心臓移植術前の心臓リハビリテーションの有用性．心臓リハビリテーション 2008; 13 (2): 309-312.
2) Delagardelle C, et al. Strength/endurance training versus endurance training in congestive heart failure. *Med Sci Sports Exerc* 2002; 34 (12): 1868-1872.
3) Makita S, et al. Exercise capacity is a valuable predictor for removal of left ventricular assist system. *Circ J* 2007; 71 (Suppl I): 366.

4) Simon M, et al. Cardiac improvement during mechanical circulatory support: A prospective multicenter study of the LVAD working group. *Circulation* 2007; 115: 2497-2505.
5) Hatano M, et al. Less frequent opening of the aortic valve and a continuous flow pump are risk factors for postoperative onset of aortic insufficiency in patients with a left ventricular assist device. *Circ J* 2011; 75: 1147-1155.
6) Imamura T, et al. Late-onset right ventricular failure in patients with preoperative small left ventricle after implantation of continuous flow left ventricular assist device. *Circ J* 2014; 78: 625-633.

Mini Lecture

心臓外科手術後の抗凝固薬と抗血小板薬

心臓外科手術後に抗凝固薬や抗血小板薬を服用する機会が多い．本項では弁膜症および冠動脈バイパス術後の抗凝固薬と抗血小板薬の使用の実際と問題点について，『循環器疾患における抗凝固・抗血小板療法に関するガイドライン（2009年改訂版）』〈JCS 2009〉を中心にして述べる．

弁膜症術後

弁膜症術後の抗凝固療法の最適強度については，JCS 2009で❶の通り推奨している．

機械弁

血栓塞栓症の発生リスクが高くなる機械弁置換

---

❶ 心臓外科手術後における抗凝固・抗血小板療法

1. 人工弁置換術，弁形成術

クラスⅠ
1. 人工弁置換術後（3か月未満）の症例に対するPT-INR 2.0〜3.0でのワルファリン療法
2. 僧帽弁形成術後（3か月未満）の症例に対するPT-INR 2.0〜2.5でのワルファリン療法
3. 以下の症例（術後3か月以降）に対するワルファリン療法

    1）機械弁
    - AVR＋低リスク*
      二葉弁またはMedtronic Hall弁　　　　　　　PT-INR 2.0〜2.5
      他のディスク弁またはStarr-Edwards弁　　　PT-INR 2.0〜3.0
    - AVR＋高リスク*　　　　　　　　　　　　　PT-INR 2.0〜3.0
    - MVR　　　　　　　　　　　　　　　　　　PT-INR 2.0〜3.0

    2）生体弁
    - AVR＋高リスク*　　　　　　　　　　　　　PT-INR 2.0〜2.5
    - MVR＋高リスク*　　　　　　　　　　　　　PT-INR 2.0〜2.5

    3）弁形成術
    - 僧帽弁形成術＋高リスク*　　　　　　　　　PT-INR 2.0〜2.5

クラスⅡ
1. 適切なワルファリン療法を行っていたにもかかわらず，血栓塞栓症を発症した症例に対するPT-INR 2.0〜3.0でのワルファリン投与
2. 適切なワルファリン療法を行っていたにもかかわらず，血栓塞栓症を発症した症例に対するアスピリン，またはジピリダモールの併用

クラスⅢ
1. 機械弁症例にワルファリンを投与しない
2. 機械弁症例にアスピリンのみ投与する
3. 生体弁症例にワルファリン，アスピリンいずれも投与しない

*高リスクとは心房細動，血栓塞栓症の既往，左心機能の低下，凝固亢進状態のいずれかを有する場合．また低リスクはいずれも有しない場合．

2. 冠動脈バイパス術

クラスⅠ
　アスピリン81〜162mg/日の投与（術後48時間以内の投与が推奨される）

クラスⅡa
　アスピリン禁忌症例でのチクロピジン，クロピドグレル投与

クラスⅡb
　ワルファリンの投与

（『循環器疾患における抗凝固・抗血小板療法に関するガイドライン〈2009年改訂版〉』，p.19, 21より）

術後は，生涯にわたっての抗凝固療法が必須である．機械弁置換術後の症例では全例ワルファリンでの抗凝固療法を行うが，ワルファリンはその効果が個々の症例で異なり適切なモニタリングや確実な服薬管理を必要とするため，患者だけでなくそのサポートをする家族・介護者にもワルファリン投与についての知識が必要となる．ワルファリン投与中の抗凝固療法管理は月1回程度のPT-INRでのモニタリングが中心となるが，その適正強度は食事や併用する内服薬などでも変動する[1]ため術前から指導しておく必要がある（❷）．

なお心房細動における抗凝固療法として，近年，非ビタミンK阻害経口抗凝固薬（non vitamin K antagonist oral anticoagulants：NOACs）が広く使用されるようになってきたが，日本循環器学会の『心房細動治療（薬物）ガイドライン（2013年改訂版）』〈JCS 2013〉では，人工弁術後は機械弁・生体弁ともにNOACsの使用を推奨しておらず，機械弁におけるダビガトランの使用をクラスⅢとしている．

生体弁

近年，生体弁の耐久性の向上や手術技術の進歩などから，人工弁置換術における生体弁使用比率が増加している．このことは人工弁が必要な患者にとって長期ワルファリン服用から解放され，特に高齢者には出血性合併症の懸念が軽くなる．ただ生体弁といえども置換3か月以内は血栓塞栓症のリスクが増大しているため，抗凝固療法が推奨されており，ワルファリンの投与を行う．術後3か月を経過した場合はワルファリンを中止できるが，心房細動合併例や血栓塞栓症の既往がある場合，ワルファリンの継続投与が必要である．

弁形成

弁形成術後の抗凝固療法は生体弁置換術後に準じ，術後3か月のワルファリン内服が推奨されている．血栓塞栓症の高リスク合併例では術後3か月以降もワルファリン投与が推奨されている．ただし『心房細動治療（薬物）ガイドライン（2013年改訂版）』〈JCS 2013〉では僧帽弁修復術（僧帽弁輪縫縮術や僧帽弁形成術）後の心房細動症例は塞栓症の高リスクとはいえず，非弁膜症性として扱われている．今のところこのような症例に対するNOACsの使用はエビデンスが確立されておらず，データの蓄積が望まれる．

❷ ワルファリン服用中の一般的な食事指導

1. 納豆・青汁・クロレラは絶対に摂取しない
2. 緑黄色野菜は特に制限をしないが，一時的な大量摂取は避ける．食生活上や栄養学的に緑黄色野菜は必須なので，必要量は摂取する
3. 偏食，大量飲酒はしない

（青崎正彦ほか〈監〉．Warfarin適正使用情報 第3版．2014[1]より）

冠動脈バイパス術（CABG）後

CABG後の抗血小板療法はバイパスグラフトの長期開存だけではなく，冠動脈病変の新規発生予防の目的も有する．JCS 2009ではアスピリン81～162mg/日の投与をクラスⅠ，アスピリン禁忌症例におけるチクロピジン・クロピドグレル投与をクラスⅡaとしている．術後のアスピリン再開はできるだけ早期が望ましく，重篤な出血性合併症がなければ術後48時間以内の投与が推奨され，禁忌がなければほぼ全例でアスピリンが服用されているのが現況である．

ワルファリン投与に関しては，グラフト血管の血栓塞栓予防として投与されていた時代もあったが，大伏在静脈グラフトの開存における効果は明らかではなく[2]，また動脈グラフトの開存率に対する効果も明らかでないため，現在その使用は心房細動合併例など限定的となっている．また，2011年のACCF/AHAのガイドライン[3]でも抗血小板薬との併用で出血性リスクが高まると警告している．

〈大森久子〉

● 文献
1) 青崎正彦ほか（監）．Warfarin適正使用情報 第3版．東京：

エーザイ株式会社：2014.
2) The Post Coronary Artery Bypass Graft Trial Investigators. The effect of aggressive lowering of low-density lipoprotein cholesterol levels and low-dose anticoagulation on obstructive changes in saphenous-vein coronary-artery bypass grafts. *N Engl J Med* 1997; 336: 153-162.

3) Hillis LD, et al. 2011 ACCF/AHA Guideline for Coronary Artery Bypass Graft Surgery: A report of the American College of Cardiology Foundation/American Heart Association Task Force on Practice Guidelines. *Circulation* 2011; 124: e652-e735.

Advice From Expert

感染性心内膜炎（IE）予防のための抗生物質投与

IE 予防のためのガイドラインの現況

2007 年に AHA が発表した IE 予防投与のガイドライン[1]は，それまでの予防投与対象者や手技を大幅に限定する画期的なもので，その前年に British Society for Antimicrobial Chemotherapy（BSAC）が発表した内容[2]と同様に，その是非について大きな議論を呼んだ．BSAC のガイドラインでは歯科や循環器科関連学会がガイドライン策定に関与しておらず，独断専行との批判を浴びた．その後，2008 年に National Institute for Health and Clinical Excellence（NICE）が BSAC ガイドラインに対抗して NICE clinical guideline 64[3]を出してきたように，IE 予防基準は感染症医，歯科医，循環器医の間で，今なおコンセンサスが固まらない状況にある．

その主な理由は，IE 予防における主たる対象となる viridans group streptococci（VGS）[*1]の菌血症が歯磨きや咀嚼などの日常行動において発生する頻度が相当に高く，歯科処置における一時的な抗生物質投与で防げる IE はごく一部にすぎない[4]，という点にある．日常の口腔ケアを徹底することが IE 予防には重要であるとの主張はほぼコンセンサスが得られている．この内容は科学的検証に基づいており，確かに受け入れ可能な範疇にある．しかし，新たなガイドラインに沿って治療を行った場合の IE 発生動向などのエビデンスはまだ不足している．残念ながら，日本における大規模な IE 予防に関するエビデンスはほとんどない．このため，本項では 3 つのガイドラインを参考に，国内の状況から現状に適応できる内容

❶ IE 予防投与を考慮すべきリスク患者

1. 人工弁置換患者
2. 非修復のチアノーゼを呈する先天性心疾患患者
3. 外科的修復後の先天性心疾患患者[*]
4. 弁膜症を発症した心移植患者
5. IE の既往歴のある患者
6. 後天性弁膜症患者（狭窄症ないし逆流症）[**]
7. 肥大型心筋症患者[**]

[*]心房中隔欠損症，修復された心室中隔欠損症，動脈管開存症は除く．
[**]NICE ガイドライン[3]のみ推奨．

❷ リスク患者への IE 予防投与を必要とする処置

1. 歯肉組織，歯根尖端周囲，口腔粘膜の侵襲的処置
2. 舌・口腔粘膜へのピアス孔開口
3. 扁桃摘出術，気道粘膜の外科手術
4. 食道静脈瘤硬化療法，食道狭窄拡張，食道レーザー治療[*]
5. ERCP，胆石破壊術[*]
6. 腸管粘膜の手術[*]
7. 膀胱鏡，尿道拡張[*]
8. 経尿道的前立腺切除術，経直腸的前立腺生検[*]
9. 経腟的子宮切除術，帝王切開[*]

[*]AHA ガイドラインでは推奨せず．

とした．

IE 予防の必要な対象患者

❶に現時点で IE 予防投与が必要とされるリスク患者をあげた．このうち，狭窄ないし逆流を伴う後天性弁膜症と肥大型心筋症は AHA，BSAC 両ガイドラインからはずれている．ここは最も議論があったところで，現時点では結論が出たとは言い切れない．VGS による自然弁心内膜炎（native valve endocarditis：NVE）患者の多くには後天性弁膜症の存在があることは事実であり，本項では NICE ガイドラインに記載されている本

[*1] VGS は，口腔レンサ球菌，緑色レンサ球菌とも呼ばれ，口腔，咽頭，外陰部などの常在菌である一方，NVE の起因菌として最も頻度が高い．VGS は単一の菌種ではなく，実際には 20 数種類の菌の総称である．IE の起因菌としては *Streptococcus sanguinis*, *Streptococcus oralis*, *Streptococcus mitis*, *Streptococcus gordonii* などの mitis group の頻度が高い．

❸ IE予防のための抗生物質投与

投与経路	抗生物質	投与量：処置30～60分前の単回投与	
		成人	小児
経口	アモキシシリン	2g	50mg/kg
経口投与不可	アンピシリン	2g筋注ないし静注	50mg/kg筋注ないし静注
	セファゾリン	1g筋注ないし静注	50mg/kg筋注ないし静注
	セフトリアキソン	1g筋注ないし静注	50mg/kg筋注ないし静注
ペニシリンアレルギーあり：経口	セファレキシン	2g	50mg/kg
	クリンダマイシン	600mg	20mg/kg
	アジスロマイシン	500mg	15mg/kg
	クラリスロマイシン	500mg	15mg/kg
ペニシリンアレルギーあり：経口投与不可	セファゾリン	1g筋注ないし静注	50mg/kg筋注ないし静注
	セフトリアキソン	1g筋注ないし静注	50mg/kg筋注ないし静注
	クリンダマイシン	600mg筋注ないし静注	20mg/kg筋注ないし静注

項目を入れた．今後の見直しも必要となろう．

IE予防対象となる処置

❷にIE予防対象となる処置を記載した．非感染皮膚切開を伴う小手術——ペースメーカ，除細動器の植込み，心臓カテーテル検査などは予防対象にならないとされている[1,2]．

IE予防のための抗生物質投与

❸に実際の予防投与方法を示した．アモキシシリン2gは8カプセルに相当し，下痢などの一過性消化器症状を呈することがあるが，一時的なもので許容範囲とされる．歯科処置前のクロルヘキシジンなどの消毒薬での口腔内洗浄が処置後の菌血症発症を抑制するエビデンスはなく，IE予防効果は否定されている[3]．

（菊池　賢）

● 文献

1) Wilson W, et al. Prevention of infective endocarditis: Guidelines from the American Heart Association: A guideline from the American Heart Association Rheumatic Fever, Endocarditis, Kawasaki Disease Committee, Council on Cardiovasucular Disease in the Young, and the Council on Clinical Cardiology, Council on Cardiovascular Surgery and Anesthesia, and the Quality of Care and Outcomes Research Interdiciplinary Working Group. *Circulation* 2007; 116: 1736-1754.
2) Gould FK, et al. Guidelines for the prevention of endocarditis: Report of the Working Party of the British Society for Antimicrobial Chemotherapy. *J Antimicrob Chemother* 2006; 57: 1035-1042.
3) National Institute for Health and Clinical Excellence. Prophylaxis against infective ednocarditis. Antimicrobial prophylaxis against infective endocarditis in adults and children undergoing interventional procedures. NICE clinical guideline 64 (2008).
http://guidance.nice.org.uk/CG64
4) Lockhart PB, et al. Bacteremia associated with toothbrushing and dental extraction. *Circulation* 2008; 117: 3118-3125.

2章 心臓リハビリテーションに必要な病態の評価

慢性心不全

● Point

▶ 心臓，肺，血管，骨格筋の異常，血中サイトカインや神経内分泌因子の関与が混在する全身病としての心不全の病態を改善させるには，適切な運動療法が有効である．

▶ 慢性心不全の心臓リハビリテーションでは，嫌気性代謝閾値レベルでの有酸素運動に加えて，骨格筋萎縮の予防，改善を目的としたレジスタンストレーニングの重要性が増している．

▶ 運動療法や運動負荷試験を行うにあたっては，心不全が代償化されていることが重要である．

はじめに

- 心不全患者における息切れや全身倦怠感の症状は，心拍出量の低下だけが原因ではなく，それにともなって生じた，呼吸機能の変調や末梢循環，骨格筋の異常が大きく関与する．
- 心拍出量低下に対する代償機構として，交感神経，レニン-アンジオテンシン，アルギニン-バソプレシン系が亢進し，長期的に心筋障害を促進，左室機能を障害する．
- 肺では，CO_2化学受容体感受性亢進にともなう換気亢進や，肺うっ血による換気血流ミスマッチ，肺コンプライアンスの低下から肺の仕事量が増大する．
- 末梢循環および骨格筋では血管収縮と血管拡張能低下が起こり，運動時の骨格筋血流量は低下する．安静によって生じる骨格筋萎縮に加えて，心不全にともなって産生されるサイトカインが異化を亢進させる．また筋細胞の質的変化により有酸素代謝能力も低下する．

Key word
心不全に伴う筋萎縮
心不全では安静によるデコンディショニング以外に，TNF-αの増加やIGF-Iの減少により骨格筋の減少が起こり，インスリン抵抗性の悪化や，筋ポンプ機能の低下が起こる．また，有酸素代謝能力の高いtype 1線維が減少してtype 2に変化するために，乳酸産生が亢進する．

運動の効果

- 運動療法は，慢性心不全の多面的な病態に働きかけ，自覚症状，運動耐容能，自律神経機能，血管内皮機能，QOLなどさまざまな側面で改善させる（❶）．また予後改善効果も報告されている[1-6]．

運動療法の適応と導入時における病態評価

- 心疾患の終末像ともいえる心不全患者に運動療法を行うため，他の心疾

❶ 慢性心不全患者における運動療法の効果

血行動態	・運動耐容能の増加 ・嫌気性代謝閾値（AT）の上昇 ・心拍出量，駆出率の増加 ・全身血管抵抗の低下
肺	・分時換気量の低下 ・CO_2 感受性の低下 ・息切れ感の減少
神経内分泌	・交感神経活性の低下 ・運動に伴う心拍数上昇の軽減，心拍変動の改善 ・安静時心拍数の低下 ・心不全に伴い上昇するサイトカインや神経ホルモンの低下（BNP, CRPなど）
末梢血管，血管内皮機能	・血管内皮機能の改善 ・NO合成の増加 ・血小板活性の低下
骨格筋	・筋力，筋量の増加 ・筋血流および毛細血管の増加 ・筋酸素摂取量およびミトコンドリアの増加
精神的効果	・QOLの改善
その他	・高血圧や虚血性心疾患の発生低下 ・体重減少 ・脂質の低下 ・インスリン感受性亢進

❷ 慢性心不全患者における運動療法の禁忌

絶対的禁忌	・不安定狭心症や運動中に明らかな虚血が誘発される患者 ・無治療あるいは不安定な弁膜疾患（特に大動脈弁狭窄症） ・高度の左室流出路狭窄 ・運動誘発性不整脈の存在 ・活動性の心筋炎 ・発熱性消耗性疾患
相対的禁忌	・NYHA Ⅳ度 ・中等度の左室流出路狭窄
考慮が必要	・NYHA Ⅲ度 ・軽度の運動誘発性不整脈
禁忌とはならない	・高齢 ・収縮率低値 ・ペースメーカやICD植込み患者

> **Key word**
> **嫌気性代謝閾値**
> 運動時に骨格筋への酸素供給が十分な状態では，筋細胞ミトコンドリア内で解糖系により産生されたピルビン酸はTCA回路に入り ATPが生成される（有酸素代謝）が，運動強度が強くなるとピルビン酸産生がTCA回路の代謝率を上回って乳酸に変化し，重炭酸イオンで緩衝され CO_2 を生じる（嫌気性代謝）．この嫌気性代謝経路が始まるポイントを嫌気性代謝閾値という．

> **Memo**
> 慢性心不全では血管内皮細胞のNO合成能は低下する．NO合成能の低下は，末梢組織への酸素供給の減少をもたらし運動耐容能を低下させる．慢性心不全患者に対し6か月間最大酸素摂取量の70％レベルの運動療法を行うと末梢血管抵抗が低下し，その機序にNO合成の増加が関与することが報告されている[4]．

患以上に注意が必要である．心負荷軽減のための適切で十分な薬物療法がなされ，体液容量がコントロールされて安定した状態であることが第一条件である．

● 運動療法の相対的および絶対的禁忌は❷の通りである．
● NYHA Ⅰ～Ⅲ度の安定した心不全患者が心臓リハビリテーションの対象となる．NYHA Ⅳ度の患者は運動療法の相対的禁忌とされているが，

骨格筋の廃用性萎縮の予防とその後に続く運動療法への準備として，ベッドサイドでのリハビリ動作を開始することは望ましいと考える．
- LVAD装着中の患者や心移植患者に対する運動療法の重要性も認識されている[7,8]．
- 狭窄性の弁膜症，特に大動脈弁狭窄症，左室流出路狭窄を呈する肥大型心筋症は運動禁忌となる．
- 逆流性弁膜症患者の運動療法の効果に関するデータは少ないが，外科的治療の適応があれば，まずは手術を先行させ，その後に運動療法を導入する．
- 不整脈を合併した心不全患者に対する運動療法の効果や危険性についてはデータが少なく，現時点では運動誘発性に重篤な不整脈が起こりうる患者では運動療法は勧められない．しかし，運動療法による心筋虚血の改善による不整脈出現閾値の上昇や，交感神経緊張の低下，血中カテコラミン減少などの効果により不整脈発生を低下させることも期待できるので，単発の心室性不整脈であれば慎重に運動療法を開始することは可能である．
- 心房細動の患者にも，運動療法の効果や安全性は認められているが[9]，運動開始による頻脈化は循環動態を悪化させうるので，薬物による適切な心拍数コントロールが必要である．
- ICD植込み患者では，運動時の不適切ショック作動を恐れるあまりQOLが極度に低下している症例がみられるが，ICDには不適切作動を予防するための詳細な設定機能が備えられている．心臓リハビリテーション時における心拍数が，ショック作動を起こす心拍数を超えることは極めてまれであり，適切な運動処方に基づいた運動療法はICD植込み患者にも安全に施行され，QOL改善やショック作動回数を低下させる効果が報告されている[10,11]．ICDやCRT-Dなどを含めたデバイス留置後患者の運動負荷試験は，運動処方のみならずデバイスの設定調整にも有用である．
- 虚血を合併した心不全患者では，運動中の虚血の出現により心機能低下が増強されて，血圧低下や運動誘発性不整脈をきたすことがあり，症例の選択には運動負荷試験の結果に基づいた個別の検討が必要である．

おわりに

- 慢性心不全の運動療法は，心拍出量低下に対する過剰な代償機構やデコンディショニングによってもたらされた心不全患者の病態に，少しずつ働きかけ改善をもたらすものでありその必要性は高い．
- 運動療法導入に際しては，十分な病歴，身体所見，X線，心エコー所見，血液学的検査（電解質異常や貧血の有無，BNPの推移など）による病態

評価に加えて，できれば心肺運動負荷試験による心不全の病態評価と運動処方が望ましい（本巻3章参照）．

（池田奈保子，百村伸一）

● 文献

1) Belardinelli R, et al. Randomized, controlled trial of long-term moderate exercise training in chronic heart failure: Effects of functional capacity, quality of life, and clinical outcome. *Circulation* 1999; 99: 1173-1182.
2) Sullivan MJ, et al. Exercise training in patients with severe left ventricular dysfunction: Hemodynamic and metabolic effects. *Circulation* 1988; 78: 506-515.
3) Coats AJ, et al. Controlled trial of physical training in chronic heart failure: Exercise performance, hemodynamics, ventilation, and autonomic function. *Circulation* 1992; 85: 2119-2131.
4) Hambrecht R, et al. Regular physical exercise corrects endothelial dysfunction and improves exercise capacity in patients with chronic heart failure. *Circulation* 1998; 98: 2709-2715.
5) Piepoli MF, et al. Exercise training meta-analysis of trials in patients with chronic heart failure (ExTraMATCH). *BMJ* 2004; 24; 328 (7433): 189.
6) O'Connor CM, et al. Efficacy and safety of exercise training in patients with chronic heart failure: HF-ACTION randomized controlled trial. *JAMA* 2009; 14: 1439-1450.
7) Marrone TM, et al. Early progressive mobilization of patients with left ventricular assist device is safe and optimizes recovery before heart transplantation. *J Heart Lung Transplant* 1996; 15: 423-429.
8) Kobashigawa JA, et al. A controlled trial of exercise rehabilitation after heart transplantation. *N Engl J Med* 1999; 340: 272-277.
9) Mertens DJ, Kabanagh T. Exercise training for patients with chronic atrial fibrillation. *J Cardiopulm Rehabil* 1996; 16: 193-196.
10) Vanhees L, et al. Effect of exercise training in patients with an implantable cardioverter defibrillator. *Eur Heart J* 2004; 25: 1120-1126.
11) Belardinelli R, et al. Moderate exercise training improves functional capacity, quality of life, and endothelium-dependent vasodilation in chronic heart failure patients with implantable cardioverter defibrillators and cardiac resynchronization therapy. *Eur Cardiovasc Prev Rehabil* 2006; 13: 818-825.

Advice From Expert 理学所見の注意点

　視診，触診，聴診，打診などの診察手技によってわかる所見を理学所見という．リハビリテーションを導入する際には，診断や病態の確認および急性期治療内容の確認と現時点における問題点を整理する必要があるが，特に心臓リハビリテーションにおいては，心不全徴候の有無，呼吸状態の評価，神経筋症状の評価などが重要となる．術後症例では創部の状態や痛みの部位の観察も忘れずに行いたい．

頭頸部

　まず，一般的な診察として，眼瞼結膜，口腔粘膜による貧血の有無や程度，眼球結膜による黄疸の有無や程度を観察する．口唇や舌の湿潤の観察も重要であり，脱水の有無に注意する．頸部では頸動脈血管雑音の有無やスリルを触れないかどうかをみる．胸部大動脈術後患者では，比較的大きな血管雑音を聴取する場合が多い．また，頸静脈の怒張や拍動も右心不全徴候として重要である．頸静脈の観察は，教科書には30°ギャッチアップの状態でペンライトを斜めに当てて評価するとあるが，日常診療では煩雑であり実践的ではない．座位でも頸静脈が怒張して見えたり，頸動脈と同様の拍動をしている場合は明らかに異常と考えるとよい．甲状腺の触診と聴診も重要であり，血管雑音により偶発的に甲状腺機能亢進症が見つかることも少なくない．術直後の眼の所見としては，瞳孔の大きさ，左右差の有無に注意し，術中術後の脳神経合併症の発現に注意する．術後の意識状態の観察には，瞬目や睫毛反射の観察がよい．

呼吸状態

　胸部では，まず胸郭の動きを視診することにより，呼吸数，呼吸のリズム，呼吸の深さを観察する．吸気時に鼻翼が膨らむ鼻翼呼吸や吸気時に下顎が上がる下顎呼吸，吸気時に僧帽筋の動きが活発となり肩が上がる肩呼吸などの努力呼吸がないかをみる．また，呼吸時の胸郭全体の動きについても注目し，胸郭の動きに上下差や左右差がないか，肋間や鎖骨上窩が陥没する陥没呼吸がないかなどを観察する．局所の換気不全があると当然その部の胸郭の動きが悪くなり，吸気により胸腔内圧が低下した際に肺実質が膨らまないため，陥没呼吸がみられることがある．この所見は重篤な気管支喘息発作でも認められる．

　また，触診も重要である．努力呼吸時には斜角筋，胸鎖乳突筋，僧帽筋，大胸筋が吸気時に収縮し，触診時には筋の緊張と圧痛を認めることが多い．さらに触診時に検者の手掌を胸郭に当て，呼吸に伴う胸郭の運動方向に圧を加えることにより，胸郭の柔軟性を評価することができる．肺野の含気状態の観察には，打診も有効だが熟練を要する．打診部に含気量低下，胸水貯留などがあると，濁音となりきれいに響かない．逆に肺気腫などで含気量が多いと鼓音となる．気管内挿管時などには前胸部上方から頸部にかけての皮下気腫などがないかの注意も必要である．

　聴診では炎症や心不全徴候としての小水泡性ラ音が重要だが，細い気管支の狭窄に伴う笛様音も重要であり，比較的太い気管支に痰詰まりなどが起こると吸気時喘鳴を聴取する．その他，術後などには胸膜摩擦音もしばしば聴取される．

心血管系の聴診

　心臓の聴診では低音用のベル型を用いる．聴診部位は心尖部，胸骨左縁第2〜4肋間，胸骨右縁第2肋間が基本だが，注目すべき聴診部位ではインチングといって少しずつ聴診器をずらしながら，雑音の最強点や放散の仕方などを評価する．心臓の聴診と同時に鎖骨上窩や頸動脈への雑音の

放散などをチェックする必要がある.

聴診のコツは,まずⅠ音とⅡ音を鑑別し,次に過剰心音(Ⅲ音,Ⅳ音,駆出音,収縮中期クリック,房室弁開放音)や心膜摩擦音の有無に注意する.Ⅰ音とⅡ音が区別できれば収縮期と拡張期がわかるようになるが,頻脈の場合は熟練していてもわかりにくいことがある.このため心臓の聴診時には,同時に頸動脈の触診を行うことで,頸動脈の拍動と一致する心音がⅠ音であることから容易に鑑別することが可能となる.Ⅰ音の減弱やⅢ音(心室拡張期容量負荷で聴取しやすい),Ⅳ音(心室の拡張末期圧が上昇すると心房収縮が増強して発生する)は,重要な心不全徴候である.心臓術後早期にはしばしば心膜摩擦音が聴取される.胸骨左縁第4肋間付近で聴取することが多いが,収縮前期・中期・後期に「シュッシュッシュッ」と比較的高調な雑音が三拍子のように聞こえる.弁置換術例では人工弁のクリック音の性状にも注意を払いたい.人工弁の状態が良好な場合は,比較的高調で単一な音として聴取される.当然,生体弁と機械弁とは音の性状が異なる.人工弁の機能障害は,このクリック音の性状の変化で気づかれることも少なくない.

心雑音は収縮期か拡張期かに注意し,収縮期雑音の場合,駆出性か逆流性か,収縮期のなかでも早期か中期か後期かなど時相に注意し,雑音の最強点などにも注意して聴診する.収縮期の駆出性雑音と逆流性雑音の区別は,Ⅰ音から少し離れて雑音が始まるのが駆出性雑音で,多くの場合紡錘型や漸増漸減型のように雑音の途中で大きくなる.逆流性雑音の場合は,Ⅰ音と同時に雑音が始まり,平坦型,漸減型となることが多く,漸増漸減型になることは少ない.僧帽弁逸脱症では,収縮中期クリックに続く逆流性雑音が特徴的である.雑音の大きさはLevine分類で表されることが多い.この分類は元来収縮期雑音でのみ用いられていたが,近年では拡張期雑音にも応用されている.中等度の雑音はⅢ度とし,弱い雑音がⅡ度,注意してやっと聞こえるものがⅠ度,強い雑音はⅣ度,さらに強いが胸壁から聴診器を離すと聞こえなくなるものがⅤ度,聴診器なしでも聞こえるものがⅥ度と分類される.また,雑音が放散する方向も重要である.特に僧帽弁閉鎖不全では心尖部から外側下方へと広く放散し,大動脈弁狭窄症では頸部に放散する.

心臓以外の聴診では,前述したように鎖骨下や鎖骨上部への放散の有無のほか,腹部や背部さらに四肢の血管雑音の有無にも注意を払いたい.特にカテーテル検査後にはまれに動静脈瘻を形成することがあり,穿刺部付近に連続性雑音として聴取される.

腹部所見

腹部を観察する場合,臥位とし両膝を曲げ腹部全体を触診し,柔らかく平坦か,腫瘤や膨隆を触れないか,腹水の有無などに注意する.肝臓の触診は,右心不全あるいはうっ血性心不全の徴候としてきわめて重要であり,熟練したい.まず,そっと手を開いて腹部を優しく触診し肝臓の気配を手に感じ,右季肋部に検者の右手を差し入れるようにして,息を吸わせながら腹部を前方に膨らますようにするとわかりやすい.このときに左手の第2~4指を添えるとさらにわかりやすい.腹水の有無は,側腹部を軽くタッピングし,対側の腹壁への波動の伝わり方で判断する.腹水を認める症例では,心不全の経過をみるうえでも腹囲の計測も行いたい.

触診の次には聴診も行いたい.術後やカテコラミン持続点滴中には腸蠕動音(グル音)が低下していることが多く,麻痺性イレウスなどの早期発見にも役立つ.

下肢の所見

リハビリテーションを行っていくうえで下肢の所見は重要である.まず,視診・触診では大腿四頭筋と腓腹筋の萎縮の有無や緊張度を確かめた

い．さらに膝の伸展と足関節の底屈による徒手筋力テストにより，筋力を評価するとよい．次にむくみの状態を評価する．検者の親指で圧すると圧痕が残るか否か，左右差はないか，色素沈着や熱感はないかなども併せて評価する．

　動脈の触診は，まず，足背動脈と後脛骨動脈を触れる．後脛骨動脈はほぼ100％触知可能であるが，足背動脈は正常でも約10％の例で触知されないため注意が必要である．足背動脈と後脛骨動脈の減弱を認める場合，膝窩動脈，大腿動脈を触診する．膝窩動脈は患者を臥位とし膝をやや弛緩させ，検者の両手を膝の両側から差し入れると膝窩のやや外側に触れる．

〈長山雅俊〉

Advice From Expert

心エコー所見の注意点

『心血管疾患におけるリハビリテーションに関するガイドライン（2012年改訂版）』によると，運動療法の適応となるのは，「安定期にあるコントロールされた心不全で，NYHA Ⅱ～Ⅲ度の症例」である．心エコー図で評価するのはまず基礎心疾患が何か，心不全の増悪がないか，体液量が適正に管理されているかである．運動療法を行う前に自覚症状や身体所見の増悪がないかの確認を行うが，心エコー図では自覚症状が増悪するより早期に心不全増悪の兆候を検出できる可能性がある．

基礎心疾患の評価

まず運動療法の禁忌となる病態がないかを確認する必要がある．最も重要なのは高度大動脈弁狭窄や左室流出路狭窄の所見がないかである．大動脈弁通過血流速度，圧較差，大動脈弁口面積などで高度大動脈狭窄を示唆する所見がないかをみる．閉塞性肥大型心筋症では左室の求心性肥大による左室流出路狭窄に加え，僧帽弁機構の異常により僧帽弁前方運動（SAM）[*1]を生じ，僧帽弁逆流を呈する．閉塞性肥大型心筋症では左室流出路圧較差は日内変動があるため，運動負荷前の聴診が必要である．また，運動負荷により圧較差が増加するため，安静時のエコーでの圧較差が比較的軽度でも労作時息切れなどの症状が強ければ，より低負荷からリハビリテーションを行う必要がある．

弁膜症であればその重症度や，弁膜症による左室拡大や左室収縮能低下がないかをみる必要がある．大動脈弁逆流や僧帽弁逆流などの逆流性疾患では逆流量の増加を示唆するデータがないか，経時的な左室拡大がないかを確認する．また虚血性心疾患であれば，新規の心筋虚血を示唆するような左室壁運動異常がみられないか，冠動脈の高度狭窄を示唆するような冠血流速度波形の異常はみられないか，などに注意する．陳旧性心筋梗塞や左室拡大を伴う高度心機能低下例では二次性僧帽弁逆流を呈し，予後不良となる．慢性僧帽弁逆流の重症度は有効逆流弁口面積（ERO）$0.2cm^2$ までが軽度，$0.4cm^2$ 以上が高度で，ERO $0.4cm^2$ 以上で手術適応を検討するが，二次性僧帽弁逆流の場合はERO $0.2cm^2$ とより早期に手術適応を検討する．特に中等度以上の二次性僧帽弁逆流を呈する症例では，運動療法の前に心不全増悪の兆候がないかをより注意深く観察する必要がある．

このように，慢性心不全の病態を考えるうえでは基礎心疾患の重症度や病状が安定しているかを判断することが最も重要と思われる．

心不全の管理における注意点

一般的な心不全の管理で注意すべき点について述べる．まず血管内容量および中心静脈圧（右房圧と等しい）の評価を行う．下大静脈径とその呼吸性変動は比較的簡便な指標で有用である．下大静脈径は長軸像で，肝静脈が流入する直前，つまり中枢側で測定する．径が21mm以下で，かつ吸気時に50％以上径が縮小するものを正常右房圧3mmHg（0～5mmHg）と判断する．径が21mmより大きく，吸気時に50％未満の変動のものを右房圧上昇15mmHg（10～20mmHg），それ以外のものは中間の右房圧8mmHg（5～10mmHg）と判定する．このときの呼吸は深呼吸ではなく，匂いを嗅ぐときのような軽いものであることに注意されたい．それ以外にも右室流入波形や三尖弁E/E'，肝静脈血流パルスドプラー

[*1] SAMとは収縮期に僧帽弁弁尖が左室中隔側に偏位する所見である．SAMにより左室流出路狭窄が増悪する．

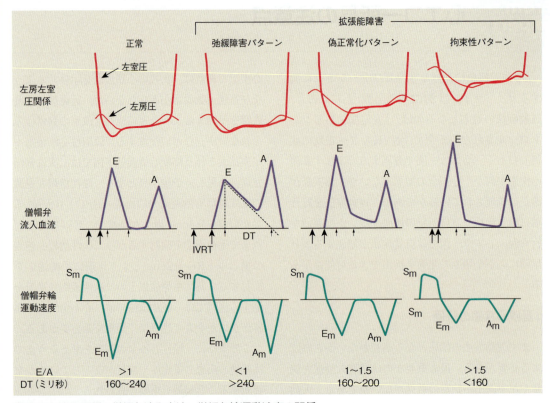

❶ 左房左室圧関係と僧帽弁流入血流，僧帽弁輪運動速度の関係
IVRT：等容弛緩時間，DT：減速時間．
(Oh JK, et al. The Echo Manual. 2006[2] より)

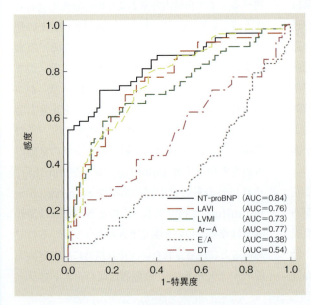

❷ 各指標のHFpEF診断能の比較

HFpEFの診断を予測するROC曲線解析で，NT-proBNP，左房容積係数（LAVI），左室心筋重量係数（LVMI），肺静脈血流速度波形上の心房逆流波PVAとA波の時間幅の差（Ar−A）のarea under the curve（AUC）は高いが，E/AとDTはAUCが低く診断に用いることができない．
(Shuai XX, et al. *Eur J Heart Fail* 2011[4] より)

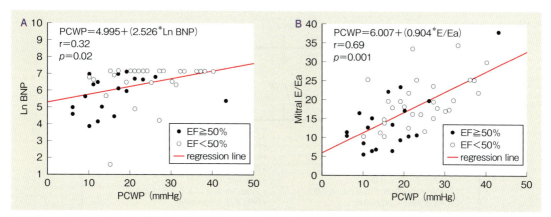

❸ BNPまたはE/Ea（E/e'と同じ）と肺静脈楔入圧（PCWP）との相関
BNPはr＝0.32，E/Eaはr＝0.69で相関した．BNPに比べるとE/Eaのほうがよい相関を示した．
（Dokainish H, et al. *Circulation* 2004[5]）より）

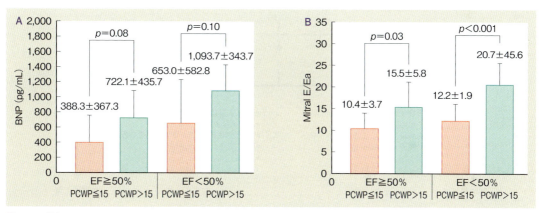

❹ LVEF別のPCWP 15mmHg以下の患者群と15mmHgより高い患者群でのBNPおよびE/Eaの測定値
PCWP 15以下群と15より高い群での比較において，BNPは有意差はなかったが，E/Eaは有意差を認め，心機能低下例でよりその差が顕著であった．
（Dokainish H, et al. *Circulation* 2004[5]）より）

波形なども参考にして右房圧を推定する[1]．

次に左室拡張能の評価を行う．まず左室流入血流速波形を評価する．急速流入期に相当するE波とその減速時間（deceleration time：DT），心房収縮期に相当するA波，および両者の比であるE/Aなどの値で❶のように4つのパターンに分類する[2]．左室流入血流速波形は左房左室間の圧較差を示しており，心不全が増悪し左室拡張末期圧が上昇し，左房圧が上昇すると弛緩障害パターンから偽正常化パターン，拘束性パターンへ変

化する．基礎心疾患や個体により拡張障害の程度はさまざまだが，同一個体での経時的変化が重要である．たとえば弛緩障害パターンであった患者が偽正常化パターンや拘束性パターンを呈するようになると心不全が増悪していると考えられる．心不全増悪に伴うこのパターン変化やDT短縮は，左室駆出率が低下している心不全患者（heart failure with reduced ejection fraction：HFrEF）で有用である[3]．特に高度左室機能低下症例では，自覚症状の増悪に先行して左室充満圧が上昇して

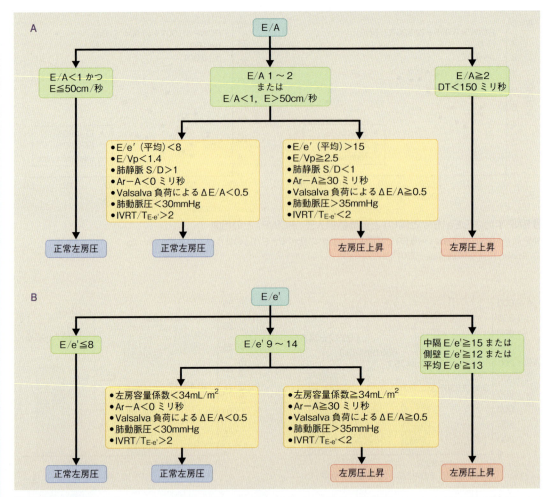

❺ 左房圧の推定
A：EF 低下例での左房圧推定，B：EF 正常例での左房圧推定．
Vp：カラー M モード法による左室血流伝播速度，Ar − A：肺静脈血流速度波形上の心房逆流波 PVA と A 波の時間幅の差，
IVRT：等容性拡張時間，$T_{E-e'}$：E 波と e′の立ち上がり時間の差．
(Nagueh SF, et al. *J Am Soc Echocardiogr* 2009[3] より)

いることも多いため，左室流入血流速波形の継時的変化から，より早期に心不全増悪をみつけることが可能となる．

一方，左室駆出率が保持されている心不全（heart failure with preserved ejection fraction：HFpEF）では左室拡張機能障害が病態の主要因であるが，ある一時相の左室流入血流速波形評価では左室拡張障害の有無も左室充満圧上昇の有無も評価することは困難である（❷[4]）．

このような症例では組織ドプラ法で求めた僧帽弁輪運動速度の拡張早期波高（e′）と左室流入血流速波形から得られた E 波の比である E/e′を用いる．E/e′は左室充満圧と相関し，予後と相関する．正常は 8 以下であるが，15 以上になると左室充満圧の上昇が疑われる．E/e′は偽正常化しにくく E/A とともに左室拡張能の評価として用いられる．Dokainish らは，E/e′は BNP よりも左室充満圧との相関がよいとしている（❸，

❻ 健常日本人における年齢群別の僧帽弁流入血流計測値

年齢群（歳）	男性						
	20〜29	30〜39	40〜49	50〜59	60〜69	70〜79	平均
僧帽弁流入血流パラメータ							
E（cm/秒）	77±15	71±13	71±14	66±16	63±14	60±16	79±15
A（cm/秒）	40±10	45±10	53±12	59±12	67±14	74±16	52±15
E/A	2.0±0.5	1.6±0.4	1.4±0.4	1.2±0.3	1.0±0.2	0.8±0.2	1.5±0.5
DT（ミリ秒）	185±34	188±34	191±32	200±53	217±44	221±35	195±40

年齢群（歳）	女性						
	20〜29	30〜39	40〜49	50〜59	60〜69	70〜79	平均
僧帽弁流入血流パラメータ							
E（cm/秒）	91±13	85±13	81±15	71±14	69±13	64±11	80±16
A（cm/秒）	42±9	47±13	53±11	60±14	73±13	79±18	54±16
E/A	2.2±0.6	1.9±0.6	1.6±0.3	1.2±0.3	1.0±0.2	0.9±0.2	1.6±0.6
DT（ミリ秒）	176±33	174±32	181±26	192±28	210±39	213±35	185±34

男女ともに60歳代からE/Aが1以下となり，弛緩障害パターンを呈する．
(Daimon M, et al. *Circ J* 2008[6] より）

❹[5]．2009年の米国心エコー図学会（ASE）のガイドライン[3]によると，HFpEF例ではE/e′を中心に左房容積係数（≧34 mL/m^2），肺静脈血流速度波形上の心房逆流波PVAとA波の時間幅の差（Ar－A≧30ミリ秒），Valsalva負荷によるΔE/A≧0.5など複数の指標を組み合わせて，❺のようなアルゴリズムで左室充満圧，左房圧上昇を診断するので参照にされたい．また同ガイドラインでは，僧帽弁輪運動速度の拡張早期波高（e′）は中隔側と側壁側の両方の平均を使用することを推奨している[3]．❻に健常日本人における僧帽弁流入血流計測値の年齢による変化を示す[6]．男女ともに60歳代からE/Aが1以下となり，弛緩障害パターンを呈する．心肥大などの弛緩障害を呈する解剖学的異常がなく年齢に相応しない拡張障害を認め，心不全症状を認めたら，原因の精査が必要である．

適切な心不全の管理には収縮能評価だけでなく拡張能評価が必要である．より安全で有効なリハビリテーションのために，積極的な心エコー図の活用が期待されている．

（三原裕嗣，渡辺弘之）

● 文献

1) Rudski LG, et al. Guidelines for the echocardiographic assessment of the right heart in adults. *J Am Soc Echocardiogr* 2010; 23: 685-713.
2) Oh JK, et al. Assessment of diastolic function and diastolic heart failure. In: The Echo Manual, 3rd edition. Philadelphia: Lippincott Williams & Wilkins; 2006. pp.120-142.
3) Nagueh SF, et al. Recommendations for the evaluation of left ventricular diastolic function by echocardiography. *J Am Soc Echocardiogr* 2009; 22: 107-133.
4) Shuai XX, et al. Diagnosis of heart failure with preserved ejection fraction: Which parameters and diagnostic strategies are more valuable? *Eur J Heart Fail* 2011; 13: 737-745.
5) Dokainish H, et al. Optimal noninvasive assessment of left ventricular filling pressures. *Circulation* 2004; 109: 2432-2439.
6) Daimon M, et al. Normal values of echocardiographic parameters in relation to age in a healthy Japanese population: The JAMP study. *Circ J* 2008; 72: 1859-1866.

Advice From Expert 心臓リハビリテーションと循環器薬

心不全に対する薬物療法は，過去半世紀の間に大きく進歩した．1950～1960年代は，「心不全は心臓のポンプ機能低下からくる水分の体液貯留」という概念に基づいて利尿薬，ジギタリス製剤が使用された．1970年代になると，「心不全は末梢循環を含んだ循環様態の異常」ととらえられ，強心薬と血管拡張薬が用いられるようになった．さらに1980年代より神経体液性因子，特にレニン-アンジオテンシン-アルドステロン系と交感神経系に注目が集まり，「心不全は神経体液系の異常（過剰適応）による全身病」としてとらえられ，「心臓は内分泌臓器である」と認識されるようになった．それとともにこれらの系を抑制あるいは遮断する薬に関する多くの臨床試験が行われ，心不全患者の生存率を改善することが示された．

心不全薬物治療のエビデンス

ACE 阻害薬／アンジオテンシンⅡ受容体拮抗薬

心不全患者におけるACE阻害薬の有用性は多くの大規模臨床試験から実証されている（❶）．ACE阻害薬を用いた最初の大規模臨床試験であるCooperative North Scandinavian Enalapril Survival Study（CONSENSUS）で，エナラプリルがNYHA心機能分類Ⅳ度の重症心不全患者の死亡率を20％以上も減少させたことは心不全治療の考え方を大きく変えた．その後，軽症から重症まで広い対象について臨床試験が行われ，慢性心不全の治療における基礎治療薬としての地位が確立した．

アンジオテンシンⅡ受容体拮抗薬（ARB）を用いた最初の臨床試験であるEvaluation of Losartan in the Elderly（ELITE）studyでは，短期間の観察ながらARBであるロサルタンがACE阻害薬であるカプトプリルよりも心不全患者の死亡率を軽減させたという結果であった．しかし，同じ内容で規模を大きくしたELITE ⅡにてARBの優位性は否定された．以降もARBとACE阻害薬を比較したデザインの臨床試験が組まれたが，ARBの優位性が示されたものはない（❶）．

抗アルドステロン薬

NYHA心機能分類Ⅲ～Ⅳ度で，LVEF 35％以下の重症心不全患者を対象にACE阻害薬やループ利尿薬など標準的心不全治療に抗アルドステロン薬であるスピロノラクトンを無作為割付したRandomized Aldactone Evaluation Study（RALES）では，スピロノラクトンが死亡率を減少させた（相対死亡リスク0.70，$p<0.001$）．

β遮断薬

陰性変力作用と陰性変時作用を有するβ遮断薬を心不全患者に使用するという考えは，それまでの心不全治療の概念を大きく転換した．1990年代後半から次々と心不全に対するβ遮断薬を用いた大規模臨床試験の結果が報告され，現在ではACE阻害薬と並ぶ心不全治療における重要な基礎治療薬として位置づけられている（❷）．US Carvedilol Heart Failure Studyでは，ACE阻害薬，ジギタリス，利尿薬を服用しているNYHA心機能分類Ⅱ～Ⅳ度かつLVEF 35％以下の心不全患者においてβ遮断薬がさらに死亡率を減少させることが示され，この効果はNYHA心機能分類Ⅲ～Ⅳ度の重症心不全患者でも得られることがCarvedilol Prospective Randomized Cumulative Survival Study（COPERNICUS）から示された．これら大規模臨床試験の結果による心不全患者の死亡率減少幅は相対値として35～65％であった．

ジギタリス

ジギタリスは古くから心不全患者の治療薬とし

❶ ACE阻害薬/ARBを用いた心不全に対する大規模臨床試験

研究名	治療	対象数	対象例	平均観察期間	総死亡 死亡率	総死亡 リスク軽減
CONSENSUS 1987	エナラプリル対プラセボ	253	NYHA Ⅳ（非虚血性）心筋症12%	188日	39% vs 54%	27% ($p=0.003$)
SOLVD 1991	エナラプリル対プラセボ	2,569	LVEF≦35%, NYHA Ⅱ～Ⅲ 非虚血性30%	41.4月	35.2% vs 39.7%	16% ($p=0.0036$)
V-HeFT Ⅱ 1991	エナラプリル対ヒドララジン＋ISDN	804	LVEF<45%, NYHA Ⅰ～Ⅳ 非虚血性46%	2.5年	18% vs 25%（2年間）	28% ($p=0.016$)
ELITE 1997	ロサルタン対カプトプリル	722	LVEF≦40%, NYHA Ⅱ～Ⅳ 非虚血性32%	48週	4.8% vs 8.7%	46% ($p=0.035$)
ELITE Ⅱ 2000	ロサルタン対カプトプリル	3,152	LVEF≦40%, NYHA Ⅱ～Ⅳ 非虚血性20%	555日	17.7% vs 15.9%	N.S.
Val-HeFT 2001	バルサルタン対プラセボ	5,010	LVEF≦40%, NYHA Ⅱ～Ⅳ 非虚血性43%	23月	19.7% vs 19.4%	N.S.
CHARM Overall 2003	カンデサルタン対プラセボ	7,599	NYHA Ⅱ～Ⅳ 非虚血性30%	37.7月	23% vs 25%	9% ($p=0.008$)

CONSENSUS：Cooperative North Scandinavian Enalapril Survival Study, SOLVD：Studies of Left Ventricular Dysfunction, V-HeFT Ⅱ：Vasodilator-Heart Failure Trial Ⅱ, ELITE：Evaluation of Losartan in the Elderly study, Val-HeFT：Valsartan Heart Failure Trial, CHARM：Candesartan in Heart failure Assessment of Reduction in Mortality and Morbidity, ISDN：硝酸イソソルビド, LVEF：左室駆出率, NYHA：New York Heart Association 心機能分類, N.S.：not significant.

て用いられてきた．1990年代にジゴキシンの役割を見直すきっかけとなった大規模臨床試験が行われた．Prospective Randomized Study of Ventricular Failure and the Efficacy of Digoxin（PROVED）trial および Randomized Assessment of Digoxin on Inhibitors of the Angiotensin-Converting Enzyme（RADIANCE）trial から，低心機能を有する心不全患者ではジギタリスを中止すると心不全増悪の危険性を高めることが示された．さらに Digitalis Investigation Group（DIG）trial により，ジギタリスは NYHA 心機能分類Ⅱ～Ⅲ度の心不全患者において生存率を改善するものではないが心不全入院および心不全死を減少させると結論づけられた．

心臓リハビリテーションと心不全治療薬

慢性心不全患者における心臓リハビリテーション（運動療法）は，運動耐容能の改善と生活の質（quality of life：QOL）を改善する．その効果は骨格筋代謝，機能の改善，血管内皮機能の改善，神経体液性因子への効果など，薬物療法やデバイス治療のみでは補えない部分をサポートし，運動耐容能の改善は生命予後の改善につながる可能性がある．しかし，心不全治療薬と心臓リハビリテーションの関係については十分なデータがない．1999年に発表された慢性心不全に対する運動療法の長期効果を示した試験の結果，NYHA 心機能分類Ⅱ～Ⅳ度の心不全患者において，peak

❷ β遮断薬を用いた心不全に対する大規模臨床試験

研究名	治療	対象数	対象例	平均観察期間（月）	総死亡 死亡率	総死亡 リスク軽減
US Carvedilol 1996	カルベジロール対プラセボ	1,094	LVEF≦35%, NYHA Ⅱ～Ⅳ 非虚血性48%	6.5	3.2% vs 7.8%	65% ($p<0.001$)
COPERNICUS 2001	カルベジロール対プラセボ	2,289	LVEF<25%, NYHA Ⅲ, Ⅳ 非虚血性33%	10.4	12.8%/年 vs 19.7%/年	35% ($p=0.0014$)
CIBIS 1994	ビソプロロール対プラセボ	641	LVEF<40%, NYHA Ⅲ, Ⅳ 非虚血性45%	22.8	16.6% vs 20.9%	N.S.
CIBIS Ⅱ 1999	ビソプロロール対プラセボ	2,647	LVEF≦35%, NYHA Ⅲ, Ⅳ 非虚血性50%	15.6	11.8% vs 17.3%	34% ($p<0.0001$)
MDC 1999	メトプロロール対プラセボ	383	LVEF<40%, NYHA Ⅰ～Ⅳ 非虚血性100%	12	11.9% vs 10.1%	N.S.
MERIT-HF 1999	メトプロロールCR/XL対プラセボ	3,991	LVEF≦40%, NYHA Ⅱ～Ⅳ 非虚血性35%	12	7.2%/年 vs 11.0%/年	34% ($p=0.0062$)
COMET 2003	カルベジロール対メトプロロール	3,029	LVEF<35%, NYHA Ⅱ～Ⅳ 非虚血性47%	58	34% vs 40%	34% ($p=0.0017$)

US Carvedilol：US Carvedilol Heart Failure Study，COPERNICUS：Carvedilol Prospective Randomized Cumulative Survival Study，CIBIS：Cardiac Insufficiency Bisoprolol Study，MDC：Metoprolol in Dilated Cardiomyopathy，MERIT-HF：Metoprolol Controlled-Release Randomized Intervention Trial in Congestive Heart Failure，COMET：Carvedilol Or Metoprolol European Trial，LVEF：左室駆出率，NYHA：New York Heart Association 心機能分類，N.S.：not significant．

$\dot{V}O_2$ の60％にあたる運動を14か月行うことで運動耐容能とQOLを改善し，生存率を改善させることが示された[1]．この試験の対象は約90％がACE阻害薬を，約30％がジギタリスを服用していたが，β遮断薬はほとんど使用されていなかった．健常人ではβ遮断薬，特に非選択性β遮断薬が運動によるpeak $\dot{V}O_2$ の上昇を弱めることから，運動とβ遮断薬の関係には議論があった．しかし，カルベジロールやプロプラノロールという非選択性β遮断薬を服用している心不全患者に対し運動療法を行うことで運動耐容能を改善させることが1997年に報告された[2]．さらに，心不全患者では，β遮断薬治療を受けていても，運動療法が運動耐容能のみならずQOLを改善し，亢進した交感神経活性を低下させることなどが示されている[3,4]．

ACE阻害薬などレニン-アンジオテンシン-アルドステロン系抑制薬とβ遮断薬は心不全治療の基礎治療薬としてその地位が確立しており，これらを抜きにした心不全治療は考えられないといっても過言ではない．先に示したBelardinelliらの報告[1]では小規模であることや観察期間が短いこと，β遮断薬の服用がないことなどからその評価については限界があった．近年，NYHA Ⅱ～Ⅲ度の慢性心不全患者を対象に運動療法群と通常治療群にランダム化して運動療法の評価を行ったHF-ACTION[5]の結果が示された．本研究ではACE阻害薬やβ遮断薬の処方率が95％であり，

現在の実臨床に即した治療がなされている心不全患者が対象であった．2.5年の観察期間で運動療法は総死亡または総入院を7％減少，心血管死亡また心血管疾患入院を8％減少させたもののいずれも統計学的有意差はなかった．このような背景から慢性心不全患者に対する心臓リハビリテーションの位置づけは，ACE阻害薬やβ遮断薬など心不全基礎治療が十分行われたうえでの付加的治療である．現在，ACE阻害薬やβ遮断薬など基礎心不全治療が施されている心不全患者を対象とした運動療法の長期効果を検証するメタ解析が進められており[6]，心不全治療における運動療法の役割がより明らかになると思われる．

一方，心不全治療における心臓リハビリテーションは運動耐容能のみならず神経体液性因子をはじめとする体内調節機能の改善がこれら薬物療法の強化に寄与することが期待される．今後，心不全薬物治療と心臓リハビリテーションによる併用治療という視点が必要になってくるだろう．

（鈴木　豪，志賀　剛）

● 文献

1) Belardinelli R, et al. Randomized, controlled trial of long-term moderate exercise training in chronic heart failure: Effects on functional capacity, quality of life, and clinical outcome. *Circulation* 1999; 99: 1173-1182.
2) Demopoulos L, et al. Nonselective β-adrenergic blockade with carvedilol does not hinder the benefits of exercise training in patients with congestive heart failure. *Circulation* 1997; 95: 1764-1767.
3) Levinger I, et al. Resistance training for chronic heart failure patients on beta blocker medications. *Int J Cardiol* 2005; 102: 493-499.
4) Fraga R, et al. Exercise training reduces sympathetic nerve activity in heart failure patients treated with carvedilol. *Eur J Heart Fail* 2007; 9: 630-636.
5) O'Connor CM, et al. Efficacy and safety of exercise training in patients with chronic heart failure: HF-ACTION randomized controlled trial. *JAMA* 2009; 301: 1439-1450.
6) Taylor RS, et al. Exercise training for chronic heart failure (ExTraMATCH II): protocol for an individual participant data meta-analysis. *Int J Cardiol* 2014; 174: 683-687.

下肢閉塞性動脈硬化症

● Point

▶ 下肢閉塞性動脈硬化症の有病率は加齢とともに増加する．
▶ スクリーニングは足関節上腕血圧比（ABI）の測定で行う．
▶ 運動療法開始前に心電図をモニターしながら運動負荷試験を行い，狭心症症状，ST-T変化や不整脈を確認する．

スクリーニング

- 本疾患は，下肢の動脈硬化病変に起因し，その有病率は加齢とともに増加し，60～65歳で3％，65～70歳で6％に到達する．他の部位の動脈硬化疾患とのオーバーラップが非常に多い．
- 下肢閉塞性動脈硬化症のスクリーニングとして最初に施行すべき検査は，足関節上腕血圧比（ankle brachial blood pressure index：ABI）の測定である（❶）．ABI≦0.9のPAD診断精度は感度90％，特異度98％である．
- ABIの測定をすべき対象は，
  ①跛行など下肢の症状のある例
  ②65歳以上の例
  ③50歳以上で喫煙歴や糖尿病など危険因子を有する例
  である[1]．
- ABI測定での注意すべき点[1-3]：
  ①ABI＞0.9でも間欠性跛行を呈する場合には，3分間歩行負荷後に再度ABIを測定してみるとABI値が0.9以下を示す症例を発見できる．
  ②糖尿病や慢性腎不全患者（透析の患者）で足関節よりも中枢側からMönckeberg型中膜硬化により動脈狭窄はあるにもかかわらずABI値が正常を示す症例があり，足趾上腕血圧比（toe brachial index：TBI）や皮膚灌流圧（skin perfusion pressure：SPP）測定が有用である．

Key word
足関節上腕血圧比（ABI）
TASC IIでは，スクリーニングとしてABI測定を推奨しており，ABI＜0.9で跛行症状や重症下肢虚血所見のある例のみに画像診断を行うことを薦めている．日本では，最初から画像診断を実施する医師が多いが，これはコストパフォーマンスの点から御法度である．

Memo
間欠性跛行のある患者の生命予後は間欠性跛行のない患者より悪く，その死因の40～60％が虚血性心疾患，10～20％が脳血管疾患である．

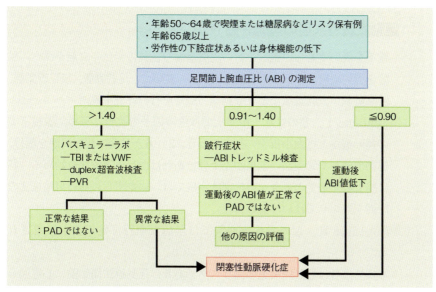

❶ 閉塞性動脈硬化症診断のアルゴリズム

ABIが0.9以下であれば閉塞性動脈硬化症と診断される．糖尿病や慢性腎不全合併例では血管の石灰化が起こり，見かけ上足関節血圧が上昇している可能性があるため，TBIなどにより末梢動脈疾患（PAD）を診断することが推奨されている．また，ABIが0.91〜1.40でも，跛行症状を有する例には，運動負荷後ABI測定により評価を行うことが推奨されている．
TBI：足趾上腕血圧比，VWF：速度波形分析，PVR：容積脈波測定．
(Hiatt WR, et al. *N Engl J Med* 2001[2] およびNorgren L, et al. *Eur J Vasc Endovasc Surg* 2006[1] より)

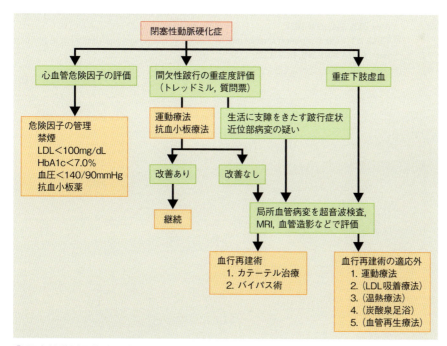

❷ 閉塞性動脈硬化症の治療指針
（　）内はエビデンス不十分であるが有効性が期待できるもの．
(Norgren L, et al. *Eur J Vasc Endovasc Surg* 2006[1] より一部改変)

運動療法導入前の病態評価（❷）

- 靴下を脱いでもらい視診を行い皮膚潰瘍や色調の変化の有無を調べ，触診を行い皮膚温の低下の有無を調べる．続いて，足背動脈，後脛骨動脈，膝窩動脈，大腿動脈など下肢動脈の触知を行い評価する．
- Fontaine Ⅰ，Ⅱの軽症〜中等症では危険因子の改善に努め，監視下での運動療法と抗血小板薬の投与を行う．3〜6か月間の観察期間を設け，運動療法や薬物療法の効果が不十分であれば血行再建療法を勧める．特に腸骨動脈病変のような近位部狭窄例では，いたずらに血行再建療法の時期を遅らせてはいけない[1-3]．
- Fontaine Ⅲ，Ⅳの重症虚血肢では早急な血行再建療法が推奨される[1-3]．
- 本疾患患者は冠動脈疾患の高リスクであり，運動療法開始前に心電図をモニターしながら運動負荷試験を行い，狭心症症状，ST-T変化や不整脈を確認する[1-3]．

（杉山拓史，安　隆則）

Memo
本疾患の運動耐容能測定をトレッドミル運動負荷試験で行う場合，漸増変化の幅の大きいBruceプロトコルよりも，2分ごとに2％ずつゆっくり傾きが漸増するGardnerプロトコル（速度3.2km/時固定）が適している．

文献
1) Norgren L, et al. Inter-society consensus for the management of peripheral arterial disease (TASC II). *Eur J Vasc Endovasc Surg* 2006; 33: S1–S75.
2) Hiatt WR, et al. Medical treatment of peripheral arterial disease and claudication. *N Engl J Med* 2001; 344: 1608–1621.
3) Hirsh AT, et al. Peripheral arterial disease detection, awareness, and treatment in primary care. *JAMA* 2001; 286: 1317–1324.

不整脈

> ● Point
> ▶ 症状と身体所見から不整脈をある程度推察することができる．
> ▶ 持続する頻脈性不整脈の機序は，リエントリーであることが多い．
> ▶ 上室性不整脈の中にも心室頻拍と同じように幅広い QRS 波を示すものがある．
> ▶ 心室頻拍，torsade de pointes，心室細動は，致死性の高い不整脈である．
> ▶ 不整脈のなかには運動によって誘発されやすいものがある．

心臓リハビリテーション導入時のポイント

- 心臓リハビリテーションを導入する際には，不整脈の有無のみならず，その種類と重症度を把握しておく必要がある．
- 不整脈が出現しやすい病態では，運動負荷心電図や携帯型心電図などの検査でその可能性を探ることも重要である．

不整脈の定義と分類

- 不整脈とは，正常洞調律以外の調律と定義され，一連の電気的流れ（刺激伝導系）に何らかの異常が生じた病態である（❶）．
- 不整脈は，その心拍数によって徐脈性と頻脈性に大別される．頻脈性はさらに上室性と心室性に分けられる（❷）[1]．
- 「不整脈」を疾患単位として取り扱うときは，単に伝導障害を認める場合や不整脈をきたすおそれのある病態までもが含まれる．

不整脈診断のための手順

- 症状と身体所見から不整脈をある程度推察することができる（❸）．症状については，起こり方，持続時間，強さ，随伴症状などを詳しく聴取する．
- 不整脈が疑われた場合は，まず12誘導心電図でその有無を確認する．確認できない場合は，❹に示した手順に沿って検査を進める．
- 運動で生じる場合は，トレッドミルあるいは自転車エルゴメータを用いた運動負荷心電図で評価する．

Memo
運動負荷心電図には，トレッドミル法，エルゴメータ法，マスター二階段法がある．労作性・安定性狭心症の存在を診るには簡便なマスター二階段法でも問題はないが，不整脈の評価においては負荷中の心電図の連続記録が可能なトレッドミル法またはエルゴメータ法が適する．

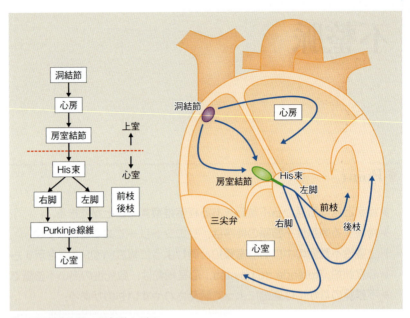

❶ 正常洞調律時の電気的な流れ

❷ 不整脈疾患の分類

| Ⅰ. 徐脈性不整脈（心拍数：50/分以下）
・洞不全症候群（Ⅰ〜Ⅲ群）
・房室ブロック（1〜3度）
・心静止
※高度の徐脈では補充収縮を伴う
Ⅱ. 頻脈性不整脈（心拍数：100/分以上）
　1. 上室性不整脈
　・洞性頻脈
　・心房期外収縮
　・心房細動
　・心房粗動
　・心房頻拍
　・発作性上室頻拍
　2. 心室性不整脈
　・心室期外収縮
　・心室頻拍
　・torsade de pointes
　・心室細動 | Ⅲ. 伝導障害（心拍数は正常）
・脚ブロック（右脚・左脚ブロック）
・分枝ブロック（左脚前枝・後枝ブロック）
・2枝ブロック
・3枝ブロック
Ⅳ. 心電図症候群・遺伝性不整脈疾患
・WPW症候群
・QT延長症候群
・QT短縮症候群
・Brugada症候群
・カテコラミン誘発多形性心室頻拍 |

(池田隆徳. 日本内科学会雑誌 2006[1] より)

- 発作的に生じる不整脈の場合は，24時間心電図やイベントレコーダなどの携帯型心電図で評価する．
- 非侵襲的な診断法で不整脈を検出できない場合は，（観血的な）心臓電気生理検査を考慮する．
- 不整脈は二次性に発現することが多いため，原疾患の検索を必ず行う．
- 危険性が高い不整脈で器質的心疾患に伴って出現している場合は，心機能を評価する（低心機能の目安は左室駆出率＜40％）．

❸ 症状・身体所見と不整脈との関連性

症状・身体所見		原因となる不整脈
脈がとぶ		心房/心室期外収縮
脈が強く打つ		心房/心室期外収縮，徐脈性不整脈
動悸	規則的	発作性上室頻拍，心房粗動，特発性心室頻拍
	不規則	心房細動
胸痛・胸内苦悶感		虚血性心疾患に伴う不整脈，心室期外収縮
むくみ		徐脈性不整脈，心不全に伴う頻脈性不整脈
めまい・眼前暗黒感		心室頻拍，一過性心室細動 中等度の洞不全症候群，2度房室ブロック
失神		低心機能に伴う心室頻拍，心室細動 重症の洞不全症候群，完全房室ブロック

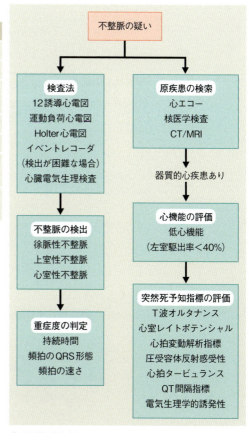

❹ 不整脈診断のための手順

- 突然死の予知には，T 波オルタナンス，加算平均心電図による心室レイトポテンシャル，心拍変動解析指標，心拍タービュランス，心臓電気生理検査による誘発試験などが有用である[*1].

*1 『心臓突然死の予知と予防法のガイドライン（2010年改訂版）』(JCS 2010).

徐脈性不整脈の特徴と心電図所見

- 徐脈性不整脈には洞不全症候群と房室ブロックがある (❺)．重症の場合は Adams-Stokes 発作を呈する．
- 洞不全症候群とは洞結節の機能不全で，正常 P 波の出現に障害をきたすものであり，3つのタイプに分類される．
  ① I 群（洞性徐脈）：単に PP 間隔が延長
  ② II 群（洞停止または洞房ブロック）：P 波が脱落
  ③ III 群（徐脈頻脈症候群）：頻脈性不整脈停止後に P 波が脱落 (❻)
- 房室ブロックとは房室結節あるいは His 束の伝導障害で，正常 QRS 波の出現に障害をきたすものであり，下記のように分類される．
  ① 1度房室ブロック：単に PQ 時間が延長
  ② 2度房室ブロック：QRS 波が脱落

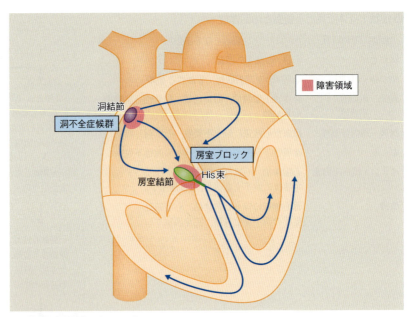

❺ 徐脈性不整脈の起こり方

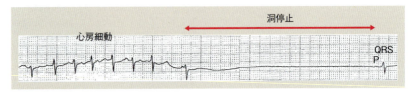

❻ 洞不全症候群Ⅲ群（徐脈頻脈症候群）
心房細動停止後にP波の消失（洞停止）を認めるため，徐脈頻脈症候群と診断される．洞停止は頻脈停止時に顕在化しやすい．

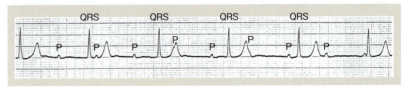

❼ 3度房室ブロック（完全房室ブロック）
P波とQRS波が完全に解離しているので，3度房室ブロックと診断される．QRS波は正常と同じく幅狭いので，（異所性）補充調律は房室結節もしくはHis束から出現している．

1）Wenckebach型2度房室ブロック：PQ時間が漸次延長してQRS波が脱落
2）MobitzⅡ型2度房室ブロック：PQ時間の延長なしにQRS波が脱落
3）2：1型房室ブロック：2対1の頻度でQRS波が脱落
4）高度房室ブロック：3対1以上の伝導比でQRS波が脱落
③3度（完全）房室ブロック：P波とQRS波が完全に解離（❼）

COLUMN 心室頻拍と診断されやすい幅広いQRS波を示す上室性不整脈

これに相当するのは，心室内変行伝導を伴った上室性不整脈，脚ブロックを伴った上室性不整脈，WPW症候群に伴った心房細動である．心室頻拍と鑑別するには，心室内変行伝導を伴った上室性不整脈（心房細動）の場合は，QRS波がlong-shortの間隔で出現したときに幅広いQRS波を呈するので，それを確認することである（**1**）．12誘導心電図では右脚ブロック型を示すことが多い．脚ブロックを伴った上室性不整脈は，徐脈時あるいは非発作時の心電図で，幅広いQRS波（脚ブロック）を呈しているかを確認する．WPW症候群に伴った心房細動は，非発作時の心電図でデルタ（Δ）波の有無を確認する．

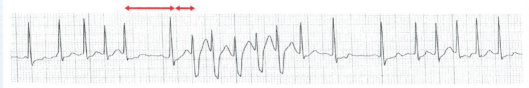

1 心室頻拍と診断されやすい心室内変行伝導を伴った心房細動
RR間隔がlong-shortの周期のときに幅広いQRS波を認める場合は，心室内変行伝導の可能性が高い．

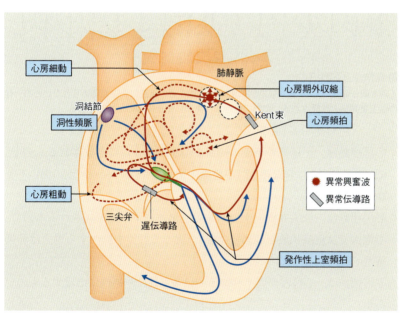

❽ 頻脈性上室性不整脈の起こり方

頻脈性上室性不整脈の特徴と心電図所見

- 頻脈性上室性不整脈には，洞性頻脈，心房期外収縮，心房細動，心房粗動，心房頻拍，発作性上室頻拍が含まれる（❽）．
- 洞性頻脈は，単にPP間隔が短縮するものである．
- 心房期外収縮は，異所性の心房波が早期に出現するものである．

Key word
心室内変行伝導
上室性不整脈は通常，洞調律時と同じ幅狭いQRS波を示す．しかし，心房からの興奮が早期に房室結節およびHis束を介して脚枝に到達すると，脚枝の片方（右脚が多い）が不応期（電気を通さない時期）となっているため，興奮はもう片方の脚のみを通って流れていき，脚ブロックのような波形を呈する．これが心室内変行伝導である．

Memo
頻脈性不整脈の機序には，リエントリー，異常自動能，トリガード・アクティビティがある．リエントリーとは再入のことであり，興奮の旋回を意味する．頻脈が持続する場合の機序はリエントリーと考えてほぼ間違いない．逆に非持続性の場合は，異常自動能もしくはトリガード・アクティビティの可能性が高い．

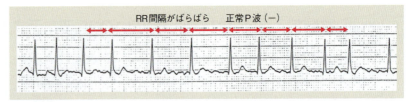

❾ 心房細動
RR 間隔がばらばらであり，絶対性不整脈を呈しているため，心房細動と診断される．迅速で多形態の細かな心房波を認めることが多いが，これは診断において必須の所見ではない．

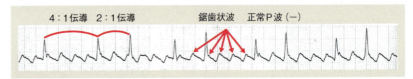

❿ 心房粗動
鋸歯状波と呼ばれるノコギリ様の心房波を認めるため，心房粗動と診断される．心房と心室の伝導比は偶数であることが多い．

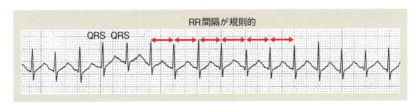

⓫ 発作性上室頻拍
正常と同じ幅狭い QRS 波が規則的に出現し，QRS 波の直前に P 波が認められないため，発作性上室頻拍と診断される．突然に発症し，突然に停止するのが特徴である．

- 心房細動は，迅速で多形態の細かな心房波によって形成されるもので，RR 間隔がばらばらな絶対性不整脈を呈する（❾）．発現頻度の高い不整脈である．
- 心房粗動は，三尖弁周囲を旋回する心房波によって形成されるもので，心電図では鋸歯状波を認める（❿）．異なる経路を旋回する場合は非通常型心房粗動と呼ぶ．
- 心房頻拍は，心房波が異所性あるいは多源性に一過性に出現するものである．
- 発作性上室頻拍は，房室結節と房室間に存在する異常伝導路との間でリエントリーを形成するものである（⓫）．WPW 症候群に起因する房室回帰性頻拍と房室結節二重伝導路に起因する房室結節リエントリー性頻拍が，全体の 90 % 以上を占める．

頻脈性心室性不整脈の特徴と心電図所見

- 頻脈性心室性不整脈には，心室期外収縮，心室頻拍，torsade de pointes，心室細動が含まれる．心室頻拍，torsade de pointes，心室細

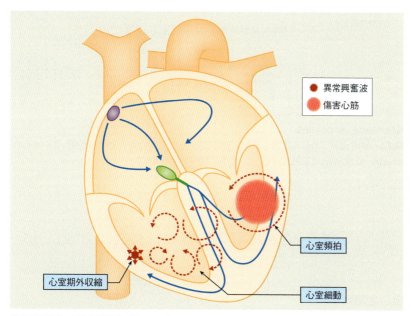

⓬ 頻脈性心室性不整脈の起こり方

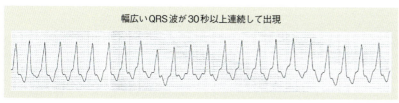

幅広いQRS波が30秒以上連続して出現

⓭ 心室頻拍
幅広いQRS波がP波とは無関係に連続して速く出現しているため，心室頻拍と診断される．本例は，持続性単形性心室頻拍のケースである．

動は，致死性の高い不整脈である[2]．

- 心室期外収縮は，異所性の心室波が早期に出現するもので，心電図で幅広いQRS波を示す（⓬）．多源性，2連発，R on T型は危険性が高い．
- 心室頻拍は，幅広いQRS波が房室解離を伴って連続して速く出現するものである（⓭）．頻拍周期が短く，持続時間が長く，QRS波が多形態なほど危険性が高い．
- torsade de pointesは，幅広いQRS波がねじれを描くように出現する心室頻拍の特殊型である．典型例ではQRSの波高は漸増・漸減して紡錘形を呈する（⓮）．
- 心室細動は，大小さまざまなQRS波が連続してきわめて速く無秩序に出現するものである（⓯）．血行動態的には心停止に等しい．

運動と不整脈の関連性

- 運動は不整脈の誘因として広く知られている．特に交感神経活動の緊張が関与する不整脈は，運動によって発現しやすくなる．

Key word

torsade de pointes
トルサド ポアンッと発音する．書籍によってはtorsades de pointesと複数形で書いているものもあるが，疾患としては単数形のtorsade de pointesのほうが正しい．QT延長症候群に伴って出現する場合をtorsade de pointesと呼ぶため，QT間隔が正常であれば多形性心室頻拍と診断してよい．

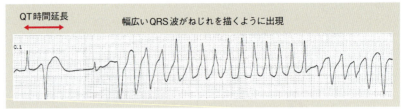

⓮ torsade de pointes
幅広い QRS 波が，ねじれを描くように下から上へ，そして上から下へと出現しているため，torsade de pointes と診断される．QT 延長症候群で認められる．

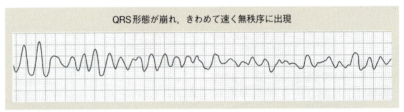

⓯ 心室細動
形の異なる QRS 波が無秩序に連続してきわめて速く出現しているため，心室細動と診断される．

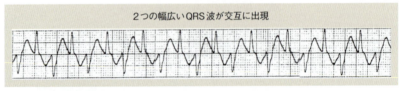

⓰ 二方向性心室頻拍
カテコラミン誘発多形性心室頻拍例で認められた二方向性心室頻拍である．形の異なる QRS 波が交互に出現している．

- 日中に発現することの多い交感神経緊張型の発作性心房細動は，運動によって誘発されやすい．
- 右室流出路を起源とする心室期外収縮のなかには，運動で発現しやすくなるものがある．
- カテコラミン誘発多形性心室頻拍は，運動によって容易に発現する．典型例では二方向性心室頻拍を呈する（⓰）．

（池田隆徳）

Key word
カテコラミン誘発多形性心室頻拍
小児の運動時の突然死の原因として頻度の高い不整脈である．学童で運動中に失神をきたした場合は，必ず疑わなければならない．診断が確定されれば，激しい運動は禁止させる．心筋細胞内の筋小胞体にあるリアノジン受容体（RyR_2）の異常による遺伝性疾患である．

●文献
1) 池田隆徳．不整脈─診断と治療の進歩：不整脈の種類と分類．日本内科学会雑誌 2006; 95: 196-202．
2) 2010 AHA Guidelines for cardiopulmonary resuscitation and emergency cardiovascular care. *Circulation* 2010；122（18 Suppl 3）：S729-S767．

冠危険因子
高血圧

> ● **Point**
> ▶ 高血圧は，虚血性心疾患や心不全を引き起こしうる．
> ▶ 高血圧の管理では，上腕動脈圧だけでなく，脈圧，中心動脈圧，さらには動脈コンプライアンス，脈波速度などの血行動態，血管機能も考慮する．
> ▶ 診察室血圧は 140/90mmHg 未満，家庭血圧は 135/85mmHg 未満にコントロールすることが原則である．
> ▶ 運動療法の良い対象は，中等度以下の高血圧で心血管疾患のない患者である．

高血圧管理の重要性

- 高血圧症は単に動脈圧が高いという状態ではなく，動脈圧上昇という血行力学的変化に対する心肥大などの心血管系の適応，およびそれに引き続く心不全や血管障害などの心血管系適応の破綻に基づく病態を含む幅広い疾患である．
- その管理，治療にあたっては単に血圧を低下させるだけでなく，高血圧をとりまく環境も考えながら，臓器障害の予防を照準としてなされなければならない．
- 冠動脈病変によって起こる虚血性心疾患も高血圧に伴う重要な合併症の一つである．また，高血圧は冠動脈硬化の主要な危険因子であると同時に，後負荷・心筋酸素需要の増大などにより虚血性心疾患の危険性を高める．したがって，血圧の適切なコントロールは虚血性心疾患の予防および治療の面からもきわめて重要である．

血圧とは何か

- 血圧を規定するのは心拍出量×総末梢血管抵抗だけではない．水道管のように壁が硬くしかも定常流であれば内圧は流量と抵抗で規定されるが，動脈のように閉鎖系で，拍動流で，しかも伸展性がある管では，血圧は単純に心拍出量×総末梢血管抵抗のみでは規定されない．
- 大動脈，肺動脈などの弾性動脈は心収縮期に拡張することによって心拍出による衝撃を緩衝し，心臓に対しては後負荷の軽減を図り，同時に末

Memo
血圧はバイタルサインの一つであり，日常診療で最も頻繁に評価する身体所見である．にもかかわらず，血圧が何たるかが意外なほど理解されていない．

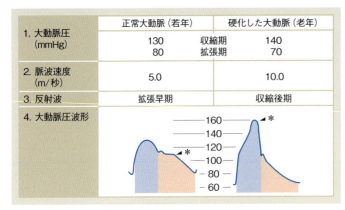

❶ 大動脈伸展性と大動脈起始部圧波形
＊：反射波による成分．
(Smulyan H, Safer ME. The diastolic blood pressure in systolic hypertension. *Ann Intern Med* 2000; 132: 233-237 より)

梢の血管を保護している．また，大動脈は心臓の拡張期にリコイル（収縮）して血液を末梢に送る．この作用はWindkessel（ふいご）効果と呼ばれ，心臓の収縮期/拡張期を通じて血液を末梢に送り，冠循環にとって重要な拡張期圧を保つ要因となっている．大動脈などの弾性血管が硬くなり伸展性が失われると，Windkessel効果は軽減され，収縮期血圧は上昇し，拡張期血圧が低下する．

- もう一つ血圧値に影響する重要なものに反射波がある．心臓の血液拍出により生じた衝撃（圧脈波）は，末梢の抵抗にぶつかると反射し，中枢に向かって戻る．血管の伸展性が保たれていれば，脈の伝播は緩徐で反射波が中枢（大動脈起始部）に戻るのは拡張期であるが，血管の伸展性が低下し脈波伝播速度が速くなると，反射波はより早期に戻る．そうすると反射波は収縮期血圧に重なり，大動脈の収縮期後方成分がさらに高くなり，左室後負荷は増加する．反射波が前方に移動する分拡張期圧は低下し（❶），冠灌流圧が低下する．これが合わさり，心機能悪化の原因となる．
- 血圧を診るときには，上腕動脈圧だけでなく，脈圧，中心動脈圧，さらには動脈コンプライアンス（動脈壁硬化），脈波速度などの血行動態の変化や血管機能を念頭に入れて管理するとよい．

疫学からみた循環器疾患リスクとしての高血圧

- Framingham研究をはじめとする多くのコホート研究により，心筋梗塞や脳卒中などの心血管疾患において高血圧が最も重要な危険因子であることが実証されている．
- その他の危険因子の有無にかかわらず，収縮期血圧が上昇するにつれ心血管疾患発症率が高くなる．
- 日本の代表的な疫学研究である久山町研究[1]でも追跡開始時の血圧レベルと心血管累積死亡率は強い関連があり，男女とも140/90mmHg以

❷ 生活習慣の修正項目

1. 減塩	6g/日未満
2a. 野菜・果物	野菜・果物の積極的摂取[*1]
2b. 脂質	コレステロールや飽和脂肪酸の摂取を控える 魚(魚油)の積極的摂取
3. 減量	BMI(体重〈kg〉÷[身長〈m〉]^2)が25未満
4. 運動	心血管病のない高血圧患者が対象で, 有酸素運動を中心に定期的に(毎日30分以上を目標に)運動を行う
5. 節酒	エタノールで男性20~30 mL/日以下, 女性10~20 mL/日以下
6. 禁煙	(受動喫煙の防止も含む)

生活習慣の複合的な修正はより効果的である.
[*1] 重篤な腎障害を伴う患者では高カリウム血症をきたすリスクがあるので, 野菜・果物の積極的摂取は推奨しない. 糖分の多い果物の過剰な摂取は, 肥満者や糖尿病などのカロリー制限が必要な患者では勧められない.
(『高血圧治療ガイドライン2014』[4]より)

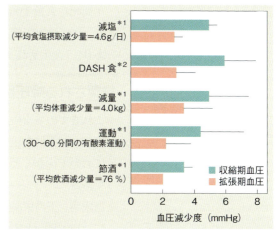

❸ 生活習慣修正による降圧の程度
[*1] メタアナリシス.
[*2] 無作為化試験.
(『高血圧治療ガイドライン2014』[4]より)

上で有意に高くなる.

- 脳卒中と高血圧の関連性は非常に強いが, 心疾患についても同様の関連がある. 虚血性心疾患に限定しても関連がみられ, 男性では, 収縮期血圧が10mmHg上昇すると, 虚血性心疾患の罹患・死亡のリスクは約15%増加する[2].

生活習慣改善による降圧効果と循環器疾患一次予防

- 食塩制限や栄養素バランスの良い食事摂取などの生活習慣改善による降圧効果は明白であり, 予後改善効果は十分期待できる.
- 運動の降圧効果も確立されており[3], 中等度の強さの有酸素運動は血圧低下のみならず, 体重・体脂肪・腹囲の減少, インスリン感受性やHDLコレステロールの増加などをもたらすことが実証されている. 運動は動脈壁硬化の改善にも有効であり, 血管機能を改善する.
- 運動療法の良い対象は中等度以下の血圧値で心血管疾患のない高血圧患者であるが, リスクの高い患者では事前にメディカルチェックを行う.
- ❷, ❸に日本高血圧学会の『高血圧治療ガイドライン2014』[4]が推奨する生活習慣の修正項目と, それにより期待される降圧の程度を紹介する.

降圧によってもたらされる効果

- 「健康日本21」の試算[2]では, 国民全体の平均収縮期血圧を2mmHg低下させれば, 脳卒中罹患率を6.4%, 脳卒中死亡者を年間9,000人減少できると見込まれている. 虚血性心疾患も同様に5.4%の罹患率低下,

Memo
薬物療法による循環器疾患発症の一次予防の有効性は実証されているが, 生活習慣の改善による循環器疾患発症予防効果を実証することは難しい.

Memo
運動強度が強すぎると運動中の血圧上昇をきたすので, 高血圧患者においては強度の運動は推奨されない. 運動は定期的に毎日30分以上の有酸素運動を目標に行うが, 少なくとも10分以上の運動であれば合計して1日30分以上で目標を達成できる[4].

- 年間死亡者数4,000人の減少が見込まれている.
- 2mmHgの血圧低下は生活習慣の改善のみでも比較的容易に到達可能であり,「食生活改善と運動習慣」の普及による著しい効果が期待できる.

推奨される降圧目標値

- これまでの多くの大規模臨床試験によるエビデンスの蓄積から,収縮期血圧と拡張期血圧の両方を厳格にコントロールし,すべての高血圧患者において少なくとも140/90mmHg未満にコントロールすることが原則である.
- 糖尿病・蛋白尿陽性の慢性腎臓病(CKD)患者においてはさらに厳しくし,130/80mmHg未満にコントロールすることが推奨されている.
- 冠動脈疾患・脳血管障害患者においては140/90mmHg未満を降圧目標とする.
- 後期高齢者においては,150/90mmHg未満を目標とするが,忍容性があれば最終的な降圧目標は140/90mmHg未満とする[4].
- 家庭血圧の降圧目標値はすべて収縮期/拡張期血圧ともさらに−5mmHgとする.

おわりに

- 高血圧治療のゴールは血圧値のコントロールではなく,長期にわたる総合的な心血管疾患の罹患ならびに死亡のリスクを最大限に減少させることにある.
- そのためには高血圧自体の治療と同時に,喫煙・脂質代謝異常あるいは糖尿病といった是正可能なすべての危険因子を生活習慣の改善あるいは薬物療法により改善し,心血管疾患の発病を防がなければならない.

（山科　章,深澤伸也）

● 文献

1) Kubo M, et al. Trends in the incidence, mortality, and survival rate of cardiovascular disease in a Japanese community: Hisayama Study. *Stroke* 2003; 34: 2349-2354.
2) 健康日本21企画検討会・健康日本21計画策定検討会報告書. 健康体力づくり事業財団; 2000. p.177.
3) Dickinson HO, et al. Lifestyle interventions to reduce raised blood pressure: A systematic review of randomized controlled trials. *J Hypertens* 2006; 24: 215-233.
4) 日本高血圧学会高血圧治療ガイドライン作成委員会. 高血圧治療ガイドライン2014 (JSH 2014).

冠危険因子
脂質異常症

> ● Point
> ▶ LDL コレステロール（LDL-C）値や中性脂肪（TG）値の上昇，HDL コレステロール（HDL-C）値の低下に伴い，冠動脈疾患（CHD）の相対危険度は直線的に増加する．
> ▶ LDL-C を低下させると CHD の発症リスクは軽減する．
> ▶ 高 TG 血症ではレムナントリポ蛋白や small dense LDL（sdLDL）の増加，低 HDL-C 血症を合併し，動脈硬化のリスクが増加する．
> ▶ 酸化 LDL（oxLDL）はマクロファージの泡沫化に関与し，動脈硬化の形成過程で重要な役割をもつ．
> ▶ sdLDL は oxLDL になりやすく，動脈硬化惹起性が高い．

脂質異常症と冠動脈疾患（❶）[1]

- 国内外の多くの疫学調査の結果，総コレステロール（total cholesterol：TC）値，低比重リポ蛋白コレステロール（low density lipoprotein cholesterol：LDL-C）値や中性脂肪（triglyceride：TG）値の上昇，高比重リポ蛋白コレステロール（high density lipoprotein cholesterol：HDL-C）値の低下に伴い，冠動脈疾患（coronary heart disease：CHD）の相対危険度は直線的に増加する．
- 生活習慣の是正・薬物療法により LDL-C を低下させると CHD の発症リスクは軽減する．
- LDL-C 140mg/dL 以上，TG 150mg/dL 以上または HDL-C 40mg/dL 未満を脂質異常症と診断する．
- 高 TG 血症ではレムナントリポ蛋白の増加，small dense LDL（sdLDL）の増加，低 HDL-C 血症を合併し，動脈硬化のリスクが増加する．

脂質の制御とリポ蛋白（❷）

- コレステロールや TG などの脂質は水に不溶性のため，血液中ではリポ蛋白の成分として存在する．
- リポ蛋白は超遠心法による比重によりカイロミクロン（chylomicron：CM），超低比重リポ蛋白（very low density lipoprotein：VLDL），中

Key word
レムナントリポ蛋白
レムナント（残り物）は CM および VLDL の TG が分解された種々の中間代謝物である．TG の豊富なリポ蛋白で動脈硬化を強く促進するものがレムナントリポ蛋白である．レムナントリポ蛋白が増加する家族性Ⅲ型高脂血症はアポ蛋白 E2/2 遺伝子型，まれにアポ蛋白 E 欠損を基盤として発症する．レムナント様リポ蛋白コレステロール（RLP-C）測定法には，アポ蛋白 B-100 と A-1 抗体を用いた免疫吸着法により分離された分画のコレステロールを測定する方法（JIMRO）と界面活性剤とホスホリパーゼ D を用いた方法（RemL-C）がある．両方法には認識するリポ蛋白に乖離がみられる．

2章 心臓リハビリテーションに必要な病態の評価

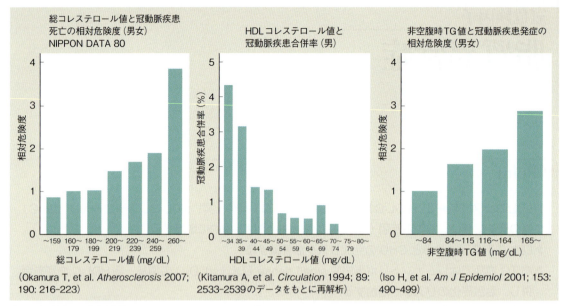

❶ 血清脂質と冠動脈疾患
（日本動脈硬化学会．動脈硬化性疾患予防ガイドライン2012年版．2012[1]）より）

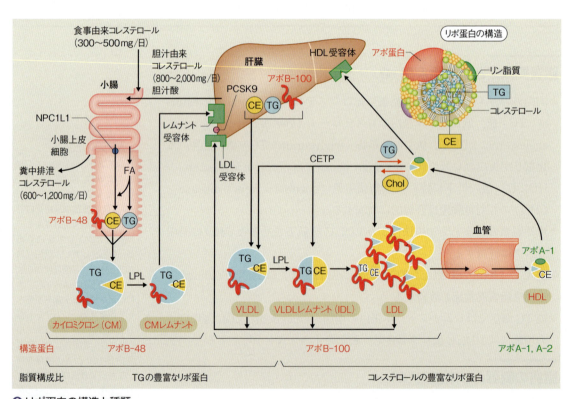

❷ リポ蛋白の構造と種類
CETP：コレステロールエステル転送蛋白，FA：脂肪酸，LPL：リポ蛋白リパーゼ，● NPC1L1：Niemann-Pick C1-like 1，●
PCSK9：proprotein convertase subtilisin/kexin type 9，● TG：中性脂肪，● CE：コレステロールエステルまたは Chol：コレステロール．

比重リポ蛋白（intermediate density lipoprotein：IDL），LDL，HDL に分類される．一般に大きい粒子は脂質成分，特に TG 含有量が多く，比重が軽い．
- リポ蛋白の TG はリポ蛋白リパーゼ（lipoprotein lipase：LPL）の作用で加水分解され種々の大きさのレムナントリポ蛋白となる．
- 脂質成分によりコレステロールの豊富なリポ蛋白（LDL と HDL）と TG の豊富なリポ蛋白（CM，VLDL，レムナントリポ蛋白），構造蛋白によりアポ A（apo A）リポ蛋白とアポ B（apo B）リポ蛋白に分類する．
- 血中の LDL 粒子濃度は肝臓の LDL 受容体により制御されている．肝臓の LDL 受容体発現量は肝臓内のコレステロール濃度によるフィードバック調整と PCSK9 による制御を受けている．

コレステロール逆転送系（❷）

- アポ A-1，A-2 は肝臓および小腸で産生され，末梢で HDL を合成し，末梢組織からコレステロールを引き抜く．
- HDL 中のコレステロールはコレステロールエステル転送蛋白（cholesterol ester transfer protein：CETP）の作用によりアポ B リポ蛋白粒子に TG と交換で転送され，肝臓の LDL 受容体を介して，一部は直接，肝臓の HDL 受容体を介して，肝臓へ取り込まれる．

コレステロールの排泄と吸収（❷）

- 肝臓はコレステロールを再分配するためリポ蛋白を合成するが，コレステロールの半分以上は胆汁酸に異化され腸管に排泄される．
- 食事および胆汁由来のコレステロールは小腸上皮細胞の Niemann-Pick C1-like 1（NPC1L1）を介して吸収され，CM を形成する．
- 腸管のコレステロール吸収能が高いと CHD の発症率が高いことが示されている[2]．

動脈硬化と LDL（❸）

- 動脈硬化巣でみられる脂質は LDL が運搬したコレステロールである．
- 生体内のすべての細胞ではコレステロールの恒常性が完備され，LDL が大量に存在しても，マクロファージがこれを際限なく取り込むことはできず，泡沫化は生じない．
- 酸化 LDL（oxLDL）[*1] などの変性 LDL はマクロファージのスカベンジャー受容体などを介して際限なく取り込まれ，泡沫細胞となる．
- 泡沫細胞は種々のサイトカインを分泌し，新生内膜の形成に関与し，やがてアポトーシスを起こし細胞外にコレステロールの結晶が沈着する．
- 冠動脈粥状硬化病変には，oxLDL を取り込み，泡沫化したマクロファ

Key word

アポ B リポ蛋白
各粒子にアポ B が 1 分子存在するため，血中アポ B 値はその粒子数を表す．アポ B-48 リポ蛋白はアポ B リポ蛋白の 1％未満と少なく，LDL 粒子数は VLDL の 9 倍以上多いため，大部分は LDL である．アポ B リポ蛋白のコレステロールを表すマーカーが非 HDL-C（non-HDL-C）である．

Key word

PCSK9（proprotein convertase subtilisin/kexin type 9）
プロ蛋白質転換酵素ファミリーの 9 番目の因子で，主に肝臓，小腸，腎臓で発現し，LDL 受容体の分解活性をもつ蛋白である．PCSK9 の遺伝子変異による機能獲得型変異では家族性高コレステロール血症の病態を生じ，機能低下型変異では低 LDL-C 血症を生じる．抗 PCSK9 のモノクローナル抗体が新しい LDL コレステロール低下薬として開発された．

Key word

CETP
肝臓，小腸で産生される脂質転送蛋白．リポ蛋白間でコレステロールエステルと TG を 1：1 で交換させる．CETP を阻害すると HDL-C 値が上昇するが，CETP 阻害薬の動脈硬化進展抑制に関しては不明である．

Key word

Niemann-Pick C1-like 1（NPC1L1）
コレステロール反応性を有し，Niemann-Pick 病 C 型の欠損遺伝子と 50％以下のアミノ酸の相同性がある蛋白で，コレステロールトランスポーターとして作用する．ヒトでは小腸（特に空腸）と肝臓に高発現する．エゼチミブは NPC1L1 を選択的に阻害する薬剤である．

[*1] 本巻次項「Mini Lecture：注目される新しいリスクファクター」（p.97）参照．

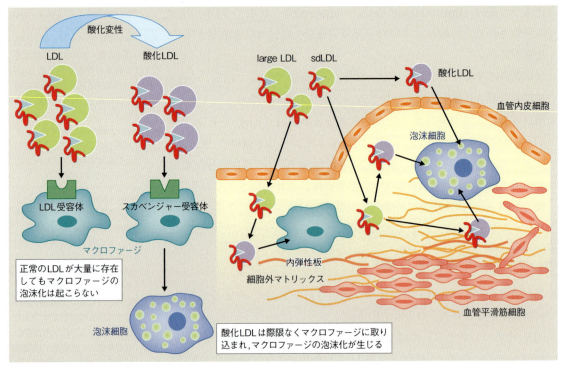

❸ 酸化LDLと動脈硬化病変

ージがみられる．
- small dense LDL（sdLDL）[*1] は oxLDL になりやすいなど動脈硬化と密接に関連する．

LDL 粒子組成と動脈硬化

- 高 LDL-C 血症では一般に LDL 粒子数は増加するが，LDL 粒子数の増加は必ずしも高 LDL-C 血症とはならない．
- 高 TG 血症と低 HDL-C 血症では LDL 粒子数は増加するが，LDL-C 値は上昇しない（❹）[3)]．
- 大きさの異なる LDL 粒子で構成された同等の LDL-C 値を示す 2 人の自験例を❺に示す．LDL 粒子数の増加している例では sdLDL 優位である．
- CHD 患者の特徴として高 LDL-C 血症よりも，sdLDL の増加，HDL-C 低値，TG 高値が多い．これはメタボリックシンドロームでの脂質異常の特徴でもある．

食後高脂血症

- 冠動脈疾患では食後のリポ蛋白代謝が遷延し，健康人と同等の空腹時血中 TG 値でも，食後 6〜8 時間の TG 値は健康人よりも有意に高いことが報告されている[4)]．

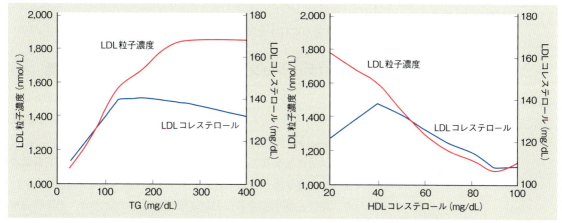

❹ 血清TGおよびHDLコレステロール値とLDL粒子濃度, LDLコレステロール値との関係

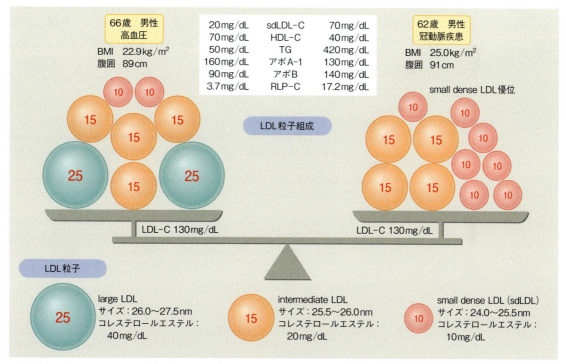

❺ 同等のLDLコレステロール値とLDL粒子数および粒子組成の違い
RLP-C：レムナント様リポ蛋白コレステロール.

- 食後高脂血症にかかわるリポ蛋白がレムナントリポ蛋白である．レムナントリポ蛋白の異化が遷延した状態ではsdLDLが形成される．

Lp（a）

- LDLにapo（a）がジスルフィド結合したものがLp（a）である．
- apo（a）のアミノ酸配列はプラスミノーゲンのそれと相同性が高く，線溶系に対するプラスミノーゲンの役割に干渉し，血栓傾向を示すと推察

されている[1].
- Lp（a）の増加が CHD と関連することが示されている.

心臓リハビリテーション導入時点での脂質異常症の評価

- 空腹時採血で TC，TG，HDL-C を測定し，Friedewald の式（LDL-C = TC − HDL-C − TG/5）より LDL-C を算出する．食後や TG 400mg/dL 以上のときには TC の代わりに LDL-C を測定する．
- 血清脂質値は急性心筋梗塞発症後数時間以内から低下し，数週間低値を示す．ヘパリン投与後，LPL 活性が上昇し，TG は分解され低値を示す．そのため，急性心筋梗塞患者における脂質異常症の診断は，来院後速やかに，かつ，ヘパリン投与前の血液検査で評価することが望ましい．
- CHD においては LDL-C 100mg/dL 未満，non-HDL-C 130mg/dL 未満，著明な高 LDL-C 血症のときは LDL-C 低下率 20〜30％を目標に治療する．次に HDL-C 40mg/dL 以上，TG 150mg/dL 未満を目標とする．

〈木庭新治〉

● 文献
1) 日本動脈硬化学会．動脈硬化性疾患予防ガイドライン 2012 年版．東京：協和企画；2012．
2) Matthan NR, et al. Alterations in markers of cholesterol absorption and synthesis characterize Framingham offspring study participants with coronary heart disease. *J Lipid Res* 2009.
3) Kathiresan S, et al. Increased small low-density lipoprotein particle number: A prominent feature of the metabolic syndrome in the Framingham Heart Study. *Circulation* 2006; 113: 20-29.
4) Karpe F, et al. Differences in postprandial concentrations of very-low-density lipoprotein and chylomicron remnants between normotriglyceridemic and hypertriglyceridemic men with and without coronary heart disease. *Metabolism* 1999; 48: 301-307.

Mini Lecture

注目される新しいリスクファクター

small dense LDL（sdLDL）

sdLDLは大型LDLに比し，①細胞壁を透過しやすい．②粒子内の抗酸化ビタミンの含有量が少なく，③化学的酸化反応産物の生成時間（lag time）が短く，④細胞表面の遊離コレステロール濃度が低く，⑤被酸化性が高い．⑥LDL受容体の親和性が低く，⑦異化速度が遅く，⑧血中の滞在時間が通常のLDLの約1.5倍長い[1]．⑨リポ蛋白関連ホスホリパーゼA_2活性が亢進し，⑩細胞表面リン脂質の含有量が減少し，アポB-100の占有面積が増加し，⑪細胞外基質であるプロテオグリカンとの結合能が強い[2]．以上より，sdLDLは血管壁に蓄積しやすく，かつ酸化LDLになりやすいため，動脈硬化惹起性が高いと考えられている．

症例・対照研究では，sdLDL優位な人は，そうでない人に比べ，冠動脈疾患（CHD）に約3〜3.5倍罹患しやすいことが報告されている[3]．sdLDL-C濃度の測定法が開発され，sdLDL-C濃度の上昇がCHDの発症と関連することが，国内外の大規模疫学調査で示されている[4-6]．また，sdLDLと末梢動脈疾患や動脈瘤との関連も示されている．

sdLDLの形成（❶）にはTG-richリポ蛋白の異化の遅延と肝臓における大型のVLDL（very

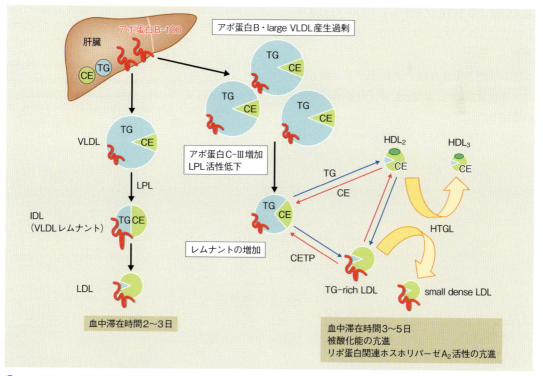

❶ small dense LDLの生成機序
CE：コレステロールエステル，CETP：コレステロールエステル転送蛋白，HDL：高比重リポ蛋白，HTGL：肝性トリグリセリドリパーゼ，IDL：中比重リポ蛋白，LDL：低比重リポ蛋白，LPL：リポ蛋白リパーゼ，TG：中性脂肪，VLDL：超低比重リポ蛋白．

low density lipoprotein）の産生増加によるTG-rich リポ蛋白の蓄積，増加したアポBリポ蛋白とHDLとの間で脂質が転送され，TG-rich LDLが増加し，肝性TGリパーゼ活性が亢進し，sdLDLが形成される．

sdLDLの成因にはメタボリックシンドローム，食後高脂血症，食後高血糖，インスリン抵抗性など代謝障害が関連する．

酸化LDL

LDLの脂質成分に酸化修飾が生じると，その脂質過酸化物がアポBを修飾する．

リン脂質分画ではホスファチジルコリン（phosphatidylcholine：PC）が酸化され，アルデヒド基，カルボニル基，ヒドロペルオキシド基などをもつ酸化PCが生成される．酸化PCは血小板活性化因子（platelet activating factor：PAF）を加水分解するPAFアセチルヒドラーゼの基質として認識され，リゾホスファチジルコリンが生成される．

アルデヒド化合物はアポBのリジン残基のアミノ基側鎖に結合し，LDL粒子全体の陰性荷電が増加する．

マロンデアルデヒドがアポB中のリジン残基を修飾したLDLをマロンデアルデヒド修飾LDL（MDA-LDL）と呼ぶ．CHDを有する糖尿病患者の，CHD発症の予後予測の補助の目的で保険算定されている．

〈木庭新治〉

● 文献

1) Packard CJ, et al. Apolipoprotein B metabolism and the distribution of VLDL and LDL subfractions. *J Lipid Res* 2000; 41: 305-317.
2) Hurt-Camejo E, et al. Phospholipase A2 and small, dense low-density lipoprotein. *Curr Opin Lipidol* 2000; 11: 465-471.
3) Koba S, et al. Significance of small dense low-density lipoproteins and other risk factors in patients with various types of coronary heart disease. *Am Heart J* 2002; 144: 1026-1035.
4) Arai H, et al. Small dense low-density lipoproteins cholesterol can predict incident cardiovascular disease in an urban Japanese cohort: The Suita study. *J Atheroscler Thromb* 2013; 20: 195-203.
5) Tsai MY, et al. New automated assay of small dense low-density lipoprotein cholesterol identifies risk of coronary heart disease: The Multi-ethnic Study of Atherosclerosis. *Arterioscler Thromb Vasc Biol* 2014; 34: 196-201.
6) Hoogeveen RC, et al. Small dense low-density lipoprotein-cholesterol concentrations predict risk for coronary heart disease: The Atherosclerosis Risk In Communities（ARIC）study. *Arterioscler Thromb Vasc Biol* 2014; 34: 1069-1077.

Mini Lecture

心血管障害治療ターゲットとしての骨粗鬆症：
血清リン，カルシウム管理の重要性

骨粗鬆症によるリン負荷と血管障害・死亡率との関連

　閉経後骨粗鬆症に伴う骨吸収亢進と死亡率との関係についての報告が複数なされている．骨吸収マーカーのCTX，骨形成マーカーのP1NP値に基づき4群に分けて死亡率との関連をみると，血清マーカーが最低値の骨代謝回転の最も低い群の死亡率が一番低く，代謝回転が亢進するにつれて死亡率が上昇する．別のコホート研究で骨代謝回転と心血管イベント（心臓＋脳卒中イベント）との関連を検討した報告でも，骨減少症のイベント発症率は4年間で1％ぐらいに対して，骨粗鬆症患者ではイベント発生率が4倍程度高くなったと報告されている．喫煙，糖尿病，脂質異常症，高血圧，心血管イベント既往のリスク因子で調整しても，骨粗鬆症は骨減少症に比べて3.5倍程度心血管イベント発生率が上昇していた（❶）[1]．同一コホートでの，喫煙の2.7倍，脂質異常症の1.9倍，高血圧の2.6倍の心血管イベント発生率増加より寄与度が大きかったことから，動脈硬化リスクとしての骨粗鬆症の重要度を示すものといえる

（❶）．日本人での心血管イベントが欧米人と大きく異なることから，われわれは血液透析患者において骨代謝回転と死亡率との関連を検討した．その結果，①血清BAP高値群は低値群と比べて，②2年間の間隔をあけて測定した骨量減少群は非減少群と比べて，さらに③副甲状腺機能亢進群はそうでないものに比べて，いずれも死亡率の有意な上昇を認め，骨代謝と死亡との関連が日本人でも裏付けられた．

　以前から骨粗鬆症患者では血管石灰化をはじめとする動脈硬化性変化の著明なことが見出され，骨血管相関として報告されてきた．最近では骨量の減少率と大動脈の血管石灰化の進展率が相関することが見出されている．さらに，骨吸収亢進が血管障害進展，腎障害の直接的な原因となることを示す，骨吸収抑制薬を用いた介入研究での報告がなされている．われわれの研究では，閉経後骨粗鬆症にリセドロネートを1年間投与すると，血管の硬化度を示す脈波伝播速度，肥厚度を示す頸動脈内膜・中膜肥厚度で有意な抑制[2]がみられ，その抑制の程度は骨量の減少率が抑制された程度と関連していた．選択的エストロゲン受容体モジ

❶ 閉経後女性における心血管イベントの予測因子（多変量比例ハザードモデル）

併発疾患	ハザード比	95％CI	p値
骨粗鬆症	3.5	1.8〜6.9	0.0004
心血管イベント既往（あり／なし）	5.0	2.3〜10.8	<0.0001
糖尿病（あり／なし）	4.7	1.9〜12.1	0.0011
年齢（3rd vs 1st tertile）	4.3	1.6〜11.3	0.0034
喫煙（あり／なし）	2.7	1.5〜4.9	0.0012
高血圧（あり／なし）	2.6	1.5〜4.5	0.0005
脂質異常症（あり／なし）	1.9	1.1〜3.3	0.0193

（Tankó LB, et al. *J Bone Miner Res* 2005[1] より）

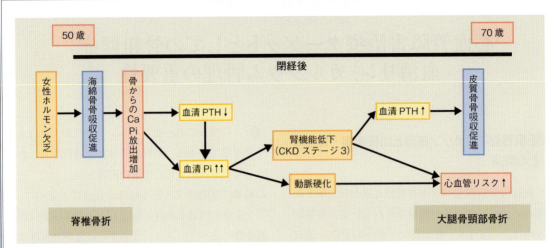

❷ 閉経後女性での骨粗鬆症による動脈硬化・CKD惹起機序（リン負荷の重要性）

ュレーター（SERM）投与による推算糸球体濾過率（eGFR）の加齢に伴う低下率の減弱，さらにはビスホスホネート製剤投与後の急性心筋梗塞の発生率低下[3]などが報告され，骨吸収抑制が腎障害・血管障害を防止することが明らかとなった．

骨吸収亢進が血管障害を惹起し，生命予後を悪化させる機序として，骨粗鬆症での骨吸収亢進に伴って起こる骨からのリン放出が注目されている．実際，急速に骨吸収を抑制させるデノスマブ投与が，血清リン濃度を10%程度低下させることが見出されている．リンそのもの，もしくはそれによる血清線維芽細胞増殖因子（FGF）-23上昇を介して，血管内皮細胞の障害，血管平滑筋細胞の石灰化の促進，レニン-アンジオテンシン系（RAS）亢進による腎障害効果，腎尿細管でのNaポンプ促進による血圧上昇効果がその機序も含めて詳細に報告されている．さらには，寿命の規定因子として認識されるようになっており，その過剰血清リン濃度が正常範囲であっても生体毒として作用すると理解されている．血中へのリン負荷が生じることで血管内皮障害，および血管壁構成細胞である血管平滑筋細胞を骨芽細胞様の形質に脱分化させ，血管壁内に骨に類似した構造を有する石灰化部を形成させる．実際，血管平滑筋細胞を用いた *in vitro* の実験系で，生理的リン濃度（4.5mg/dL）および慢性腎臓病（CKD）患者などでみられる程度の高リン濃度（6.2mg/dL）条件下で血管平滑筋細胞を2週間培養すると，高リン濃度群の血管平滑筋細胞実験系で石灰化が起こる[4]．興味深い点は，高リン条件下では血管平滑筋細胞は，平滑筋の細胞形質を失い骨芽細胞の形質を獲得する点であり，実際，患者の血管石灰化部では成熟骨である層板骨形成や内軟骨骨化の像が見出される．

閉経後女性で，女性ホルモン欠乏による海綿骨骨粗鬆症で骨からのリン負荷増大が起こることで，心血管障害・CKDが引き起こされ，心血管リスクが高まる（❷）．腎機能低下が進行し，CKDのステージ3になって副甲状腺ホルモン（PTH）上昇が起こることで，大腿骨頸部骨折リスクが高まることになる．したがって，閉経後早期からの骨代謝管理が閉経後女性の全体的な健康度維持に非常に重要であることがわかる．

カルシウム過剰症と動脈硬化

最近，牛乳摂取過剰が心血管リスクを高め，生命予後を悪化させるとのスウェーデンの大規模コホートの結果が発表された．最近の強力なカルシウム（Ca）動員作用を有する活性型ビタミンD_3

製剤の登場や骨代謝回転を強力に抑制する骨粗鬆症治療薬の臨床現場への投入で，強力な骨折抑制が可能となった．一方で，Ca×リン積の上昇や骨代謝回転の強力な抑制，および骨粗鬆症患者の高齢化による腎機能低下によって尿からのCa，リン排泄低下も相まって骨形成活性が消失する，いわゆる無形成骨の発症が増加している．この状態になると通常は60～70%程度の骨石灰化率が上昇することで，血液中の過剰なCaやリンの骨での吸着能が低下し，血管をはじめとする異所性石灰化が起こりやすい状況となる．実際，骨代謝回転が抑制された無形成骨の透析患者と骨代謝回転正常の透析患者にCa含有型リン吸着薬をそれぞれ投与して血管石灰化や動脈硬化の影響を検討すると，無形成骨患者でのみ投与量に比例して血管石灰化を含む動脈硬化性変化が進んでいたとの報告がある[5]．

以上から，腎機能低下がみられる高齢者やビスホスホネート製剤などの骨粗鬆症治療薬を長期にわたって服用している患者では，Ca摂取過剰症の危険性を認識すべきである．

おわりに

骨粗鬆症は高齢者に好発することから，CKDとの合併頻度が高い．腎機能低下に伴って尿中リン・Ca排泄が低下することから，リン・Ca過剰による弊害が強く起こる．そのため，骨代謝回転の亢進・過剰抑制を避け，正常範囲内にコントロールすることが肝要となる．

（稲葉雅章）

● 文献

1) Tankó LB, et al. Relationship between osteoporosis and cardiovascular disease in postmenopausal women. *J Bone Miner Res* 2005; 20: 1912-1920.
2) Okamoto K, et al. Beneficial effect of risedronate on arterial thickening and stiffening with a reciprocal relationship to its effect on bone mass in female osteoporosis patients: a longitudinal study. *Life Sci* 2010; 87 (23-26): 686-691.
3) Kang JH, et al. Bisphosphonates reduced the risk of acute myocardial infarction: A 2-year follow-up study. *Osteoporos Int* 2013; 24: 271-277.
4) Jono S, et al. Phosphate regulation of vascular smooth muscle cell calcification. *Circ Res* 2000; 87: E10-17.
5) London GM, et al. Association of bone activity, calcium load, aortic stiffness, and calcifications in ESRD. *J Am Soc Nephrol* 2008; 19: 1827-1835.

冠危険因子
糖尿病

> ● **Point**
> ▶ 高血糖は血管内皮機能障害を介して動脈硬化の引き金となり，またプラークの不安定化の増悪因子とも考えられている．
> ▶ 境界型（耐糖能異常と空腹時血糖異常）は糖尿病に準ずる状態であり，特に耐糖能異常は動脈硬化を促進する病態でもあるため，その鑑別は重要である．
> ▶ 運動療法にあたっては，低血糖に十分注意する．

はじめに

- 心臓リハビリテーションとは，医学的な評価，運動処方，冠危険因子の是正，教育およびカウンセリングから成る長期にわたる包括的プログラムである．AHA宣言では，心臓リハビリテーションは運動療法のみならず修正可能な冠危険因子を減らすことを目的とする食事指導，禁煙指導，患者教育などを含んだ包括的なプログラムでなくてはならないとされている．実際，包括的な治療を行うことで，総死亡，心血管死亡，致死的心筋梗塞が有意に減少したとする成績[1]も報告されている．
- 心臓リハビリテーションの目標として，虚血性心疾患の原因である動脈硬化の予防・退縮，急性冠症候群（ACS）の再発予防，合併症の予防・改善などがあげられる．特に，高血糖は血管内皮機能障害を介して動脈硬化の引き金となり，またプラークの不安定化の増悪因子とも考えられている．
- 本項では，心臓リハビリテーション導入時点での病態評価のポイントを中心に述べる．

冠動脈硬化症と高血糖

- 糖尿病患者が心筋梗塞を起こす危険度は健常者の3倍であり，欧米では糖尿病患者の40～50％が心筋梗塞を直接死因とする．日本でも，虚血性心疾患が直接死因となる糖尿病患者が増えつつあるのが現状である．
- 糖尿病患者の急性心筋梗塞は，はっきりした症状がないことが多く（無

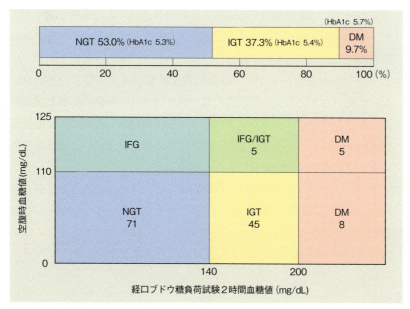

❶ 空腹時血糖値125mg/dL以下のACS患者134人を対象に，ACS発症2週間後に行った75gOGTTの結果
DM：糖尿病，IFG：空腹時血糖異常，IGT：耐糖能異常，NGT：耐糖能正常．
(Hashimoto K, et al. *Diabetes Care* 2005[2] より)

症候性：非定型的)，発症時には冠動脈に多枝病変を有するなどすでに病変の進行した例が多く，心不全，不整脈を起こしやすい．

- WHOでは，75gOGTTの耐糖能が境界型（耐糖能異常）を示す症例を冠動脈疾患のリスクグループとしており，虚血性心疾患の一次予防のために，食事・運動療法は糖尿病発症以前より開始されるべきであると勧告している．実際，空腹時血糖値125mg/dL以下のACS患者を対象に，ACS発症2週間後に行った75gOGTTの結果では，約半数が耐糖能異常，ないしは糖尿病型を示したと報告されている（❶）[2]．

このようなハイリスクグループに対しては，生活改善と適切な薬物治療によって，各危険因子を管理目標値にコントロールする必要がある．

境界型とメタボリックシンドローム

境界型とは

- 境界型とは，75gOGTTで糖尿病型にも正常型にも属さない血糖値を示す群であり，WHO分類でのIGT（耐糖能異常）とIFG（空腹時血糖異常）がこの群に相当する．
- 多くの疫学研究により，耐糖能が同じ境界型を示す症例でも，IFGではなくIGTが心血管疾患発症と密接な関係があることが明らかとなった[3,4]．

- 境界型の中には糖尿病の発症過程または改善過程にある症例が混在するが，その病態としてインスリン分泌障害が主たるものと，インスリン抵抗性の増大が主たるものがある．
- IGT症例を対象に，インスリン抵抗性を基盤にインスリンの過剰分泌を示す症例とインスリン抵抗性のない低インスリン分泌の症例で冠危険因子の数やメタボリックシンドロームの頻度を比較したところ，前者は危険因子の保有数が有意に多く，メタボリックシンドロームの診断基準を満たす症例の頻度が有意に高かった[5]．
- メタボリックシンドロームは，内臓脂肪，インスリン抵抗性を基盤に糖尿病や心血管疾患のリスクの高い状態と考えられていることから，心血管疾患のリスクといった視点からみれば，同じ境界型でも高インスリン分泌を示すIGT症例が心血管疾患発症のリスクが高いグループと考えられる．

境界型の鑑別とその取り扱い

- 肥満度（BMI，ウエスト周囲径），体重歴，生活習慣（食習慣，運動習慣，ストレス環境），家族歴，妊娠糖尿病の有無などの情報を聴取し，その後血圧，血清脂質，75gOGTTにて血糖値，インスリン値を測定し，HOMA-R値にてインスリン抵抗性の有無を評価する．
- 境界型は糖尿病に準ずる状態であり，特にIGTは動脈硬化を促進する病態でもあるため，動脈硬化性疾患の合併の有無を評価し，また，3～6か月に1回程度の間隔で代謝状態を評価する．
- 生活習慣の改善の指導として，肥満の解消（現体重の5％減を目指す），食事量の制限，脂肪摂取の制限，単純糖質の制限（特に，糖を含む清涼飲料水の制限），食物繊維摂取の促進，間食への配慮，運動の奨励，飲酒習慣の是正，禁煙などの指導に努め，さらに，生活習慣の改善による耐糖能異常の正常化やインスリン過剰分泌の是正を75gOGTTにて確認することも重要である．
- 高血圧，高LDLコレステロール血症，高中性脂肪血症，および低HDLコレステロール血症の改善を評価し，生活習慣の改善で効果が得られない場合には，薬物療法を考慮する．ACE阻害薬やアンジオテンシンⅡ受容体拮抗薬や一部のフィブラート，スタチンには糖尿病を抑制する効果が報告されている．

糖尿病患者への運動療法指導上の注意点

- 運動によって得られる効果としては，次のような点があげられる．
  ①運動の急性効果として，ブドウ糖，脂肪酸の利用が促進され血糖が低下する．特に食後の運動は食後高血糖の改善に有効である．

❷ 運動療法を禁止あるいは制限したほうがよい場合[注1)]

①糖尿病の代謝コントロールが極端に悪い場合（空服時血糖値250mg/dL以上，または尿ケトン体中等度以上陽性）
②増殖網膜症による新鮮な眼底出血がある場合（眼科医と相談する）
③腎不全の状態にある場合（血清クレアチニン：男性2.5mg/dL以上，女性2.0mg/dL以上）
④虚血性心疾患[注2)]や心肺機能に障害のある場合（各専門医の意見を求める）
⑤骨・関節疾患がある場合（専門医の意見を求める）
⑥急性感染症
⑦糖尿病壊疽
⑧高度の糖尿病自律神経障害

注1) これらの場合でも日常生活における体動が制限されることはまれであり，安静臥床を必要とすることはない．
注2) 糖尿病の場合には，特に無症候性（無痛性）心筋虚血への注意が必要である．
(日本糖尿病学会〈編・著〉. 糖尿病治療ガイド2014-2015. 文光堂. 2014. p.45[6)]より)

②運動の慢性効果として，インスリン抵抗性が改善する．
③エネルギー摂取量と消費量のバランスが改善され，減量効果がある．
④加齢や運動不足による筋萎縮や骨粗鬆症の予防に有効である．
⑤高血圧や脂質異常症の改善に有効である．
⑥心肺機能を良くする．
⑦運動能力が向上する．
⑧爽快感，活動気分など日常生活のQOLを高める効果も期待できる．

- しかしながら，糖尿病患者の中には運動療法を禁止あるいは制限したほうがよい場合（❷）[6)]もあるため，指導前にはメディカルチェックが必ず必要である．
- 運動療法はスポーツとは異なり，日常生活の中の身体活動やスポーツ，レクリエーションは運動療法の一部と考える．
- 一般的には，運動療法の実施は食後高血糖の改善といった視点から食後1時間頃が望ましいとされているが，実生活の中で実施可能な時間のいつでもよい．
- ただし，インスリン治療中やSU薬などのインスリン分泌促進系薬剤内服中の症例では低血糖になりやすい時間帯があるので注意する必要がある．

　このような症例では，食後1時間後からの運動を指導するのが原則であり，食前の運動は低血糖発作を誘発するのみならず，低血糖発作が起こらないまでも血糖低下による空腹感の増強，食事摂取量の増加，体重増加，血糖コントロールの悪化といった悪循環を導く可能性がある．
- 運動誘発性の低血糖は，特にインスリン治療中の患者に起こりやすく，運動中または直後だけでなく運動終了後十数時間後にも起こりうる．
- 腰椎，下肢関節に整形外科的な疾患があるときは，筋力トレーニングなどにより筋力の増強を図るとともに，水中歩行，椅子に座ってできる運

動や腰痛体操を勧めるなどの配慮も必要である．

(森　豊)

● 文献

1) O'Cornor GT, et al. An overview of randomized trials of rehabilitation with exercise after myocardial infarction. *Circulation* 1989; 80: 234-244.
2) Hashimoto K, et al. Glucose intolerance is common in Japanese patients with acute coronary syndrome who were not previously diagnosed with diabetes. *Diabetes Care* 2005; 28: 1182-1186.
3) Tominaga M, et al. Impaired glucose tolerance is a risk factor for cardiovascular disease, but not impaired fasting glucose. *Diabetes Care* 1999; 22: 920-924.
4) DECODE Study Group. Glucose tolerance and mortality: Comparison of WHO and American Diabetes Association diagnostic criteria. *Lancet* 1999; 354: 617.
5) Mori Y, et al. Japanese IGT subjects with high insulin response are far more frequently associated with the metabolic syndrome than those with low insulin response. *Endocrine* 2006; 29: 351-355.
6) 日本糖尿病学会（編・著）. 5 運動療法. 糖尿病治療ガイド 2014-2015. 東京：文光堂；2014. pp.43-45.

Mini Lecture

新規糖尿病治療薬—SGLT2阻害薬

生体内でのSGLT2の役割

血液中に存在するグルコースは腎臓の糸球体で濾過され，健康成人では原尿中のグルコースのほぼ100％が近位尿細管で再吸収されて血液中に戻る．この腎臓におけるグルコースの再吸収には，近位尿細管に存在するナトリウム-グルコース共輸送体2（sodium glucose cotransporter 2：SGLT2）とSGLT1が重要な役割を果たしている．

SGLT2は近位尿細管起始部（S1分節）の管腔側に限局して分布しており，グルコースに対して低親和性ではあるが大容量の輸送能を有していることから，原尿中に移行したグルコースの約90％を再吸収する能力をもつ．近位尿細管の遠位部（S3分節）に分布しているSGLT1は，グルコースに対して高親和性であるため，SGLT2で再吸収されなかった原尿中の残りのグルコース（約10％）を再吸収する．

以上のことから，健康成人ではグルコースはほぼ完全に近位尿細管で再吸収され，尿中にはほとんど検出されない．しかしながら，糖尿病患者では原尿中のグルコース濃度が高く，SGLTの糖再吸収能の限界を超えるため，尿中にグルコースが排泄される．糖再吸収能の限界にあたる血糖の値は腎糖排泄閾値（renal threshold for glucose：RT_G）と呼ばれ，健康成人ではRT_Gが180mg/dL程度とされているが，2型糖尿病患者ではRT_Gが健康成人よりも上昇しており（210〜240mg/dL程度），糖の再吸収能が高くなっている．また，2型糖尿病患者では，近位尿細管のSGLT2発現が亢進していることが知られており，このことがRT_Gを上昇させ，グルコースの再吸収量を増加させる原因と考えられている．2型糖尿病患者において，高血糖状態が持続することによる悪循環（糖毒性）は，腎臓での糖の再吸収能の上昇がその一因であると示唆される．

SGLT2阻害薬の血糖低下メカニズム

SGLT2阻害薬は，近位尿細管に存在するSGLT2のグルコース再吸収を選択的に阻害することにより，RT_Gを低下させ，過剰なグルコースを尿糖として排泄させる結果，血糖値を低下させる．尿糖として排泄される糖の量は，1日当たり，グルコース換算で約90〜100g，カロリー換算で約400kcalである．

尿糖排泄には限界があるため，SGLT2阻害薬は単独では低血糖を引き起こしにくい．さらに，摂取カロリーを体外に排泄することから，SGLT2阻害薬は体重も減少させる．このように，SGLT2阻害薬はインスリン感受性や分泌能に依存せず，現行の血糖降下薬とは全く異なる新規メカニズムにより血糖低下作用を示す．SGLT2阻害薬は2型糖尿病患者の糖毒性の是正を介し，糖尿病の進行や合併症の発症を抑制することが期待されている．

現在，SGLT2阻害薬の心血管イベントに対する大規模臨床試験として，カナグリフロジンによるCANVAS，CREDENCE，ダパグリフロジンによるDECLARE-TIMI58，エンパグリフロジンによるNCT0136808，EMPA-REG OutcomeTM，などが進行中である．

（森　豊）

Mini Lecture

心疾患の予後と糖尿病治療

　現在，GLP-1 受容体作動薬，DPP-4 阻害薬といったインクレチン関連薬の心血管代謝に及ぼす影響を検証する複数の大規模臨床試験が進行中である．この中でも，現在日本で臨床的に幅広く使用されている DPP-4 阻害薬については，❶に示すように主な大規模臨床試験が 5 つある．本項では，このうちすでに結果が発表された SAVOR-TIMI 53 試験，EXAMINE 試験について紹介する．

SAVOR-TIMI 53 試験

　2008 年より米国食品医薬品局では，新規の糖尿病治療薬の承認を行ううえで，心血管リスク評価を義務づけている．サキサグリプチンの承認の過程で行われた第Ⅱおよび第Ⅲ相試験の 8 つの試験を統合した解析では，対照群に比較して有意に心血管イベントに関する相対リスク低下を示していた[1]．

　❶に示すように SAVOR-TIMI 53 試験[2]の対象患者群は 40 歳以上の心血管疾患（CVD）の既往患者もしくは複数の危険因子を有する患者であり，主要評価項目は心血管死，非致死性心筋梗塞，非致死性虚血性脳卒中の複合エンドポイント，主要安全性評価項目は 95 ％信頼区間（95 ％ CI）の上限が 1.3 未満にあることでプラセボに対する非劣性を証明することであった．非劣性が証明された場合は，主要有効性評価項目として 95 ％ CI の上限が 1.0 未満でプラセボに対する優越性を証明することが設定された．

　サキサグリプチン群はプラセボ群に比較して，試験開始 1 年後より有意な HbA1c 値の改善を示し，試験終了時まで持続した．中央値 2.1 年の経過観察期間にてサキサグリプチン群で 613 人（7.3 ％），プラセボ群で 609 人（7.2 ％）に，主要評価項目である複合エンドポイントが観察された．この結果は，サキサグリプチンのプラセボに対する非劣性を証明したものの（ハザード比〈HR〉1.00，95 ％ CI 0.89 〜 1.12，$p < 0.001$），優越性は証明できなかった（$p = 0.99$）[2]．また，個別解析で心不全による入院が有意に認められたが，現段階では明らかな原因は不明である．後に報告された心不全に関するサブ解析では，心不全の既往があり，eGFR ≦ 60mL/分，ベースラインで NT-proBNP 値が高値であった症例に心不全による入院リスクが上昇していた[3]．最近，SAVOR-TIMI 53 試験を除いた 20 のサキサグリプチンを使用した無作為化比較試験のデータ（$n = 9,156$）を統合したプール解析が行われた．その結果，主要心血管イベント（心血管死，心筋梗塞，脳卒中）は HR 0.75（95 ％ CI 0.46 〜 1.21）であり，心血管リスクの上昇を認めなかった．個別に解析された心不全に関しても，サキサグリプチン群でのリスク上昇は観察されなかった[4]．

　SAVOR-TIMI 53 試験において，サキサグリプチンはプラセボに対して，心血管イベント発症抑制の優越性を示すことはできず，非劣性を証明したにすぎなかった（❷）が，その理由として，当初予定していた 4 〜 5 年の研究計画に対して追跡期間が最長で 2.9 年（中央値 2.1 年）で終了したこと，リクルートされた患者背景で高率に心筋梗塞などの既往例が含まれていたこと，すでに高率にスタチン，抗血小板薬，降圧薬が投与されていたことなどが結果に影響した可能性も考えられた．

EXAMINE 試験

　EXAMINE 試験[5]では，急性冠症候群（ACS）患者を対象に，発症後 15 〜 90 日以内にすでに投薬されている糖尿病と心血管系に対する薬剤にアログリプチンあるいはプラセボを追加投与する

❶試験デザイン

	EXAMINE	SAVOR-TIMI 53	TECOS	CARMERINA	CAROLINA
対象患者群	18歳以上のACSの既往患者（無作為化の15〜90日前に入院をした急性心筋梗塞もしくは不安定狭心症の既往）	40歳以上のCVDの既往患者もしくは複数の危険因子を有する患者（55歳以上の男性/60歳以上の女性，かつ以下のいずれかに該当する：脂質異常症，高血圧，喫煙）	50歳以上のCVDの既往患者	18歳以上のCVDハイリスク患者（微量アルブミン尿，大血管疾患の既往，一定のUACRの腎機能障害）	40〜85歳のCVDの既往または，糖尿病性末梢器官障害または，70歳以上または，2つ以上の心血管疾患のリスクを有する
ベースラインHbA1c（%）	6.5〜11.0	6.5〜12（平均8.0）	6.5〜8.0	6.5〜10	6.5〜8.5
背景治療	経口血糖降下薬/インスリン	未治療，経口血糖降下薬/インスリン	経口血糖降下薬/インスリン	経口血糖降下薬/インスリン	未治療/経口血糖降下薬
主要評価項目	複合的心血管イベント：心血管死・非致死性心筋梗塞・非致死性脳卒中 時間枠：初回イベント発生時までの期間	複合的心血管イベント：心血管死・非致死性心筋梗塞・非致死性脳卒中 時間枠：初回イベント発生時までの期間	複合的心血管イベント：心血管死・非致死性心筋梗塞・非致死性脳卒中・不安定狭心症による入院 時間枠：初回イベント発生時までの期間	複合的心血管イベント：心血管死・非致死性心筋梗塞・非致死性脳卒中・不安定狭心症による入院 時間枠：初回イベント発生時までの期間	複合的心血管イベント：心血管死・非致死性心筋梗塞・非致死性脳卒中・不安定狭心症による入院 時間枠：初回イベント発生時までの期間
試験の目的	非劣性（証明された）（優越性は証明されず）	主要安全性評価 非劣性（証明された） 主要有効性評価項目 優越性（証明されず）	非劣性（非劣性が示された場合は優越性も）	非劣性（非劣性が示された場合は優越性も）	非劣性（非劣性が示された場合は優越性も）
試験薬剤	アログリプチン25mg or 12.5mg（30≦eGFR<60） or 6.25mg（eGFR<30）	サキサグリプチン5mg or 2.5mg（eGFR≦50）	アログリプチン25mg or 12.5mg（30≦eGFR<60）	リナグリプチン5mg	リナグリプチン5mg vs グリメピリド1〜4mg
予定患者数	5,400名 50か国 日本含む	16,500名 25か国 日本含まず	14,724名 38か国 日本含まず	8,300名 25か国 日本含む	6,000名 44か国 日本含む
イベント数	621	1,222	>1,300	未公開	>600
試験開始時期	2009年10月	2010年5月	2008年12月	2013年7月	2010年10月
試験終了時期	2013年5月（2013.9.2 ESC発表）	2013年7月（2013.6.19 Topline Reslt発表）（2013.9.2 ESC発表）	2015年3月	2018年1月	2018年9月
治療期間	中央値1.5年	中央値2.1年	中央値約3年	未公開	未公開

ACS：急性冠症候群，CVD：心血管疾患，UACR：尿中アルブミン/Cr比．

❷ SAVOR-TIMI 53試験，EXAMINE試験の主要アウトカム

	SAVOR-TIMI 53[2,3]		EXAMINE[5]	
	HR（95％CI）	p値	HR（95％CI）	p値
主要心血管イベント（心血管死・非致死性心筋梗塞・非致死性脳卒中）				
MACE	1.00（0.89〜1.12）	0.99	0.96（≦1.16）	0.32
個別心血管イベント				
心血管死	1.03（0.87〜1.22）	0.72	0.79（0.60〜1.04）	0.1
心筋梗塞	0.95（0.80〜1.12）	0.52	1.08（0.88〜1.33）	0.47
脳梗塞	1.11（0.88〜1.39）	0.38	0.91（0.55〜1.50）	0.71
冠動脈血行再建術による入院	0.91（0.80〜1.04）	0.18	0.90（0.60〜1.37）	0.63
狭心症による入院	1.19（0.89〜1.60）	0.24	報告なし	
心不全による入院	1.27（1.07〜1.51）	0.007	1.19（0.90〜1.58）	0.22
全死亡	1.11（0.96〜1.27）	0.15	0.88（0.71〜1.09）	0.23

ことで，心血管死，非致死性心筋梗塞，非致死性脳卒中を複合した主要評価項目が検討された．今回のACS発症の内訳は，心筋梗塞が77％程度，入院を必要とする不安定狭心症が22％程度であり，アログリプチン群，プラセボ群で，抗血小板薬が97％，スタチンが90％，RAS阻害薬およびβ遮断薬が82％前後，すでに使用されていた．

平均HbA1c値は，アログリプチン群−0.33％，プラセボ群＋0.03％であり，試験開始後より試験終了時（中央値18か月）まで，アログリプチン群のHbA1c値は，プラセボ群と比較して，有意に低下した（95％CI −0.43〜−0.28，$p<0.001$）．試験終了時までに，アログリプチン群で11.3％，プラセボ群で11.8％の主要評価項目である複合エンドポイントが観察された．この結果は，アログリプチンもプラセボに対する非劣性を証明したものの（HR 0.96，95％CI上限1.16，非劣性$p<0.001$），優越性は証明されなかった（$p=0.32$）．SAVOR-TIMI 53試験で観察された心不全による入院のリスクの上昇に関しては評価されなかったが，後の米国心臓病学会（ACC2014）での発表では両群間に差を認めない結果であった．

SAVOR-TIMI 53試験同様，EXAMINE試験でも，アログリプチンはプラセボに対して，心血管イベント発症抑制の優越性を示すことはできず，非劣性を証明したにすぎなかった（❷）が，その理由として，追跡期間が短期間であったこと，HbA1c値の差が比較的両群間で少なかったこと，ハイリスクの患者集団であったこと，高率にスタチン，抗血小板薬，降圧薬が投与されていたことなどが結果に影響した可能性も考えられた．

DPP-4阻害薬については，数々の心血管保護作用を示唆するデータが報告されており，血糖降下作用以上の心血管イベント抑制効果が期待されている．しかしながら，先行のSAVOR-TIMI 53試験，EXAMINE試験においては，サキサグリプチン，アログリプチンのプラセボに対する非劣性は示されたが，優越性を証明するには至らなかった．

さらに，2015年の第75回米国糖尿病学会で発表されたTECOS試験でも，シタグリプチンのプラセボに対する非劣性は示されたが，優越性は証明されなかった．一方，TECOS試験では，SAVOR-TIMI53試験で観察された心不全による入院の増加は観察されなかった．また，同学会で

は,TECOS試験と並ぶ注目の発表であったELIXA試験(GLP-1受容体作動薬であるリキシセナチドによる心血管イベントの非劣性を確認するための臨床試験)でも,非劣性は証明されたが,優越性は認められなかった.

現在,リナグリプチンを用いたCARMERINA,CAROLINAの各試験が進行中であり,最終的な結論は出せないものの,これまでの臨床試験と違い,これからの臨床試験はプラセボ群でも十分な血糖管理をしていることが求められるため,優越性を示すことは極めて難しいものと考えられる.

(森 豊)

●文献

1) Frederich R, et al. A systematic assessment of cardiovascular outcomes in the saxagliptin drug development program for type 2 diabetes. *Postgrad Med* 2010; 122: 16-27.
2) Scirica BM, et al; SAVOR-TIMI 53 Steering Committee and Investigations. Saxagliptin and cardiovascular outcomes in patients with type 2 diabetes mellitus. *N Engl J Med* 2013; 369: 1317-1326.
3) Scirica BM, et al; SAVOR-TIMI 53 Steering Committee and Investigators. Heart failure, saxagliptin, and diabetes mellitus: Observations from the SAVOR-TIMI 53 randomised trial. *Circulation* 2014; 130: 1579-1588.
4) Iqbal N, et al. Assessment of the cardiovascular safety of saxagliptin in patients with type 2 diabetes mellitus: Pooled analysis of 20 clinical trials. *Cardiovasc Diabetol* 2014; 13: 33.
5) White WB, et al. EXAMINE Investigators: Alogliptin after acute coronary syndrome in patients with type 2 diabetes. *N Engl J Med* 2013; 369: 1327-1335.

冠危険因子
高尿酸血症

> ● **Point**
> ▶ 血清尿酸値は，高血圧発症の独立した予測因子である．
> ▶ 高血圧に合併する高尿酸血症は，心血管事故の予測因子である．
> ▶ 血清尿酸値は，心不全の予後予測因子である．
> ▶ 過度の運動は，運動筋からの尿酸産生を増加させ，痛風発作を誘発することがある．
> ▶ 高尿酸血症の治療は 6-7-8 のルールに従う．

高血圧と高尿酸血症

- 高尿酸血症は高血圧発症の予測因子となる（❶）[1]．
- 血清尿酸値をマーカーとしてとらえ，将来の高血圧の発症を予防すべく生活習慣の改善を行う必要がある．

心血管疾患と高尿酸血症

- 高血圧を合併した高尿酸血症は，心血管疾患の危険因子となる（❷）[2]．

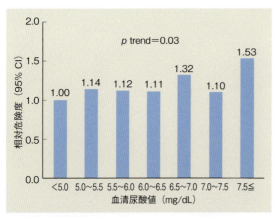

❶ 正常血圧男性の血清尿酸値別の高血圧発症リスク（年齢，糸球体濾過率，血圧，BMI，腹囲，喫煙，飲酒，空腹時血糖，中性脂肪，総コレステロールで補正）
血清尿酸値が高くなるに従って高血圧の発症リスクが高くなる．
（Perlstein TS, et al. *Hypertension* 2006 [1] より）

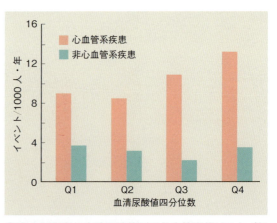

❷ 高血圧患者の血清尿酸値別の心血管事故リスク（年齢，性別で補正）
血清尿酸値が高い高血圧患者群では心血管系疾患の発症リスクも高くなる．
（Alderman MH, et al. *Hypertension* 1999 [2] より）

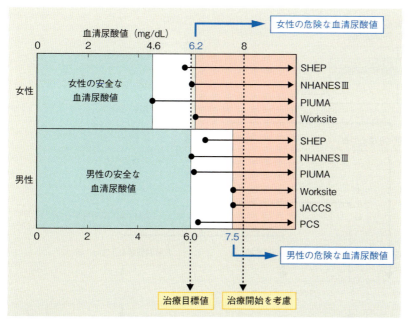

❸ 大規模臨床試験から推定される，高リスク患者における心血管事故と関連する血清尿酸値

血清尿酸値が男性で7.5mg/dL，女性で6.2mg/dL以上で，心血管リスクが増加する．

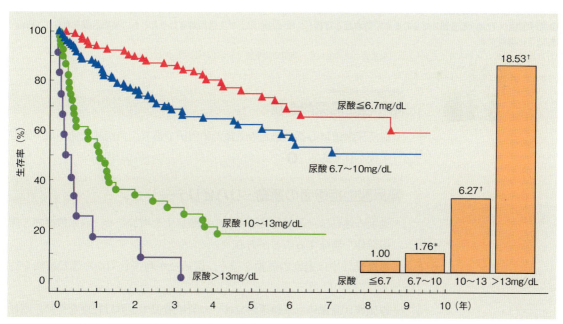

❹ 慢性心不全患者における尿酸値と生存率との関連（尿酸≦6.7mg/dLに対する危険度）
*$p<0.02$ vs 尿酸≦6.7mg/dL, †$p<0.0001$ vs 尿酸≦6.7mg/dL
血清尿酸値が高くなるに従って，心不全患者の予後が悪くなる．
（Anker SD, et al. *Circulation* 2003[3] より）

- 高血圧患者では心血管事故と有意に関連する血清尿酸値は男性で7.5mg/dL 以上，女性で6.2mg/dL 以上である（❸）．

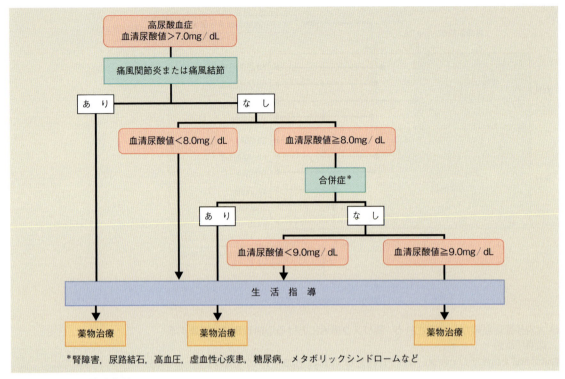

❺ 高尿酸血症の治療指針
血清尿酸値が 7mg/dL を超えたものを高尿酸血症と定義し，8mg/dL 以上で生活指導を行うとともに薬物治療を考慮し，6mg/dL 以下に維持する．
(日本痛風・核酸代謝学会ガイドライン改訂委員会．高尿酸血症・痛風の治療ガイドライン第2版．2010[5]より)

心不全と高尿酸血症

- 血清尿酸値は心不全患者の予後予測因子であり，血清尿酸値が高いほど予後不良である（❹）[3]．

高尿酸血症患者の運動・リハビリテーション

- 過度の運動は，運動骨格筋からの尿酸産生を増加させ，高尿酸血症・痛風発作を誘発することがある．
- 痛風発作中は過度の運動を控え，関節炎が軽快してから運動療法を行う．
- 嫌気性代謝閾値以下の運動では，血清尿酸値の上昇は軽度なため，高尿酸血症・痛風患者のリハビリテーションでは嫌気性代謝閾値以下の運動が望ましい[4]．

Memo
痛風発作急性期は，消炎鎮痛薬による治療を行い，高尿酸血症治療薬（尿酸降下薬）は投与しない．急性期に血清尿酸値を下げると，しばしば痛風が悪化する．

高尿酸血症の治療

- 高尿酸血症の治療は，日本痛風・核酸代謝学会で提唱されている 6-7-8 のルールに従う．すなわち，血清尿酸値が 7mg/dL を超えたものを高

尿酸血症と定義し，8mg/dL 以上で生活指導を行うとともに薬物治療を考慮し，6mg/dL 以下に維持する（❺）[5]．

（荻野和秀）

● 文献
1) Perlstein TS, et al. Uric acid and the development of hypertension: The normative aging study. *Hypertension* 2006; 48: 1031-1036.
2) Alderman MH, et al. Serum uric acid and cardiovascular events in successfully treated hypertensive patients. *Hypertension* 1999; 34: 144-150.
3) Anker SD, et al. Uric acid and survival in chronic heart failure: Validation and application in metabolic, functional, and hemodynamic staging. *Circulation* 2003; 107: 1991-1997.
4) Yamanaka H, et al. Accelerated purine nucleotide degradation by anaerobic but not by aerobic ergometer muscle exercise. *Metabolism* 1992; 41: 364-369.
5) 日本痛風・核酸代謝学会　ガイドライン改訂委員会．高尿酸血症・痛風の治療ガイドライン第2版．2010．

2章 心臓リハビリテーションに必要な病態の評価

冠危険因子
メタボリックシンドローム

> **● Point**
> ▶ 過剰なインスリンは血管内皮細胞，血管平滑筋，腎臓へと作用し，高血圧へと導く．
> ▶ インスリン抵抗性は脂肪細胞および肝臓を標的とし，脂質異常症をもたらす．
> ▶ 運動療法によりインスリン抵抗性の改善が認められる．

メタボリックシンドロームの概念

- メタボリックシンドロームの概念は，❶のようにインスリン抵抗性を基本とし，このインスリン抵抗性の原因として，遺伝的素因とともに，食事，運動不足および，これらの生活習慣に基づく肥満が大きく関与している[1]．肥満は同時にレプチンやアディポネクチンなどのサイトカインを介して動脈硬化を促進させる（❷）．同時にこの動脈硬化は，臓器障害を通じて高血圧，糖尿病，脂質異常症そしてインスリン抵抗性を助長させていく動脈硬化促進ループを形成していく．

- したがって上流に位置するインスリン抵抗性，生活習慣，肥満への介入は，動脈硬化，循環器疾患の治療・予防戦略上非常に大きな効果を発揮

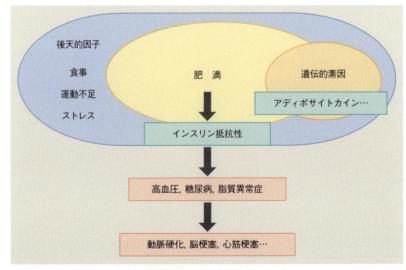

❶ メタボリックシンドロームの概念

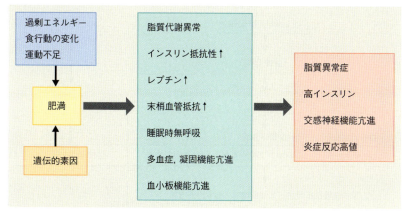

❷ 肥満による動脈硬化機序

❸ メタボリックシンドローム診断基準（日本内科学会, 2005）

腹囲　≧85cm（男性）
　　　≧90cm（女性）
さらに以下のうち2つ
1. 脂質代謝異常：中性脂肪　≧150mg/dL
　　　　　　　　and/or
　　　　　　　　HDLコレステロール　＜40mg/dL
2. 高血圧：収縮期血圧　≧130mmHg
　　　　　and/or
　　　　　拡張期血圧　≧85mmHg
3. 高血糖：空腹時血糖　≧110mg/dL

できると考えられ，心臓リハビリテーション導入時の評価としても重要である[2]．

メタボリックシンドロームの診断

- 内臓脂肪を中心とした肥満の評価のために，日本では腹囲を重要視し，独自の診断基準を設けている．特に女性では皮下脂肪を考慮し，男性より緩やかな診断基準となっていることも特徴である．
- インスリン抵抗性の評価は容易ではないため，インスリン抵抗性によってもたらされる脂質異常，血圧，耐糖能異常の病態を診断基準として用いている[3]（❸）．

メタボリックシンドロームの病態

- メタボリックシンドロームの病態の基本は，インスリンの機能低下により血糖を下げる能力が低下し，その結果血糖の上昇を抑えるために過剰なインスリン分泌を余儀なくされた高（過剰）インスリン状態である．
- この過剰なインスリンは本来の血糖調節としては有用であるが，それ以外に血管内皮細胞，血管平滑筋，腎臓へと作用し，血管内皮細胞での

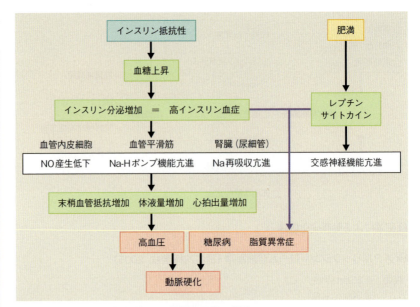

❹ 肥満，インスリン抵抗性による動脈硬化の機序

NO 産生，血管平滑筋増殖，腎臓で Na 再吸収に関与し高血圧へと導く（❹）．
- インスリン抵抗性のもう一つの標的臓器は脂肪細胞および肝臓であり，中性脂肪，遊離脂肪酸の増加，総コレステロール，LDL コレステロールの増加をきたし脂質異常症となる[4]．

メタボリックシンドロームの治療

- メタボリックシンドロームの基本である肥満治療における食事療法の重要性は言うまでもないが，運動療法によるインスリン抵抗性の改善も多くの報告がなされており，心臓リハビリテーションにおける運動療法の有用性の大きな根拠となっている[5]．

（木村　穣）

● 文献
1) Fujimoto WY, et al. Metabolic and adipose risk factors for NIDDM and coronary disease in third-generation Japanese-American men and women with impaired glucose tolerance. *Diabetologia* 1994; 37: 524-532.
2) Whincup PH, et al. Early evidence of ethnic differences in cardiovascular risk: Cross sectional complication of British South Asian and white children. *BMJ* 2002; 324: 635.
3) メタボリックシンドローム診断基準検討委員会．メタボリックシンドロームの定義と診断基準．日本内科学会雑誌 2005; 94: 794-809.
4) 及川慎一．インスリン抵抗性と高脂血症．臨床医 1998; 24: 102-104.
5) Milani RV, Lavie CJ. Prevalence and profile of metabolic syndrome in patients following acute coronary events and effects of therapeutic lifestyle change with cardiac rehabilitation. *Am J Cardiol* 2003; 92: 50-54.

Mini Lecture

特定健康調査，特定保健指導

　メタボリックシンドローム（MS）が動脈硬化性疾患の進展因子として大きな要因となり，その予防，治療が重要となってきた．そのために，MSの基本病態である肥満に関し，積極的に介入していく必要が生じてきた．しかし，肥満治療において，適切な薬物療法がなく，また現行の保険医療制度では食事，運動療法について財政的に十分な対応が困難なことより，保険者負担による積極的介入を別途設けるようになった．ただし，保険者への単なる新たな追加負担では，実施状況に不公平が生じるため，そのインセンティブとして後期高齢者支援金の負担を，各健保組合のMS介入結果，すなわち肥満者の減少達成状況により変えることにより，大手健保組合では億単位の負担金の差が出るほどのペナルティを課し，本格的な介入を促す仕組みを構築してきた．

　また，この肥満介入における最大の問題は，ポピュレーションアプローチも必要とされるため，従来の診療や健診の現場で行ってきた保健指導では，十分対応できないことである．もちろんハイリスクアプローチについても，単純な食事や運動指導のみで肥満者の行動変容を起こすことは困難で，施行側の行動医学に基づいた，かつ費用対効果の得られる確実な手段での介入が必要である．このことは，医療現場でたとえ心筋梗塞で一命をとりとめ，入院中に一時的に減量できた例でも，

内臓脂肪型肥満に着目した生活習慣病予防のための健診・保健指導の基本的な考え方について

	かつての健診・保健指導		現在の健診・保健指導
健診・保健指導の関係	健診に付加した保健指導	最新の科学的知識と，課題抽出のための分析	内臓脂肪型肥満に着目した生活習慣病予防のための保健指導を必要とする者を抽出する健診
特　徴	プロセス（過程）重視の保健指導		結果を出す保健指導
目　的	個別疾患の早期発見・早期治療		内臓脂肪型肥満に着目した早期介入・行動変容 リスクの重複がある対象者に対し，医師，保健師，管理栄養士等が早期に介入し，行動変容につながる保健指導を行う
内　容	健診結果の伝達，理想的な生活習慣にかかわる一般的な情報提供		自己選択と行動変容 対象者が代謝等の身体のメカニズムと生活習慣との関係を理解し，生活習慣の改善を自らが選択し，行動変容につなげる
保健指導の対象者	健診結果で「要指導」と指摘され，健康教育等の保健事業に参加した者		健診受診者全員に対し，必要度に応じ，階層化された保健指導を提供 リスクに基づく優先順位をつけ，保健指導の必要性に応じて「情報提供」「動機づけ支援」「積極的支援」を行う
方　法	一時点の健診結果のみに基づく保健指導 画一的な保健指導	行動変容を促す手法	健診結果の経年変化および将来予測をふまえた保健指導 データ分析等を通じて集団としての健康課題を設定し，目標に沿った保健指導を計画的に実施 個々人の健診結果を読み解くとともに，ライフスタイルを考慮した保健指導
評　価	アウトプット（事業実施量）評価 実施回数や参加人数		アウトカム（結果）評価 糖尿病等の有病者・予備群の25％減少
実施主体	市町村		医療保険者

❶ 健診・保健指導の見直し
（厚生労働省健康局．標準的な健診・保健指導プログラム〈改訂版〉．2013. p.13より）

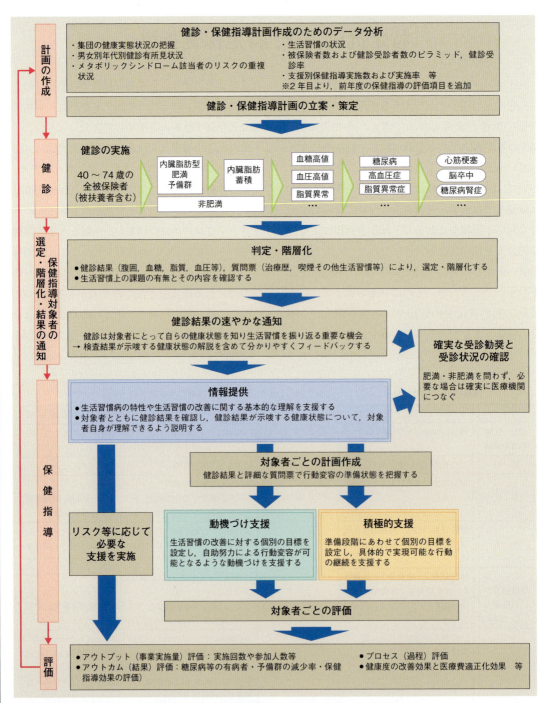

❷ 生活習慣病予防のための標準的な健診・保健指導プログラムの流れ（イメージ）
（厚生労働省健康局．標準的な健診・保健指導プログラム〈改訂版〉．2013．p.16 より）

わずか数か月後の確認造影時にはすっかりもとの体重に戻り，再喫煙している例をみれば明らかである．

そこで特定保健指導では，健診項目の見直し（❶），ディジーズマネジメント概念の導入，リスクに応じた階層化，ポピュレーションアプローチとハイリスクアプローチの使い分け，行動医学的手法を用いた行動変容プログラムの導入，デジタルデータ化によるアウトカム評価，IT化を含めた保健指導のアウトソーシングなど，新たな戦略的構想を明確にしている（❷）．2013（平成25）年度の改訂により，階層化された積極的支援群では，主体性を重視した個別支援を目標としており，指導の充実が期待されている．

心臓リハビリテーションでの行動変容スキルは，この特定保健指導でも十分活かされると思われ，心臓リハビリテーションのノウハウ，人材の有効活用も期待される．この特定保健指導は，今後医学的エビデンスが蓄積され，心臓リハビリテーションと異なった角度で日本の予防医学に大きく貢献する可能性は十分にあると思われる．

（木村　穣）

貧血

●Point

▶ 貧血はそれだけで心臓リハビリテーションの制限因子となりうる.
▶ 適切な心臓リハビリテーションの実施には，冠動脈疾患および慢性心不全における貧血の評価・治療法も考慮する必要がある.

はじめに

- 人体が日常生活などの運動を行う際の心循環系の生理的運動への適応機序には，以下の4つが考えられている．①心拍出量の増加により運動筋への血流を増加させる，②体全体の血流の再分布による活動運動筋への優先的血流の増加作用，③動脈側・静脈側酸素較差（A-VO_2 difference）増加による活動運動筋の酸素摂取の増加作用，④活動心筋の酸素負債（oxygen debt）の増加作用，である.

- 一方，心臓リハビリテーションを実施する際には，多くの症例が心不全，虚血性心疾患，心臓手術後などにより心拍出量増加が不可能な状況におかれている．したがって，心臓リハビリテーションを実施するために，安静時に比較して身体に労作負荷がかかり，特定の運動筋に負荷がかかる際には，上記の4つの機序のうち①の機序はすでに，その心拍出量の増加に制限がある状況であり，心臓リハビリテーション開始前から制限されている．また，慢性心不全が基礎病態にある状況においては，心拍出量の低下の結果，①②③ともにすでにその予備能力を使い果たすかまたは同時にこの3つの機序の十分な有効活用が不能な状況にあると想定される．これらの制限に加えて，循環血中の赤血球が減少する貧血の合併は，さらにこれらの代償機序の破綻をきたす．ことに貧血による酸素運搬能力の制限は，②の A-VO_2 difference 増加による活動運動筋の酸素摂取の増加を制限し，運動筋の活動低下を介して，心臓リハビリテーションの制限にかかわってくる.

- 一般に心臓リハビリテーションを実施する対象例は，虚血性心疾患，慢性心不全，開心術後などの患者が多い．特に虚血性心疾患の場合も，心筋梗塞により心機能の低下をきたし，心臓リハビリテーションの慢性期

> **Memo**
> 貧血の存在のみで正常心筋を有する症例で，BNPの上昇を認めたとする報告もある.

- には，慢性心不全と同様の病態が存在すると考えられる．
- これまでは，慢性心不全でその予後，治療における貧血の存在が注目されてきた．最近では，慢性心不全のみならず，急性冠動脈症候群，高血圧，不整脈など幅広い心循環系疾患での貧血の存在の重要性が指摘され始めている．そこで本項では，慢性心不全患者における貧血の機序や治療法を理解することが，心臓リハビリテーションにおける貧血の病態把握とその対処法に重要であるので，それについて概説するとともに，心臓リハビリテーションに関連の深い急性冠動脈症候群と貧血との関係についても概説する．

急性冠動脈症候群における貧血の意義と評価

- 急性冠動脈症候群では約1/3の症例で貧血が存在するとする報告もある[1]．これまでの報告によると，急性冠動脈症候群に貧血が合併すると急性冠動脈症候群による死亡率が増加するとされている．ARIC study[2]，CADILLAC study[3]，Meneveauらの報告[1]，NHANES II Survey[4]，SOLVD study[5]などでは，急性冠動脈症候群における貧血の存在が予後の不良に関係することを示唆している．
- 急性冠動脈症候群において，予後不良をきたす明らかな貧血の程度（ヘモグロビン〈Hb〉値またはヘマトクリット〈Ht〉値）は報告されていないものの，❶に示したごとく[6]，Hb値<10g/dLでは明らかに急性冠動脈症候群による心血管死亡率は増加し，Ht値が1％増加するごとに約4％の心血管死亡率の低下が見込まれるとされている[7]．しかし，Hb値>17g/dLとなると，血栓形成性が増加し，逆に心血管死亡率が増加すると報告されており，急性冠動脈症候群における貧血の程度（Hb値）と心血管死亡率との関係にはU字カーブの関係があるとされている（❶）．
- 冠循環においては，A-VO_2 differenceの予備能力は少なく，貧血による酸素運搬能の低下は心筋機能，心筋壊死程度に直接影響を及ぼす．また，貧血に伴う頻拍は，冠循環を規定する心臓拡張期時相の短縮を惹起して冠循環不全を増強する．
- さらに，急性冠動脈症候群を発症した症例に貧血が合併すると，貧血そのものが循環血液中の血管内皮前駆細胞（endothelial progenitor cell）の減少をきたし，急性冠動脈症候群の修復を促す血管内皮機能の回復を妨げる可能性も指摘されている[6]．貧血状態の存在は，慢性的低酸素血症を介して，慢性炎症を促進し，催動脈硬化作用をきたす可能性も報告されている[6]．貧血の存在が，冠動脈病変の不安定プラークを増加させるとする報告もある[8]．また，貧血の程度は，ST上昇型急性心筋梗塞（STEMI）の胸部症状の遷延化や血中CRP値の上昇と相関するとする

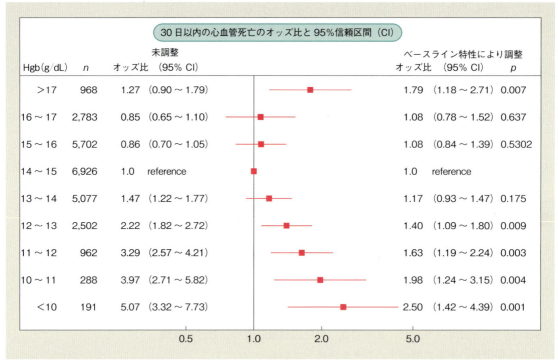

❶ 急性冠動脈症候群における血中ヘモグロビン値と生命予後
Hgb：血中ヘモグロビン値.
(Kaiafa G, et al. Int J Cardiol 2015[6] より改変)

報告もある[9]．

- 急性冠動脈症候群における局所の急性炎症が赤血球の溶血などを介して急性冠動脈症候群発症から1〜2日中に貧血を増悪させる機序も考えられている．炎症作用は，炎症性サイトカインの増加を介して骨髄における赤血球の産生やエリスロポエチンの作用を妨げることにより赤血球産生を抑制することも考えられている[10]．

- 急性冠動脈症候群では，急性期に経皮的冠動脈形成術（primary percutaneous coronary intervention：PCI）などの侵襲的治療手技を実施することが多い．これらの手技に伴う出血も貧血を惹起し，これにより増悪した低 Hb 血症が，炎症性サイトカイン（TNF-α，IL-6）の増加や，酸化ストレスの増強を介して急性冠動脈症候群の予後を悪化させる可能性も示唆されている．これらの病態では，慢性炎症による貧血と同様に，血清鉄の欠乏状態が惹起されていると考えられており，血清鉄の低下の指標として，フェリチン，可溶性トランスフェリン受容体（sTfR），トランスフェリン飽和度（TSAT），赤血球分布幅（RDW）[*1]が有用とされている．特にRDWは，早期の鉄欠乏の検出に有用とされ注目されている[10]．

*1 正常範囲：11〜14 %.

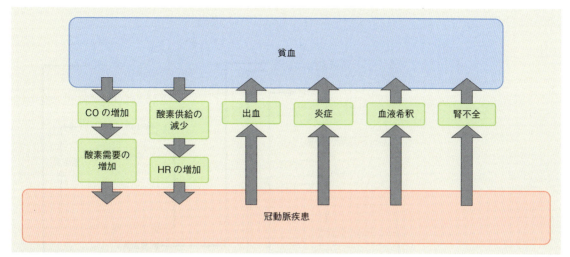

❷ 冠動脈疾患と貧血との相互関係
(Mozos I. *Biomed Res Int* 2015[10] より改変)

- 急性冠動脈症候群において貧血を評価する際，入院時のHb値も重要であるものの，入院後のHb値の変動も重要である．Hb値が1.8g/dL以上低下する所見は，すべての死亡原因による死亡率を増加せしめ，かつ，心原性ショック合併を有意に増加すると報告されている[11]．
- 急性冠動脈症候群における貧血治療のガイドラインはいまだ存在しないものの，Hb値が9～10g/dL以下の場合やHt値が25％以下の場合には，貧血の治療が必要とされている[12]．
- 輸血療法が有用とする報告もある．輸血により，貧血により枯渇した2,3-ジホスホグリセリン酸の補給や一酸化窒素を保有する赤血球の補給がなされることも，輸血療法の利点と考えられている．しかし，急性冠動脈症候群における貧血に対する輸血療法に関しては，無作為ランダム化比較試験はなく，ガイドラインもないため，今後の研究成果が待たれる．
- ❷に示したごとく[10]，貧血と急性冠動脈症候群を含む冠動脈疾患との間には密接な病態的関連があるため，急性冠動脈症候群などの冠動脈疾患の診療・リハビリテーションにあたっては，赤血球数，Hb値，Ht値およびRDWなどのモニターが必要と考えられる．

慢性心不全における貧血の頻度・定義とその病因

- 一般的に，急性心不全で入院加療を要する患者の50％以上が貧血と診断されうる（Hb値＜12g/dLを定義とした場合）．さらにそのうち8～16％の急性心不全症例はHb値＜10g/dLの貧血を有するとされている．慢性心不全に至っては，さらにこれ以上の頻度で貧血が認められると考

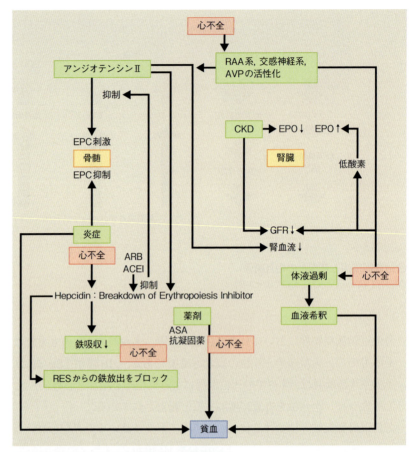

❸ 慢性心不全における貧血発症の病態説明図
ACEI：アンジオテンシン変換酵素阻害薬，ARB：アンジオテンシンⅡ受容体拮抗薬，ASA：アミノサリチル酸，AVP：アルギニンバソプレシン，CKD：慢性腎臓病，EPC：赤血球前駆細胞，EPO：エリスロポエチン，GFR：糸球体濾過量，RAA：レニン-アンジオテンシン-アルドステロン，RES：網内系．
(Ghali JK. *Curr Opin Cardiol* 2009[14] より改変)

えられている．
- 最も広く認められている貧血の定義は，男性でHb値＜13g/dL，女性でHb値＜12g/dLである[13]．またNational Kidney Foundationは，男性でHb値＜12g/dL，女性でHb値＜11g/dLを貧血の定義としている．慢性心不全を扱う際にもこれらの貧血の定義が一般的には適応される．
- 慢性心不全における貧血発症のこれまでに考えられている機序を❸に示した[14]．

血液学的病因
- 慢性心不全の少数の症例では，ビタミンB_{12}や葉酸の欠乏症が報告されている．また，鉄の欠乏は1～44％の頻度で慢性心不全症例に存在すると報告されている．
- しかし，血清鉄，血清フェリチンが正常であるとする報告もあり，最近

は，むしろ鉄の欠乏よりも，網内系（reticuloendothelial system）での鉄の利用の障害が想定されている．

腎機能障害
- 慢性心不全症例の約2/3では腎機能の障害が認められるとされており，これに伴うエリスロポエチンの減少が貧血の原因と考えられている．

炎症反応
- 慢性心不全では，炎症性サイトカインが増加し，慢性の炎症が進行していると報告されている．特に，炎症性サイトカイン TNF-α，IL-1，IL-6 は慢性心不全で増加している．
- TNF-αと IL-1 はエリスロポエチンの産生抑制と赤血球前駆細胞（erythroid progenitor cell）の増殖を抑制し，IL-6 は hepcidin 産生を介して鉄が網内系から血中に出て赤血球に利用されるのを抑制していると考えられている．

血液希釈（hemodilution）
- 臨床研究によると約46％の慢性心不全症例が血液希釈により貧血を惹起していると報告されている．
- 最近，慢性心不全の貧血の治療にエリスロポエチン刺激薬（erythropoietin-stimulating agents：ESAs）の有効性が報告されている．このことを考慮すると，容易に治療可能な，血液希釈による貧血の鑑別は臨床上重要と考えられる．

治療薬の影響
- アンジオテンシン変換酵素（ACE）阻害薬やアンジオテンシンⅡ受容体拮抗薬（ARB）の投与，特に ACE 阻害薬の高用量の投与が貧血の危険因子となっていると報告されている．これはアンジオテンシンそのものがエリスロポエチンの産生刺激となるため，アンジオテンシン産生抑制を介した作用と考えられているが，詳細は不明である．

その他の因子
- 慢性心不全による腸管浮腫による鉄分の吸収障害，抗血小板製剤（アスピリン）や抗凝固薬の投与による消化管からの出血などもその他の要因として考慮する必要がある．

慢性心不全における貧血の診断・臨床的意義

- 臨床的に，高齢者，女性，血圧の高い慢性心不全症例，腎不全合併例，糖尿病合併例，より重症な慢性心不全例，ACE 阻害薬・ARB 投与例，BMI の低い症例，血清炎症性サイトカイン値の高い症例に，貧血の合併が多い傾向があると報告されている．
- 慢性心不全における貧血の検査では，まず正球性正色素性貧血か低球性低色素性貧血かの診断および網状赤血球の増加の有無を調べることが重

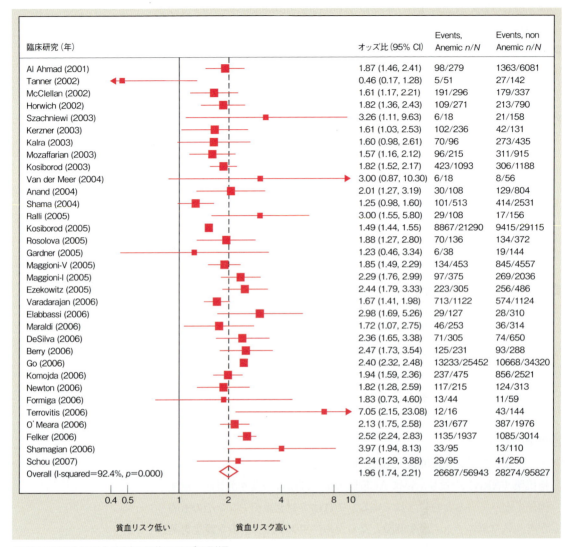

❹ 貧血の慢性心不全症例の予後に及ぼす影響
(Groenveld HF, et al. *J Am Coll Cardiol* 2008[15] より改変)

要である．正球性正色素性貧血で網状赤血球数が正常であれば血液希釈が貧血の機序である可能性も考えなければいけない．低球性低色素性貧血で血清鉄，TIBC が増加している場合でもフェリチンの減少があれば鉄欠乏性貧血と診断され，フェリチンの減少がない場合には炎症性の貧血も考えなければならない．

- 血中のビタミン B_{12} や葉酸値の測定も必要であり，エリスロポエチン値の測定も有用なことがある．
- 慢性心不全における貧血の意義であるが，❹に示したごとく多くの臨床研究において慢性心不全に貧血が合併すると予後が悪いとされている[15]．慢性心不全における貧血の治療は慢性心不全の予後を改善する

❺ 慢性心不全における貧血の病因

心筋疾患	冠動脈疾患
	動脈性高血圧
	心筋症 　家族性（肥大型，拡張型，不整脈原性右室心筋症，拘束性，左室緻密化障害） 　後天性（心筋炎：感染性／免疫性／中毒性／内分泌性／栄養性／妊娠／浸潤性）
心臓弁膜症	僧帽弁，大動脈弁，三尖弁，肺動脈弁
心膜疾患	収縮性心膜炎
	心嚢液貯留
心内膜疾患	心内膜疾患（好酸球増加を伴う／伴わない）
	心内膜線維弾性症
先天性心疾患	
不整脈，伝導障害	頻脈性不整脈（心房性，心室性）
	徐脈性不整脈（洞結節機能不全）
	房室ブロック
高拍出状態	貧血
	敗血症
	甲状腺中毒症
	Paget病
	動静脈瘻
容量負荷	腎不全
	医原性

（Kaiafa G, et al. *Int J Cardiol* 2015[6]より改変）

だけでなく，心臓リハビリテーションを安全に施行するためにも重要と考えられる．

慢性心不全における貧血の治療

- 貧血の治療には，輸血，血清鉄の補充も含めた血液学的病因の補正，エリスロポエチンを増加させる製剤（ESAs）の投与が施行されている．
- 慢性心不全における貧血の原因の主なものを，❺に示した．これら貧血の原因補正が，慢性心不全における貧血の治療となりうる．

輸血
- 急性出血，致死的貧血などの緊急時以外にはその副作用のために，輸血療法は慢性心不全の貧血治療には推奨されない．

血液学的病因の補正
- ビタミン B_{12} や葉酸の投与により貧血が改善する慢性心不全症例は少ない．しかし，一部の症例において，有効な場合もある．

鉄剤投与

- 血清鉄欠乏性貧血の鉄補充にあたる鉄剤の投与に関しては以下の考慮が必要である．鉄は一般的に，微生物の増殖に不可欠であり，ヒトの細胞の活動にも重要な役割を担っている．たとえば，食事の鉄欠乏は心室の拡大を惹起し，心筋のミトコンドリアの微小構造の障害を惹起する．一方で，鉄剤の投与は TNF-α の産生を抑制すると報告されている．これまで血清フェリチン値が 100ng/mL 以下のときには鉄剤の投与を実施するべきと報告されていた．しかし，慢性心不全における貧血の原因のほとんどが鉄の欠乏状態にあることから，最近，貧血を伴う慢性心不全に対する鉄剤投与療法が検討されている．いまだ，慢性心不全における貧血の適正な補正目標（Hb 値，Ht 値など）は不明であるものの，静脈内鉄剤投与の有効性がいくつかの臨床試験で報告されている．一方で，経口鉄剤投与の効果については明らかでないとする報告もある[16]．

- 静脈内鉄剤投与に関しては，初めての二重盲検ランダム化プラセボ対照試験[17]が施行され，その有効性が示された．この試験では，40 症例の鉄欠乏貧血を伴う慢性心不全[*2]に対し，iron sucrose 200mg を毎週投与とプラセボ投与を 5 週間継続し，左室駆出率，血中 BNP 値，6 分間歩行を比較したところ，静脈内鉄剤投与群で有意に，各々の指標の改善が認められたとしている．さらに，FERRIC-HF study[18]，FAIR-HF study[19]においても，静脈内鉄剤投与の有意な効果が認められ，この効果は，顕性の貧血が認められなくても，functional iron deficiency（鉄欠乏状態）が認められる慢性心不全に有効であったとしている．この際，鉄欠乏の有無の指標として，フェリチン，sTfR，TSAT，RDW が有効と考えられる．特に RDW は，潜在的鉄欠乏状態の診断に有効とされている．

ESAs（エポジン™）投与

- ESAs は少なくとも 3 つの二重盲検プラセボ対照試験で貧血と慢性心不全の心不全指標の改善が報告されていた[20]．また，ESAs には貧血の改善作用以外に，血管新生作用，血管内皮前駆細胞の骨髄からの動員作用，炎症性サイトカイン TNF-α，IL-6 の産生にかかわる NFκB の抑制，抗炎症性サイトカイン IL-10 の増加作用，抗酸化作用，心臓 Na^+/K^+ ポンプ調整作用および心房性利尿ホルモン（atrial natriuretic peptide：ANP）産生増加作用などのいわゆる pleiotropic effect が報告され[21]，慢性心不全症例の貧血のみならず慢性心不全の治療全般にその有効性が注目されている．

- しかし，その後の大規模ランダム化比較試験において，ESAs 治療法は臨床的な有効性を示す結果が得られていない．CREATE study[22]では，ESAs 投与群で有意に血栓塞栓のリスクが増加し，死亡率の増加を認め

*2 「男性で Hb 値 <12.5g/dL，女性で Hb 値 <11.5g/dL」かつ，「フェリチン <100μg/L または transferrin saturation < 20％」．

てしまった．その後も CHOIR study[23]，TREAT study[24] ともに，ESAs のうち，エポエチンやそのアナログであるダルベポエチンアルファを投与したものの，いずれも臨床的有用性が認められなかった．ことに慢性腎臓病（chronic kidney disease：CKD）の合併する慢性心不全では，ESAs の投与は現在のところ，慎重であるべきと考えられる．

- また，最近の貧血を伴う慢性心不全への ESAs 投与のメタ解析でも[25]，ESAs は生存率を改善していなかったとされている．
- 最近では，ESAs が無効な慢性心不全症例に静脈内鉄剤投与と ESAs 投与の併用療法が考えられている．慢性心不全では，高齢者，CKD の合併が多く，これらの臨床因子を併せもつ慢性心不全の貧血の治療に関しては今後の検討が待たれる．
- 現在のところ静脈内鉄剤投与と ESAs が有効な貧血を伴う慢性心不全としては，CKD を伴う症例で，臨床的に Hb 値を 11.0 ～ 12.0g/dL にしなければならない症例に限られると考えられている[26]．

おわりに

- 心臓リハビリテーションにおける貧血の評価は，心臓リハビリテーションの主な対象疾患である急性冠動脈症候群・冠動脈疾患・慢性心不全における貧血の役割の理解のうえになされなければならない．
- 貧血はそれだけで心臓リハビリテーションの制限因子となりうるものの，それ以外に冠動脈疾患および慢性心不全における貧血の評価・治療法も考慮した診療が，適切な心臓リハビリテーション実施に必要である．

（髙瀬凡平）

文献

1) Meneveau N, et al. Reseau de Cardiologie de Franche Comte Anaemia for risk assessment of patients with acute coronary syndromes. *Am J Cardiol* 2009; 103: 442-447.
2) Sarnak MJ, et al. Anemia as a risk factor for cardiovascular disease in the Atherosclerosis Risk in Communities (ARIC) study. *J Am Coll Cardiol* 2002; 40: 27-33.
3) Nikolsky E, et al. Impact of anemia in patients with acute myocardial infarction undergoing primary percutaneous coronary intervention: Analysis from the Controlled Abciximab and Device Investigation to Lower Late Angioplasty Complications (CADILLAC) Trial. *J Am Coll Cardiol* 2004; 44: 547-553.
4) Brawn D, et al. Hematocrit and risk of coronary heart disease. *Am Heart J* 2001; 142: 657-663.
5) de Denus S, et al. Temporal variations in hematocrit values in patients with left ventricular dysfunction: Relationship with cause-specific mortality and morbidity and optimal monitoring--further insights from SOLVD. *Can J Cardiol* 2008; 24: 45-48.
6) Kaiafa G, et al. Is anemia a new cardiovascular risk factor? *Int J Cardiol* 2015; 186: 117-124.
7) Van der Meer P, et al. Erythropoietin in cardiovascular disease. *Eur Heart J* 2004; 25: 285-291.
8) Hong YJ, et al. Relation between anemia and vulnerable coronary plaque components in patients with acute coronary syndrome: Virtual histology-intravascular ultrasound analysis.

  J Korean Med Sci 2012; 27: 370-376.
9) Shacham Y, et al. Lower admission hemoglobin levels are associated with longer symptom duration in acute ST-elevation myocardial infarction. *Clin Cardiol* 2014; 37: 73-77.
10) Mozos I. Mechanisms linking red blood cell disorders and cardiovascular diseases. *Biomed Res Int* 2015; 2015: 682054.
11) Danesh J, et al. Haematocrit, viscosity, erythrocyte sedimentation rate: Meta-analyses of prospective studies of coronary heart disease. *Eur Heart J* 2000; 21: 515-520.
12) Sabatine MS, et al. Association of hemoglobin levels with clinical outcomes in acute coronary syndromes. *Circulation* 2005; 111: 2042-2049.
13) WHO. Iron deficiency anemia assessment, prevention and control: A guide for programmed managers. Geneva: WHO; 2001.
14) Ghali JK. Anemia and heart failure. *Curr Opin Cardiol* 2009; 24(2): 172-178.
15) Groenveld HF, et al. Anemia and mortality in heart failure patients a systematic review and meta-analysis. *J Am Coll Cardiol* 2008; 52(10): 818-827.
16) Beck-da-Silva L, et al. IRON-HF study: A randomized trial to assess the effects of iron in heart failure patients with anemia. *Int J Cardiol* 2013; 168: 3439-3442.
17) Toblli JE, et al. Intravenous iron reduces NT-pro-brain natriuretic peptide in anemia patients with chronic heart failure and renal insufficiency. *J Am Coll Cardiol* 2007; 50: 1657-1665.
18) Okonko DO, et al. Effect of intravenous iron sucrose on exercise tolerance in anemic and nonanemic patients with symptomatic chronic heart failure and iron deficiency FERRIC-HF: A randomized, controlled, observer-blinded trial. *J Am Coll Cardiol* 2008; 51: 103-112.
19) Anker SD, et al. Ferric carboxymaltose in patients with heart failure and iron deficiency. *N Engl J Med* 2009; 361: 2436-2448.
20) Ghali JK, et al. Study of Anemia in Heart Failure Trial (STAMINA-HeFT) Group. Randomized double-blind trial of darbepoetin alfa in patients with symptomatic heart failure and anemia. *Circulation* 2008; 117(4): 526-535.
21) Latini R, et al. Do non-hemopoietic effects of erythropoietin play a beneficial role in heart failure? *Heart Fail Rev* 2008; 13(4): 415-423.
22) Drueke TB, et al. Normalization of hemoglobin level in patients with chronic kidney disease and anemia. *N Engl J Med* 2006; 355: 2071-2084.
23) Singh AK, et al. Correction of anemia with epoetin alfa in chronic kidney disease. *N Engl J Med* 2006; 355: 2085-2098.
24) Pfeffer MA, et al. Atrial of darbepoetin alfa in type 2 diabetes and chronic kidney disease. *N Engl J Med* 2009; 361: 2019-2032.
25) Vander Meer P, et al. Erythropoietin treatment in patients with chronic heart failure: A meta-analysis. *Heart* 2009; 95: 1309-1314.
26) National Kidney Foundation. The National Kidney Foundation Kidney Disease Outcomes Quality Initiative (NKF KDOQI). http://www.kidney.org/professionals/KDOQI/

腎機能障害

> ● **Point**
> ▶ 心臓に影響を与える腎臓側の因子として，①腎機能，②蛋白尿，③貧血の3つがあげられる．
> ▶ eGFR，尿蛋白排泄量，血清アルブミン値，ヘモグロビン値を総合的に把握することが必要である．

はじめに

- 腎臓は心臓に最も強く影響を与えている臓器といっても過言ではない．それは，最近しばしば耳にする言葉に「心腎連関」があることからもうかがえる．
- そこで，心臓に影響を与える腎臓側の因子として3つの点をあげたい．1つは腎機能，1つは蛋白尿，1つは貧血である．この3つは心臓リハビリテーションを行うにあたって腎臓側の重要な因子である．

腎機能

- 腎機能は従来，血清クレアチニン値での評価が主に用いられてきたが，最近はeGFR（推算糸球体濾過量）が標準として用いられている．これは血清クレアチニン値と年齢から算出される推定値である（❶）．
- 日本人ではeGFR 50mL/分/1.73m² 付近から全身に何らかの影響を及ぼし，腎機能障害があると考えるのが妥当とされている．したがって，これより低い値であると心機能にもさまざまな影響を与えてくる可能性が高い．
- このような腎機能の低下に伴って血圧の上昇，さらにはNa・水の貯留が起こってくる．また一方で，交感神経系の亢進やレニン-アンジオテンシン系の活性化も起こることより，当然のことであるが心臓の前負

> **Memo**
> eGFRが30mL/分/1.73m² 未満になるとその影響はよりいっそう強くなり，15mL/分/1.73m² 未満ではいつ透析導入が行われてもよい状態とされている．

❶ eGFR（推算糸球体濾過量）

日本人のMDRDの予測式（GFR；mL/分/1.73m²）に基づいたeGFR

$$eGFR (mL/分/1.73m^2) = 194 \times Cr^{-1.094} \times 年齢^{-0.287} \times 0.739 （女性の場合）$$

荷，後負荷ともに増加することになる．

蛋白尿の影響について

- 腎機能とともに，心血管疾患の危険因子として重要であると考えられているのが蛋白尿である．蛋白尿も1g未満であればそれほど大きな問題とはならないが，1g以上では腎機能障害の進行や血圧調節にも大きな影響を与えてくる．
- 実際に1日尿蛋白排泄量を定量することも大切であるが，早朝尿を得て蛋白濃度と尿クレアチニン濃度から，1日尿中クレアチニン排泄量がほぼ1gであることを利用して概算することは可能である．たとえば，尿のクレアチニン濃度が100mg/dL，蛋白濃度が20mg/dLであるとき，1日あたりクレアチニンの排泄量を1gとすると，尿量が不明であっても100mgの10倍が1gであることから蛋白も10倍の200mgと概算できる．
- 比較的大量の蛋白尿が排泄されているときには血清アルブミンも低下しており，これは浮腫の原因となったり心不全をより起こしやすくすることから注意が必要である．

貧血

- 腎機能障害が進行すると腎性貧血といわれる正球性正色素性貧血が出現する．この貧血も心機能に重大な影響を及ぼすので，腎機能障害時には十分な注意が必要である．

まとめ

- 腎臓に何らかの病変が認められるときには，eGFRによる腎機能，尿蛋白排泄量，血清アルブミン値，ヘモグロビン値をしっかり把握し，それらをなるべく総合的にとらえて，心臓リハビリテーションを行うことが必要である．

（鈴木洋通）

Mini Lecture

CKDの概念とステージ評価および診療計画

CKDの概念と導入の背景

慢性腎臓病（chronic kidney disease：CKD）はアメリカ心臓病学会とアメリカ腎臓財団が協同して作り出した考え方で，❶に示すように，腎臓に何らかの異常が少なくとも3か月以上存在する，もしくは推算糸球体濾過量（estimated glomerular filtration rate：eGFR）で60mL/分/1.73m² 未満とされている．このような病態は従来は慢性腎不全とされてきたが，CKDはより広い意味での慢性の腎臓病を含んでいる．したがって，この中には糖尿病性腎症もIgA腎症もすべてを含んでいる．

では，なにゆえこのような考え方がアメリカ心臓病学会とアメリカ腎臓財団からともに提出されてきたかである．これには少なくとも2つの意味があると思われる．1つは腎臓病の患者では心血管系疾患の予後が悪いこと，もう1つは全世界的にみて腎代替療法を必要とする患者が多くなっていることである．

eGFRについては血清クレアチニンと年齢により，日本でも計算式が作られている．さらに，eGFRによりステージが❷に示すように決められており，ステージ1は90mL/分/1.73m²以上，2は90未満60以上，3は60未満30以上，4は30未満15以上，5は15未満もしくは腎代替療法を行っているものとしている．このステージにより腎代替療法へ至るどの段階に患者があるかを容易に認識できること，またステージが進むにつれ心血管系疾患の罹患率が上昇することが示されている．

❶ CKDの定義
1. 構造または機能の異常：GFRとは関係なく，3か月以上にわたる組織，尿・生化学・画像所見の異常
2. 原疾患のいかんにかかわらず，GFRで60mL/分/1.73m² 未満

最初は上記のようにeGFRのみであったが，2012年に改訂がなされ，❸に示すようになった．すなわち従来の分類に，糖尿病ではアルブミン尿を非糖尿病では蛋白尿をそれぞれ加えることで，より正確に重症度を表すことができるようになった．これは蛋白尿が増加した後，必ずしも腎機能障害が進行するわけではないという一般臨床を反映したものになっている．

以上のようにCKDという考え方を導入することにより，従来わかりにくかった腎疾患へのアプローチが比較的容易になったといえる．腎疾患は多様であり，かつ年齢も幅広いことから，このような1つのまとめ方は臨床上役立つことはいうまでもない．しかし，アプローチが簡単になったとはいえ現実には依然として多くの留意点がある．

eGFRは正確か？

eGFRはあくまでも計算式上で成り立つものであり，またこの式はそもそも，アメリカでMDRD（Modification of Diet in Renal Disease）という蛋白摂取量の多寡が腎機能障害の進行に与える影響についての大規模臨床試験を行うにあたり実測値と比較するために作り出されたものである．

日本ではイヌリンクリアランスと対比することで作り出され，実測値との対比は❹に示した．これをみるとGFRが30～60mL/分/1.73m²の範囲では比較的よく一致するが，その範囲から逸脱

❷ CKDのステージ分類

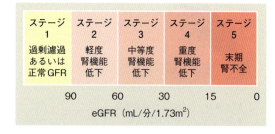

❸ CKDの重症度分類

原疾患	蛋白尿区分		A1	A2	A3
糖尿病	尿アルブミン定量 (mg/日) 尿アルブミン/Cr比 (mg/日)		正常 30未満	微量アルブミン尿 30〜299	顕性アルブミン尿 300以上
高血圧 腎炎 多発性嚢胞腎 腎移植 不明 その他	尿蛋白定量 (g/日) 尿蛋白/Cr比 (g/日)		正常 0.15未満	軽度蛋白尿 0.15〜0.49	高度蛋白尿 0.50以上
GFR区分 (mL/分 /1.73m^2)	G1	正常または高値	≧90		
	G2	正常または軽度低下	60〜89		
	G3a	軽度〜中等度低下	45〜59		
	G3b	中等度〜高度低下	30〜44		
	G4	高度低下	15〜29		
	G5	末期腎不全 (ESKD)	<15		

重症度は原疾患・GFR区分・蛋白尿区分を合わせたステージにより評価する．CKDの重症度は死亡，末期腎不全，心血管死亡発症のリスクを ■ のステージを基準に，■，■，■ の順にステージが上昇するほどリスクは上昇する．
(KDIGO CKD guideline 2012を日本人用に改変)

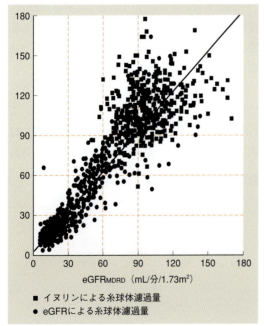

❹ 推算GFR (eGFR) とイヌリンにより直接測定したGFRの関係

(Ando Y, et al; Japanese Society of Nephrology. *Clin Exp Nephrol* 2009[1] より)

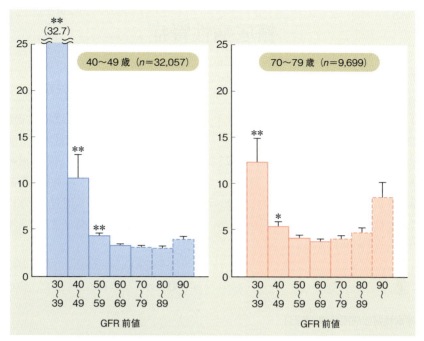

❺ 年齢によるGFR低下速度への影響
GFR60〜69mL/分/1.73m^{2}の群の加齢によるGFR低下速度（mL/分/10年）を基準とした場合の比較.
(Ando Y, et al; Japanese Society of Nephrology. *Clin Exp Nephrol* 2009[1]より)

していくと一致しない可能性が大きくなることが示されている．したがってこれを使用する際には注意が必要である．

さらに，eGFRの式では年齢に依存しているので高齢者では当然低い値になったり，極端に高い値になったりすることがあり，この点にも気をつけるべきである．

ステージ間の進行は年齢によって異なる

CKDの中には，糖尿病腎症から，比較的腎機能障害へ進行しない慢性腎盂腎炎までもが一つにまとめられている．さらにこれは年齢によっても進行が異なっている．❺に示すように，CKDでは比較的年齢の若い人ではその進行は早く，高齢者ではその進行は緩やかである．

以上のようにCKDは非常に幅広い腎疾患を一つの概念としてまとめたものであり，CKDというくくり方で腎疾患がすべて理解されるものでないことを銘記しておく必要がある．

（鈴木洋通）

● 文献
1) Ando Y, et al; Japanese Society of Nephrology. CKD Clinical Practice Guidebook. The essence of treatment for CKD patients. *Clin Exp Nephrol* 2009; 13: 191-248.

Mini Lecture

糖尿病性腎症

日本で透析導入に至る腎疾患の中で糖尿病性腎症が占める割合は，1985年では15％であったが，1995年に30％，2005年には40％となり，現在ではついに50％を超えるに至っている．なぜこのように糖尿病性腎症が増加したかは，単に糖尿病が増加したということのみではなく，初期治療，特に微量アルブミン尿の存在を見逃すことなく治療することの重要性が明確にされてこなかったことに一因があると思われる．

糖尿病性腎症のステージ分類

糖尿病性腎症は，以前は初めに過剰濾過の第1期から始まり，次いで微量アルブミン尿の第2期，さらに第3期Aの蛋白尿の出現，その蛋白尿が1g/1日以上となり糸球体濾過量も60mL/分/1.73m^2未満となる第3期B，さらには腎不全となる第4期，次いで透析に至る第5期に分けられていた．

しかしCKD分類が改訂されたのに伴い，2013年に❶に示すように改訂された．これをみてわか

❶ 糖尿病性腎症病期分類（改訂）

病期	尿アルブミン値 (mg/gCr) あるいは 尿蛋白値 (g/gCr)	GFR (eGFR) (mL/分/1.73 m^2)
第1期 （腎症前期）	正常アルブミン尿（30未満）	30以上[*1]
第2期 （早期腎症期）	微量アルブミン尿（30〜299）[*2]	30以上
第3期 （顕性腎症期）	顕性アルブミン尿（300以上） あるいは 持続性蛋白尿（0.5以上）	30以上[*3]
第4期 （腎不全期）	問わない[*4]	30未満
第5期 （透析療法期）	透析療法中	

糖尿病性腎症は必ずしも第1期から順次第5期まで進行するものではない．本分類は，厚労省研究班の成績に基づき予後（腎，心血管，総死亡）を勘案した分類である．
(http://mhlw-grants.niph.go.jp/，Wada T, et al. *Clin Exp Nephrol* 2014[1] より）

[*1] GFR 60mL/分/1.73m^2 未満の症例はCKDに該当し，糖尿病性腎症以外の原因が存在しうるため，他の腎臓病との鑑別診断が必要である．

[*2] 微量アルブミン尿を認めた症例では，糖尿病性腎症早期診断基準に従って鑑別診断を行ったうえで，早期腎症と診断する．

[*3] 顕性アルブミン尿の症例では，GFR 60mL/分/1.73m^2 未満からGFRの低下に伴い腎イベント（eGFRの半減，透析導入）が増加するため注意が必要である．

[*4] GFR 30mL/分/1.73m^2 未満の症例は，尿アルブミン値あるいは尿蛋白値にかかわらず，腎不全期に分類される．しかし，特に正常アルブミン尿・微量アルブミン尿の場合は，糖尿病性腎症以外の腎臓病との鑑別診断が必要である．

【重要な注意事項】本表は糖尿病性腎症の病期分類であり，薬剤使用の目安を示した表ではない．糖尿病治療薬を含む薬剤，特に腎排泄性薬剤の使用にあたっては，GFRなどを勘案し，各薬剤の添付文書に従った使用が必要である（2013年12月糖尿病性腎症合同委員会）．

❷ 糖尿病性腎症病期分類（改訂）とCKD重症度分類との関係

アルブミン尿区分		A1	A2	A3
尿アルブミン定量 (mg/日) 尿アルブミン/Cr比 (mg/gCr) 尿蛋白定量 (g/日) 尿蛋白/Cr比 (g/gCr)		正常アルブミン尿 30未満	微量アルブミン尿 30〜299	顕性アルブミン尿 300以上 もしくは高度蛋白尿 0.50以上
GFR区分 (mL/分/1.73m^2)	≧90 60〜89 45〜59 30〜44	第1期 （腎症前期）	第2期 （早期腎症期）	第3期 （顕性腎症期）
	15〜29 <15		第4期 （腎不全期）	
	（透析療法中）		第5期 （透析療法期）	

るように，糖尿病性腎症は必ずしも第1期から順次第5期まで進行するものではないと，CKDと同様に改訂された．

微量アルブミン尿の重要性

糖尿病性腎症で最も重要なのは，微量アルブミン尿の存在に常に目を向けることである．それには24時間蓄尿による方法が確実とされているが，より簡易な方法として，早朝尿でgクレアチニンあたりを毎日測定していく方法が負担もかからず，また日常診療でも適していると思われる．

この方法は1日あたりのクレアチニンの排泄量がほぼ1gであることを利用するもので，早朝尿にてアルブミン濃度（mg/dL）とクレアチニン濃度（mg/dL）を測定する．たとえば，アルブミン濃度が2mg/dL，クレアチニン濃度が100mg/dLであった場合は，2mg/dL÷100mg/dL×1,000mg（1g）＝20mg/gクレアチニンとなる．このようにしてだいたいの目安がつけられる．もし急に増加したような場合には24時間蓄尿による方法が推奨される．

糖尿病性腎症では，微量アルブミン濃度は30〜299mg/日と比較的広い範囲で定義されている．微量アルブミン濃度を減少させるには十分な降圧（130/80mmHg未満）とレニン-アンジオテンシン（RA）阻害薬を用いることが推奨されている．

CKD分類との対比

CKD分類との対比の表（❷）が新たに提唱された．これをみてもわかるように，糖尿病性腎症では第3期まではすべてeGFRでは30mL/分/1.73m^{2}までかなり広い範囲で腎機能障害をとらえている．

（鈴木洋通）

● 文献
1) Wada T, et al. Clinical impact of albuminuria and glomerular filtration rate on renal and cardiovascular events, and all-cause mortality in Japanese patients with type 2 diabetes. *Clin Exp Nephrol* 2014 ; 18 : 621-622.

3章

運動機能評価と運動プログラム作成

ベッドサイド(病棟)での運動機能評価

● Point

▶ 心臓リハビリテーション(以下,心リハ)を効果的に導入するためには,身体機能の程度と,そのリスクを入院期から把握する必要がある.
▶ 病棟での運動機能は,主に「骨格筋筋力」「姿勢バランス能力」「関節可動域」「歩行能力」をみる.
▶ 骨格筋筋力の評価は,立ち上がり動作から下肢筋力水準を推定する.
▶ 姿勢バランス能力の評価は,難易度の低いものから選択し,可能であれば,片脚立位保持時間,前方リーチ距離などを測定する.
▶ 関節可動域は,ADL に必要な,かつ関節制限を認めやすい足関節背屈角度を測定する.
▶ 病棟での歩行自立度は,呼吸循環反応,骨格筋筋力,姿勢バランス能力から総合的に判断する.

ベッドサイド(病棟)での運動機能評価の進め方

- 病棟での運動機能評価にあたって,患者の入院前の ADL や身体活動量を含めた情報を得るようにする.
- 心臓リハビリテーションプログラムフローチャートを❶に示す[1].このプログラムはステージⅠ〜Ⅴより成る.症例の多くはベッドサイドから離床開始となる.
- 離床時の姿勢変化は心血管系に対する負荷試験の様相を呈しており,血圧,心拍数,心電図,動脈血酸素飽和度および自覚症状の確認は必須である.
- 病棟で心リハプログラム進行に際し,認知症,譫妄,高次脳機能障害,整形外科疾患などの合併症を有する場合,あるいはデコンディショニングなどの影響によりステージⅣ〜Ⅴの立位・歩行に至らない場合には,ステージ Ⅱ(座位の確保まで移行した段階)となった時点において早急に心リハ室へ移行する.この場合には,呼吸循環反応のみならず身体機能に関する評価を施行し,身体機能向上に向けた個別対応プログラムを可及的早急に開始する.それ以外の場合には,病棟にてステージⅣ・Ⅴへと進める.
- 病棟での運動機能は,骨格筋筋力,姿勢バランス能力,関節可動域(range of motion:ROM),歩行能力に分けて評価する.

ベッドサイド（病棟）での運動機能評価

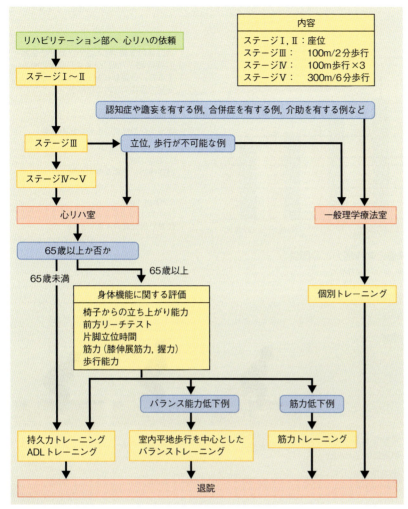

❶ 心臓リハビリテーションプログラムフローチャート

入院期の心リハプログラムの進行に際し、認知症、譫妄、高次脳機能障害、整形外科疾患などの合併症を有する場合には、呼吸循環反応のみならず、身体機能に関する評価を施行し、身体機能向上に向けた個別対応プログラムを可及的早期に開始することが望ましい。
（井澤和大ほか．理学療法 2006[1]より改変）

病棟での骨格筋筋力評価

- 立ち上がり動作や、歩行、階段昇降などに必要な膝伸展筋力は、最高酸素摂取量と同様、加齢に伴い動作能力閾値に対する予備能力が低くなる（❷）[2]．
- 発症後急性期で心血管反応が落ち着いていない場合、最大筋力の測定は望ましくない．そのため、立ち上がり動作などの起居動作から下肢筋力水準を推定することとなる（❸）[3]．
- 40cm 高に調節した椅子やベッドなどから起立できない患者は、独歩に必要な下肢筋力閾値を有していない可能性が高く、歩行に際して監視や

Memo
骨格筋筋力を測定する際には、Valsalva 効果に留意し（息こらえをさせない）、測定前後、測定中に心電図モニタリング、および血圧測定を行うことが必須である。

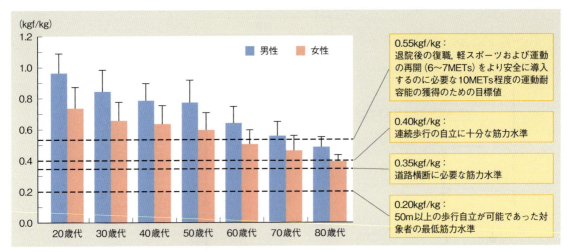

❷ 性別・年代別の膝伸展筋力標準値と動作能力との関係
(森尾裕志. 循環器理学療法の理論と技術. 2009[2]より改変)

	40cmからの立ち上がり	30cmからの立ち上がり	20cmからの立ち上がり
課題			
可能な対象者の筋力の最低値 (kgf/kg)	0.20	0.20	0.30
全対象者が可能になる筋力値 (kgf/kg)	0.35	0.45	0.55

❸ 立ち上がり動作と膝伸展筋力の関係

上肢補助を用いずに立ち上がり動作から膝伸展筋力を推定する方法．椅子やベッドなど40cm高台から起立できない者は，独歩に必要な筋力閾値を有していない可能性が高く，歩行に際して監視や介助が必要となる．また，20cm高台からの起立可能者は，少なくとも院内独歩に必要な最低限の筋力を有している可能性が高い．
(森尾裕志ほか. 理学療法リスク管理マニュアル, 第3版. 2011[3]より改変)

介助が必要となる．
- 膝伸展筋力測定器や握力計などの各種筋力測定器を用いた最大筋力の測定は，病棟での心リハプログラムを終了した後，すなわち心リハ室に移行した後，十分なモニタリング下で行う．

病棟での姿勢バランス能力評価

- デコンディショニングが進んだ患者や高齢患者にとって，日常生活を再獲得するためには姿勢バランス能力は重要な要素となる．また，バランス能力の低下は転倒の主要な危険因子とされ，障害の程度，歩行の自立度の予測，治療効果判定のためのさまざまな検査法が用いられている．

	歩行不能	平行棒内介助歩行	平行棒内歩行自立	屋内監視歩行	屋内歩行自立	屋外歩行自立
片脚立位					■	■■■■■
Mann肢位				■■■	■■■■■	■■■
ステップ位				■■■■■	■■■■■	
閉脚位			■■■	■■■■	■■■	
開脚位		■■	■■■■■■			
片手支持の開脚位	■	■■■	■			
両手支持の開脚位	■	■■				
立位保持不能	■■■					

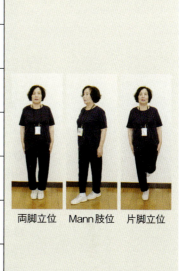

両脚立位　Mann肢位　片脚立位

❹ 20秒間の立位保持能力と歩行能力との関連性
20秒間の立位保持の場合，片脚立位は安定した屋外歩行，Mann肢位（継ぎ足位）は安定した屋内歩行の目安となる．
（望月久．姿勢調節障害の理学療法．2004[4]より改変）

以下に病棟でできる代表的なバランス評価法の特徴について述べる．
- 静的バランス能力の評価法として，直立検査がある．日本平衡神経学会では直立検査の項目として，両脚直立検査，Mann肢位検査，片脚立位検査の3種類をあげている[4]．
  ① 直立検査は上肢の支持の有無や支持基底面の面積によって難易度を序列化し，バランス能力の評価尺度として用いることができる（❹）．
  ② 転倒の危険性があるため，直立検査は難易度の低いものから選択する（両脚直立→Mann肢位→片脚立位）．
  ③ 300m歩行自立の片脚立位保持時間のカットオフ値は20秒とされる[5]．また，70歳代男性の中央値は14.1秒とされる[2]．高齢入院患者を対象とした場合，屋内歩行自立（50m以上）のカットオフ値は，3.2秒とされている[6]．
- 動的バランス能力の評価法として，前方リーチテストがある．片脚立位検査に比べて難易度が低く，手支持なしで立位がとれれば測定できるという特徴がある[2]．
  ④ 病棟で簡便に行う方法として，伸縮可能な指示棒を用いた前方リーチ

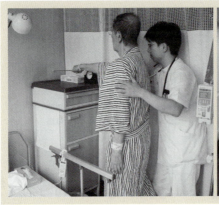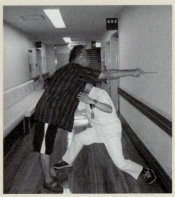

❺ 指示棒を用いた前方リーチテスト
最長に伸ばした指示棒を利き手で持ち，できるだけ前方へリーチする．短縮した指示棒の長さから，前方リーチ距離を算出する．携帯可能な伸縮式指示棒を用いることで，ベッドサイドでも測定可能な利点がある．

❻ 生活動作レベルと拘縮発生順序

歩行介助―立位自立レベル	：足背屈
歩行不能―立位自立レベル	：足背屈，股屈曲
歩行不能―立位介助―自立レベル	：足背屈，股屈曲，ハムストリングス
立位不能―座位・起き上がり自立レベル	：足背屈，股屈曲，ハムストリングス，膝伸展，股内旋
座位介助―起き上がり介助レベル	：足背屈，股屈曲，ハムストリングス，膝伸展，股内旋，股外転
座位，起き上がり，寝返り不能レベル	：足背屈，股屈曲，ハムストリングス，膝伸展，股内旋，股外転

ROM制限の発生率が高い関節として，足関節の背屈があげられる．足関節背屈の参考ROMは20°であるが，平地歩行では背屈15°，階段降りでは背屈30°が必要となる．それらのROMが確保されない場合，跛行や疼痛が生じる．その他，生活動作レベルが低くなるほど，股関節，膝関節に関節拘縮が及ぶ．
（福屋靖子．理学療法学 1994[8]より改変）

テスト[7]がある（❺）．
⑤前方へのリーチ距離が長いほど，バランス能力が優れているとされ，歩行自立のためのカットオフ値は26.0cmである．

病棟での ROM 評価

- 優れた骨格筋筋力や姿勢バランス能力を有していたとしても，その発揮には十分な ROM が獲得されていることが前提条件となる．
- 筋緊張亢進や臥床による影響で制限を認めやすい関節角度として，上肢では肩関節屈曲（参考ROM：180°）・外転（180°）・外旋（90°），肘関節伸展（0°），手関節掌屈（80°），股関節外転（45°），足関節背屈（20°）があげられる．
- 特に足関節背屈は，制限の発生頻度が高い関節方向であり（❻）[8]，二関節筋である下腿三頭筋がかかわる．したがって，足関節背屈の可動域の

> **Memo**
> ペースメーカ挿入術施行患者の肩関節の屈曲，外転運動については，術後翌日までは90°を上限とする．その後は，担当医と相談のうえ，徐々に拡大していく．

COLUMN 歩行補助具の選定方法は？

　骨格筋の筋力低下により下肢の支持性が低く，手すりや杖などに強く荷重する必要のある場合，過度な血圧上昇を招くことがあるため，血圧反応に留意しておく必要がある．自由歩行に比較し，両松葉杖歩行＜片ロフストランド杖歩行＜片松葉杖歩行で収縮期血圧が高くなる．また，運動器障害を有する症例の場合，運動効率が悪くなり，同一の歩行速度であっても健常者に比べてエネルギー消費が大きく，心筋酸素消費量も増加しやすい．運動器障害を有する症例については適切な装具を処方することで運動効率は改善するため，この点に対してアプローチすることで持久力を改善させることも可能である．

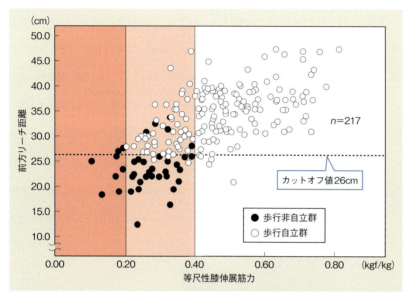

❼ 等尺性膝伸展筋力および前方リーチ距離と歩行自立度との関係
下肢筋力評価のみでは歩行自立度の判別が困難であった膝伸展筋力区分 0.2 ～ 0.4kgf/kg の症例を前方リーチ距離のカットオフ値 26.0cm にて選別した場合，90.7 ％の正診率が得られている．これらのことから，運動機能は複数の評価から総合的にとらえる必要がある．
（森尾裕志ほか．心臓リハビリテーション2007[7]より改変）

測定は，膝屈曲位だけではなく，膝伸展位においても実施する必要がある．
- 足関節の背屈制限が認められる場合，歩行や階段昇降などの ADL 低下に影響を及ぼす．

病棟での歩行能力評価

- 入院前の ADL や身体活動量が目標となる．70 歳以上の入院期心疾患患者の歩行障害の合併率は約 3 割に及ぶため，歩行能力の改善を含んだ心リハプログラムの立案，実施が必要となる．
- 病棟での簡便な歩容の評価として，歩行時の歩幅をみる．歩幅に左右差がある場合，どちらか一方の単脚支持時間が短いことを示しており，短い側の荷重痛，筋力低下，ROM 制限，などを疑う．

- 歩行能力の指標としては，歩行自立度や，最大歩行速度，6分間歩行距離などを用いる．
- 特に，高齢者では骨格筋筋力，バランス能力の低下によって歩行能力や運動耐容能，ADLが制限される（❼）．
- 病棟での歩行自立度は，呼吸循環反応，骨格筋筋力，姿勢バランス能力から総合的に判断する．

（森尾裕志，井澤和大）

● 文献

1）井澤和大ほか．心不全症例に対する理学療法プログラム；入院期プログラムを中心として．理学療法 2006；23：471-478．
2）森尾裕志．身体機能の評価．増田卓，松永篤彦（編）．循環器理学療法の理論と技術．東京：メジカルビュー；2009. pp.165-172．
3）森尾裕志ほか．加齢と転倒．聖マリアンナ医科大学病院リハビリテーション部理学療法科（編）．理学療法リスク管理マニュアル．第3版．東京：三輪書店；2011. pp.298-340．
4）望月久．臨床的評価．奈良勲，内山靖（編）．姿勢調節障害の理学療法．東京：医歯薬出版；2004. pp.196-197．
5）石井玲ほか．入院期心疾患患者の歩行自立度判定における片脚立位時間検査の有用性．呼と循 2006；54：295-300．
6）堅田紘頌ほか．高齢入院患者における前方リーチ距離および片脚立位時間と歩行自立度との関連．理学療法：技術と研究 2013；41：40-45．
7）森尾裕志ほか．高齢心大血管疾患患者における下肢筋力，前方リーチ距離と歩行自立度との関連について．心臓リハビリテーション 2007；12：113-117．
8）福屋靖子．成人中枢神経障害者の在宅における生活動作と関節拘縮の関係について．理学療法学 1994；21：90-93．

運動負荷試験の種類と使い分け

> ● Point
> ▶ 運動負荷様式には等張性負荷と等尺性負荷があるが，特殊な例を除いては前者が用いられ，トレッドミルや自転車エルゴメータを用いた負荷が行われている．
> ▶ 負荷試験中には，自覚症状，他覚症状，血圧，心拍数，心電図の観察は必ず行う．自覚症状のモニタリングには，自覚的運動強度（Borg 指数）がよく利用されている．
> ▶ 心肺運動負荷試験（CPX）は，運動中のエネルギー代謝を非侵襲的に推定できる．
> ▶ SAS は，心疾患患者の治療効果判定や予後予測に有効とされている．
> ▶ 6 分間歩行試験は，患者の身体活動を促す自己評価や自己管理のツールとして有用性が高いと考えられる．

運動負荷試験の目的

- 心臓リハビリテーションにおいて運動負荷試験は欠かせない．運動負荷試験は心疾患，とりわけ狭心症・心筋梗塞をはじめとする虚血性心疾患の診断，治療効果判定，運動耐容能評価に用いられている．
- 運動負荷試験の目的として以下の項目があげられる．
  ① 虚血性心疾患の検出（診断）
  ② 虚血性心疾患の重症度判定
  ③ 心疾患患者の運動耐容能評価
  ④ 運動誘発性不整脈の検出
  ⑤ 運動誘発性の各種疾患の検出
  ⑥ 手術後，薬剤投与後などの治療効果判定
  ⑦ 運動療法のための運動処方作成
  ⑧ 虚血性心疾患の予後判定
- 上記の目的のうち最も頻度の高いものは，虚血性心疾患の診断目的である．すなわち，運動で誘発される狭心症を検出するために行われる．狭心症は，典型的症状（狭心痛）を訴えるときに記録した心電図が虚血性変化（主に ST 変化）を示すとき診断が確定されるが，安静時心電図ではまったく異常を認めず，日常生活で明らかな狭心痛を認めない例も少なくない．また運動時における軽い息切れなど，典型的な狭心症状を呈

さない場合もある．このようなとき運動負荷試験は，安静時には予測できない虚血性心疾患を検出することを目的に行われる．
- 心筋梗塞後や心臓外科手術後の心臓リハビリテーションにおいても，リハビリテーション開始時の運動の安全性や運動処方の作成に運動負荷試験は欠かせない．運動負荷試験によって患者の運動耐容能を評価し，その結果をもとに運動処方（特に運動強度設定）や運動・生活指導を行い，さらに職業復帰を判断する．
- また，体力の保持・生活習慣病などの疾病予防を目的として，中高年層を中心に運動・スポーツが盛んに行われるようになっているが，この場合にも潜在的な虚血性心疾患の検出や運動処方作成を目的として運動負荷試験が行われる．

運動負荷の様式

- 負荷様式は，等張性（isotonic）負荷と等尺性（isometric）負荷に分類することができる．前者は，歩く，走る，自転車をこぐなどの動的（dynamic）運動（あるいは等張性運動）を行わせる負荷試験であり，後者は，手を握る（handgrip）などの関節を固定して行う静的（static）運動（あるいは等尺性運動）を行わせる方法である．
- 等張性運動と等尺性運動とでは，心血管系にかかる負荷の性質がまったく異なり，前者は心臓に容量負荷をかけるが，後者は圧負荷をかける．等張性運動負荷では，心拍数が心肺機能の指標である酸素摂取量との相関がよく，運動様式が日常活動に近く生理的である．
- このような点から，特殊な例を除いては等張性の運動負荷試験が広く用いられており，「歩く」（トレッドミル）あるいは「自転車をこぐ」（自転車エルゴメータ）が行われている．

運動負荷試験の適応と禁忌

- 運動療法の効果が認められている虚血性心疾患，糖尿病，高血圧症，肥満，脂質異常症などの生活習慣病を有する者や，健康維持のために運動を始めようとする中高年者は，原則として運動負荷試験を受けることが望ましい．
- 外見上健康な人を対象とする場合，症状（特に器質的心疾患を示唆する）の有無，年齢，安静時心電図所見，冠危険因子の保有状況を考慮して運動負荷試験の適応を判断するのが一般的である．
- 心臓リハビリテーションでは，急性心筋梗塞後または心臓術後のベッドサイドでの離床訓練が順調に経過して，病棟内の廊下歩行が確実に行えるようになった時点で運動負荷試験を実施する．この時点で運動負荷試験を行う目的は，有酸素トレーニングを開始する際の急性期治療効果判

> **Memo**
> 従来行われていたマスター二階段試験は，①負荷中の心電図，血圧のモニターができない，②体力のある被検者にとっては負荷量が不十分で，低体力者にとっては過大負荷となる，③膝や腰に障害のある特に高齢者にとっては不向きである，という理由から今日では実施される施設が限られている．

❶ 運動負荷試験の絶対禁忌と相対禁忌

絶対禁忌
1) 虚血を疑わせる新たな安静時心電図上の明らかな変化，発症2日以内の心筋梗塞または他の急性の心イベント
2) 不安定狭心症
3) 自覚症状や血行動態悪化を伴うコントロール不十分な不整脈
4) 有症候性の重度大動脈弁狭窄
5) コントロールされていない有症候性の心不全
6) 急性肺塞栓や肺梗塞
7) 急性心筋炎や心内膜炎
8) 解離性大動脈瘤やその疑いのあるもの
9) 発熱，身体の痛み，リンパ節腫脹を伴う急性感染症

相対禁忌
1) 左主幹部病変
2) 中等度の狭窄性心臓弁膜症
3) 電解質異常（例：低カリウム血症，低マグネシウム血症）
4) 重度の高血圧（安静時収縮期血圧＞200mmHg，拡張期血圧＞110mmHgのいずれか）
5) 頻脈性不整脈もしくは徐脈性不整脈
6) 肥大型心筋症およびその他の閉塞性流出路障害
7) 運動により悪化する神経筋疾患，筋骨格疾患またはリウマチ疾患
8) 高度房室ブロック
9) 心室瘤
10) コントロールされていない代謝性疾患（例：糖尿病，甲状腺中毒，粘液水腫）
11) 慢性感染症（例：単核球症，肝炎，AIDS）
12) 運動実施が不可能な精神的または身体的障害

相対禁忌は負荷試験による利益が危険性を上回る場合に実施することができる．この場合，特に安静時に症状がなければ，低レベルで終了する運動を注意深く実施することができる．
(American College of Sports Medicine. ACSM's Guidelines for Exercise Testing and Prescription, 8th ed. 2009.[1] p.54より改変)

定，安全性確認（運動時の血行動態確認）と運動処方のためである．
- 退院前の負荷試験では，運動耐容能の確認を行い，その結果をもとに退院後の在宅での運動療法や生活の指導を行い，職場復帰についての助言を行う．
- 退院後の運動負荷試験は定期的に行い，耐容能の変化と運動時の血行動態を評価し，処方の再確認と運動指導が目的になる．
- 運動負荷試験の禁忌については❶に示す[1]．

運動負荷試験の実際

運動負荷試験前の準備

- 運動負荷試験は注意深く行えば安全であると考えられているが，負荷試験中に急性心筋梗塞や突然死が発生した報告がある．運動負荷試験によって起こりうる緊急事態や合併症（❷）を未然に防ぎ，万が一発生したら適切に処置を行うため，心肺蘇生術（CPR）が確実に行えるようスタッフはトレーニングしておく．

❷ 運動負荷試験の合併症
1) 不整脈
   発作性上室頻拍，発作性心房粗・細動，心室頻拍，心室細動，房室・洞房ブロック
2) 胸痛（ST上昇）
3) 迷走神経過緊張
4) 低血圧反応
5) 高血圧反応

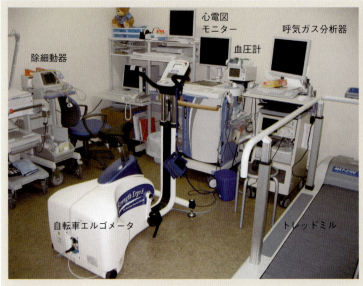
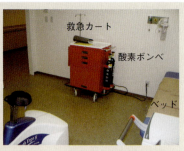

❸ 運動負荷試験室
CPRのための救急カートや除細動器も必ず備えておく．
（埼玉医科大学国際医療センター）

- 運動負荷試験は医師の監視下で行い，上述のような合併症が生じたときに備えて，CPRのための器材および薬品を直ちに使用できるよう準備しておく．重篤な不整脈に対応する備えは特に重要であり，救急薬品だけでなく除細動器も必ず備えておく（❸）．
- あらかじめ検査の意義・合併症のリスクなどを十分に説明し同意書を得て，被検者との良好なコミュニケーションを図ることはきわめて重要である．
- 負荷試験前には問診と診察を行う．検査当日の状態を把握し，改めて前述の適応と禁忌を再チェックする．場合によっては，検査の中止や延期を判断しなければならない．
- 当日の定期薬の内服状況の確認も忘れてはならない．
- 虚血性心疾患のスクリーニングを目的とする場合には，冠危険因子（高血圧症，脂質異常症，喫煙，耐糖能異常，肥満など）の保有状況は必ず把握しておく．

> **Memo**
> 負荷試験当日に風邪をひいていたり，何らかの急性疾患を患っていることもある．また，胸痛や息切れなどの心疾患に関連する症状が新たに出現したり，悪化していないかについても必ず確認する．負荷開始直前に心電図上新たな不整脈が見つかったり，安静時血圧が異常に高値であることもよく経験する．

プロトコルの選択

トレッドミル

- 電動により動くベルトの上を歩行または走行して，測定を行う方法である．
- 運動形態が日常の身体活動で常に行っている歩行であるので馴染みやすい．しかし，高負荷になると血圧測定が困難になり，転倒の危険（特に高齢者）が出てくるなどの欠点がある．大きな装置であるため場所を取り，比較的高価であることも難点である．

❹ 運動プロトコル

Bruce法とBruce変法				
ステージ	時間（分）	速度mph（kph）	傾斜（%）	METs
(1)	3	1.7 (2.7)	0	2.3
(2)	3	1.7 (2.7)	5	3.5
1	3	1.7 (2.7)	10	4.9
2	3	2.5 (4.0)	12	7.0
3	3	3.4 (5.5)	14	10.0
4	3	4.2 (6.7)	16	13.1
5	3	5.0 (8.0)	18	16.1
6	3	5.5 (8.8)	20	19.4
7	3	6.0 (9.7)	22	22.1

Naughton法				
ステージ	時間（分）	速度mph（kph）	傾斜（%）	METs
1	2	1.0 (1.6)	0	1.8
2	2	2.0 (3.2)	0	2.5
3	2	2.0 (3.2)	3.5	3.5
4	2	2.0 (3.2)	7.0	4.4
5	2	2.0 (3.2)	10.5	5.4
6	2	2.0 (3.2)	14.0	6.4
7	2	2.0 (3.2)	17.5	7.3

Bruce変法はBruce法のステージ1の前に(1)と(2)が追加される.
mph：マイル/時, kph：km/時, METs：代謝当量.

- 負荷強度は，ベルトの傾斜と速度を変えることで調節する．3〜4分ごとに負荷強度を増加させる多段階漸増法で行うのが一般的である．合計の負荷時間は10分程度とするのが適当であるので，被検者の体力に合わせたプロトコルを選択するようにする．
- Bruce法は，通院患者程度の体力を有する者に適し，Naughton法は速度が一定で傾斜を増加させるため体力の低い高齢者に適し，Sheffield法はBruce法の第1ステージの前に2つのステージを設けたものである（Bruce変法またはmodified Bruce法）（❹）．プロトコルによって，運動中の酸素摂取量や心拍数増加の程度に相違がある（❺）[2]．
- ランプ（ramp）法は，嫌気性代謝閾値（anaerobic threshold：AT）を求める場合や呼気ガス分析を行うときなどに使用される．この負荷法は酸素摂取量が直線的に増加することが条件である（❻）．

自転車エルゴメータ

- 機械的または電気的ブレーキにより負荷をかけることのできる固定式自転車を座位または臥位でこぐ方法である．下肢での負荷が一般的であるが，対麻痺患者などには上肢エルゴメータを用いる．

Memo
低体力者用に修正したBruce法もある（low fitness）．

ステージ	時間（分）	速度（mph）	傾斜（%）
1	3	1.2	0
2	3	1.2	3
3	3	1.2	6
4	3	1.7	6

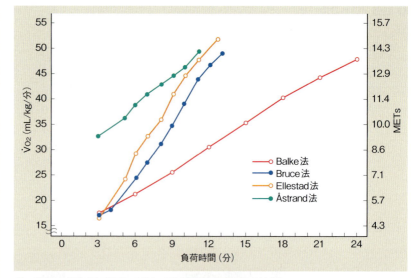

❺ **4種類の異なるプロトコルにおける酸素摂取量の比較**
トレッドミルの代表的プロトコルであるBalke法，Bruce法，Ellestad法，Åstrand法で比較した．プロトコルによって負荷中の酸素摂取量の増加の程度に違いがあることがわかる．しかし，leveling offは生じないものの，最終的には最大酸素摂取量はほぼ同じになりプロトコルによる違いはない．
(Pollock ML. *Am Heart J* 1976[2]より）

- 高齢女性の場合，自転車に乗った経験がなくうまくこげない者がいるので注意する．また，脚疲労が早く生じるため，到達心拍数はトレッドミルに比べ低い傾向があり，最大酸素摂取量も10～20％ほど低い値をとるといわれている．
- 転倒の危険が少なく，負荷中の採血や血圧測定が容易であり，負荷強度がワット（W）（仕事率）という物理量による表示であり客観性に優れているという利点がある．また場所をとらず比較的安価でありヨーロッパでは標準的な負荷方法としてよく用いられている．
- トレッドミルのように統一したプロトコルはないが，3分ごとに20Wまたは25Wずつ負荷を上げていく方法が一般的である．
- ランプ法では1分間に10W（6秒に1W），15W（4秒に1W）または20W（3秒に1W）ずつ増加させる方法が一般的である．

測定項目

- 負荷試験中には，自覚症状，他覚症状，血圧，心拍数，心電図の観察は必ず行う．自覚症状のモニタリングには，Borgが考案した自覚的運動強度（rating of percieved exertion：RPE）がよく利用されている．

心電図

- 心電図モニターは必ず行い，負荷中の不整脈や虚血性ST変化を観察する．その誘導は，12誘導によらない場合には，虚血性ST変化をとら

❻ 心疾患患者用のトレッドミルランプ負荷法

ステージ(No.)	速度(kph)	傾斜(%)	時間(分)	予測($\dot{V}O_2$)
1	1.0	0.0	4.0	7.4
2	1.2	3.0	0.5	8.5
3	1.4	5.2	0.5	9.6
4	1.6	6.8	0.5	10.7
5	1.8	8.1	0.5	11.8
6	2.0	9.1	0.5	12.9
7	2.2	9.9	0.5	14.0
8	2.4	10.6	0.5	15.1
9	2.6	11.1	0.5	16.2
10	2.8	11.6	0.5	17.3
11	3.0	12.0	0.5	18.4
12	3.2	12.4	0.5	19.5
13	3.4	12.7	0.5	20.6
14	3.6	12.9	0.5	21.7
15	3.8	13.2	0.5	22.8
16	4.0	13.4	0.5	23.9
17	4.2	13.5	0.5	25.0
18	4.4	13.7	0.5	26.1
19	4.6	13.8	0.5	27.2
20	4.8	14.0	0.5	28.3
21	5.0	14.1	0.5	29.4
22	5.2	14.2	0.5	30.5
23	5.4	14.3	0.5	31.6
24	5.6	14.3	0.5	32.7
25	5.8	14.4	0.5	33.8
26	6.0	14.5	0.5	34.9
27	6.2	14.5	0.5	36.0
28	6.4	14.6	0.5	37.1
29	6.6	14.6	0.5	38.1
30	6.8	14.7	0.5	39.3

1ステージを30秒として30ステージ目で酸素摂取量が約40mL/kg/分になるように設定されたプロトコルである．kph：km/時．
(水野康，福田市藏〈編〉．循環器負荷試験法―理論と実際，改訂第3版．東京：診断と治療社；1991．p.269より)

えやすい V_5 類似誘導（CM5，CC5）がよく用いられる．
- 負荷中止後通常5〜6分間観察するが，異常が認められたら，その異常が回復するまで経過の記録を行う．

血圧
- 間接法により収縮期血圧を負荷中・後を通じて1分ごとに測定する．
- 負荷中に自動血圧計による測定ができなくなったら，直ちに聴診法または触診法で測定する習慣をつける．
- 高血圧者では，自覚症状が乏しくても負荷中に顕著な血圧上昇反応を示すことは珍しくない．

Borg 指数（❼）
- RPEをモニタリングする指標にBorg指数（Borg scale）がある．これ

Memo
循環器領域では主に原型スケールが，呼吸器領域では主に修正スケールが使われている．

❼ Borg指数（自覚的〈主観的〉運動強度）

原型スケール（旧Borg指数）			修正スケール（修正Borg指数）		
6			0	何も感じない	nothing at all
7	非常に楽である	very, very light	0.5	非常に弱い	very, very weak
8			1	やや弱い	very weak
9	かなり楽である	very light	2	弱い	weak
10			3	ちょうどよい（楽である）	moderate
11	楽である	fairly light	4	ややきつい	somewhat strong
12			5	きつい（強い）	strong
13	ややきつい	somewhat hard	6		
14			7	かなりきつい	very strong
15	きつい（強い）	hard	8		
16			9		
17	かなりきつい	very hard	10	非常にきつい	very, very strong
18					
19	非常にきつい	very, very hard			
20					

には原型と修正の2種類がある．
- 原型スケール：「非常に楽である」から「非常にきつい」まで6〜20の数字に対応させ，奇数の番号に運動強度の主観的表現をつけている．6〜20の数字を10倍すると健常成人の心拍数にほぼ相当するとされている．
- 修正スケール：「何も感じない」から「非常にきつい」までの感覚を0〜10に対応させ，6，8，9を除く数字に運動強度の主観的表現をつけている．

● 運動負荷試験や運動療法の現場では，運動強度に対する全体的な体のつらさとして対応する数字を患者に示させるが，足の疲労感（末梢）と呼吸困難感（中枢）を分けて記録する施設もある．

● ATレベルの強度は原型スケールで11〜13，修正スケールで3前後に相当する．しかし，RPEは個人によるばらつきがあることが難点であり，この傾向は高齢者ほど大きくなる．

運動負荷試験の中止基準（エンドポイント）

● 安全かつ意義のある試験にするために，負荷試験の終点となる中止基準が決められている（❽）[1]．中止基準とは，負荷試験の続行が危険であると判断する根拠になる条件のことである．目標心拍数到達を除き，心血管系あるいは脳循環系の異常に基づくものである．

● 中止基準に従った症候限界性最大負荷試験を通常は実施するが，亜最大負荷試験としての一般的な方法は，年齢別予測最大心拍数の85〜90％までとする．

● なお，心拍数は運動強度の優れた指標であり多くの健常人に適用される

Memo
最大心拍数の85％を超えると虚血性心疾患を有する者の約80〜90％が心電図異常を示すため，虚血性心疾患の診断目的として負荷試験を安全に行うためには，最大心拍数まで追い込まなくても85〜90％の負荷で十分診断能力を有する．年齢別予測最大心拍数は，簡易には（220－年齢）で示される．

❽ 運動負荷試験の中止基準

絶対的中止基準
1) 負荷強度の増加にもかかわらず，収縮期血圧が開始前*より10mmHg以上低下し，他の心筋虚血徴候を伴う
2) 中等度から重度の狭心症状
3) 中枢神経症状の増強（例：失調，めまい，失神）
4) 末梢循環不全の徴候（チアノーゼ，皮膚蒼白）
5) 心電図や収縮期血圧モニターの技術的困難
6) 被検者からの中止要求
7) 持続性心室頻拍
8) 異常Q波を伴わない誘導（V_1とaVRは除く）での1.0mm以上のST上昇

相対的中止基準
1) 負荷強度の増加にもかかわらず，収縮期血圧が開始前より10mmHg以上低下し，他の心筋虚血徴候を伴わない
2) ST変化（2mm以上の水平型または下降型のST低下）またはQRS波の顕著な軸偏位
3) 持続性心室頻拍以外の不整脈（多源性心室期外収縮，心室期外収縮の3連発，上室頻拍，心ブロックまたは徐脈）
4) 疲労，息切れ，喘鳴，下肢の痙攣または跛行
5) 心室頻拍と鑑別不能な脚ブロックあるいは心室内変行伝導の出現
6) 胸痛の増強
7) 高血圧反応（収縮期血圧250mmHg以上または拡張期血圧115mmHg以上）

＊：開始前血圧とは負荷試験開始直前に負荷中と同じ体位で測定された値である．
(American College of Sports Medicine. ACSM's Guidelines for Exercise Testing and Prescription, 8th ed. 2009[1]. p.119より改変)

が，心拍数に影響を与える病的な状態，たとえば貧血，心機能低下（心疾患），甲状腺機能亢進症，脱水，発熱，高血圧，高齢，脱調節状態（デコンディショニング），循環器薬服用などでは正確な運動強度を示さなくなるので，心拍数を基準として運動処方を作成する場合には，この点を配慮することが重要である．

運動負荷試験の判定

ST変化

- 虚血の判定にはST変化が最も有用である．トレッドミルまたは自転車エルゴメータによる多段階漸増負荷試験では，ST偏位の陽性基準は，
  ① 2mm以上の水平型または下降型ST低下
  ② 1mm以上のST上昇
  である．これらの所見が得られた場合には，症状がなくても虚血性心疾患疑いとして扱い，精査を行い運動参加の可否を決定する．
- なお，ST変化を伴わないT波の陰転や運動負荷中・後のT波正常化は非特異的所見と考えられる．

不整脈

- 運動負荷時に虚血性ST下降に伴って心室期外収縮が出現するときは，重篤な心事故発生の危険性が高い．

- 運動中の重症不整脈の発生は，運動中の急死事故につながる危険性が大きいので注意深く扱い，精査し経過観察を行う必要がある．

血圧
- 運動負荷による血圧上昇の中止基準は，収縮期血圧 230 ～ 250mmHg とするのが普通である．これを超える場合には安静時血圧が正常でも中止を考慮する．
- 負荷試験中の血圧下降や血圧上昇不良は心機能障害や重症虚血の疑いがあり精査が必要である．
- なお，負荷後の急速な血圧下降に徐脈を伴う場合は，迷走神経過緊張を考えて処置を行う．

心肺運動負荷試験

- 心肺運動負荷試験（cardiopulmonary exercise test：CPX）は，通常の運動負荷試験に呼気ガス分析を併用したものである．ガス分析を併用することによって，従来は連続して採血を行わないと知りえなかった運動中のエネルギー代謝を，非侵襲的に推定できるようになった．骨格筋での代謝を間接的に知りえるとともに，どのような病態が呼吸に関連するエネルギー代謝系に影響を与えているかを分析することができる．
- CPX にはランプ負荷法を用いる．目的が呼気ガス分析による AT あるいは $\dot{V}_E$ vs. $\dot{V}_{CO_2}$ slope の決定などであるため，各パラメータが負荷中直線的にスムーズに変化する必要がある．数分ごとに負荷が急増する多段階負荷を用いると酸素摂取量，二酸化炭素排出量などがスムーズに増加しない．
- CPX は運動時間を 8 ～ 12 分間で終了することが望ましい．したがって，自転車エルゴメータでランプ負荷試験を行うときには，日本人の場合，心疾患者や 50 歳代以上で運動習慣のない健常人では 10W/分または 15W/分，50 歳代以上でも運動習慣のある人や若年者には 20W/分，若年で激しいスポーツを行っている人には 25 ～ 30W/分を用いることが多い．
- ランプ負荷法は，3 ～ 4 分間の安静の後に，0 ～ 20W の一定負荷（ウォームアップ）を 4 分間行い，その後直線的負荷をかけていく．

身体活動能力質問票（specific activity scale：SAS）❾

- SAS は，心疾患者の重症度を日常活動時における自覚症状から評価するものであり，心疾患者の治療効果判定や予後予測に有効とされている．
- SAS は，身体活動ごとに代謝当量（METs）が明記されており，質問票から身体活動レベルが推定可能であり，NYHA 分類に比べて運動耐容

> **Memo**
> 筆者らの施設では 15W ランプを通常用いており，心不全患者には 10W ランプを用いている．

❾ 身体活動能力質問票 (specific activity scale : SAS)

1. 夜, 楽に眠れますか	1MET以下	はい	つらい	?
2. 横になっていると楽ですか	1MET以下	はい	つらい	?
3. 一人で食事や洗面ができますか	1.6METs	はい	つらい	?
4. トイレは一人で楽にできますか	2METs	はい	つらい	?
5. 着替えが一人で楽にできますか	2METs	はい	つらい	?
6. 炊事や掃除ができますか	2〜3METs	はい	つらい	?
7. 自分でフトンが敷けますか	2〜3METs	はい	つらい	?
8. ぞうきんがけはできますか	3〜4METs	はい	つらい	?
9. シャワーを浴びても平気ですか	3〜4METs	はい	つらい	?
10. ラジオ体操をしても平気ですか	3〜4METs	はい	つらい	?
11. 健康な人と同じ速度で平地を100〜200m歩いても平気ですか	3〜4METs	はい	つらい	?
12. 庭いじり (軽い草むしりなど) をしても平気ですか	4METs	はい	つらい	?
13. 一人で風呂に入れますか	4〜5METs	はい	つらい	?
14. 健康な人と同じ速度で2階まで上っても平気ですか	5〜6METs	はい	つらい	?
15. 軽い農作業 (庭掘りなど) はできますか	5〜7METs	はい	つらい	?
16. 平地を急いで200m歩いても平気ですか	6〜7METs	はい	つらい	?
17. 雪かきはできますか	6〜7METs	はい	つらい	?
18. テニス (または卓球) をしても平気ですか	6〜7METs	はい	つらい	?
19. ジョギング (時速8km程度) を300〜400mしても平気ですか	7〜8METs	はい	つらい	?
20. 水泳をしても平気ですか	7〜8METs	はい	つらい	?
21. なわとびをしても平気ですか	8METs以上	はい	つらい	?

METs : 代謝当量 ; 安静時の酸素摂取量 (3.5mL/kg体重/分) を1METとして活動時の酸素摂取量が安静時の何倍かを示し, 活動強度の指標として用いる.

能や予後との関連が強いとされている. 日本語版が開発され, 特に心不全患者を対象に利用されている[3].

6分間歩行試験

- 6分間歩行試験 (six-minutes walk test : 6MWT) は亜最大下歩行試験として考案された. 平坦なコースを6分間にできるだけ長い距離を歩かせて, そのときの歩行距離を測定する運動負荷試験である. 患者はできうる最大の速度を6分間維持する必要があり, 患者に最大限の努力を引き出させ維持するためには, 声かけによる励ましが重要である.
- 6MWTは, 歩けなくなれば途中で休んでもよいので, 症状が重度の人にも行える. しかし, 歩行速度を自由にコントロールしてよいので本人の努力の程度に影響される. また, 声かけによって歩行距離が大きく影響される. 再現性・信頼性のある歩行距離を得るためには, 2〜3回施行しなければならない. しかし天井効果のために, 運動耐容能が比較的

Memo
6MWTの負荷量を規定しているのは歩行速度であり, 歩行速度はあくまでも患者自身の努力に影響される. 酸素摂取量の経時的変化を検討した研究では, 2〜3分以降, 酸素摂取量はプラトーになると報告されている. よって, 酸素摂取量の点からも, 6MWTでは定常負荷がかかっていることが示されている.

⑩ 最大重量（RM）に対する割合と回数の関係

% of 1RM	繰り返しが可能な回数
60	17
70	12
80	8
90	5
100	1

高い患者では正確な評価は困難である．したがって，心不全や慢性呼吸器疾患といった耐容能が低い患者に主として応用されている．

- 6MWTは症候限界性漸増運動負荷試験と比べて，安全で簡便に実施可能であり，患者個人の日常生活活動をよく反映することから，患者の身体活動を促す自己評価や自己管理のツールとして有用性が高いと考えられる[4]．

筋力と筋持久力

- 臨床上最も広く用いられている筋力測定用の器具としては握力計があげられるが，これは等尺性収縮を計測する機器である．器具を用いた等張性収縮の計測には重錘を用いる方法がある．
- 等運動性収縮の測定のためにCybexという名の運動機器が開発された．これは関節運動が一定の角速度になるよう制御され，発生した筋トルクと同じ抵抗が加わるように設計されている[5]．
- Cybexに代表される筋力測定装置を用いた測定は，徒手筋力検査法に比較して，数値として客観的に示せる点が最大の利点である．スポーツ医学や体力医学の分野で多く利用されている．しかしながら臨床的には，徒手筋力検査法のように測定肢位や抵抗などの統一した基準が存在しないため，測定方法を厳密に記すことが重要である．
- 等尺性収縮による計測と等運動性収縮による計測の比較では，前者のほうが簡便であるが，等運動性収縮では最大トルク値が計測でき，最大トルク値を示す角度も同時に知ることが可能である．
- 実際の心疾患患者に対するレジスタンストレーニングの運動処方としては，8～10種類の運動を，10～15回を1セットとして1～3セット繰り返すことが推奨されている．また運動の強度は，上肢は1RMの30～40％，下肢は1RMの50～60％で始めるとされているが，1RMの測定が困難である場合は，換算表（⑩）を用いて1RMの相対強度を把握する．
- 近年，脳血管障害や脊髄損傷患者などの座位姿勢が保てない患者向けに，半臥位型（semi-recumbent）の自転車エルゴメータが開発された

Memo
筋力測定装置としてCybexのほかに，Kin-Com，LIDO，Biodex，MARECなどがあるが，基本的にCybexの概念を用いている．

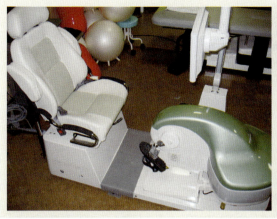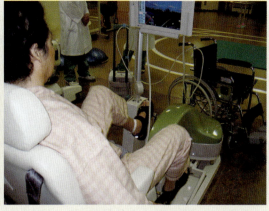

❶ ストレングスエルゴメータ（Strength Ergo 240，三菱電機エンジニアリング製）
麻痺側の駆動をサポートするアシストモードが組み込まれており，脳卒中患者，脊髄損傷患者，整形外科疾患患者や筋萎縮の顕著な患者でも自転車駆動が可能である（写真右は，左室補助人工心臓装着患者）．アイソトニックモード（トルクが一定），アイソパワーモード（仕事率が一定），アイソキネティックモード（回転速度すなわち角速度が一定）の 3 種類のモードの測定と訓練が可能である．
（埼玉医科大学国際医療センター）

（ストレングスエルゴメータ，❶）．これには，麻痺側の駆動をサポートするアシストモードが組み込まれており，脳卒中患者，脊髄損傷患者，整形外科疾患患者や筋萎縮の顕著な患者でも自転車駆動が可能である．

（牧田　茂）

● 文献

1) American College of Sports Medicine. ACSM's Guidelines for Exercise Testing and Prescription, 8th ed. Philadelphia: Lippincott Williams & Wilkins; 2009.
2) Pollock ML, et al. A comparative analysis of four protocols for maximal treadmill stress testing. *Am Heart J* 1976: 92: 39-46.
3) Sasayama S, et al. Evaluation of functional capacity of patients with congestive heart failure. In: Yasuda H, Kawaguchi H (editors). New Aspects in the Treatment of Failing Heart. Tokyo: Springer-Verlag; 1992. pp.113-117.
4) Du H, et al. A review of the six-minute walk test: Its implication as a self-administered assessment tool. *Eur J Cardiovasc Nurs* 2009; 8: 2-8.
5) 堂園浩一郎ほか．等運動性機器を用いた筋力測定と訓練．総合リハ 1994; 22: 197.

心肺運動負荷試験（CPX）
CPXから何がわかるか

> ● **Point**
> ▶ CPXは，運動負荷試験に連続呼気ガス分析を併用したもの．
> ▶ CPXは，運動にかかわる臓器（肺，心臓，骨格筋，血管）の相互作用を反映し，血行動態ばかりでなく代謝動態も評価できる．
> ▶ CPXで得られた分時換気量（$\dot{V}_E$），酸素摂取量（$\dot{V}_{O_2}$），二酸化炭素排出量（$\dot{V}_{CO_2}$）をもとに，各種指標が求められる．
> ▶ 運動処方での運動強度は，嫌気性代謝閾値（AT）を指標とする．

運動負荷試験の目的

- 運動負荷試験は，①虚血性心疾患や不整脈，さらに運動誘発性喘息など，呼吸器系も含めた疾病の診断および重症度判定，②治療効果判定，③病態生理の評価，④運動処方の決定，⑤運動療法の評価，⑥予後の推定，などの目的で臨床の場で活用されている．
- なかでも心肺運動負荷試験（cardiopulmonary exercise test：CPX）は，連続呼気ガス分析を併用することにより，呼吸動態や循環動態という，いわゆる心肺動態ばかりでなく，代謝動態も評価できるので，運動耐容能や運動能力などを客観的に評価することが可能である．

肺循環と体循環の生理学的関係 ❶

- CPXを理解するには，運動にかかわる臓器の機能的な相互作用を理解する必要がある．
- 大気中の酸素は肺→心臓を介して，最終的にミトコンドリアでエネルギー代謝に利用される．その結果として産生された二酸化炭素は，逆の経路により大気中に排出される．
- 筋における酸素消費量の増大は，筋を灌流している血液から取り込んだ酸素量の増加，末梢血管床の拡張，心拍出量（1回拍出量×心拍数）の増加，肺血管の拡張による肺血流の増加，および換気量の増加などによる．

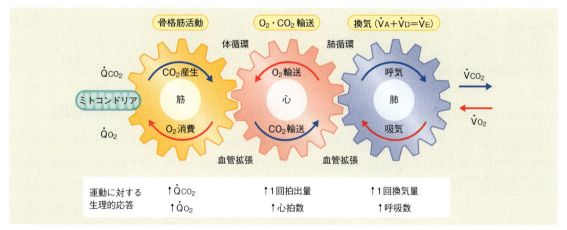

❶ 細胞呼吸（内呼吸）と肺呼吸（外呼吸）の連関に対するガス輸送機構
運動時の骨格筋細胞における酸素消費と二酸化炭素排出は内呼吸（代謝）と呼ばれ，大気との間のガス交換を示す外呼吸と区別される．
$\dot{Q}_{CO_2}$：二酸化炭素産生量，$\dot{Q}_{O_2}$：酸素消費量，$\dot{V}_{O_2}$：酸素摂取量，$\dot{V}_{CO_2}$：二酸化炭素排出量，$\dot{V}_E$：分時換気量，$\dot{V}_A$：肺胞換気量，$\dot{V}_D$：死腔換気量．
（Wasserman K, et al. Principles of Exercise Testing and Interpretation. 2011[1] より改変）

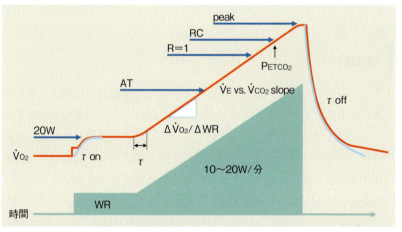

❷ ランプ負荷試験から得られる指標

心肺運動負荷試験から得られる情報

- この一連の生理学的な関係を推測することが，CPX 施行の目的である．
- CPX では，運動負荷による血圧，心電図，心拍数，負荷量に加え，呼気ガス分析により呼気と吸気の酸素と二酸化炭素濃度，換気量が測定される．
- これらの測定値から算出される主な項目を以下に解説する（❷）．

$\dot{V}_{O_2}$（酸素摂取量），$\dot{V}_{CO_2}$（二酸化炭素排出量）

- 呼気中の酸素濃度，二酸化炭素濃度および1回換気量から算出される．

> **Key word**
> **Fickの原理**
> 「組織の酸素消費量は，毛細管床を通過する際に血液から摂取される酸素容量に相関する」というFickが提唱した原理である．この原理より「動脈血と混合静脈血との酸素濃度の差は，肺胞から取り込まれた酸素量を表す」とされている．ここからFickの式[$\dot{V}O_2$＝動静脈酸素含有量較差×心拍出量]が導かれる．

> **Key word**
> **MET：metabolic equivalent**
> 運動強度の目安として使用される．酸素摂取量（$\dot{V}O_2$）を基にしたエネルギー消費量の指標．健康な体重70kgの40歳白人男性の安静時の$\dot{V}O_2$が1 MET（3.5mL／分／kg）と定義されている．日常活動において，ある労作が，安静時1 METの何倍の酸素摂取量を要する強度かを理解するのに利用されている．ただし，人種や体重，年齢が異なればこの値は違ってくるので，その点を考慮して指導する．

> **Key word**
> **ランプ（ramp）負荷**
> 負荷プロトコルの一つ．直線的漸増運動負荷．運動を開始してから運動強度を直線的に漸増していく．

- Fickの式より，$\dot{V}O_2$は動静脈酸素含有量較差が一定であれば心拍出量と比例するので，心ポンプ機能の指標となりうる．
- $\dot{V}O_2$はエネルギー代謝量，運動強度の指標にもなり，活動レベルはMETで表される．

peak $\dot{V}O_2$（最高酸素摂取量），$\dot{V}O_2$ max（最大酸素摂取量）

- 個体の最大運動能力を示す指標として重要である．
- 直線的漸増負荷（ランプ負荷）試験では$\dot{V}O_2$は運動強度の増加により直線的に増加するが，$\dot{V}O_2$ maxは，運動強度を強くしても$\dot{V}O_2$がそれ以上増加をしなくなった頭打ち状態の時点の$\dot{V}O_2$と定義される．しかし臨床的に$\dot{V}O_2$の頭打ち状態までの負荷を行うことは難しく，運動負荷試験中に記録された最高の酸素摂取量（peak $\dot{V}O_2$）を$\dot{V}O_2$ maxの代用として使用する．
- 臨床では，運動耐容能の最もよい指標であり，同一運動様式での測定では再現性も良好であることから，重症度分類の客観的評価に用いられると同時に心不全患者の生命予後指標として，また治療や運動療法の効果判定に有用である．

AT（❸）

- ランプ負荷において，負荷が増強するに従って運動筋への酸素供給に限界が生じる．解糖系でのエネルギー代謝亢進により，ピルビン酸産生がそれに続く有気的代謝系であるTCA回路以降の代謝率を上回る．その結果，ピルビン酸が乳酸になり，乳酸が重炭酸イオンで緩衝されて二酸化炭素を生じる．この無気的な代謝が加わる直前の$\dot{V}O_2$がAT（anaerobic threshold；嫌気性代謝閾値）と定義された．
- ATを決定するためにいくつかの基準が提唱されている．それらのうち，比較的よく用いられているものを❹に示す．
- peak $\dot{V}O_2$と同様，ATは健常者，心疾患例いずれにおいても身体活動能力の指標として，また生命予後の指標として重要である．

RCポイント

- 運動強度がATを超えてさらに強くなると乳酸産生が進み徐々にアシドーシスになり始める．この乳酸に対して腎臓で産生されるHCO_3^-（重炭酸塩）による緩衝が不十分となり，呼吸性代償（過換気）が始まる．これがRCポイント（respiratory compensation point；呼吸性代償開始点）である．
- RCポイント以降は代償性換気のため，動脈血二酸化炭素分圧（$PaCO_2$）の低下を反映して終末呼気二酸化炭素分圧（$P_{ET}CO_2$）は下降する．つ

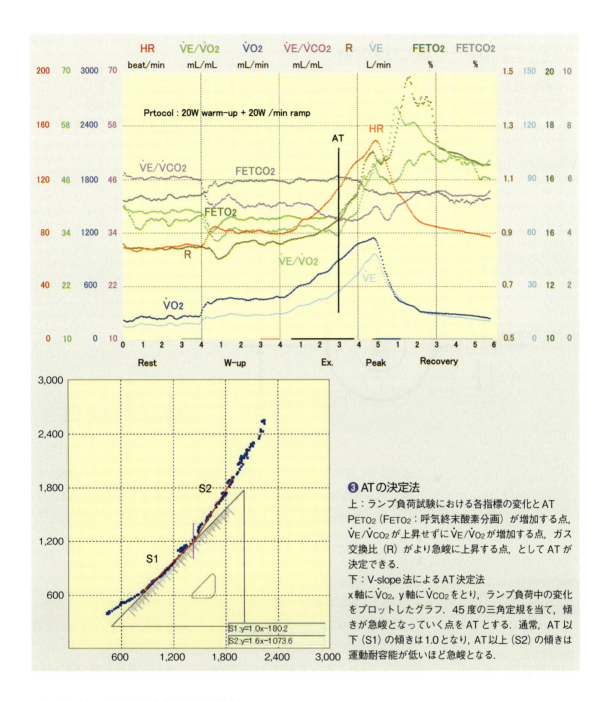

❸ ATの決定法
上：ランプ負荷試験における各指標の変化とAT
P_{ETO_2} (F_{ETO_2}：呼気終末酸素分画) が増加する点，$\dot{V}_E/\dot{V}_{CO_2}$ が上昇せずに $\dot{V}_E/\dot{V}_{O_2}$ が増加する点，ガス交換比 (R) がより急峻に上昇する点，としてAT が決定できる．
下：V-slope 法によるAT決定法
x軸に $\dot{V}_{O_2}$，y軸に $\dot{V}_{CO_2}$ をとり，ランプ負荷中の変化をプロットしたグラフ．45度の三角定規を当て，傾きが急峻となっていく点をATとする．通常，AT以下 (S1) の傾きは1.0となり，AT以上 (S2) の傾きは運動耐容能が低いほど急峻となる．

❹ ガス分析法によるAT決定のための基準
1. ガス交換比 (R) の運動強度 ($\dot{V}_{O_2}$) に対する上昇点
2. $\dot{V}_{CO_2}$ の $\dot{V}_{O_2}$ に対する上昇点 (V-slope法)
3. $\dot{V}_E/\dot{V}_{CO_2}$ が増加せずに $\dot{V}_E/\dot{V}_{O_2}$ が増加する点
4. 終末呼気二酸化炭素分圧 (P_{ETCO_2}) が変化せずに終末呼気酸素分圧 (P_{ETO_2}) が増加する点
5. $\dot{V}_E$ の $\dot{V}_{O_2}$ に対する上昇点

COLUMN　エネルギー代謝とガス交換

　無気的代謝で産生されたピルビン酸は，TCA回路に続く電子伝達系に必要な酸素が供給されないとTCA回路に入れず，乳酸となる．これは重炭酸イオン（HCO_3^-）で緩衝され，その結果二酸化炭素が産生される．動脈血のPCO_2の増加を防ぐために換気の亢進が起こって，$\dot{V}_E$が増加する．さらに二酸化炭素が増えると動脈血HCO_3^-が減少し，H^+イオンが増加．これが主に頸動脈小体を刺激してさらに換気を増加させる．

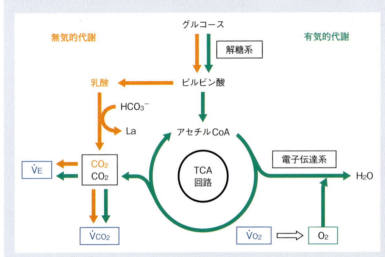

❶無気的代謝と有気的代謝

まり，RCポイントでP_{ETCO_2}値は最高をとる．P_{ETCO_2}は，運動中の換気血流不均等が肺血流（心拍出量）に大きく依存するため，運動中の心ポンプ機能を推測できると考えられる．

Δ$\dot{V}_{O_2}$/ΔWR

- 仕事率（WR）増加に対する$\dot{V}_{O_2}$増加の程度である．
- Δ$\dot{V}_{O_2}$/ΔWRが低値であれば，活動筋での酸素消費量の増加に見合うだけ$\dot{V}_{O_2}$が増加しないことを意味し，その結果酸素不足が増大して運動耐容時間は短くなる．
- Δ$\dot{V}_{O_2}$/ΔWRの正常値は10～20W/分のランプ負荷試験では10～11mL/分/Wで，心機能障害が進行すると低値となり，年齢や性別による差はほとんどない．

$\dot{V}_E$ vs. $\dot{V}_{CO_2}$（分時換気量 vs. 二酸化炭素排出量）slope（❺）

- 一定の二酸化炭素排出に要する換気量を示すので，換気効率とも呼ばれ，心不全時の労作時呼吸困難感（重症度）に関係する指標と考えられている．
- 健常者の$\dot{V}_E$ vs. $\dot{V}_{CO_2}$ slopeは24～34の範囲にある．加齢とともに上

Key word
仕事率（work rate：WR）
単位時間内に行う仕事を仕事率（work rate：WR）という．1秒間に1J（ジュール）の仕事をする場合，1W（ワット；J/秒）という単位が用いられる．

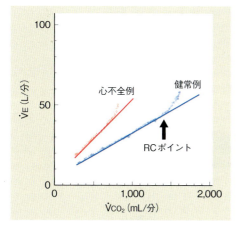

❺ $\dot{V}_E$ vs. $\dot{V}_{CO_2}$ slopeの求め方
運動中の$\dot{V}_{CO_2}$を横軸に，$\dot{V}_E$を縦軸にとり両者の関係をみると，RCポイントまでは，きわめて良好な相関がみられる．これは換気がほとんどPCO$_2$によりコントロールされているためである．RCポイント以上では$\dot{V}_E$は$\dot{V}_{CO_2}$に対して急峻になる．$\dot{V}_E$増加開始点からRCポイントまでを一次回帰してその傾きを求める．

昇し，男性より女性で若干高値を示す．
- $\dot{V}_E$ vs. $\dot{V}_{CO_2}$ slopeの急峻化は，心不全に伴う肺の死腔換気率（生理学的死腔量／1回換気量）の上昇，化学受容体感受性亢進，あるいは慢性閉塞性肺疾患などの器質的肺疾患の合併などにより生じる．

τ（時定数）：τ on，τ off

- τ onは，運動開始時，第Ⅱ相の$\dot{V}_{O_2}$増加の程度の時定数．運動開始時にどのくらい速やかに心拍出量が増加するかを評価している．健常例の場合，20W開始で約20〜40秒である．
- τ offは，運動終了時の$\dot{V}_{O_2}$の減衰曲線の時定数．最大負荷試験の場合に，正常例では負荷終了後2分間前後，心不全では重症度に応じて延長するが，急峻な指数関数的減少と，それに続く比較的緩やかな減少がみられる．この早期の部分を指数回帰してその時定数を計算する．τ offは運動中の酸素不足を反映する．健常例は自覚的最大負荷後で50〜80秒である．

各指標をどのように判断するか

心不全の重症度評価[4]

- peak $\dot{V}_{O_2}$，AT，$\Delta\dot{V}_{O_2}/\Delta WR$は重症度が高いほど低値を示す．
  健常例では，運動強度がある程度強くなると体温上昇や呼吸筋の酸素消費増大などにより$\dot{V}_{O_2}$の増加の程度が増し，$\Delta\dot{V}_{O_2}/\Delta WR$は増加する．心不全例では運動開始時から$\dot{V}_{O_2}$増加の傾きは小さく$\Delta\dot{V}_{O_2}/\Delta WR$は低値をとる（❻）．特にpeak $\dot{V}_{O_2}$は生命予後指標として重要であり，アメリカの心移植の対象については，peak $\dot{V}_{O_2}$が10mL/分/kg以下が絶対適応，14mL/分/kg以下が相対適応とされている．
- τ on，τ offは，重症度が高いほど延長する．

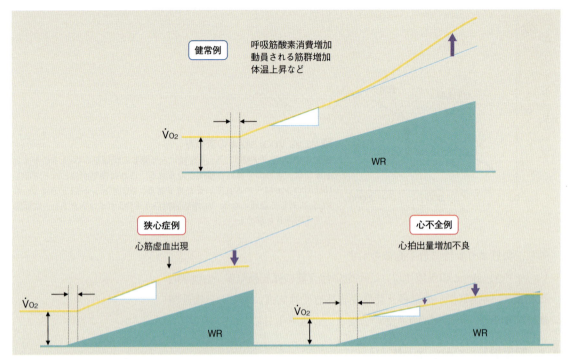

❻ ランプ負荷に対する$\dot{V}_{O_2}$の応答と各指標の位置づけ
健常例では運動強度が高くなると，換気の亢進，動員される筋肉群の増加などでWR増加に対する$\dot{V}_{O_2}$の増加（$\Delta\dot{V}_{O_2}/\Delta WR$）が増える．心不全例では中等度以下の運動強度でも，不十分な心拍出量増加によって$\dot{V}_{O_2}$の増加は少なく$\Delta\dot{V}_{O_2}/\Delta WR$は低値になる．また虚血が出現すると，左室壁運動低下，1回拍出量減少を反映し，$\dot{V}_{O_2}$の上昇が緩慢となって$\Delta\dot{V}_{O_2}/\Delta WR$は減少する．

- $\dot{V}_E$ vs. $\dot{V}_{CO_2}$ slope は重症度が高いほど高値を示し，高値なほど生命予後不良．心不全でみられる代償的な過換気と関係した指標である．

虚血の評価

- 虚血性心疾患患者では，運動時間短縮によりpeak $\dot{V}_{O_2}$が低下する．
- 虚血性心疾患患者は，漸増運動負荷中に心筋虚血が出現する時点から心ポンプ機能の相対的低下が起こり，$\Delta\dot{V}_{O_2}/\Delta WR$は低下する（❻）．
- したがって，心ポンプ機能を反映する$\dot{V}_{O_2}$動態を解析することにより心筋虚血の検出や重症度を推測することが可能である．

運動処方（❼）

- 運動療法は心血管リハビリテーションの中心的役割を担っており，さまざまな身体効果が証明されている[*1]．
- 運動療法を適切に行うために，運動処方が作成される．これには，運動強度，持続時間，負荷頻度，種類，期間などが考慮される．
- 運動強度を決定する際，ATを指標とすることが一般的になっている．運動処方を負荷量で設定する場合，負荷に応答する時間を考慮しAT

*1 『心血管疾患におけるリハビリテーションに関するガイドライン（2012年改訂版）』〈JCS 2012〉．

COLUMN 心不全時の換気と血流

$\dot{V}_E$（分時換気量）は $\dot{V}_A$（肺胞換気量）と $\dot{V}_D$（死腔換気量）の和であり、$\dot{V}_D$ は呼吸パターンに影響される解剖学的死腔（ガス交換に関与しない鼻腔、気管、気管支などの容量）および付加死腔（検査時のマスクなど）と、換気血流不均等（$\dot{V}/\dot{Q}$ mismatch）に起因する生理学的死腔により決定される（**2**）。

$\dot{V}_E$ は、RC ポイント以下では基本的に $PaCO_2$ により調節されている。運動中の $PaCO_2$ は肺疾患を伴わなければ、一定の二酸化炭素を排出するために必要な有効 $\dot{V}_A$ は心不全例も健常例も差がない。したがって $\dot{V}_E$ を増加させている要素は死腔換気量（$\dot{V}_D$）であり（$\dot{V}_E = \dot{V}_A + \dot{V}_D$）、心不全での呼吸パターンの変化と換気血流不均等が $\dot{V}_D$ 増加の主たる原因である。つまり心不全例で、肺胞壁・間質の浮腫や運動中の肺毛細管圧の上昇などはコンプライアンスの低下を招き、1回換気量増加を妨げる。そこで $\dot{V}_E$ を増加させるためには呼吸数を増加させ、いわゆる浅く速い呼吸となって、解剖学的死腔に起因する $\dot{V}_D$ が増加する。さらに、運動中の心拍出量の増加が少ないことは、非灌流肺胞が残り $\dot{V}_D$ を増加させ、併せて心不全での運動中の $\dot{V}_D$ を増すこととなり、その結果 $\dot{V}CO_2$ に対する $\dot{V}_E$ が増加し $\dot{V}_E$ vs. $\dot{V}CO_2$ slope は急峻となる（**3**）。$\dot{V}_E$ vs. $\dot{V}CO_2$ slope は慢性心不全での化学受容体感受性の亢進による換気亢進とも関係し、慢性心不全での代償性過換気や労作時呼吸困難感の指標としてよく用いられている。

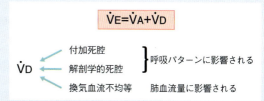

2 $\dot{V}_E$（分時換気量）、$\dot{V}_A$（肺胞換気量）、$\dot{V}_D$（死腔換気量）の関係

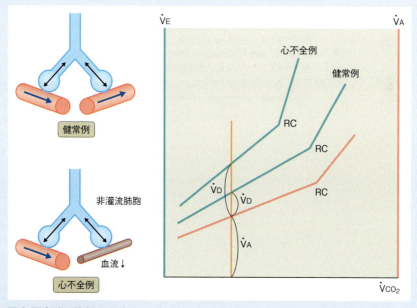

3 心不全時の換気と血流
肺疾患を伴わなければ、一定の二酸化炭素を排出するために必要な有効 $\dot{V}_A$ は心不全例も正常例も変わらない。しかし、心不全例では死腔換気が多いため、同じ $\dot{V}CO_2$ に要する換気量は増加しており、そのため $\dot{V}_E$ vs. $\dot{V}CO_2$ slope は急峻となる。

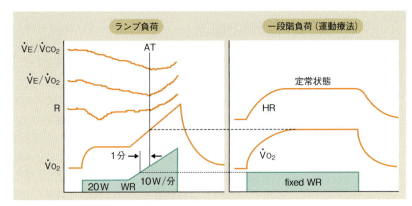

Key word

Borg 指数
自覚的運動強度（ratings of perceived exertion：RPE）を示したもの．安静時から最大負荷までの心拍数を10で除した数字が基になっており，運動強度と比例している．

Borg 指数（旧）	
自覚的運動強度（RPE）	
20	
19	非常につらい
18	
17	かなりつらい
16	
15	つらい
14	
13	ややつらい
12	
11	楽である
10	
9	かなり楽である
8	
7	非常に楽である
6	

❼ AT レベルの運動強度決定法

ランプ負荷でのAT時仕事率（WR）を運動療法に採用すると，過負荷となる．AT出現時の1分前の運動強度を採用すると，ほぼATに相当する運動強度となる．

レベルの1分前の負荷量を処方する．心拍数で処方する場合には，AT時もしくはそれより若干低めの心拍数を処方し，その心拍数を保つようなレベルの運動を指導する．

（上野敦子，伊東春樹）

● 文献

1) Wasserman K, et al. Principles of Exercise Testing and Interpretation. Philadelphia: Lippincott Williams & Wilkins; 2011. pp.1-8.
2) 伊東春樹．各種呼気ガス分析指標．谷口興一，伊東春樹（編）．心肺運動負荷テストと運動療法．東京：南江堂；2004．pp.103-117.
3) 伊東春樹．運動書処方作成のための運動負荷試験．斉藤宗晴，後藤葉一（編）．狭心症・心筋梗塞のリハビリテーション，改訂第4版．東京：南江堂；2009．pp.125-149.
4) Koike A, et al. Prognostic power of ventilatory responses during submaximal exercise in patients with chronic heart disease. Chest 2002; 121(5): 1581-1588.

心肺運動負荷試験(CPX)
CPXの結果から作成する運動処方

● Point

▶ 心肺運動負荷試験（CPX）を行い，ATを決定する．
▶ 運動処方箋には，運動の種類，強度，時間，頻度のほかに，心拍数，血圧の上限などを明記．
▶ ATは運動強度の上限とし，ATレベルで虚血や危険な不整脈，血圧の異常などがあった場合には，それら異常反応が起こる手前まで運動強度を下げて処方する．

ATを基準とする妥当性

- 心臓リハビリテーションを行うにあたり，運動強度の設定は重要である．運動強度の設定を誤り，強い強度で心臓に負担をかけすぎると，重症例や低体力者の場合，症状を悪化させる可能性がある．
- 運動強度の設定法にはさまざまな方法があるが，最も安全な方法は心肺運動負荷試験（CPX）を行ってAT（anaerobic threshold：嫌気性代謝閾値）を決定し，それに基づき心拍数・血圧・運動強度を設定する方法である．
- ATは運動生理学的には有酸素運動の上限であり，AT以上の運動強度ではカテコラミン増加による後負荷の上昇や血液粘度増加，血中乳酸濃度上昇，心筋酸素消費量の増加などに拍車がかかり，心疾患患者においては左室駆出率低下，不整脈の発現などが起こりやすくなる．そのため，ATレベル以下を運動療法の基準とすることが多い．

ATから運動処方へ

- ❶はCPXの結果の一例である．ATの生理学的特徴（AT決定クライテリア）をもとにATを決定する．次にAT時心拍数をグラフのスケール（縦軸）から読み取る（❶）．負荷中のAT時の運動強度は57Wであるが，運動処方での運動強度は生体の反応遅れ時間を考慮し，ATの1分前の47Wとなるので，45（～50）Wを処方する．そのときの心拍数110/分，収縮期血圧が175mmHgで，これらが運動中の上限値となる（❷）．正確に処方したい場合は45Wでの一段階負荷試験を行って確認する．

Key word
AT決定のクライテリア
① ガス交換比（R）の運動強度に対する上昇点
② $\dot{V}_E/\dot{V}CO_2$が増加せずに$\dot{V}_E/\dot{V}O_2$が増加する点
③ F_{ETCO_2}（呼気終末二酸化炭素分画）が変化せずにF_{ETO_2}（呼気終末酸素分画）が増加する点
④ $\dot{V}_E$の$\dot{V}O_2$に対する上昇点
⑤ $\dot{V}CO_2$の$\dot{V}O_2$に対する上昇点（V-slope法）

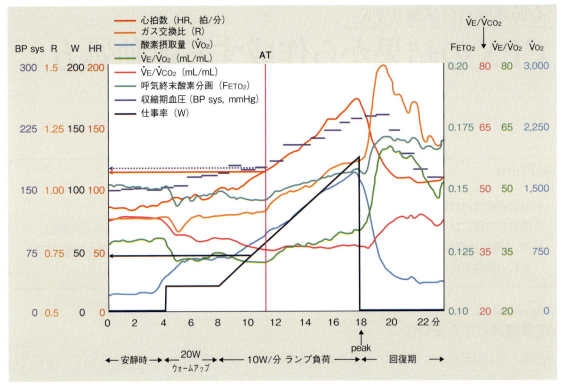

❶ CPXの結果の一例

AT pointはAT決定のクライテリアに基づき，$\dot{V}_E/\dot{V}_{CO_2}$が増加せずに$\dot{V}_E/\dot{V}_{O_2}$が増加する点，ガス交換比（R）の運動強度に対する上昇点，F_{ETO_2}（呼気終末酸素分画）が増加する点などを参考に決定する．この図のATはランプ負荷開始後3分42秒で，心拍数111/分，収縮期血圧174mmHg，運動強度57Wである．AT以降は血圧上昇が強くなっているのがわかる．

- CPXをエルゴメータで実施して，ウォーキングでの心拍数を処方する際には，心拍数を5〜10程度高く設定してもかまわない．これは，エルゴメータ運動では，歩行運動に比し若干心拍数応答が抑制されるからである．
- ATはあくまで運動強度の上限とし，ATレベルで虚血や危険な不整脈，血圧の異常（高血圧例の場合には180mmHgを目安とする）などがあった場合には，それら異常反応が起こる手前まで運動強度を下げて処方する．ATレベルで血圧が180〜190mmHgを超えている場合は，降圧治療を行ってから，再度CPXを行って処方を作成する．
- 高血圧や脂質代謝改善，持久力向上のためには，1回の運動はATレベルで30分から60分以上行うことがよいとされている．

（前田知子，伊東春樹）

```
ID No. :          氏名:                年齢:     才  性別:
主治医:
病名  : HT，境界型DM
```

負荷試験結果

検査日 :   年 月 日
負荷装置：エルゴメータ　　負荷法：20-watt Warm up 4分＋10-watt Ramp

	安静時	AT 1分前	AT	PEAK
負荷量（watts）		㊼	57	120
$\dot{V}_{O_2}$（ml/min/kg）	3.4	11.92	13.2	21.3
METs	1	3.4	3.8	6.1
血圧　（mmHg）	79	105	⑪⑪	163
心拍数（bpm）	118	170	⑰④	230

ATレベルで　血圧異常（−）　　心拍数異常（−）　　ST異常（−）　　調律異常（−）

運動処方

1) エルゴメータで<u>45（〜50）</u> watts，心拍数<u>110</u> bpm，収縮期血圧<u>175</u> mmHgを目安に
   1回<u>30</u>分，1日<u>1</u>回
2) トレッドミルで時速____km，____%，心拍数____bpm
   収縮期血圧____mmHgを目安に1回____分，1日____回
3) ウォーキングエクササイズで時速<u>3〜4</u> km，心拍数<u>110〜120</u> bpmを目安に
   1回<u>30〜60</u>分，1日<u>1</u>回，週<u>3〜5</u>回

留意事項

1) 正確な較正を行っていないエルゴメータでは仕事率（watt）を目標にすることは避けて下さい．
2) 以下の場合には実施しないで下さい．
   a) 満腹時，著しい空腹時
   b) 定められた服薬をしなかったとき
   c) 睡眠不足など，体調が悪いとき
3) 運動の前後にストレッチを中心とした適当な体操を行って下さい．
4) その他

```
                                    発行日  :      年  月  日
                                    医師（サイン）:
                                    施設名  :
```

❷ 運動処方箋の一例

運動処方を作成するとき，心拍数，血圧はランプ負荷中のAT時のデータを使用し，運動強度（ワット数）は生体の反応遅れ時間を加味し，ATの1分前の強度を使用する．ATレベルで血圧，心拍数（不整脈出現），STなどに異常が認められた場合は，治療後再検を行うか，異常が認められないレベルまで運動強度を下げて処方する．

● 参考文献
1) 谷口興一，伊東春樹（編）．心肺運動負荷テストと運動療法．東京：南江堂；2004．
2) 伊東春樹（監）．心臓リハビリテーション—現場で役立つTips．東京：中山書店；2008．
3) 伊東春樹（監）．心臓リハビリテーション—知っておくべきTips．東京：中山書店；2008．

心肺運動負荷試験(CPX)
CPX症例詳解

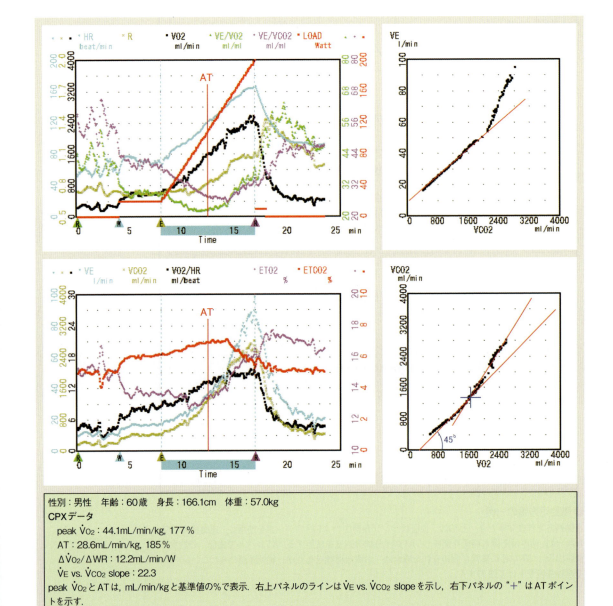

性別：男性　年齢：60歳　身長：166.1cm　体重：57.0kg
CPXデータ
　peak $\dot{V}_{O_2}$：44.1mL/min/kg, 177％
　AT：28.6mL/min/kg, 185％
　$\Delta \dot{V}_{O_2}/\Delta WR$：12.2mL/min/W
　$\dot{V}_E$ vs. $\dot{V}_{CO_2}$ slope：22.3
peak $\dot{V}_{O_2}$とATは, mL/min/kgと基準値の％で表示．右上パネルのラインは$\dot{V}_E$ vs. $\dot{V}_{CO_2}$ slopeを示し，右下パネルの"+"はATポイントを示す．

❶ 症例1

運動能がきわめて良好な健常男性．安静4分，20W 4分のウォームアップの後，20W/分のランプ負荷を行い，負荷終了後にクールダウンを施行．運動中の心拍，血圧の反応も良好で，呼気ガス指標に異常を認めない．

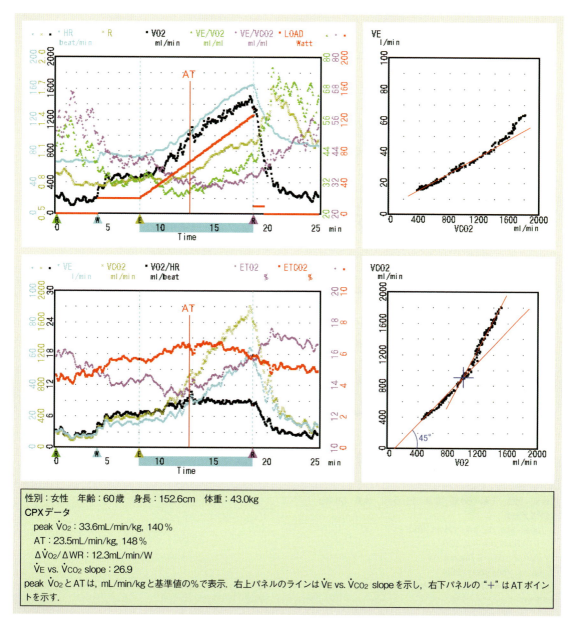

性別：女性　年齢：60歳　身長：152.6cm　体重：43.0kg
CPXデータ
　peak $\dot{V}O_2$：33.6mL/min/kg, 140％
　AT：23.5mL/min/kg, 148％
　$\Delta \dot{V}O_2/\Delta WR$：12.3mL/min/W
　$\dot{V}E$ vs. $\dot{V}CO_2$ slope：26.9
peak $\dot{V}O_2$とATは，mL/min/kgと基準値の％で表示．右上パネルのラインは$\dot{V}E$ vs. $\dot{V}CO_2$ slopeを示し，右下パネルの"＋"はATポイントを示す．

❷ 症例2

呼吸困難を主訴にCPXを施行し，その後の諸検査で異常を認めなかった健常女性．安静4分，20W 4分のウォームアップの後，10W/分のランプ負荷を行い，負荷終了後にクールダウンを施行．運動中の心拍・血圧の応答は正常である．運動能は良好で，$\dot{V}E$ vs. $\dot{V}CO_2$ slopeも含めて呼気ガス指標に異常を認めない．

3章 運動機能評価と運動プログラム作成

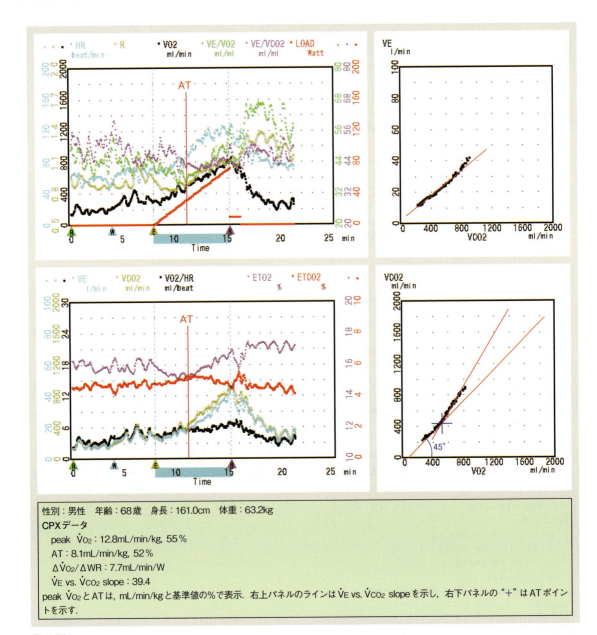

性別：男性　年齢：68歳　身長：161.0cm　体重：63.2kg
CPXデータ
　peak $\dot{V}_{O_2}$：12.8mL/min/kg, 55％
　AT：8.1mL/min/kg, 52％
　$\Delta\dot{V}_{O_2}/\Delta WR$：7.7mL/min/W
　$\dot{V}_E$ vs. $\dot{V}_{CO_2}$ slope：39.4
peak $\dot{V}_{O_2}$とATは，mL/min/kgと基準値の％で表示．右上パネルのラインは$\dot{V}_E$ vs. $\dot{V}_{CO_2}$ slopeを示し，右下パネルの"＋"はATポイントを示す．

❸ 症例3

下壁の陳旧性心筋梗塞があり，経皮的冠動脈形成術を行っているが残存狭窄を有する心房細動の症例．安静4分，0W 4分のウォームアップの後，10W/分のランプ負荷を行い，負荷終了後にクールダウンを施行．運動負荷の増量とともに心電図の胸部誘導でST低下が出現し，胸痛により負荷が終了となった．peak $\dot{V}_{O_2}$とATは基準値を大きく下回っており，$\Delta\dot{V}_{O_2}/\Delta WR$の低値と$\dot{V}_E$ vs. $\dot{V}_{CO_2}$ slopeの異常高値も認める．

心肺運動負荷試験(CPX)／CPX症例詳解

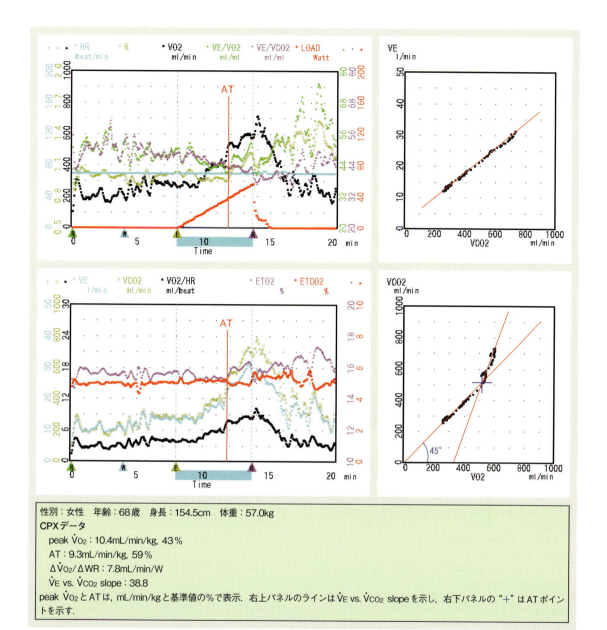

性別：女性　年齢：68歳　身長：154.5cm　体重：57.0kg
CPXデータ
　peak $\dot{V}O_2$：10.4mL/min/kg, 43％
　AT：9.3mL/min/kg, 59％
　$\Delta \dot{V}O_2/\Delta WR$：7.8mL/min/W
　$\dot{V}_E$ vs. $\dot{V}CO_2$ slope：38.8
peak $\dot{V}O_2$とATは，mL/min/kgと基準値の％で表示．右上パネルのラインは$\dot{V}_E$ vs. $\dot{V}CO_2$ slopeを示し，右下パネルの"＋"はATポイントを示す．

❹ 症例4

僧帽弁閉鎖不全症に対し僧帽弁形成術を行い，VVIペースメーカ植込み術も施行している症例．安静4分，0W 4分のウォームアップの後，10W/分のランプ負荷を行い，負荷終了後にクールダウンを施行．運動能はきわめて低く，$\dot{V}_E$ vs. $\dot{V}CO_2$ slopeも異常高値．運動能の低下は，運動中の心拍応答がないことも起因していると考えられる．最大負荷手前より負荷の増量にもかかわらず$\dot{V}O_2$増加は頭打ちとなっており，$\dot{V}O_2$ maxに達していると判断される．$\dot{V}O_2$とO_2 pulse（$\dot{V}O_2/HR$）に関して，運動終了後に心機能低下例でしばしばみられるオーバーシュート現象を認める．

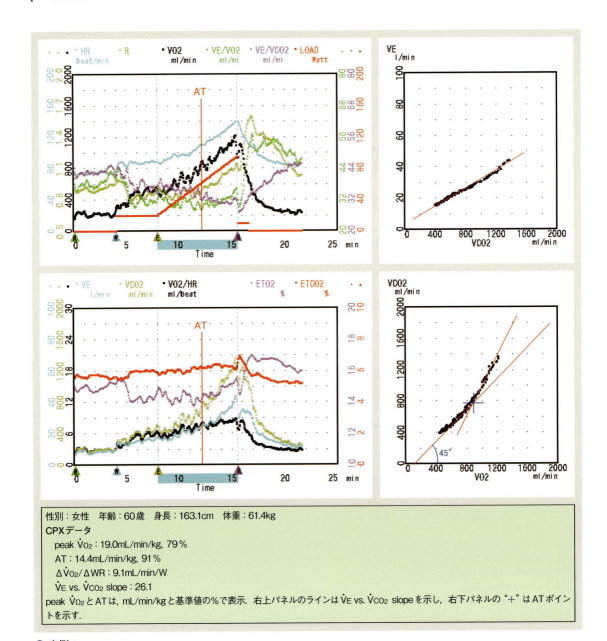

性別：女性　年齢：60歳　身長：163.1cm　体重：61.4kg
CPXデータ
　peak $\dot{V}O_2$：19.0mL/min/kg, 79％
　AT：14.4mL/min/kg, 91％
　$\Delta \dot{V}O_2/\Delta WR$：9.1mL/min/W
　$\dot{V}E$ vs. $\dot{V}CO_2$ slope：26.1
peak $\dot{V}O_2$とATは，mL/min/kgと基準値の％で表示．右上パネルのラインは$\dot{V}E$ vs. $\dot{V}CO_2$ slopeを示し，右下パネルの"＋"はATポイントを示す．

❺ 症例5

大動脈弁狭窄症を有する症例．安静4分，20W 4分のウォームアップの後，10W/分のランプ負荷を行い，負荷終了後にクールダウンを施行．心エコー上は大動脈弁狭窄は中等度であり，無症候性でもあったことからCPXを施行．運動中の胸痛はないものの，心電図では胸部誘導主体に有意なST低下を認め，運動中の血圧上昇も不良であった（安静時＝124/81mmHg，最大運動時＝135/71mmHg）．$\dot{V}E$ vs. $\dot{V}CO_2$ slopeは正常ながらpeak $\dot{V}O_2$は基準値を下回っており，本症例はその後大動脈弁置換術を施行することになった．

心肺運動負荷試験（CPX）／CPX症例詳解

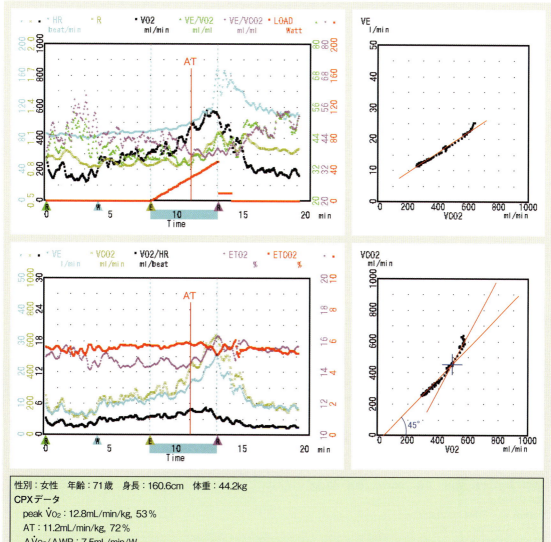

性別：女性　年齢：71歳　身長：160.6cm　体重：44.2kg
CPXデータ
　peak $\dot{V}O_2$：12.8mL/min/kg, 53%
　AT：11.2mL/min/kg, 72%
　$\Delta\dot{V}O_2/\Delta WR$：7.5mL/min/W
　$\dot{V}E$ vs. $\dot{V}CO_2$ slope：31.9
peak $\dot{V}O_2$とATは，mL/min/kgと基準値の%で表示．右上パネルのラインは$\dot{V}E$ vs. $\dot{V}CO_2$ slopeを示し，右下パネルの"＋"はATポイントを示す．

❻ 症例6

中等度の僧帽弁閉鎖不全症と発作性心房細動を有する症例．安静4分，0W 4分のウォームアップの後，10W/分のランプ負荷を行い，負荷終了後にクールダウンを施行．ランプ負荷開始後4分40秒より心房細動が出現したため，5分で負荷が終了となっている．心房細動が出現した時点より心拍数が急激に増加し，それとともに$\dot{V}O_2$増加が頭打ちとなっている．$\dot{V}E$ vs. $\dot{V}CO_2$ slopeは正常ながらpeak $\dot{V}O_2$は基準値を大きく下回っている．

3章
運動機能評価と運動プログラム作成

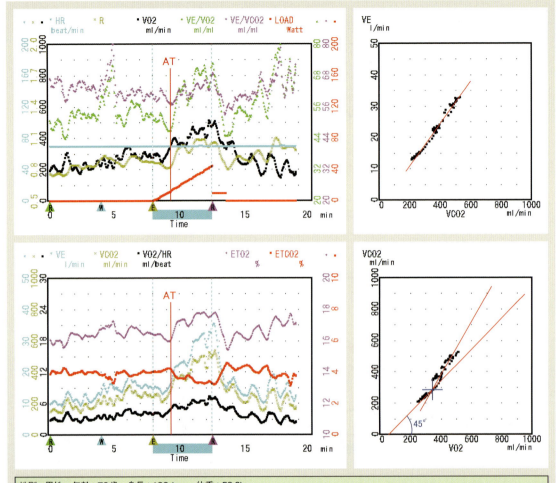

性別：男性　年齢：73歳　身長：166.1cm　体重：59.0kg
CPXデータ
　peak $\dot{V}O_2$：8.4mL/min/kg, 37%
　AT：5.9mL/min/kg, 38%
　$\Delta\dot{V}O_2/\Delta WR$：5.7mL/min/W
　$\dot{V}E$ vs. $\dot{V}CO_2$ slope：67.5
peak $\dot{V}O_2$ とATは，mL/min/kgと基準値の%で表示．右上パネルのラインは $\dot{V}E$ vs. $\dot{V}CO_2$ slopeを示し，右下パネルの"+"はATポイントを示す．

❼ 症例7
肥大型心筋症でペースメーカ植込みを行っている症例．安静4分，0W 4分のウォームアップの後，10W/分のランプ負荷を行い，負荷終了後にクールダウンを施行．心機能的には左室収縮能は保たれており（LVEF＝66%），拡張能の低下が主体である．運動中は終始 VVI ペーシング（70ppm）で心拍増加がなく，血圧上昇も不良である（安静時＝88/57mmHg，最大運動時＝105/65mmHg）．運動能は重度に低下しており，$\dot{V}E$ vs. $\dot{V}CO_2$ slope もきわめて高い．

心肺運動負荷試験（CPX）／CPX症例詳解

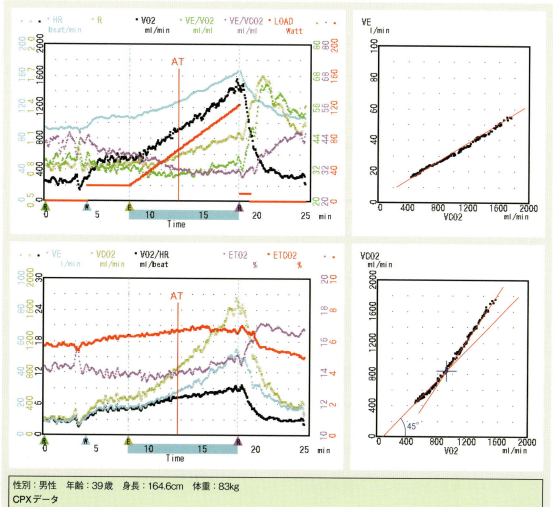

性別：男性　年齢：39歳　身長：164.6cm　体重：83kg
CPXデータ
　peak $\dot{V}O_2$：17.7mL/min/kg, 62％
　AT：11.0mL/min/kg, 70％
　$\Delta \dot{V}O_2/\Delta WR$：9.3mL/min/W
　$\dot{V}_E$ vs. $\dot{V}CO_2$ slope：28.4
peak $\dot{V}O_2$とATは, mL/min/kgと基準値の％で表示. 右上パネルのラインは$\dot{V}_E$ vs. $\dot{V}CO_2$ slopeを示し, 右下パネルの"＋"はATポイントを示す.

❽ 症例8

拡張型心筋症を有する症例. 安静4分, 20W 4分のウォームアップの後, 10W/分のランプ負荷を行い, 負荷終了後にクールダウンを施行. 心エコーでは, 左室拡張（LVDd/LVDs＝65/54mm）と左室収縮能低下（LVEF＝35％）を認める. peak $\dot{V}O_2$とATは基準値を下回っているが, $\Delta \dot{V}O_2/\Delta WR$は比較的保たれており, $\dot{V}_E$ vs. $\dot{V}CO_2$ slopeも正常であった. 肥満があるため, 体重換算のpeak $\dot{V}O_2$とATは本来の運動能を過小評価している可能性を考慮する必要がある.

3章 運動機能評価と運動プログラム作成

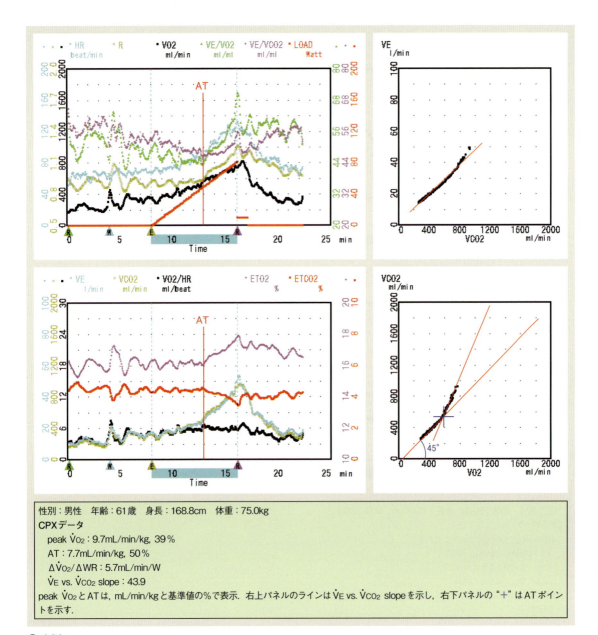

性別：男性　年齢：61歳　身長：168.8cm　体重：75.0kg
CPXデータ
　peak $\dot{V}_{O_2}$：9.7mL/min/kg, 39％
　AT：7.7mL/min/kg, 50％
　$\Delta\dot{V}_{O_2}/\Delta WR$：5.7mL/min/W
　$\dot{V}_E$ vs. $\dot{V}_{CO_2}$ slope：43.9
peak $\dot{V}_{O_2}$とATは, mL/min/kgと基準値の％で表示. 右上パネルのラインは$\dot{V}_E$ vs. $\dot{V}_{CO_2}$ slopeを示し, 右下パネルの"＋"はATポイントを示す.

❾ 症例9

拡張型心筋症と心房細動の症例. 安静4分, 0W 4分のウォームアップの後, 10W/分のランプ負荷を行い, 負荷終了後にクールダウンを施行. 心エコーでは, 著しい左室拡張（LVDd/LVDs＝83/74mm）と左室収縮能低下（LVEF＝19％）を認める. 運動中の血圧上昇が不良であり（安静時＝91/59mmHg, 最大運動時＝117/91mmHg）, $\Delta\dot{V}_{O_2}/\Delta WR$の低下と最大運動時のO₂ pulse（$\dot{V}_{O_2}/HR$）の低下を認める. 運動能（peak $\dot{V}_{O_2}$とAT）はきわめて低下しており, $\dot{V}_E$ vs. $\dot{V}_{CO_2}$ slopeの異常高値も認める.

心肺運動負荷試験（CPX）／CPX症例詳解

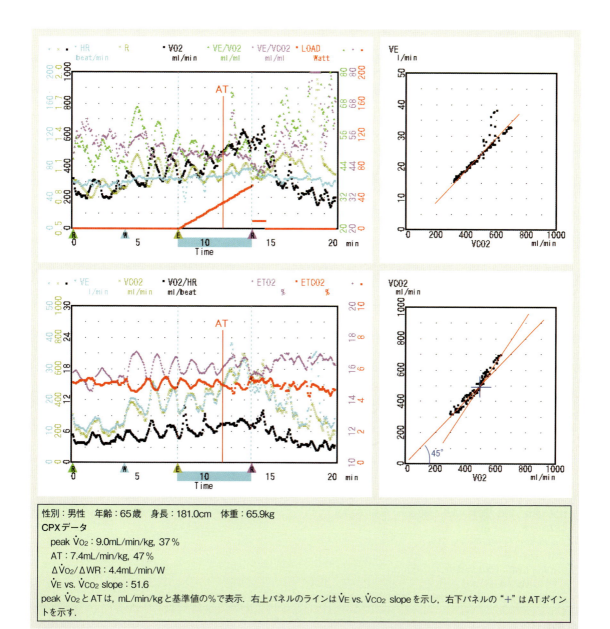

性別：男性　年齢：65歳　身長：181.0cm　体重：65.9kg
CPXデータ 　peak $\dot{V}O_2$：9.0mL/min/kg, 37％ 　AT：7.4mL/min/kg, 47％ 　$\Delta\dot{V}O_2/\Delta WR$：4.4mL/min/W 　$\dot{V}_E$ vs. $\dot{V}CO_2$ slope：51.6 peak $\dot{V}O_2$とATは, mL/min/kgと基準値の％で表示. 右上パネルのラインは $\dot{V}_E$ vs. $\dot{V}CO_2$ slopeを示し, 右下パネルの "+" はATポイントを示す.

❿ 症例10

拡張型心筋症に対し左室形成術と僧帽弁置換術を行っている症例. 安静4分, 0W 4分のウォームアップの後, 10W/分のランプ負荷を行い, 負荷終了後にクールダウンを施行. 心房細動があり, 運動負荷中の心拍応答と血圧上昇の不良を認める（血圧は, 安静時＝82/61mmHg, 最大運動時＝98/54mmHg）. peak $\dot{V}O_2$, ATともに基準値を著しく下回っており, $\dot{V}_E$ vs. $\dot{V}CO_2$ slopeの異常高値も認める. 本症例は安静時よりもむしろウォームアップ中に明瞭な周期性呼吸を呈している.

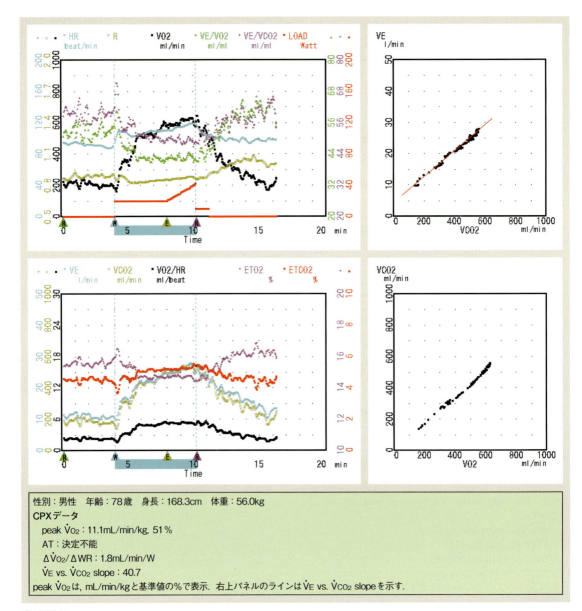

⓫ 症例11

体動時の息切れを主訴に受診した症例．心エコーでは異常を認めず，息切れの原因精査でCPXを施行．安静4分，20W 4分のウォームアップの後，10W/分のランプ負荷を行った．SpO_2 は安静時が96％であったが，運動開始とともに徐々に低下し，88％に低下した時点で負荷中止となった．運動終了時のガス交換比（R）は0.87であり，AT到達前に負荷終了と判断される．peak $\dot{V}O_2$ は基準値を大きく下回っており，$\dot{V}E$ vs. $\dot{V}CO_2$ slope は異常高値を呈している．本検査結果から呼吸器疾患が強く疑われた．

（長山　医，小池　朗）

Mini Lecture

周期性呼吸

覚醒時に過呼吸と低呼吸を交互に繰り返す周期性呼吸（oscillatory ventilation）は，心疾患患者の中でも特に心不全を有する症例においてしばしば認められ（❶），本現象は心肺運動負荷試験（CPX）の解析から詳細な評価が可能である．本項では，周期性呼吸の臨床的意義とともにそのメカニズムについても言及する．

周期性呼吸の臨床的意義

1980年代には，安静時および運動時（CPX中）の周期性呼吸の存在がすでに報告されており，心不全患者において周期性呼吸を認める症例は認めない症例に比し，最高酸素摂取量（peak $\dot{V}O_2$）が低値であることが示されている[1]．Guazziらは，CPXを施行した心不全患者の約20％に周期性呼吸を認め，心不全の重症化に伴ってその出現頻度が高まることを報告している[2]．心不全患者における運動時の周期性呼吸の存在は予後不良の徴候であり[3]，心不全における重要な所見の一つとして認識されている．

周期性呼吸のメカニズム

周期性呼吸は安静時に明瞭で，運動負荷の増量とともに不明瞭になるのが一般的であるが，安静時には不明瞭で運動開始とともに顕性化する症例もある．中枢性睡眠時無呼吸（またはCheyne-Stokes呼吸）は覚醒時の周期性呼吸に類似した現象であり，心不全患者における特徴的な呼吸パターンとして広く知られている．本現象のメカニズムとしては，呼吸調節システムの不安定化，循環時間の延長，$PaCO_2$に対する換気応答の亢進，$PaCO_2$のセットポイントの低下など，諸説提唱されている．覚醒時の周期性呼吸のメカニズムは中枢性睡眠時無呼吸のメカニズムと一部オーバーラップしていると推測されており，主因は呼吸調節システムの不安定化と考えられている．なんらかの刺激で換気量にわずかでも変動（ゆらぎ）が生じると，それに応じてPaO_2と$PaCO_2$が変化するため，血液ガスを本来のレベルまで回復させるべく，換気の制御機能が作動する．循環時間の延長が存在すると制御機能の感知が遅れ，換気調節（刺激）のタイミングや強度が不適切となり，その結果換気量のゆらぎが増大し，さらには周期性変化に進展する．

周期性呼吸のメカニズムの一つとして，肺血流の周期的変動の可能性も提唱されている[4]．最近の研究では，換気量に周期的変化を呈する症例は酸素摂取量にもほぼ同一の周期の周期的変化を有しており，酸素摂取量の周期的変化が二酸化炭素排出量と換気量の周期的変化に先行することが報告されている[5]．中枢神経系から呼吸筋への刺激の変動によって換気量に周期的変化が生じているのであれば，換気量の変化は酸素摂取量の変化に先行すると予想されるが，実際の現象は逆であり，酸素摂取量の周期的変化が先行している．また以前より，何らかの原因で肺血流が変動すると，酸素摂取量もパラレルに変化することが知られている．これらの現象を根拠として，肺血流の周期的変動により酸素摂取量が変動し，その結果二次的に換気量の周期的変化（すなわち周期性呼吸）が引き起こされる，との仮説が肺血流の周期的変動説である．

Katoらの研究では，換気量および酸素摂取量の周期の長さはpeak $\dot{V}O_2$や安静時の左室駆出率（LVEF）と負の相関を示し，心不全の重症度を反映する換気量と二酸化炭素排出量の傾き（$\dot{V}_E$ vs. $\dot{V}CO_2$ slope）とは正相関を示すことが報告されている[5]．また酸素摂取量と換気量の周期的変動の位相のずれ（位相差）はpeak $\dot{V}O_2$，LVEFと負の相関を，$\dot{V}_E$ vs. $\dot{V}CO_2$ slope，BNP

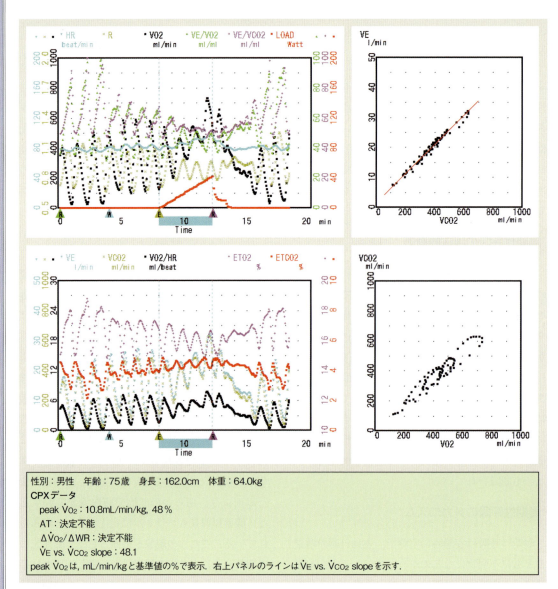

性別：男性　年齢：75歳　身長：162.0cm　体重：64.0kg
CPXデータ
　peak $\dot{V}O_2$：10.8mL/min/kg, 48％
　AT：決定不能
　$\Delta\dot{V}O_2/\Delta WR$：決定不能
　$\dot{V}E$ vs. $\dot{V}CO_2$ slope：48.1
peak $\dot{V}O_2$は，mL/min/kgと基準値の％で表示．右上パネルのラインは$\dot{V}E$ vs. $\dot{V}CO_2$ slopeを示す．

❶症例

陳旧性心筋梗塞があり，経皮的冠動脈形成術を施行している症例．安静4分，0W 4分のウォームアップの後，10W/分のランプ負荷を行い，負荷終了後にクールダウンを施行．運動中の心電図は洞調律で有意なST変化を認めないが，左室収縮能の低下を認める（LVEF＝41％）．peak $\dot{V}O_2$の著しい低下とともに$\dot{V}E$ vs. $\dot{V}CO_2$ slopeの異常高値を認める．安静時より明瞭な周期性呼吸を認め，負荷の増量とともに周期性呼吸の振幅は減少する傾向を示す．ATと$\Delta\dot{V}O_2/\Delta WR$は決定不能と判断された．

と正の相関を示すことも報告されている[5]．すなわち心不全の重症化に伴い，周期性呼吸の周期の延長に加え，酸素摂取量と換気量の位相差の増大が生じる．仮に肺血流に周期的変動が存在するならば，酸素摂取量と換気量の位相差は肺血流の変動に対する換気応答の遅れによって決定されるとも解釈され，この換気応答の遅れは循環時間の延長に影響されると推測される．すなわち肺血流の周期的変動説においても，循環時間の延長が大きく絡んでいる．

うずまき現象

最近のわれわれの研究では，周期性呼吸を呈する心疾患患者の一部に，CPX時の二酸化炭素排出量（Y軸）と酸素摂取量（X軸）のプロットにおいて，反時計回転に進むうずまき現象（❶：右下のグラフ）が認められることを報告した[6]．うずまき現象を認めた症例は認めない症例に比し，BNPが高値，LVEFが低値であり，さらには$\dot{V}_E$ vs. $\dot{V}_{CO_2}$ slopeが高値，peak $\dot{V}_{O_2}$ が低値であることから，うずまき現象が心不全の重症化を反映する新たな所見になりうる可能性が示されている[6]．

（長山　医，小池　朗）

● 文献

1) Kremser CB, et al. Oscillatory hyperventilation in severe congestive heart failure secondary to idiopathic dilated cardiomyopathy or to ischemic cardiomyopathy. *Am J Cardiol* 1987 ; 59: 900-905.
2) Guazzi M, et al. Exercise oscillatory ventilation may predict sudden cardiac death in heart failure patients. *J Am Coll Cardiol* 2007 ; 50: 299-308.
3) Sun XG, et al. Oscillatory breathing and exercise gas exchange abnormalities prognosticate early mortality and morbidity in heart failure. *J Am Coll Cardiol* 2010 ; 55: 1814-1823.
4) Yajima T, et al. Mechanism of periodic breathing in patients with cardiovascular disease. *Chest* 1994 ; 106: 142-146.
5) Kato J, et al. Relation between oscillatory breathing and cardiopulmonary function during exercise in cardiac patients. *Circ J* 2013 ; 77: 661-666.
6) Nagayama O, et al. Clinical significance of aspiral phenomenon in the plot of CO_2 output versus O_2 uptake during exercise in cardiac patients. *Am J Cardiol* 2015 ; 115: 691-696.

CPXを用いない運動処方

●Point

- 心筋梗塞急性期や心不全状態では交感神経活性が亢進しているため安静時の心拍数が高く，逆に運動に対する心拍応答が低下している．また，β遮断薬などを内服している場合は運動に対する心拍応答が低下する．このようなことから運動処方時には，運動負荷試験が必要である．
- CPXを用いた運動処方との違いは，最大酸素摂取量（$\dot{V}O_2\ max$）もしくは最高酸素摂取量（peak $\dot{V}O_2$）と嫌気性代謝閾値（AT）さらに換気応答の観察ができるか否かである．
- 運動強度の処方は，対象者の体力レベル，運動への慣れ，疾患の有無や重症度を考慮する．
- 急性期リハビリテーションは，安静度を拡大する各段階で負荷試験を行い，自覚症状や心拍数，血圧，心電図変化を観察して次のステージへ進める．
- 回復期・慢性期リハビリテーションは，目標至適心拍数や心拍予備能（Karvonen法），double product break point（DPBP）といった方法を用いる．
- 狭心症の運動療法は虚血が出現する80％を上限とし，Karvonen法，Borg指数から処方する．
- 運動負荷試験が実施困難である場合や，心房細動やペースメーカ植込み患者では運動目標心拍数を決定するのが困難なため，自覚的運動強度（RPE，Borg指数）から処方する．
- 運動強度の設定方法には，乳酸性作業閾値，呼吸数の増加（トークテスト）によるものもある．

運動負荷試験の実施状況

- 心臓リハビリテーションの運動処方には，運動負荷試験は必須である．
- 負荷試験の目的は，マスター二階段試験では「一般人のスクリーニング」「冠動脈疾患の診断」，トレッドミル運動負荷試験では「冠動脈疾患の診断」「不整脈の診断・治療効果の判定」「冠動脈疾患の治療効果の判定」，エルゴメータ運動負荷試験では「冠動脈疾患の診断」「冠動脈疾患の治療効果の判定」である．
- 厚生労働省循環器病委託研究（15指-2）「わが国における心疾患リハビリテーションの実態調査と普及促進に関する研究」によると，わが国における回復期心臓リハビリテーション実施施設での運動負荷試験は，大多数が心疾患リハビリテーション実施施設で心肺運動負荷試験（CPX）が実施されている（❶）[1]．
- 心疾患リハビリテーションに関して，事前に運動負荷試験による評価を

COLUMN 運動強度

心血管疾患患者の処方強度に推奨される中程度の運動強度は，最大酸素摂取量の 40～60％，最大心拍数の 55～69％，心拍数予備能では 40～60％（Karvonen 法の係数 k = 0.4～0.6）である（表1）．

表1 有酸素運動において推奨される運動強度の運動処方

	運動強度		
	% peak $\dot{V}_{O_2}$ (%)	Karvonen 係数（k 値）	自覚的運動強度（Borg 指数）
軽度負荷	20～40 未満	0.3～0.4 未満	10～12 未満
中等度負荷	40～60 未満	0.4～0.6 未満	12～13
高度負荷	60～70	0.6～0.7	13

（American College of Sports Medicine. Major Signs and Symptoms Suggestive of Cardiovascular and Pulmonary Disease. In: ACSM's Guidelines for Exercise Testing and Prescription, 7th ed. 2006／Fletcher GF, et al. Exercise standards for testing and training: A statement for healthcare professionals from the American Heart Association. *Circulation* 2001; 104: 1694-1740 より）

❶ わが国で回復期運動療法を行っている病院での運動負荷試験の状況

運動負荷試験	病院カテゴリー				
	合計 (n = 1,059)	回復期 CR（−） (n = 923)	回復期 CR（＋） (n = 136)	formal CR (n = 75)	non-formal CR (n = 61)
トレッドミル（/3年）	433,269	214,236	219,033	195,312	23,721
心肺運動負荷試験（CPX）（/3年）	35,946	2,262	33,684	32,859	825
すべての運動負荷試験（/3年）	469,215	216,498	252,717	228,171	24,546
すべての運動負荷試験（方法/年/病院）	142±220	73±119	640±654[†]	1,160±965	142±194[#]

[†]p < 0.001：回復期 CR（−）との比較，[#]p < 0.001：formal CR との比較．
CR：心臓リハビリテーション．
循環器病委託研究（15 指 -2；後藤班）の心リハに関する全国調査の一部として実施．調査の対象は日本全国で内科または循環器科を標榜する 8,245 病院のなかから 1,875 施設を抽出．この内訳はすべての日本循環器学会循環器専門医研修病院 859 施設（研修病院），すべての循環器専門医研修関連病院 311 施設（関連病院），これらの病院以外の 7,075 施設から無作為に抽出された 705 施設（非研修病院）である．総有効回答数は 1,059（56％）．
（Saito M, et al. *Circ J* 2014[1) より）

取り入れた formal プログラムでは，取り入れていない non-formal プログラムに比べて，より安全に運動療法が実施されており，可能なかぎり負荷試験を実施すべきである．

運動耐容能を求める[2)]

- 運動耐容能は予後の指標として用いられている（❷）．5～6METs 以下では予後が悪いとされている．
- 「運動時最高心拍数」を求めずに，「220 −年齢」をそれに替えて用い，

❷ 運動耐容能と予後

報告者	対象	対象者数	予後
Bruce	男性虚血性心疾患	1,852	＜5 METs：突然死の頻度増加
McNeer	虚血性心疾患	1,472	＜5 METs：予後不良, ＞13 METs：予後はきわめて良好
Podrid	虚血性心疾患	142	＜6 METs：生存率低下
Weiner	虚血性心疾患	4,083	＜2 METs：4年生存率47％, ＞15 METs：4年生存率100％
Weiner	虚血性心疾患	5,303	＜5 METs：予後不良もCABG施行により改善
Bogaty	運動負荷試験陽性	241	＜5 METs：8年生存率45％, ＞10 METs：8年生存率93％

運動負荷試験なしで運動処方を行う場合がある．しかし，心筋梗塞急性期や心不全状態では交感神経活性が亢進しているため安静時の心拍数が高く，逆に運動に対する心拍応答が低下している．また，β遮断薬などを内服している場合は運動に対する心拍応答が低下する．このようなことから運動処方時には，運動負荷試験が必要である．

- トレッドミルや自転車エルゴメータといった異なる負荷方法でもおおよその最大酸素摂取量（$\dot{V}O_2$ max）を求めることができる（❸）．マスターダブル二階段負荷試験とトレッドミルのBruce法のステージ2および自転車エルゴメータの100Wの負荷量が，おおよそ6〜7METs前後の負荷になる．

- 運動負荷量が漸増すると，換気量も漸増する．換気量は，直線的に増加するのではなく，2か所に変曲点をもつ．変曲点の後ではその前に比べて換気量の増加度が亢進する．最初に現れる変曲点が嫌気性代謝閾値（anaerobic threshold：AT）であり，後に現れる変曲点が呼吸性代償開始点（respiratory compensation point：RCP）である．ATとRCPが，おのおのBorg指数の13（ややきつい）と17（かなりきつい）によく合致する．ただし，実際，自覚症状の出現は換気応答から少し遅れて出現することから，ATとRCPは，Borg指数の少し前にあると考える（❹）．

- 最高酸素摂取量（peak $\dot{V}O_2$）は，心不全患者の重症度を客観的に評価する指標であり，正常値および重症度分類にはWeber-Janicki分類がある（❺）．

- Borg指数13レベルに相当するワット（W）を求めると，平地歩行に換算した歩行速度（km/時）を求めることができる．

　　平地歩行のトレッドミルの時速
　　＝（エルゴメータで求めたW）× 7.34/体重（kg）

❸ 酸素摂取量からみた主なトレッドミルのプロトコルおよびエルゴメータ負荷量の対応

NYHA機能分類	酸素摂取量 (mL/kg/分)	METs	トレッドミルの各種プロトコル								エルゴメータ	
			Naughton		Naughton		Bruce		NCVC		W (体重60kg)	W (体重80kg)
			(mph)	(%)	(mph)	(%)	(mph)	(%)	(km/時)	(%)		
Ⅰ	52.5	15			3.0	30.0						
	49.0	14			3.0	27.5					225	300
	45.5	13			3.0	25.0	4.2	16			200	275
	42.0	12			3.0	22.5						250
	38.5	11			3.0	20.0					175	225
	35.0	10			3.0	17.5					150	200
	31.5	9			3.0	15.0	3.4	14	5.5	14	125	175
	28.0	8			3.0	12.5						150
	24.5	7	2.0	17.5	3.0	10.0	2.5	12	5.5	10	100	125
Ⅱ	21.0	6	2.0	14.0	3.0	7.5			4.5	10	75	100
	17.5	5	2.0	10.5	3.0	5.0	1.7	10	3.5	10	50	75
	14.0	4	2.0	7.0	3.0	2.5			2.5	10		50
Ⅲ	10.5	3	2.0	3.5	3.0	0					25	25
	7.0	2	2.0	0								
Ⅳ	5.6	1.6	1.0	0								

Naughton, Bruceのプロトコルは慣例に従い速度をマイル表示にした．NCVC（国立循環器病研究センター）のプロトコルは速度をkm表示にした．NYHAの心機能分類はあくまでも自覚的な指標であるが，便宜的に記載した．
（上嶋健治．運動負荷試験Q&A119, 改訂第2版．2013[2]）より）

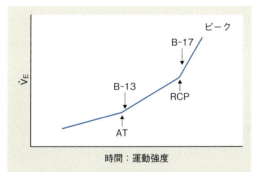

❹ Borg指数とAT, RCPとの関係
AT：嫌気性代謝閾値，RCP：呼吸性代償開始点，B：Borg指数，
$\dot{V}_E$：分時換気量．

❺ 最高酸素摂取量と嫌気性代謝閾値からみた運動耐容能のWeber-Janicki分類

クラス	重症度	最高酸素摂取量（peak $\dot{V}_{O_2}$）	嫌気性代謝閾値（AT）
A	無症状〜軽症	＞20	＞14
B	軽症〜中等症	16〜20	11〜14
C	中等症〜重症	10〜16	8〜11
D	重症	6〜10	5〜8
E	非常に重症	＜6	＜4

単位はmL/分/kg.
（Weber KT, et al. Cardiopulmonary exercise testing for evaluation of chronic cardiac failure. *Am J Cardiol* 1985; 55: 22A-31Aより）

❻ 運動負荷試験時の自覚的運動強度（RPE）使用に関する推奨されている指針[*1]

Borg指数	
20	もうだめだ
19	非常にきつい
18	
17	かなりきつい
16	
15	きつい
14	
13	ややきつい
12	
11	楽である
10	
9	かなり楽である
8	
7	非常に楽である
6	安静

運動負荷試験中，負荷がどのくらいきついと感じるか細心の注意を払ってもらう．この感覚は，身体および疲労感などすべての感覚を包括し，測定者自身が感じる感覚を総合的に反映している．脚疲労や息切れ，運動の強さなど単独要因にとらわれることなく，運動に起因する内なる感覚を総合的に表現してもらう．過大・過小評価しないよう正確に評価してもらうようにする．

Borg指数の13がおおむねATの運動強度に相当するとされている．心血管疾患患者のリハビリテーションにはBorg指数13以下の，また健常例に対してはBorg指数12～16の処方が推奨されている．

運動時のBorg指数と心拍反応の関係は，運動経験や睡眠不足などその日の体調により左右されるため，心血管疾患患者にBorg指数で処方するのは一定期間の運動療法を行った後か，あるいは自己脈拍測定などと併用することが望ましい．

（『心血管疾患におけるリハビリテーションに関するガイドライン〈2012年改訂版〉』，p.27-29／Fletcher GF, et al. Exercise standards for testing and training: A statement for healthcare professionals from the American Heart Association. Circulation 2001; 104: 1694-1740／Borg GA. Perceived exertion. Exerc Sport Sci Rev 1974; 2: 131-153／上嶋健治ほか．運動時自覚症状の半定量的評価法の検討．日臨生理会誌 1988; 16: 111-115より）

運動強度の求め方

- 目標至適心拍数（％ HR max）から：年齢に基づく最大心拍数の何パーセントという表現．$\dot{V}O_2$ max の 55～70％は，HR max の 70～85％に該当する．

- 心拍数予備能（heart rate reserve：HRR）から：これは，Karvonen 法として知られている．HR max から安静時 HR（rest HR）を引いて，HRR を求める．さらに，至適心拍数は HRR に Karvonen 法の係数（k）である 0.4～0.6 を乗じて，安静時 HR に加え求めることができる．

- 自覚的運動強度（rating of perceived exertion：RPE）：RPE は Borg 指数が汎用されている．これは，運動に際しての息切れや下肢疲労などをできるだけ定量的に把握したものである．その人の体力レベル，環境条件および一般的な疲労状態すべてを考慮に入れて，運動実施者の運動時の主観的な強さの把握が可能である（❻）[*1]．

- double product break point（DPBP）：ランプ負荷試験において血圧と心拍数を10～20秒ごとにモニターして，二重積（収縮期血圧×心拍数）の増加の程度が急峻になる点を決定して運動強度とする（❼）[3]．

- 乳酸性作業閾値（LT）強度：運動負荷試験中に耳たぶや指先から微量の採血を行い，血液中の乳酸を計測する．運動強度を徐々に増していく

[*1]『心血管疾患におけるリハビリテーションに関するガイドライン（2012年改訂版）』〈JCS 2012〉．p.27-29．

Memo
二重積は心仕事量や心筋酸素消費量を反映する．DPBP は CPX で求めた AT の代用として運動強度の指標となる．

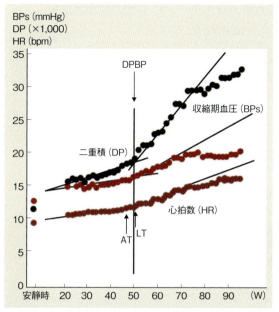

❼ DPBPの決定

二重積をランプ負荷時に10〜20秒間隔で求め，運動強度との関係をグラフにプロットすると2本の一次回帰直線が近似でき変曲点を検出できる．この変曲点がDPBPである．
AT：嫌気性代謝閾値，LT：乳酸性作業閾値．
(長山雅俊ほか．心不全―診断・治療・管理．2006[3]より）

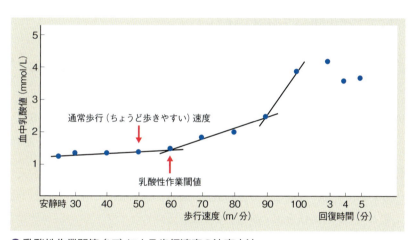

❽ 乳酸性作業閾値（LT）による歩行速度の決定方法

LT速度の決定法は，各患者ごとに縦軸に血中乳酸値を，横軸に歩行速度の関係を図示し，乳酸の立上がり点を求め，その点に一致する歩行速度を決定した．通常歩行速度の決定法は，同負荷試験中の各段階における速度に対しての患者の主観的評価（遅い，やや遅い，ちょうど歩きやすい，やや速い，速い）で決定した．
(清永明ほか．心筋梗塞の急性期リハビリテーションにおける歩行速度決定法．*Therapeutic Research* 1989; 10: 217-223より）

と，ある強度（LT）から血液中の乳酸濃度が急激な増大を示す．そのときの運動強度を判定する（❽）．

運動処方における運動強度の設定（CPXを用いない場合）[*1]

心筋梗塞の場合

● 心臓リハビリテーションは，第Ⅰ相（急性期），前期第Ⅱ相（前期回復期・

❾ 急性心筋梗塞に対する急性期リハビリテーション負荷試験の判定基準

1. 胸痛，呼吸困難，動悸などの自覚症状が出現しないこと．
2. 心拍数が120拍/分以上にならないこと，または40拍/分以上増加しないこと．
3. 危険な不整脈が出現しないこと．
4. 心電図上1mm以上の虚血性ST低下，または著明なST上昇がないこと．
5. 室内便器使用時までは20mmHg以上の収縮期血圧上昇・低下がないこと．
   （ただし2週間以上経過した場合は血圧に関する基準は設けない）

負荷試験に不合格の場合は，薬物追加などの対策を実施したのち，翌日に再度同じ負荷試験を行う．

（国立循環器病センター 病棟における負荷試験の判定基準）

❿ 心臓外科手術後の離床開始基準

以下の内容が否定されれば離床が開始できる

1. 低（心）拍出量症候群（Low Output Syndrome：LOS）により
   ①人工呼吸器，IABP，PCPSなどの生命維持装置が装着されている
   ②ノルアドレナリンやカテコラミン製剤など強心薬が大量に投与されている
   ③（強心薬を投与しても）収縮期血圧80～90mmHg以下
   ④四肢冷感，チアノーゼを認める
   ⑤代謝性アシドーシス
   ⑥尿量：時間尿が0.5～1.0mL/kg/hr以下が2時間以上続いている
2. スワンガンツカテーテルが挿入されている
3. 安静時心拍数が120bpm以上
4. 血圧が不安定（体位交換だけで低血圧症状が出る）
5. 血行動態の安定しない不整脈（新たに発生した心房細動，Lown Ⅳb以上のPVC）
6. 安静時に呼吸困難や頻呼吸（呼吸回数30回/分未満）
7. 術後出血傾向が続いている

IABP：大動脈内バルーンパンピング，PCPS：経皮的心肺補助装置，PVC：心室期外収縮．
（『心血管疾患におけるリハビリテーションに関するガイドライン〈2012年改訂版〉』，p.43より）

入院中），後期第Ⅱ相（後期回復期・外来），第Ⅲ相（維持期・外来）に分かれている．原則として運動負荷試験は，運動療法に用いる運動の種類と同じ負荷方法を用いる．

- 急性期のステージの進行は，安静度拡大の各段階で負荷試験を行い，自覚症状，心拍数，血圧，心電図の変化を観察し，ステージを進行する．負荷試験の判定基準を❾に示す．
- 回復期の運動処方における運動強度は，Karvonen法の係数は0.5～0.7を乗じる．％HR maxは70～85％を目標とする場合が多い．自覚的運動強度でBorg指数を用いる場合には，12～14とする．

開心術後の場合

- 心臓外科手術後の過剰な安静臥床は，身体デコンディショニングを生じ，各種合併症の発症を助長する．循環病態の安定化と並行して離床を進め，早期に術前の身体機能の再獲得を目指す．また退院後の生活についての指導や二次予防に向けた教育を開始する．
- 心臓外科手術後の離床開始基準（❿）がクリアされ，ベッドの端に腰掛

⓫ 運動負荷試験の判定基準（ステップアップの基準）

1. 胸痛，強い息切れ，強い疲労感（Borg指数＞13），めまい，ふらつき，下肢痛がない
2. 他覚的にチアノーゼ，顔面蒼白，冷汗が認められない
3. 頻呼吸（30回/分以上）を認めない
4. 運動による不整脈の増加や心房細動へのリズム変化がない
5. 運動による虚血性心電図変化がない
6. 運動による過度の血圧変化がない
7. 運動で心拍数が30bpm以上増加しない
8. 運動により酸素飽和度が90％以下に低下しない

（『心血管疾患におけるリハビリテーションに関するガイドライン〈2012年改訂版〉』，p.44より）

け，起立するプログラムが進められる．手術後，1日目から立位および歩行を開始し，4〜5日で病棟内歩行を自立する[4]．自覚症状，他覚症状，呼吸回数，心電図変化，血圧，心拍数を観察しながら段階的に歩行距離を延長する（ステップアップの基準；⓫）．

- 心臓リハビリテーションは，症候限界性運動負荷心電図検査を行い，Karvonen法による心拍数による運動処方を行うこともできる．Karvonen法の係数は0.4〜0.6である．
- 開心術後1〜2週間は副交感神経活性が著明に低下し交感神経活性が亢進するために，安静時には頻脈で運動中の心拍数増加が少なく，心拍応答不全を呈する例が多いため，最大心拍数は運動負荷試験を行って実測すべきである．

残存狭窄のある場合（狭心症，冠動脈バイパス術後）

- 不安定狭心症は，薬物療法あるいは経皮的冠動脈インターベンション（PCI），冠動脈バイパス術（CABG）などを施行して安定化を待って運動療法を開始する．
- 虚血閾値以下のレベルでの運動が処方される．運動強度が低くても所期の効果は得られる．
- 運動強度は，運動負荷試験で狭心症状やSTが1mm低下する虚血出現地点を決定し，虚血出現の80％程度あるいは虚血がない状態で実施する（⓬）．
- Karvonenの式［（予測最大心拍数（220－年齢）または最高心拍数－安静時心拍数）×（0.4〜0.6）＋安静時心拍数］を用いるか，自覚的運動強度でBorg指数13〜15を目標とする．

心不全の場合

- 心不全の運動処方における運動強度の設定は，開始初期，安定期の運動強度の決定方法がある．運動負荷が過負荷になっていないかモニタリングし，運動処方を見直す．

> **Memo**
> 開心術後，β遮断薬，ジルチアゼム，ベラパミルなどを服用中は，運動に対する心拍応答が低下する場合があり，わずかな設定心拍数の増減が大きな負荷量のずれを招くので，Karvonen法は安全域の広くなった術後1か月以降に用いるなど注意を払う．

> **Memo**
> 心不全の場合，自覚症状と運動耐容能データのみに基づくのではなく，左室機能，血中BNPの推移，投薬内容などの心不全重症度や臨床背景を考慮に入れ，開始時にBNPが400pg/mL以上を示す症例では，きわめて低強度の負荷量から実施する．

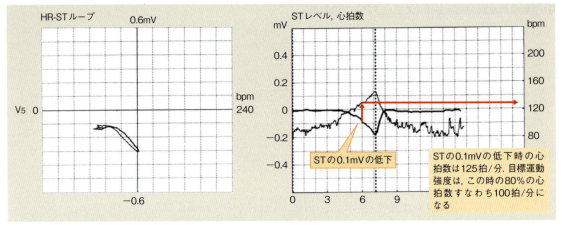

⑫ 狭心症や無痛性虚血性心疾患における運動強度（目標心拍数）の決定
1969年，BruceとMcDonoughは負荷後回復期のST低下と心拍数の回帰直線から冠疾患群と正常群を区別した．正常群は負荷後のSTおよび心拍数の回復は早く，反時計回転を示す．冠疾患群では時計方向の回転を示す．回復期のST，心拍数の変化で陽性の有無を確認し，運動強度を決定することができる．
（Bruce RA, et al. Stress testing in screening for cardiovascular disease. *Bull N Y Acad Med* 1969; 45: 1288-1305／図は筆者施設のデータより）

> **Memo**
> ①慢性心不全に対する運動療法の適応は安定期にあるコントロールされた心不全で，NYHA Ⅱ〜Ⅲ度の症例である．
> ②「安定期にある」とは，少なくとも過去1週間において心不全の自覚症状（呼吸困難，易疲労性など）および身体所見（浮腫，肺うっ血など）の増悪がないことを示す．
> ③「コントロールされた心不全」とは，体液量が適正に管理されていること，具体的には，中程度以上の下肢浮腫がないこと，および中程度以上の肺うっ血がないことなどを示す．

> **Memo**
> R on Tの心室期外収縮は心室頻拍や心室細動に移行する可能性が高く，『循環器疾患のリハビリテーションに関するガイドライン（厚生省循環器病委託研究5公-3, 1996）』に心室性不整脈運動療法の中止基準として示されている．

- 開始初期は，屋内歩行や自転車エルゴメータの約2〜2.5METsを5〜10分，自覚症状，身体所見を目安に，時間・強度を徐々に増加させ，1か月ほど実施する．心電図モニターを用いた監視下運動療法から開始する．
- 安定期は，重症心不全や高齢患者では周期性呼吸（oscillatory ventilation）のためATの決定が困難な場合もあり，HRR，Karvonenの式において心不全例の場合は，軽症（NYHA Ⅰ〜Ⅱ度）なら$k = 0.4〜0.5$，中等症〜重症（NYHA Ⅲ度）なら$k = 0.3〜0.4$の低強度とすることが望ましい（⑬）．

不整脈の場合

- 運動時，不整脈の出現が危惧される場合はモニター監視下で運動を指導し，かつ不整脈による運動の中止基準を遵守すべきである．
- 不眠，ストレス，不安，飲酒，カフェイン，喫煙，さらに利尿薬，ジギタリスの服用など，いくつかの条件が加わることによって不整脈は誘発されやすく，日常生活状況の確認が重要である．
- アメリカスポーツ医学会[5]では，運動トレーニングの中止基準として以下のようなLown分類2度以上の心室性不整脈をあげている．①心室頻拍（3連発以上），②R on Tの心室期外収縮，③頻発する単一源性心室期外収縮（30%以上），④頻発する多源性の心室期外収縮（30%以上），⑤2連発（1分間に2回以上）．
- 心房細動の運動療法は，心不全の増悪がなく，安静時の心拍数が110拍/分未満であれば運動負荷試験を考慮する．運動負荷時の心拍数の上昇

⓭ 心不全の運動療法における運動処方

運動の種類	・歩行（初期は屋内監視下），自転車エルゴメータ，軽いエアロビクス体操，低強度レジスタンス運動 ・心不全患者には，ジョギング，水泳，激しいエアロビクスダンスは推奨されない．
運動強度	【開始初期】 ・屋内歩行50〜80m/分×5〜10分間または自転車エルゴメータ10〜20W×5〜10分間程度から開始する． ・自覚症状や身体所見をめやすにして1か月程度をかけて時間と強度を徐々に増量する． ・簡便法として，安静時HR＋30拍/分（β遮断薬投与例では安静時HR＋20拍/分）を目標HRとする方法もある． 【安定期到達目標】 a）最高酸素摂取量（peak $\dot{V}_{O_2}$）の40〜60％のレベルまたは嫌気性代謝閾値（AT）レベルのHR b）心拍数予備能（HR reserve）の30〜50％，または最大HRの50〜70％ ・Karvonenの式（［最高HR－安静時HR］×k＋安静時HR）において，軽症（NYHA Ⅰ〜Ⅱ）ではk＝0.4〜0.5，中等症〜重症（NYHA Ⅲ）ではk＝0.3〜0.4 c）自覚的運動強度（RPEまたはBorg指数）：11（"楽である"）〜13（"ややきつい"）のレベル
運動持続時間	・1回5〜10分×1日2回程度から開始，1日30〜60分（1回20〜30分×1日2回）まで徐々に増加させる．
頻度	・週3〜5回（重症例では週3回，軽症例では週5回まで増加させてもよい） ・週2〜3回程度，低強度レジスタンス運動を併用してもよい．
注意事項	・開始初期1か月間は特に低強度とし，心不全の増悪に注意する． ・原則として開始初期は監視型，安定期では監視型と非監視型（在宅運動療法）との併用とする． ・経過中は，常に自覚症状，体重，血中BNPの変化に留意する．

（Fletcher GF, et al. Exercise standards for testing and training: A statement for healthcare professionals from the American Heart Association. *Circulation* 2001; 104: 1694-1740／アメリカスポーツ医学会〈編〉，日本体力医学会体力科学編集委員会〈監訳〉．運動処方の指針―運動負荷試験と運動プログラム，原著第6版．東京：南江堂；2001／Smart N, et al. A practical guide to exercise training for heart failure patients. *J Cardiac Failure* 2003; 9: 49-58 より）

程度，自覚症状，運動時間，ピーク代謝当量（METs数）などで運動療法導入可能かを判定する．トレッドミル検査では，中強度負荷の場合は最大運動負荷でのMETs数の40〜60％から，軽強度負荷ならMETs数の20〜40％から運動強度を算出し運動処方を行う．運動負荷が困難な場合は，自覚的運動強度Borg指数11〜13を用いて運動処方を行う．血圧，心拍数，自覚症状をみて負荷強度を判定する．

- ペースメーカに依存している洞不全症候群患者に対して，体動と加速度感知型心拍応答センサー（非生理的センサー）であれば，トレッドミルからMETsやKarvonenの式やBorg指数から運動強度を算出する．心拍応答機能による最大運動時の心拍数は，心機能が保てている場合（EF≧55％）は年齢による予測最大心拍数の86％，心機能が低下している場合は75％を参考にする．運動療法中は心電図モニターで心拍応答反応の評価を行う．

大血管術後の場合

- 術後吻合部や大動脈への影響を考慮し，収縮期血圧を130mmHg未満に維持する．運動負荷は，座位，立位，病棟内歩行，シャワー，入浴と

❹ 大血管疾患リハビリテーション進行の中止基準

1. 炎症
   - 発熱37.5℃以上
   - 炎症所見（CRPの急性増悪期）
2. 不整脈
   - 重症不整脈の出現
   - 頻脈性心房細動の場合は医師と相談する
3. 貧血
   - Hb 8.0g/dL以下への急性増悪
   - 無輸血手術の場合はHb 7.0g/dL台であれば医師と相談
4. 酸素化
   - SpO_2の低下（酸素吸入中も92％以下，運動誘発性低下4％以上）
5. 血圧
   - 離床期には安静時収縮期血圧100mmHg以下，140mmHg以上
   - 離床時の収縮期血圧の30mmHg以上の低下
   - 運動前収縮期血圧100mmHg以下，160mmHg以上
6. 虚血性心電図変化，心拍数120bpm以上

（『心血管疾患におけるリハビリテーションに関するガイドライン〈2012年改訂版〉』，p.93より）

順次拡大する．通常の歩行のほか，トレッドミル，自転車エルゴメータなどの運動も可能であり，負荷前収縮期血圧は130mmHg以下，負荷後150mmHg未満を目安とする．進行の中止基準を（❹）に示す．

その他の運動処方

運動種目基準ステップ表

- 心疾患患者に対して集団スポーツ療法がある．スポーツ種目は等尺性負荷が少なく，楽しい要素が多く，勝ち負けのスポーツ性を強調せず，ゲーム性を重要な要素としている．
- 種目の選択には，歩行・走行のスピードやスポーツのMETsを基準にする方法もある（❺）．
- 通常，初期の運動処方は，目標のMETsより1MET低い強度に設定する．
- 最近は，携帯型心電計や脈拍計，身体活動計が普及し，運動処方の安全性が確認しやすい．

トークテスト[6]

- 運動中に30秒間くらいの文章を比較的ゆっくりと読ませ，息切れの度合いを第三者が判定するテストである．
- 息があがって音読できない場合は運動強度が強く，まったく普通に音読できてしまう場合は運動強度が低いと判定している．
- いつもより息切れが強い場合は，運動強度を10％弱めるなど，日々の運動療法で微調整できる．

⓯ リハビリステップ表

ステップ		1	2	3	4	5	6	7	8	9	10	11	12
スポーツ				卓球						バドミントン・ソフトテニス			
スピード	m/分	60	70	80	90	100	100	100	110	120	130	140	150
	km/時	3.6	4.2	4.8	5.4	6.0	6.0	6.0	6.6	7.2	7.8	8.4	9.0
5分歩行距離	m	300	350	400	450	500	500	500	550	600	650	700	750
運動		歩行	歩行	歩行	歩行	歩行	歩3走2	走行	走行	走行	走行	走行	走行
METs		2.7	3.0	3.3	3.6	3.9	5.0	6.7	7.3	7.9	8.4	9.0	9.6
秒/周		50.0	42.8	37.5	33.3	30.0	30.0	30.0	27.3	25.0	23.1	21.4	20.0
酸素消費量	mL/kg/分	9.5	10.5	11.5	12.5	13.5	17.5	23.5	25.5	27.5	29.5	31.5	33.5
	kcal (total)	13.5	15.0	16.5	18.0	19.5	25.0	35.5	36.5	39.5	42.0	45.0	48.0

体重は60kgで計算．
(木全心一，齊藤宗靖〈編著〉．狭心症・心筋梗塞のリハビリテーション，第3版．東京：南江堂；1999. p.199 より)

● 漸増運動負荷時の呼吸数の急激に増加する閾値より運動強度を求めることができる．

まとめ

● 心筋梗塞発症急性期，術後早期，デコンディショニングの強い場合や心不全を合併した場合には，運動負荷試験が実施できない．その場合は，自覚的運動強度（Borg指数）を目安に十分な監視の下でプログラムを進める．
● 運動療法を行う際，スタッフは患者に声をかけ，患者の会話で運動強度を見極めることもできる．
● 状態が安定したらなるべく早期に運動負荷試験を行い，定量的な運動処方を作成する．この時期の運動負荷試験は虚血誘発ではなく運動処方作成のために実施する．

（今井　優，上嶋健治）

● 文献

1) Saito M, et al. Safety of exercise-based cardiac rehabilitation and exercise testing for cardiac patients in Japan: A nationwide survey. Circ J 2014; 78: 1646-1653.
2) 上嶋健治．運動負荷試験Q&A119（改訂第2版）．東京：南江堂；2013.
3) 長山雅俊，伊東春樹．運動耐容能と身体活動指標．堀正二（編）．新 目でみる循環器病シリーズ9，心不全―診断・治療・管理．東京：メジカルビュー；2006, pp.126-133.
4) Bojar RM. Manual of Perioperative Care in Adult Cardiac Surgery, 5th ed. Hoboken: Wiley-Blackwell; 2011.
5) アメリカスポーツ医学会（編），日本体力医学会体力科学編集委員会（監訳）．運動処方の指針―運動負荷試験と運動プログラム，原著第6版．東京：南江堂；2001.
6) 安達仁．CPX・運動療法ハンドブック．東京：中外医学社；2009.

3章
運動機能評価と運動プログラム作成

筋力トレーニングのための運動処方

> ● **Point**
> ▶ 心疾患患者（特に重症心不全患者）は骨格筋の異常がある．
> ▶ レジスタンストレーニングでは，最大1回反復負荷量（1RM）を測定し，適切な強度（50〜80％）で実施する．
> ▶ 高強度でのトレーニングのほうが効果は得られやすいが，心負荷を軽減するための方策を確実に守り実施しなければリスクを伴う．

*1 本項で扱うレジスタンストレーニングとは，1RMの50％以上で行う運動を意味する．エラスティックバンドや自重を用いたトレーニングについては触れない．

Key word
レジスタンストレーニング
日本では，筋力トレーニング，いわゆる「筋トレ」の名称が一般的であるが，急性期からADLの再獲得を目指す筋トレは「筋力増強運動」と呼び，❹❺のような多面的な効果を目的とする場合にはレジスタンストレーニングと呼ぶべきと考えられる[3]．

Key word
1RM
最大1回反復負荷量（1 repetition maximum）．ある重りを1回は持ち上げられるが，2回は持ち上げられないという場合，その重りの負荷量を1RMとして運動負荷量の基準とする．

心疾患の筋力トレーニング

● 近年，心疾患に対する筋力トレーニング（レジスタンストレーニング[*1]）が注目されている[1,2]．
● 心疾患に対するレジスタンストレーニングは，1990年以前は欧米諸国でも一般的ではなく，日本では2002年の『心疾患における運動療法に関するガイドライン』発表以降，認識が広まった（❶）．

心疾患の骨格筋異常

● 心疾患患者の骨格筋異常には次のようなものが指摘されている．
①上肢筋に比べて下肢筋の選択的な廃用による筋力低下を認める．
②骨格筋量は減少し，筋量が少ないほど最高酸素摂取量が少ない（❷）．
③typeⅠ線維は減少し，typeⅡb・Ⅱc線維はサイズが減少するが割合が増加する．
④ミトコンドリア量の減少を認める．
⑤骨格筋の有酸素系代謝に関係する酵素（3-ヒドロキシアシルCoA脱水素酵素：NADH）活性は低く，解糖系酵素活性は高く，脂質酸化能

❶ 心疾患に対してレジスタンストレーニングが避けられてきた理由
- 等尺性運動では収縮期血圧の上昇が著しいので，心筋酸素消費量が多く心筋虚血を誘発する可能性がある
- 等尺性運動によって左室拡張末期圧が上昇し心不全が増悪する
- 不整脈が多く出現する
- 左室壁運動異常が誘発される可能性がある

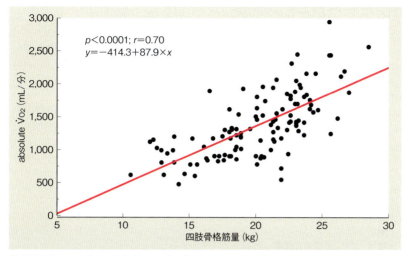

❷ 悪液質のない心不全患者の四肢骨格筋量と最高酸素摂取量との関係
DEXA 法を用いて推定した四肢骨格筋量は全身持久力（最高酸素摂取量）と強い正の相関関係を示している．全身持久力は心不全の予後予測因子でもあり，骨格筋量維持が予後改善のためにも重要ということを意味している．
(Cicoira M. Skeletal muscle mass independently predicts peak oxygen consumption and ventilatory response during exercise in noncachectic patients with chronic heart failure. *J Am Coll Cardiol* 2001; 37: 2080-2085 より)

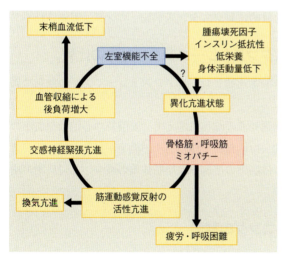

❸ 筋仮説
左室機能不全となると副腎皮質ホルモンや炎症性サイトカインなどが過剰に分泌される．また，活動量の低下や低栄養，筋組織の低灌流も加わって，激しい代謝亢進状態となる．その結果，酸素消費量の増大，耐糖能の低下，脂肪分解促進，蛋白分解の亢進といった異化亢進状態となり，骨格筋が萎縮することによって起こる筋力の低下（ミオパチー）が認められるようになる．骨格筋や呼吸筋のミオパチーが筋運動感覚反射（erogoreflex）の活性を亢進させ，交感神経活動の過剰反応をもたらすことで，末梢血管が収縮し後負荷が増大し心負荷となり，左室機能障害を増強する原因となる，とする説．
(Coats AJ. Symptoms and quality of life in heart failure: The muscle hypothesis. *Br Heart J* 1994; 72〈Suppl〉: S36-S39 より)

の低下を認める．
⑥骨格筋中の ATP やクレアチンリン酸のレベルは低い．
⑦重症心不全となると呼吸筋の筋力低下を認める（❸）．
⑧運動中の H^+，CO_2，PGE_2，ブラジキニンの過剰産生や蓄積を伴う筋代謝異常は，erogoreflex の求心性活動を亢進させ，換気や血行動態，交感神経活動の過剰反応をもたらす．

❹ **レジスタンストレーニングの効果**

- 筋力，持久力の増加
  - 筋力を強化することで，少ないエネルギーで効率よく動作が行え，結果的に心臓への負担を減らすことができる
  - レジスタンストレーニングの持久性に対する効果は低体力者に顕著である
- 除脂肪体重の増加（体脂肪の減少）と基礎代謝の増加
  - 1kgの筋量の増加は1日あたり21kcalの代謝の改善につながる（筋量の増加は，基礎代謝の改善による体重コントロールのために重要）
  - 内臓脂肪を減少させる
- 血糖コントロールやインスリン感受性の改善
- 高血圧の改善
- 骨密度の改善
- バランス機能の改善
- 自己効力感（セルフエフィカシー）の改善
- 転倒予防
- 呼吸（補助）筋機能の改善
- 腰痛や骨粗鬆症，肥満などの慢性疾患の予防や管理の改善
- 糖尿病の予防や管理の改善
- ADLやQOLの改善

レジスタンストレーニングの効果（目的）

- レジスタンストレーニングでは❹のような効果が認められている．これらの効果を得ることを目的にレジスタンストレーニングは実施される．

有酸素運動とレジスタンストレーニングの効果の比較

> **Memo**
> 有酸素運動とレジスタンストレーニングが同様の効果を示すものもある．

- 運動形態の違いから有酸素運動とレジスタンストレーニングの効果は異なる（❺）．
- 有酸素運動では有酸素運動能の改善に加えて，安静時の心拍数や血圧の低下，心拍出量の増加，中性脂肪や体脂肪率の低下が目立つが，レジスタンストレーニングでは筋力の増加や除脂肪体重の減少，基礎代謝の増加などの効果が目立つ．

レジスタンストレーニングの禁忌

- AHAはScientific Statement[1]でレジスタンストレーニングの絶対禁忌と相対禁忌を定めている（❻）．

レジスタンストレーニングの導入時期

- レジスタンストレーニングの導入は，一定期間監視型の運動療法を実施した後での導入が望ましい（❼）．

レジスタンストレーニングの導入

- 近年，欧州心臓病学会（European Society of Cardiology：ESC）の

❺ 有酸素運動とレジスタンストレーニングの効果の比較

変数	有酸素運動	レジスタンストレーニング
骨ミネラル含量	↑↑	↑↑
体組成		
脂肪率	↓↓	↓
除脂肪体重	0	↑↑
筋力	0↑	↑↑↑
糖代謝		
糖負荷試験に対するインスリンの反応	↓↓	↓↓
基準インスリンレベル	↓	↓
インスリン感受性	↑↑	↑↑
血清脂質		
HDL	↑0	↑0
LDL	↓0	↓0
中性脂肪	↓↓	↓0
安静時心拍数	↓↓	0
1回拍出量（安静時，最大運動時）	↑↑	0
心拍出量		
安静時	0	0
最大運動時	↑↑	0
安静時の血圧		
収縮期	↓0	0
拡張期	↓0	0
最大酸素摂取量	↑↑↑	↑0
亜最大，最大持久性時間	↑↑↑	↑↑
亜最大運動時の二重積	↓↓↓	↓↓
基礎代謝	↑0	↑
健康関連QOL	↑0	↑0

↑：上昇，増加，↓：下降，減少，0：変化なし．
(Mark A, et al. *Circulation* 2007[1] より)

Position Statement「Exercise training in heart failure」[5]に心不全患者に対するレジスタンストレーニング導入のための minimum recommendation が掲載され，レジスタンストレーニングが整理された．

- これまで，さまざまな「筋トレ」を，ひとことで「レジスタンストレーニング」と表現する傾向があったが，ESC の Position Statement では，レジスタンストレーニングを3つのステップに分けて，正しい方法や感触を覚える Step 1（プレトレーニング），局所有酸素持久力や筋のコーディネーションの改善を目的とした Step 2（レジスタンス/エンデュランストレーニング），筋肥大を目的とした Step 3（ストレングス，筋ビルドアップトレーニング）と表現している（❽）．

- 以下の「運動の種類」，「運動の負荷強度」，「運動の反復回数や頻度，実施時間」のようなレジスタンストレーニングの基本は，Step 2 以降に該当すると考えられる．

❻ **レジスタンストレーニングの禁忌**

絶対禁忌
- 不安定な冠動脈疾患
- 代償されていない心不全
- コントロールされていない不整脈
- 重篤な肺高血圧症（平均肺動脈圧55mmHg以上）
- 重症で症状のある大動脈弁狭窄症
- 急性心筋炎，心内膜炎，心外膜炎
- コントロールされていない高血圧（＞180/110mmHg）
- 大動脈解離
- Marfan症候群
- 活動性増殖性網膜症，中程度から悪化傾向のある非増殖性糖尿病性網膜症患者に対する高強度（80％1RM～100％1RM）の筋力トレーニング

相対禁忌（実施の前に医師と相談すること）
- 冠動脈疾患の主要なリスクファクターがある場合
- 糖尿病
- コントロールされていない高血圧（＞160/＞100mmHg）
- 運動耐容能が低い（＜4METs）
- 筋骨格系の制限がある
- ペースメーカや除細動器の挿入者

(Mark A, et al. *Circulation* 2007[1] より)

❼ **レジスタンストレーニングの導入時期**

1. 心筋梗塞発症または心臓外科手術後，最低でも5週間経過していること．特に監視型運動療法への4週間継続して参加した経験があること．
2. PTCAなどの治療の後，3週間は経過していること．特に監視型運動療法への2週間継続して参加した経験があること．
   （レジスタンストレーニングへのエントリーは，医師や外科医の承認のもと，スタッフが決定する）
3. 以下に示すような状態がないこと．
   - うっ血性心不全
   - コントロール不良の不整脈
   - 重篤な弁膜疾患
   - コントロールされていない高血圧．中程度の高血圧（収縮期血圧160mmHg以上，拡張期血圧100mmHg以上）の患者は適切な管理下で行うこと．これらの値はレジスタンストレーニング参加の絶対禁忌ではない．
   - 不安定な症状を訴える患者

(American Association of Cardiovascular and Pulmonary Rehabilitation. Guideline for Cardiac Rehabilitation and Secondary Prevention Programs, 4th ed. 2004[4] より)

運動の種類

- 運動は静的な等尺性運動ではなくダイナミックな等張性運動を選択する．
- 運動の種類は全身の大きな筋群が働くように6～10種類の運動形態を選択する．
- レジスタンストレーニングを効果的に行うためには，ウエイトマシンがよい．

❽ 心不全患者に対するレジスタンストレーニングのステップ別プログラム

Step	目的	タイプ	強度	回数	量
Step 1 プレトレーニング (pre-training)	・正しい方法を学ぶ ・感触を覚える ・筋のコーディネーションを改善	ダイナミック	30％1RM RPE＜12	5〜10	2〜3セッション/週 1〜3セット/セッション
Step 2 レジスタンス/エンデュランストレーニング (resistance/endurance training)	・局所有酸素持久力 ・筋のコーディネーションを改善	ダイナミック	30〜40％1RM RPE＜12〜13	12〜25	2〜3セッション/週 1セット/セッション
Step 3 ストレングストレーニング (strength training) 筋ビルドアップトレーニング (muscle build up training)	・筋肥大 ・筋のコーディネーションを改善	ダイナミック	40〜60％1RM RPE＜15	8〜15	2〜3セッション/週 1セット/セッション

RPE：自覚的運動強度（Borg指数）．
（Piepoli MF, et al. *Eur J Heart Fail* 2011[5] より）

- ウエイトマシン以外にも，ゴムチューブやダンベル，プーリー，ワイヤーマシンなども使用される．
- 最初は単関節の運動，次に一側の運動，そして両側同時の運動というように，徐々に活動する筋量を増やしていくとよい．

運動の負荷強度

- レジスタンストレーニングは高負荷（1RMの50〜80％）で行うほうが効果が得られやすい．
- NYHA Ⅱ・Ⅲ度の人は1RMの40〜50％とする[6]．
- 1RMを基準に処方する方法と，ある重さで何回反復して持ち上げられるかで，負荷強度を推定して行う方法がある．
- 心疾患患者を対象にした場合，レジスタンストレーニングの導入時の負荷量は，1RMが測定できれば，最初のセッションでは上肢は1RMの30〜40％，下肢は1RMの50〜60％で始める[1,7]．最終的には，1RMの50〜80％の負荷強度でトレーニングを実施する．
- 高齢者や重症心疾患では，より低負荷から開始し徐々に増やすことが重要である．
- 1RMの測定が不適切な場合は，負荷と繰り返し可能な回数の関係（❾）から負荷量を推測して行うこともできる[1]．

運動の反復回数や頻度，実施時間

- 1回のレジスタンストレーニングの実施回数は，10〜15回反復を1セットとして1〜2セットから開始し，徐々に3セットまで増やしていく．

❾ レジスタンストレーニングにおける負荷と回数の関係

%1RM	繰り返しが可能な回数
60	17
70	12
80	8
90	5
100	1

たとえば，5kgの重りで反復した運動が12回はできたが13回はできなかったとすると，5kgはその人にとって1RMの70％の運動負荷強度ということになる．
(Mark A, et al. *Circulation* 2007[1] より）

- 15回反復できるようになれば，次のセッションから負荷量増加の見直しを行う[7]が，10回反復できないようであれば負荷量を減らす．
- 頻度は週2回を基本とし[7]，週3回まで増やしていく．NYHA Ⅱ・Ⅲ度の人は週1～2回[6]．
- 15～30分程度の時間をかけて行う．NYHA Ⅱ・Ⅲ度の人は12～15分程度[6]．

そのほかの注意事項

- 重りを持ち上げる求心性筋収縮時には息を吐き，重りを下ろす遠心性筋収縮時には息を吸う．運動時にはValsalva効果を避けるためにも，息を止めることや力みすぎることのないように細心の注意を払う．
- コントロールされたスピードでリズミカルに行う．2秒で重りを持ち上げて，4秒で重りを下ろす．求心性筋収縮時3秒，遠心性筋収縮時3秒との推奨もある[6]．
- 反復の間に必ず筋の休止期を入れる（筋を弛緩させる）．そうすることで過度な血圧上昇を予防することができる．
- 持続的な筋収縮により筋に痛みが生じると，交感神経系の緊張が引き起こされる．交感神経の緊張は血圧上昇や血管抵抗の増加を助長し，過剰な心負荷となることがある．
- あらかじめ，けがの既往について聴取しておく．
- レジスタンストレーニングの経験のない症例には，最初は軽い負荷でマシンの操作やトレーニング肢の動きに慣れてもらい，トレーニングが誘引となるけがや筋肉痛を予防する．
- 肘や膝は完全には伸ばさず，少し余裕をもたせながら，正しいフォームで運動する．
- 心イベントの徴候，特にめまい，動悸（不整脈），いつもと違う息切れ，胸痛や胸部の不快感が現れたらすぐに中止するように指導する．

Key word
Valsalva効果
息を止めることによって，胸腔および腹腔内圧が上昇し，静脈還流量が減少する．静脈還流量が減少することにより心拍出量が低下すると心肺圧受容器反射が亢進し，交感神経は緊張する．その結果，心拍数は増加したり，末梢血管が収縮し末梢血管抵抗が上昇することによって，血圧は上昇する．

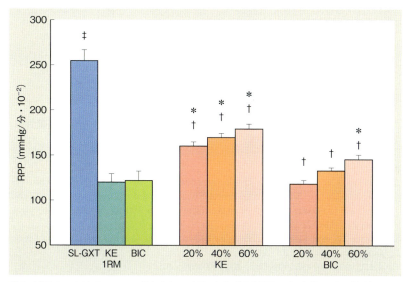

⓾ レジスタンストレーニングとトレッドミル負荷試験時の心血管反応の比較

15人の左室機能障害患者(65±6.5歳,EF 42.1±5.8)を対象に1RMの20%,40%,60%の負荷で片腕biceps curl(BIC)と両膝伸展(KE)を10〜15回繰り返し行ったときの左室機能や心血管反応を運動負荷試験(SL-GXT)と比較.1RM:2秒で上げて4秒で下ろす.10秒以内に血圧測定.Exercise:20% 1RMは15回反復,40% 1RMは12回反復,60% 1RMは10回反復.

RPP:rate pressure product.

(Werber-Zion G, et al. Left ventricular function during strength testing and resistance exercise in patients with left ventricular dysfunction. *J Cardiopulm Rehabil* 2004; 24: 100-109 より)

レジスタンストレーニングの安全性

- 60% 1RMでのレジスタンストレーニング中の心血管反応(心拍数,収縮期血圧,左室駆出率,心拍出量,左室拡張末期容量)はトレッドミル負荷試験よりも低い(⓾).
- 心疾患患者を対象にした中長期的なレジスタンストレーニングでも,心機能の低下や左室リモデリング,左室壁運動異常の増悪はなく,運動中に心筋虚血や不整脈は認めなかったとする報告が多い[6].
- レジスタンストレーニングでは,心拍数の上昇が少なく(心筋酸素消費量が少ない)拡張期血圧が高い(心筋への血液供給が増加する)ことから,むしろ心筋へは好ましい影響を与えるとする意見や,レジスタンストレーニングによる拡張期血圧の上昇や静脈還流の減少は,左室拡張末期容量(圧)を減少させ,等尺性運動中の心筋虚血を減少させるとの報告もある.
- レジスタンストレーニングによる血圧や心拍数の変動を大きくしすぎないために重要なこととして,以下のことがあげられる.

Memo
心不全患者に右心カテーテルを挿入しながら行った60〜80% 1RMのレジスタンストレーニングでも,心機能の低下は認めず,むしろ心拍出量(CO)や1回仕事係数(SWI)の増加(左室の収縮能の強調とレジスタンストレーニングへの順応性)が報告されている.
(Meyer K. Hemodynamic responses during leg press exercise in patients with chronic congestive heart failure. *Am J Cardiol* 1999; 83: 1537-1543 より)

①参加する筋量を少なくすること
②筋収縮力を大きくしすぎないこと
③筋収縮時間を長くしすぎないこと
④反復間の休止時間をしっかりとること
⑤息こらえをしないこと

(高橋哲也)

● 文献

1) Mark A, et al. Resistance Exercise in Individuals With and Without Cardiovascular Disease: 2007 Update: A Scientific Statement From the American Heart Association Council on Clinical Cardiology and Council on Nutrition, Physical Activity, and Metabolism. *Circulation* 2007; 116: 572-584.
2) Vincent KR, et al. Resistance training for individuals with cardiovascular disease. *J Cardiopulm Rehabil* 2006; 26: 207-216.
3) 内山靖(編). 今日の理学療法指針. 東京: 医学書院; 2015.
4) American Association of Cardiovascular and Pulmonary Rehabilitation. Guideline for Cardiac Rehabilitation and Secondary Prevention Programs, 4th ed. Champaign: Human Kinetics; 2004.
5) Piepoli MF, et al. Exercise training in heart failure: from theory to practice. A consensus document of the Heart Failure Association and the European Association for Cardiovascular Prevention and Rehabilitation. *Eur J Heart Fail* 2011; 13: 347-357.
6) Braith RW, Beck DT. Resistance exercise: Training adaptations and developing a safe exercise prescription. *Heart Fail Rev* 2008; 13: 69-79.
7) Braith RW, et al. Resistance exercise training: Its role in the prevention of cardiovascular disease. *Circulation* 2006; 113: 2642-2650.

インターバルトレーニング

> **● Point**
> ▶ インターバルトレーニングは高強度の運動療法が実施できる点が特徴である．
> ▶ インターバルトレーニングは運動期の運動強度と運動時間ならびに休息期の時間により心循環応答を調整する．
> ▶ インターバルトレーニングも持続的トレーニング同様，運動耐容能の向上に有用である．

インターバルトレーニングとは

- インターバルトレーニングは，運動期（exercise period）と休息期（rest period）を1サイクルとして交互に繰り返して運動療法を実施する方法である（❶）．
- インターバルトレーニングのメリットは，運動耐容能や心循環応答の改善が大きい高強度の運動療法が可能になることである．

インターバルトレーニングの実施方法

運動様式

- インターバルトレーニングは自転車エルゴメータやトレッドミルを用いて実施される．
- また，歩行速度を規定してウォーキングで実施する方法もある．

運動強度

- 心肺運動負荷試験より算出した最大運動負荷の50〜100％程度，最高心拍数の90〜95％の高強度負荷により実施されている．
- steep ramp test による運動負荷試験から得られた最大運動負荷強度（maximum short time exercise capacity：MSEC）の50〜80％程度の運動強度で実施される．
- 運動期に高強度の運動を実施するのに対して，休息期は最高心拍数の50〜70％程度の運動強度や15watts程度の低負荷強度での運動を施行する．

Key word
steep ramp test
短時間で最大運動負荷まで到達する運動負荷試験．10秒で25wattsの運動強度を増加させて実施する症候限界性多段階運動負荷試験である．

COLUMN インターバルトレーニングの臨床応用

本文で述べたような高強度によるインターバルトレーニングは，下記条件を満たす心疾患患者や心不全患者を対象としている．
①心血管イベント発症後，疾患管理が安定
②外来通院患者
③50〜75歳の前期高齢者

入院期の心疾患，心不全患者や高齢心疾患患者に対して本文で述べたインターバルトレーニングを実施することは困難となるケースが少なくない．

これらのケースでは，低負荷〜中等度（10〜50watts）程度の運動期を数十秒〜数分間設定し，完全な休息や他動的運動もしくは低負荷強度の運動から成る休息期を用いる場合が多い．運動耐容能の向上よりも下肢活動筋の筋動員数増加に伴う，下肢の筋出力増加を目的にインターバルトレーニングを実施する場合もある．

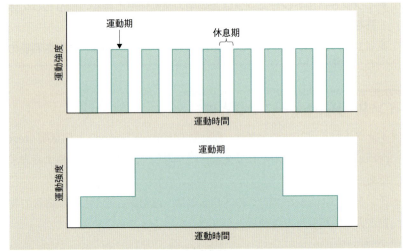

❶ インターバルトレーニング（上）と持続的トレーニング（下）
インターバルトレーニングは，運動期と休息期を1サイクルとして交互に繰り返して運動療法を実施する方法である．

- 休息期は他動的な運動とする場合や低負荷強度での運動をする場合，完全な休息をとる場合などがある．

運動時間

- 運動時間は過度な心循環応答や自覚症状出現を避けるために，運動期の運動強度に応じて調整される．
- 一般的に運動強度が高強度の場合，運動期の運動時間は短縮する．
- 低身体機能症例の場合，下肢の筋疲労の改善を配慮して，運動期：休息期比が1：1〜2程度と運動期と同等もしくはそれ以上の休息期を設ける．

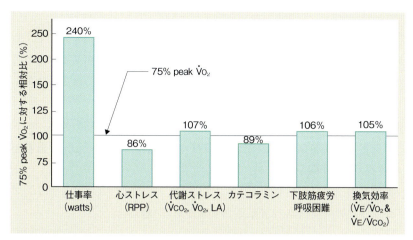

❷ インターバルトレーニング中の呼吸循環動態と自覚症状
75% peak $\dot{V}_{O_2}$による持続的トレーニング時の呼吸循環動態と自覚症状との比較.
RPP：二重積，LA：乳酸.
(Meyer K, et al. *Med Sci Sports Exerc* 1997[1] より)

❸ 高強度インターバルトレーニングと中等度持続的トレーニングの効果

	測定項目	インターバルトレーニング	持続的トレーニング
運動耐容能	AT $\dot{V}_{O_2}$	46%↑	26%↑
	peak $\dot{V}_{O_2}$	41%↑	15%↑
	ミトコンドリア	47%↑	→
収縮能	LVEF	+10%	→
	SV	17%↑	→
拡張能	E/A	15%↑	→
	E/e'	26%↓	16%↓
血管内皮機能	FMD	↑	↑
	酸化LDL	9%↓	→
左室リモデリング	LVDd/LVDs	12%↓/15%↓	→/→
	LVEDV/LVESV	18%↓/25%↓	→/→
	pro BNP	40%↓	→
QOL	健康関連QOL	30%↑	18%↑

LVEF：左室駆出率，SV：一回拍出量，FMD：flow-mediated dilation, LVDd：左室拡張末期径，LVDs：左室収縮末期径，LVEDV：左室拡張末期容積，LVESV：左室収縮末期容積.
(Wisloff U, et al. *Circulation* 2007[3] をもとに作成)

> **Memo**
> 運動に動員される筋線維タイプと運動強度には関連があり，低強度の運動強度ではタイプⅠ線維やタイプⅡa線維が動員される．運動強度の漸増に伴い徐々にタイプⅡb線維の動員が増加し，高強度の運動ではすべての筋線維が動員されることとなる．

インターバルトレーニングの安全性

- steep ramp testから得られた50% MSECによるインターバルトレーニングは，嫌気性代謝閾値レベルの持続的運動時に比べて血行動態や血中カテコラミン量および自覚症状の増加は軽度である（❷）[1].
- 運動強度の増加に伴い運動期の時間を調整することで，同等の心循環応答にて運動療法が実施可能となる[2].

インターバルトレーニングの効果

- 高強度のインターバルトレーニングにより,嫌気性代謝閾値レベルでの持続的トレーニングと比較して,運動耐容能は同等もしくはより改善する[3].
- インターバルトレーニングの運動耐容能改善には,下肢筋力強化,ミトコンドリア増加など酸素利用能の改善(末梢効果)および心拍出量増加(中枢効果)が関与する.
- 高強度のインターバルトレーニングにより,心機能,左室リモデリングおよび血管内皮機能,QOL改善効果がある(❸).

(齊藤正和)

● 文献
1) Meyer K, et al. Interval training in patients with severe chronic heart failure: Analysis and recommendations for exercise procedures. *Med Sci Sports Exerc* 1997; 29: 306-312.
2) Meyer K, et al. Physical responses to different modes of interval exercise in patients with chronic heart failure: Application to exercise training. *Eur Heart J* 1996; 17: 1040-1047.
3) Wisloff U, et al. Surerior cardiovascular effect of aerobic interval training versus moderate countinuous training in heart failure patients. *Circulation* 2007; 115: 3086-3094.

柔軟性の評価とストレッチ

> ● **Point**
> ▶柔軟性は運動機能を構成する重要な要素である．
> ▶ストレッチは柔軟性の改善ならびに骨関節痛予防に重要である．
> ▶ストレッチによる運動筋群の賦活化により運動効率が改善する．
> ▶ストレッチは目的をもって正しい方法で実施することが重要である．

柔軟性の評価

- 柔軟性は筋力，バランス，持久力とならび運動機能を構成する重要な要素である．
- 柔軟性の評価には，各関節の可動域の測定，sit and reach test（❶）や chair sit and reach test（❷）が広く用いられている．
- 胸骨正中切開による心大血管疾患患者では，胸骨の骨癒合への影響を考慮し上肢柔軟性の評価時期を検討する必要がある．

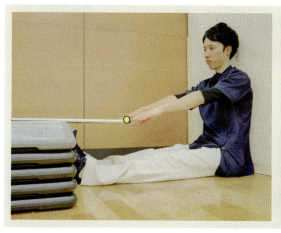

❶ sit and reach test
左：開始肢位．壁に背をつけたまま長座位の姿勢をとり，手指の先端を開始点（○）に設定する．
右：開始肢位から膝関節伸展位のまま前屈して前方に上肢を押し出し，2秒間保持可能な点を測定点（●）に設定する．

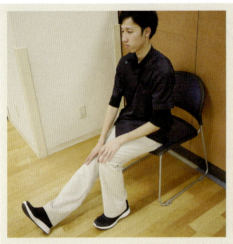
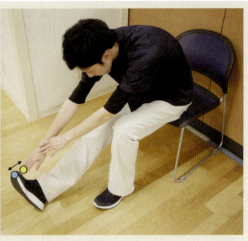

❷ chair sit and reach test
左：開始肢位．壁を背に椅子に浅く腰掛け，測定側の下肢を踵接地し，膝伸展位，足関節背屈位とする．反対側の下肢は膝関節90°屈曲位とする．
右：ゆっくり息を吐きながらつま先に指先を近づけるように前傾し，足先（🔵）と指先（🟡）の距離を測定する．

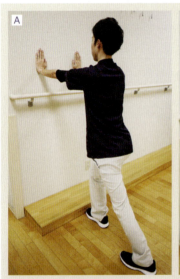
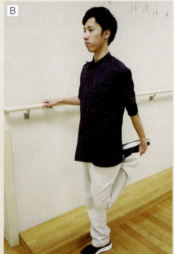
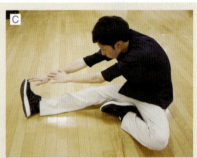
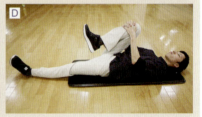

❸ トレッドミルや自転車エルゴメータ運動の前のストレッチ
A：下腿三頭筋・股関節屈筋群のストレッチ．
B：大腿四頭筋のストレッチ．
C：ハムストリングのストレッチ．
D：殿筋群のストレッチ．

Memo
転倒歴を有する高齢者では股関節屈曲筋群短縮による股関節伸展可動域の低下が示されており，歩行機能改善には股関節屈曲筋群のストレッチが効果的である．

ストレッチによる効果

- 四肢・体幹の関節可動域拡大．
- 運動療法に伴う骨関節疾患の発症リスク軽減．
- 運動療法に動員される筋群の賦活化・血液循環の促進による運動効率改

COLUMN 胸骨正中切開術後患者のストレッチ

　胸骨正中切開を伴う心大血管疾患術後患者では，創部周囲の皮膚・筋の短縮による突っ張り感の出現ならびに創部痛出現への不安などにより，頸部〜上肢の過度な活動制限により柔軟性の低下を呈しやすい．

　胸骨の骨癒合への影響を配慮して，両側上肢を同時にストレッチすることが重要となる（**1**）．

　過度にストレッチすることは避け，痛みを伴わない程度に，皮膚や筋群の伸展を感じながらストレッチする．

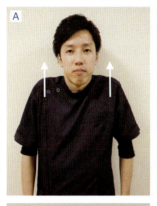 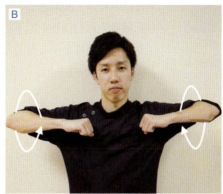
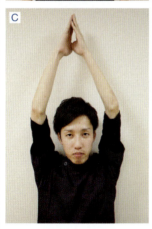 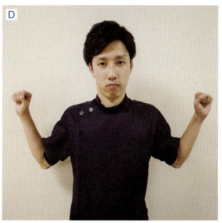

1 胸骨正中切開術後の頸部〜体幹〜上肢のストレッチ
A：肩甲骨挙上．肩甲骨を挙上させた後に肩の力を抜いてリラックスする．
B：上腕の回旋．肘を曲げ，肘で円をゆっくり大きく描くように回す．
C：上肢挙上．手を組んで，息を吸いながらゆっくり上肢を挙上する．
D：肩甲骨内旋．肘を曲げ，左右の肘を背側で近づけ，肩甲骨を内旋する．

善．
- 筋肉の緊張を和らげ，リラックス感が得られる．

ストレッチの方法

- 正しい方法でリラックスしながらストレッチを実施することが重要である．

Memo
近年，心臓リハビリテーションのプログラムとして導入されてきている太極拳は，運動耐容能の改善や冠危険因子の是正のみならず，柔軟性の改善にも効果的であることが示されている．

> **Memo**
> ストレッチ中の呼吸法は，ストレッチしながらゆっくりと息を吐き，ストレッチを保持しながらゆっくり息を吸う．ストレッチの際に自然に呼吸ができない場合は，少し緩めて自然に呼吸が可能となる姿勢に戻ることが重要である．

- 反動をつけたり，痛みを我慢して実施するストレッチは時に害をもたらす．
- 筋肉は伸展反射の機構により，過剰なストレッチでは対象の筋群が緊張する．
- ストレッチ中は呼吸を止めずに，ゆっくりと呼吸法を意識して実施することが重要となる．
- ストレッチは目的の運動に応じて行うことが重要である（❸）．
- 自己の身体（運動機能）に応じた方法（姿勢）で行うことが重要である．
- 高齢者や運動機能が低下している患者では安全性にも配慮し，立位よりも臥位や座位を中心としたストレッチが有用である．

（齊藤正和）

● 参考文献
1) Baumgartner TA, et al. Measurement for Evaluation in Physical Education and Exercise Science. Dubuque: Brown & Benchmark, 1995.
2) Jones CJ, et al. The reliability and validity of chair sit-and-reach test as a measure of hamstrings flexibility in older adults. *Res Q Exerc Sport* 1998; 69: 338-343.

生活機能評価と在宅トレーニング

> ● Point
> ▶生活機能とは「心身機能・身体構造，活動，参加」を示す包括的な言葉である．
> ▶生活機能評価は高齢患者の増加とともに，心大血管疾患リハビリテーションにおけるアウトカム指標の一つとなることが予想される．
> ▶生活機能向上に対する運動介入はレジスタンストレーニングが第一選択となる．

生活機能とは

- 生活機能（functioning）とは世界保健機構（WHO）が定める国際生活機能分類（ICF，❶）によって確立された概念で「心身機能・身体構造，活動，参加」を示す包括的な用語である[1]．
- ICF では生活機能を，
  ①心身機能・身体構造：身体系の生理的機能（心理的→精神機能を含む），器官・肢体とその構成部分など，身体の解剖学的部分
  ②活動：課題や行為の個人による遂行
  ③参加：生活・人生場面（life situation）へのかかわり
  の3因子より説明し，身体，個人，社会の3つのレベルで系統的に分類している．
- また，生活機能は，
  ④環境因子：人々が生活し，人生を送っている物的な環境や社会的環境，人々の社会的な態度による環境を構成する因子（例：物的環境〈福祉用具，建築〉，人的環境〈家族，友人〉，社会的環境〈制度，サービス〉）
  ⑤個人因子：個人の人生や生活の特別な背景（例：年齢，性別，生活観，価値観，ライフスタイル）
  の2つの背景因子により影響を受けるとしている．
- 障害（disability）は，これらの1つあるいは複数のレベルで生活機能に不自由が生じた状態と説明される．

心大血管疾患リハビリテーション医療における生活機能評価の位置づけ

- 心大血管疾患リハビリテーションの目的は，心大血管疾患患者の QOL

Key word
ICF
ICF（International Classification of Functioning, Disability and Health）は健康状態と関連した生活機能と障害（Functioning and Disability）を分類するものであり，2001年に WHO 総会にて採択され，国際疾病分類（ICD）とならぶ中心的分類として位置づけられている．ICF は分類としての役割だけでなく専門家と当事者をつなぐ共通言語としての役割をもつ．

Memo
ICF はこれまでの医学モデルに生物 - 心理 - 社会の概念を取り入れ，生活機能・障害という複雑な事象を類比・単純化したツールである．これにより生活機能・障害を解釈し，表示することで介入や予防に対してのアプローチがしやすくなる．

COLUMN 病態増悪に作用する環境因子

ICFモデル制定の際に新たに脚光を浴びた環境因子は，CHFにおいて直接病態増悪に作用することがわかっている．環境因子の中でも社会的孤立，ソーシャルサポートの欠如など人的・社会的環境因子は心不全の再入院や死亡に病態とは独立して影響することがわかっている[2]．さらにその背景に認知機能低下や抑うつなどの精神・心理状態の悪化があることは容易に推測できる．

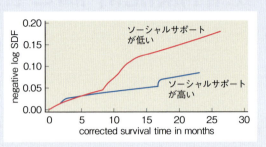

❶ CHF患者におけるソーシャルサポートと死亡の関係
ソーシャルサポートが低い（Social Support Questionnaire-6の中央値未満）とその後の予後が不良となる．
（Friedmann E, et al. *Am Heart J* 2006[2] より）

Key word
ソーシャルサポート
ソーシャルサポートとは周囲の人的支援のことで，抑うつなどの心理的因子に強く作用するとされている．循環器疾患においてはソーシャルサポートの欠如が服薬コンプライアンスの低下など病態増悪に直接作用するほか，抑うつや行動制限など二次的に病態増悪へ作用することが考えられる．

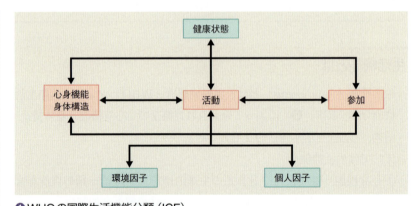

❶ WHOの国際生活機能分類（ICF）
生活機能は中段3因子「心身機能・身体構造，活動，参加」にて構成される．

[*1] 『心血管疾患におけるリハビリテーションに関するガイドライン（2012年改訂版）』．

の改善ならびに生命予後の改善に集約される[*1]．

- 慢性心不全（CHF）患者における生活機能は疾患特異的な因子である心拍出量の低下や異常換気応答，炎症性サイトカインや骨格筋の機能障害が生じることにより徐々に低下する．さらに，高齢患者では病態にサルコペニア（筋減少症）や筋力低下など加齢特有の機能障害が加わることで，生活機能が低下する危険性が高い．
- したがって，高齢患者の急速な増加とともに，生活機能は心大血管疾患リハビリテーションにおける重要なアウトカム指標となることが予想される．

循環器疾患とICFモデル

- ICFは高齢患者が多数を占めるCHF患者において最もその有用性を発揮する．
- 高齢CHF患者では病態由来の臓器障害に加えて，加齢による老年症候

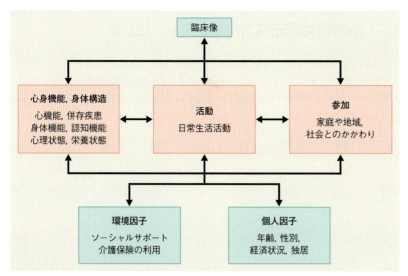

❷ ICFを基にした臨床像の分類

群が加わることで臨床像がより複雑化する.
- 臨床では高齢CHF患者において併存疾患の存在や認知機能の低下,抑うつ状態,社会的孤立などの高齢者特有の問題に直面するが,ICFモデルを用いることでこれらの問題を整理し,医師,看護師,理学療法士などの多職種間の共通言語とすることで介入標的の設定が容易になるものと思われる(❷).

ICFの課題

- 一方で,ICF使用に際してはいくつかの課題が存在する.
- ICFの評価方法はWHOよりWHO Disability Assessment Schedule 2.0(WHODAS 2.0)が開発され,各疾患の生活機能(主に活動と参加)の実態評価に用いられている.しかし,WHODAS 2.0は包括的評価尺度であることから疾患特異的な生活機能の評価や介入効果指標とはなりにくい.特に本項に示すCHF患者においては,ICFを基準とした統一された評価指標は作成されていない.
- そこでわれわれはCHF患者の心臓リハビリテーション医療での使用を想定し,ICFコンセプトを基にした評価指標の開発を行ったので以下に紹介する.

CHF患者における「活動」と「参加」の評価指標

- 前述のごとく,生活機能の向上を目指す介入は❶の中段の3因子をどのように向上させるかということになり,それら個々の因子への具体的介入に際しては背景因子とされる下段の2因子に配慮することが基本になる.

COLUMN　CHFの生活機能―多施設共同研究（PTMaTCH）の成果

多施設共同研究（PTMaTCH）はCHF患者を対象とし，退院後の生活機能とその関連因子について前向きに調査することを目的としたコホート研究である．対象は全国24施設の病院からリクルートされたCHF患者254症例とした．本研究から活動制限が心不全再入院を予測する因子となることが明らかとなった．これにより，活動制限の評価は生活機能としての機能評価のみならず，予後予測指標としての有用性が示唆された[5]．

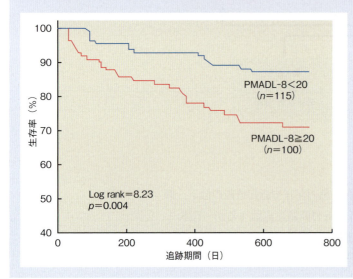

2 活動制限の心不全予後に対する生存曲線
活動制限がある患者群（赤線）は活動制限がない患者群（青線）と比較して有意に退院後の心不全再入院率が高かった[5]．

- そこでわれわれは，まずCHFの活動ならびに参加の指標を作成する作業から始めた．具体的にはCHFを対象とし，その活動制限の指標となるPMADL-8（Performance Measure for Activities of Daily Living-8）を開発した（❸）．これは8項目から成る日常生活動作について4段階のLikert scaleにてその困難性を評価する質問紙である．これまでの検討から良好な信頼性と疾患特異的指標としての妥当性を得ている[3]．
- さらにわれわれは，参加を評価する質問紙としてParticipation scale for CHFを開発した（❹）．これは5項目から成る地域・地域社会における他者とのかかわりについて4段階のLikert scaleにて実際に行っている頻度を評価する質問紙である[4]．
- われわれはこれらの指標を用いて，多施設共同研究（COLUMN参照）にてCHFの生活機能の推移を明らかにした．生活機能の中でも活動制限はCHFの予後予測因子となることが明らかとなった．

生活機能向上に対する運動介入

- 運動介入は症状改善による活動性の向上や直接的な病態改善効果により

❸ Performance Measure for Activities of Daily Living-8（PMADL-8）
1. ものにつかまらず，床から立ち上がる・腰を下ろす
2. お風呂で体と髪を洗う
3. 手すりにつかまらず，2階までのぼる
4. 掃除機をかける
5. 重い引き戸を開ける・閉める
6. 車に乗り降りする
7. 同年代の人と同じ速さで歩く
8. ゆるやかな坂道を10分のぼる

❹ Participation scale for CHF
1. 食材や日用品を買いに出かける
2. 家族や知人と電話やメールをする
3. 趣味の活動に出かける
4. 最近3か月間で，地域の集まりや催しものなどに出かけた
5. 最近6か月間で，旅行や行楽に出かけた

❺ CHF患者に対するレジスタンストレーニングの禁忌

絶対禁忌	相対禁忌
・NYHA Ⅳ ・左室流出路障害（閉塞） ・非代償性心不全 ・重篤な不整脈 ・3METs以下の運動耐容能 ・中等度から重度の大動脈弁狭窄症 ・コントロールされていない糖尿病	・不安定性狭心症 ・新規心房細動の出現 ・重症肺高血圧症 ・安静時の複雑な心室不整脈 ・運動の強度/頻度により増加する不整脈 ・3mmを超える運動誘発性虚血性ST低下

（Braith RW, Beck DT. *Heart Fail Rev* 2008[7] より）

生活機能を向上させる．その手法の一つにレジスタンストレーニングがある．
- レジスタンストレーニングによる筋力，筋持久力の向上は日常生活活動に直接影響を与えるとともに，CHF患者における骨格筋の機能異常へも影響することが示唆されている．
- 加えて，高齢患者においては加齢特有のサルコペニア（筋減少症）を有しており，その予防・改善効果に優れるレジスタンストレーニングは生活機能向上に対する第一選択になると思われる．
- 以下，高齢CHF患者を対象とした在宅トレーニングについて，適応，禁忌，安全性と具体的な方法について述べる．

適応と禁忌，安全性

- 現在のところ，CHF患者に対するレジスタンストレーニングの適応ならびに禁忌条項を明確にしたガイドラインはないが，これまでのCHFを対象としたレジスタンストレーニングの研究では適応ならびに禁忌条項ともヨーロッパ心臓病学会の運動適応基準[6]とほぼ同様である．すなわち，適応はNYHA Ⅰ～Ⅲで，❺に示す禁忌条項を除外したものである[7]．
- レジスタンストレーニングの報告で運動経過につれ心不全増悪が認められたとするものはなく，通常の有酸素運動との比較でその安全性が報告

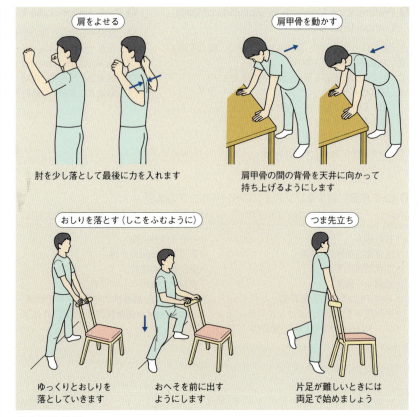

❻ 心不全体操
(山田純生ほか. 総合リハビリテーション 2007[9]より改変)

されたものもある[8]．
- 運動に伴う急性増悪などの危険性低下は新薬の開発や治療ガイドラインの普及に負うところが大きいと思われ，いかに適切な病態管理下でレジスタンストレーニングを行うかが安全性を担保する鍵となっている．

具体的な方法

- われわれはCHF患者の臨床症状改善を目的とした心不全体操を考案した（❻）[9]．本体操は筋持久力増加のためのレジスタンストレーニングと，各関節のコンディショニングを整えるストレッチ・関節運動を加えた全14種類にて構成されている．
- われわれの研究結果では，CHF患者は筋持久力の低下が病態指標と関連したことより[10]，本体操は筋持久力の増加に主眼をおいたものとなっている．
- 運動部位は上肢動作に重要な肩甲帯，体幹の支持に重要な骨盤を中心とし，運動時間については，最初は5～10分程度から始め2週間ごとに5分程度時間を延ばし，最終的には20分程度の運動時間となるように

している.
- レジスタンストレーニング中の血圧反応は努力の程度（運動強度）と関連することより，運動中の自覚的強度は「ややきつい」を超えないこと，息こらえが生じないようゆっくり息を吐きながら行うことを注意点としている.

まとめ

- CHF患者における生活機能の向上に寄与する介入は途についたばかりといえるが，高齢CHF患者の急速な増加が予想されるなかで，本項で述べた内容は心血管疾患リハビリテーション分野において火急の課題となっており，介入方法の構築が急がれる.

（清水優子，山田純生）

文献

1) WHO. Towards a common language for Functioning, Disability and Health ICF. 2001. p.10.
2) Friedmann E, et al. Relationship of depression, anxiety, and social isolation to chronic heart failure outpatient mortality. *Am Heart J* 2006; 152; 940e1-940e8.
3) Shimizu Y, et al. Development of the Performance Measure for Activities of Daily Living-8 for patients with congestive heart failure; A preliminary study. *Gerontology* 2010; 56; 459-466.
4) Suzuki M, et al. Development of the participation scale for patients with congestive heart failure. *Am J Phys Med Rehabil* 2012; 91; 501-510.
5) Yamada S, et al. Functional limitations predict the risk of rehospitalization among patients with chronic heart failure. *Circ J* 2012; 76; 1654-1661.
6) Task Force Members; Guidelines for the diagnosis and treatment of chronic heart failure; Executive summary(update 2005); The Task Force for the Diagnosis and Treatment of Chronic Heart Failure of the European Society of Cardiology. *Eur Heart J* 2005; 26; 1115-1140.
7) Braith RW, Beck DT. Resistance exercise; Training adaptations and developing a safe exercise prescription. *Heart Fail Rev* 2008; 13; 69-79.
8) McKelvie RS, et al. Comparison of hemodynamic responses to cycling and resistance exercise in congestive heart failure secondary to ischemic cardiomyopathy. *Am J Cardiol* 1995; 76; 977-979.
9) 山田純生ほか．心疾患のリハビリテーション―慢性心不全．総合リハビリテーション 2007; 35; 31-36.
10) Suzuki K, et al. Relations between strength and endurance of leg skeletal muscle and cardiopulmonary exercise testing parameters in patients with chronic heart failure. *J Cardiol* 2004; 43; 59-68.

4章

心臓リハビリテーションを運営する

4章 心臓リハビリテーションを運営する

保険診療

● Point

▶ 心臓リハビリテーションの費用としては，直接費用と間接費用とがある．
▶ 心臓リハビリテーションの医療費は医科診療報酬点数表による診療料の算定がなされる．
▶ 請求にあたっては施設基準（I），あるいは（II）に適合しているとして届け出ている必要がある．
▶ 負荷心電図検査の費用はリハビリテーション料に含まれる．

心血管疾患リハビリテーションの費用と医療費

- 心血管疾患の運動療法やリハビリテーションにかかわる費用は直接費用と間接費用に分けられる．リハビリテーション通院のための労働時間の損失，精神的な費用など直接お金のやりとりのない患者負担が間接費用である．経済評価では，直接費用だけではなく間接費用も考慮する必要がある．
- 直接費用のなかで，運動療法プログラム自体の費用は運動療法を行うことで余分にかかる費用である．病院で行う監視型運動療法の場合，スタッフの給与，設備，場所代，消耗品などが含まれる．また，心肺運動負荷試験の費用が含まれる場合もある．
- 海外では心臓リハビリテーションの費用は1セッションあたり約16〜36ドルと計算されている．
- 日本では，外来運動療法の医療費として患者負担が1回909円，そのほかに交通費1,044円，通院時間108分，運動療法準備費6,360円とする報告がある．
- 現行の日本の医療保険における心大血管疾患リハビリテーション料の保険点数は2014（平成26）年からは，1単位205点（施設基準（II）では105点），1日3単位で615点（施設基準（II）では315点）が標準である．患者負担は3割負担で1,845円（施設基準（II）では945円）となる．
- 1日の点数には，その日に行われた負荷心電図検査（12誘導以上：320点）や心電図検査（12誘導以上：130点）も含んでいる．
- トレッドミルによる負荷心肺機能検査，自転車エルゴメータによる心肺機能検査は800点の保険点数となり，運動療法における運動処方の作

Memo
スタッフの給与については，全国公私病院連盟の平成26年「病院運営実態分析調査の概要」によると，常勤職員1人あたり平均給与額は約42.7万円，職種別にみると看護師35.6万円，准看護師33.0万円，その他の医療技術員34.9万円となっており[1]，平成26年の厚生労働省「賃金構造基本統計調査」では理学療法士・作業療法士の平均月収は27.4万円とされている[2]．

Memo
負荷心肺機能検査は心臓リハビリテーションにおいては，安全で効果的な運動療法に不可欠であるが，保険点数上は扱いが不十分である．原価割れのリスクがあるため，設備投資の対象になりにくい．実際，日本循環器学会専門医教育指定病院ならびに関連施設を対象とした2007（平成19）年のアンケート結果では，回答371施設中，78施設（21％）でしか行われていなかった[3]．

❶ 心大血管疾患リハビリテーション診療報酬の歴史

1988年	心疾患理学療法料算定 急性心筋梗塞のみ，3か月間，335点
1992年	名称変更・増点：心疾患リハビリテーション料，480点
1994年	増点：480点→490点（1時間程度）
1996年	増点：490点→530点 適用疾患拡大：急性心筋梗塞，狭心症，開心術後 期間延長：3か月→6か月
1998年	増点：530点→550点
2004年	心リハ施設認定基準緩和
2006年	心大血管疾患リハビリテーション料に変更 1単位（20分）250点（施設基準(I)），最大6単位 期間短縮：6か月→5か月
2008年	減点：1単位（20分）250点→200点（施設基準(I)） 適用疾患追加：大血管疾患，慢性心不全，末梢動脈閉塞性疾患など 早期リハビリテーション加算（起算日から30日間30点）
2010年	医師条件緩和，コメディカル要件緩和，施設確保要件の緩和 早期リハビリテーション加算増点：30点→45点 連続呼気ガス分析加算：100点
2012年	早期リハビリテーション加算減点：45点→30点 初期加算（起算日から14日間）新設：45点
2014年	増点：1単位（20分）200点→205点（施設基準(I)） 従事者に作業療法士の追加

成などを目的として連続呼気ガス分析を行った場合には，連続呼気ガス分析加算として100点を所定点数に加算する．

心臓リハビリテーションの診療報酬の変遷

- 日本における心臓リハビリテーションに対する診療報酬は1988（昭和63）年に急性心筋梗塞後に3か月間，1回335点が認められたのが始まりである（❶）．
- 適用疾患は心筋梗塞・狭心症・開心術後・大血管疾患・閉塞性動脈硬化症・心不全の4疾患と2つの病態に徐々に拡大された．
- 算定額は335点/回から600点/回（1回あたり1時間として施設基準(I)の場合）に増額された．
- ただし2006（平成18）年の改訂では「疾患別リハビリテーション」の概念が導入され，その結果「機能訓練室」などにおける運動療法のみが取り上げられることとなり，個別療法が原則となった．
- 心電図検査，負荷心電図検査，呼吸心拍監視に関してはリハビリテーション料に含まれることとなり，別途算定できない．
- 2008（平成20）年の改定にて，医師の直接監視が不要となったが，算定額が1単位（20分）あたり250点から200点（施設基準(I)）と減額になった．入院患者においては，治療開始から30日間は1単位あたり30点の加算が可能となった[4]．

Key word

診療報酬
「診療報酬の算定方法」（平成20年厚生労働省告示第59号）等については「診療報酬の算定方法の制定等に伴う実施上の留意事項について」（平成20年3月5日保医発第030501号），およびその後の複数の疑義解釈資料等に基づいて平成20年4月1日より実施されている．平成26年厚生労働省告示第57号にてその一部が改定され，順次適用されている．

COLUMN リハビリテーション料の基礎知識

　現在のリハビリテーションは疾患別リハビリテーション料，難病患者リハビリテーション料，障害児（者）リハビリテーション料，がん患者リハビリテーション料，認知症患者リハビリテーション料として保険診療が行われている．疾患別リハビリテーション料は「心大血管疾患リハビリテーション料」「脳血管疾患等リハビリテーション料」「運動器リハビリテーション料」「呼吸器リハビリテーション料」の4つに分けられる．早期に行われるリハビリテーションへの重点化が図られ，算定日数上限も設定されている．そのほか施設基準(I)であれば，リハビリテーション総合計画評価料として1か月に1回を限度として300点を算定できる．

1 疾患別リハビリテーション料

	心大血管疾患	脳血管疾患等	運動器	呼吸器
リハビリテーション料(I)	205点	245点	180点	175点
リハビリテーション料(II)	105点	200点	170点	85点
リハビリテーション料(III)		100点	85点	
算定日数上限	150日	180日	150日	90日

点数は1単位（20分）あたりのもの．入院中の患者の心大血管疾患リハビリテーション料の標準的な実施時間は，1回1時間（3単位）程度とする．また入院中の患者に対してリハビリテーションを行った場合は，治療開始日から30日に限り，早期リハビリテーション加算として，1単位につき30点を所定点数に加算する．さらに当該保険医療機関にリハビリテーション科の常勤の医師が1名以上配置されている場合は，治療開始日から14日に限り，初期加算として，1単位につき45点を所定点数に加算する．入院中の患者以外の患者の心大血管疾患リハビリテーションについては，1日あたり1時間（3単位）以上，1週3時間（9単位）を標準とする．算定日数上限の適用除外となり継続する場合は，算定日数上限の点数において算定する．

- 入院患者の加算は2010（平成22）年からは治療開始から30日間，1単位あたり45点に増額となり，2012（平成24）年からは治療開始から30日間，1単位あたり30点，さらに基準を満たせば治療開始から14日間に限り1単位あたり45単位の初期加算も算定可能となり，入院初期におけるリハビリテーション重視の現れと考えられる．2014（平成26）年の改定からは算定額が1単位（20分）あたり205点（施設基準(I)）とわずかに増額となった．
- 多要素包括的介入である心臓リハビリテーションの一部である危険因子の是正（運動指導，生活指導，服薬指導，禁煙指導，栄養指導，カウンセリングなどの生活習慣是正に関する介入）など，運動療法以外に関しては心臓リハビリテーションとしては診療報酬が設定されていない．

心臓リハビリテーション料

- 心臓リハビリテーションは「心大血管疾患リハビリテーション料」として医科診療報酬点数表による診療料の算定がなされる．
- 心大血管疾患リハビリテーションの対象疾患は急性疾患と慢性疾患とがある．

- 急性発症した患者としては，心大血管疾患（急性心筋梗塞，狭心症発作，大動脈解離，解離性大動脈瘤）または心大血管疾患の手術後（開心術後，大血管術後）の患者が対象である．
- 慢性期の患者は，慢性心不全であって，左室駆出率40％以下，最高酸素摂取量が基準値80％以下またはBNPが80pg/mL以上の状態，あるいは末梢動脈閉塞性疾患であって，間欠性跛行を呈する状態，その他慢性の心大血管の疾患により，一定度以上の呼吸循環機能の低下および日常生活能力の低下をきたしている患者である．
- リハビリテーション料は，施設基準に適合しているとして届出を行った保険医療機関において算定するものである．施設基準によりリハビリテーション料は異なる．

実施内容

- 2006（平成18）年の改定をうけて2007年に野原隆司班長のもと『心血管疾患におけるリハビリテーションに関するガイドライン』[*1]が作成され，日本循環器学会の「循環器病の診断と治療に関するガイドライン」に加わった．
- このガイドラインは「心血管疾患の運動療法」に関するものであり，2002年に齋藤宗靖班長のもと作成された『心疾患における運動療法に関するガイドライン』の改訂版にあたるとされている．
- 『心血管疾患におけるリハビリテーションに関するガイドライン』は2012年に改定されている．
- なお，診療報酬上は2014（平成26）年度改定でも，運動療法にあたっては『心疾患における運動療法に関するガイドライン』に基づいて実施することとされている．

*1 『心血管疾患におけるリハビリテーションに関するガイドライン（2007年改訂版）』〈JCS 2007〉．

Memo
特定非営利活動法人日本心臓リハビリテーション学会では，社団法人日本循環器学会が作成したガイドラインをそのまま転載している．社団法人日本循環器学会の『心血管疾患におけるリハビリテーションに関するガイドライン』は『心疾患における運動療法に関するガイドライン』の改訂版であり，その多くは運動療法に関する記載である．

施設基準

共通事項

- リハビリテーションに関する記録（医師の指示，運動処方，実施時間，訓練内容，担当者など）は患者ごとに一元的に保管され，常に医療従事者により閲覧が可能であるようにすること．
- 定期的に担当の多職種が参加するカンファレンスが開催されていること．
- 届出保険医療機関または連携する別の保険医療機関において，救命救急入院料または特定集中治療室管理料の届出がされており，当該治療室が心大血管疾患リハビリテーションの実施上生じた患者の緊急事態に使用できること．

> **COLUMN** **外来型心臓リハビリテーション**
>
> 外来型心臓リハビリテーションでは週3日，1日3単位程度を基準としている．理学療法士，作業療法士および看護師が行う場合，外来患者では1回に8人まで可能とされる．施設基準(I)を申請すれば，専任の医師の指導管理の下に理学療法士，作業療法士あるいは看護師が1時間働くだけで最大4,920点（平成26年診療報酬点数表の場合）の診療点数を得ることも可能である．実際には外来型の心臓リハビリテーションは継続率が低めであるとされており，常に充足ということは困難と考えられる．訓練スペースは複数個所の合計で30m^2（診療所では20m^2）に達すればよく，患者1人あたり3m^{2}以上必要である．また，従事者1人あたり1日18単位を標準として，最大24単位，1週間に108単位まで請求可能である．理学療法士，作業療法士であればあいた時間に別の疾患のリハビリテーションを行うことが可能で，看護師においてもあいた時間は別の業務を行うことが可能である．

❷ 専用の機能訓練室に必要な機器・器具

1. 酸素供給装置
2. 除細動器
3. 心電図モニター
4. トレッドミルまたはエルゴメータ
5. 血圧計
6. 救急カート
7. 運動負荷試験装置（当該保険医療機関内に設置してあればよい）

- 所定の様式で心大血管疾患リハビリテーションの施設基準に係る届出を行うこと．施設基準の届出に際しては，当該治療が行われる専用の機能訓練室の配置図および平面図を添付すること．
- 専用の機能訓練室（少なくとも，内法による測定で病院については30m^{2}以上，診療所については20m^2）を設置していること．専用の機能訓練室は，当該療法を実施する時間帯については，他と兼用できない．専用の機能訓練室には，当該療法を行うために必要な機器・器具を備えている必要がある（❷）．
- 心大血管疾患リハビリテーション料の所定点数には，心大血管疾患リハビリテーション料に付随する心電図検査，負荷心電図検査および呼吸心拍監視の費用が含まれる．

心大血管疾患リハビリテーション料(I)施設基準

- 循環器科または心臓血管外科の医師が心大血管疾患リハビリテーションを実施している時間帯において常時勤務しており，心大血管疾患リハビリテーションの経験を有する専任の常勤医師1名以上が勤務すること．専任の医師の指導管理の下に実施することとする．この場合，医師が直接監視を行うか，または医師が同一敷地内において直接監視をしている他の従事者と常時連絡がとれる状態かつ緊急事態に即時的に対応できる

態勢であること．
- 専任の医師は定期的な心機能のチェックの下に，運動処方を含むリハビリテーションの実施計画を作成し，診療録に記載する必要がある．
- 心大血管疾患リハビリテーションの経験[*2]を有する専従の常勤理学療法士または専従の常勤看護師があわせて2名以上勤務していること．いずれか一方は専任の従事者でも差し支えない．ただし，これらの者については一部の病棟の配置従事者との兼任はできないことがある．
- 当該治療に従事する医師，理学療法士，作業療法士および看護師の氏名，勤務の態様（常勤・非常勤，専従・非専従，専任・非専任の別）などについて特定の様式を用いて提出すること．

[*2] ここでいう「経験」とは，日本心臓リハビリテーション学会の認定する心臓リハビリテーション指導士の研修を受けた者などである．

心大血管疾患リハビリテーション料(Ⅱ)施設基準

- 循環器科または心臓血管外科を担当する常勤医師または心大血管疾患リハビリテーションの経験を有する常勤医師1名以上が勤務すること．
- 心大血管疾患リハビリテーションの経験を有する専従の常勤理学療法士または常勤看護師のいずれか1名以上が勤務していること．ただし，専従者については一部の病棟の配置従事者との兼任はできないことがある．
- 当該治療に従事する医師および理学療法士または看護師の氏名，勤務の態様（常勤・非常勤，専従・非専従，専任・非専任の別）などについて特定の様式を用いて提出すること．

今後の診療報酬改定に向けて

- 心臓リハビリテーションの診療行為細分類別の1か月の件数をみると，心大血管疾患リハビリテーション料となった2006年は3,796件，38,662回であったものが，2013年には27,636件，357,793回と件数はおよそ7倍，回数は9倍と着実に増加してきており[4]，特に2010年の医師，コメディカル，施設の条件緩和の際にはその前年と比べて件数，回数ともに2倍近い増加がみられている．
- 心臓リハビリテーションを普及させるためには，地理的な要因で心臓リハビリテーションを継続できない患者を減らす必要があり，心臓リハビリテーション実施施設を増やす必要もある[5]．
- 循環器専門医研修施設では，病院経営者が心臓リハビリテーションに対して高評価を下すような医療環境をつくり，病院が心臓リハビリテーションに対する人員・予算の配分の優先順位を高くして，心臓リハビリテーション参加率を増やす必要がある．
- 一般病院としては，心大血管疾患リハビリテーション料の現行施設基準における「循環器科／心臓外科の標榜」，「循環器科／心臓外科医師の常勤」

> **Memo**
> 回復期心臓リハビリテーション以後の運動療法の受け皿として，特定非営利活動法人ジャパンハートクラブの運営するメディックスクラブや，医療法第42条による疾患予防運動施設を含めた運動施設の利用が考えられる．

の条件を緩和して心臓リハビリテーション実施施設そのものを増やし，心臓リハビリテーションを組み込んだ地域連携パスを診療報酬算定対象と認定して，心臓リハビリテーション施設をもたない急性期病院から心臓リハビリテーション施設への患者紹介を促進する必要がある．

● そのほか，負荷心肺機能検査の正当な評価などを実現し，心臓リハビリテーションが普及しやすい医療環境を求めていく必要がある．

（森　信芳，上月正博）

文献

1) 全国公私病院連盟. 平成26年　病院運営実態分析調査の概要（平成26年6月調査）. 2014. http://www005.upp.so-net.ne.jp/byo-ren/H26-gaiyou.pdf
2) 厚生労働省. 平成26年賃金構造基本統計調査. http://www.e-stat.go.jp/SG1/estat/GL08020103.do?_toGL08020103_&tclassID=000001054146&cycleCode=0&requestSender=estat/
3) 特定非営利活動法人日本心臓リハビリテーション学会診療報酬対策委員会.「運動負荷試験に関するアンケート」についてのアンケート調査報告書. http://square.umin.ac.jp/jacr/active/img/undoufukasiken.doc
4) 厚生労働省. 社会医療診療行為別調査報告（平成18年6月審査分，平成25年6月審査分）. http://www.e-stat.go.jp/SG1/estat/NewList.do?tid=000001029602
5) Goto Y, et al. Poor implementation of cardiac rehabilitation despite broad dissemination of coronary interventions for acute myocardial infarction in Japan: A nationwide survey. *Circ J* 2007; 71: 173-179.

必要な施設と機材

> ● **Point**
> ▶ 心臓リハビリテーション（心リハ）は患者の心機能や身体機能の特性，または通院による監視型や在宅での非監視型など運動療法を行う場所や方法により，必要とされる機器や設備が異なる．
> ▶ 心リハを始める際に必要となる施設基準，運動療法ならびに運動負荷試験に必要な機器・設備について理解する．
> ▶ 具体例として，2010年4月に心リハを開設した施設例を紹介する．

保険適用の施設基準

- 施設基準は2014（平成26）年度の診療報酬の改定で，人的要因が改定された．
- 人的要件としては，医師の規定に変更はないが，診療報酬が算定可能なメディカルスタッフに作業療法士が追加された．
- 施設基準には(I)と(II)があり（❶），施設・設備面での規定は，心リハ実施の面積が病院では$30m^2$以上，診療所・クリニックでは$20m^2$以上が必要となる．その他必要な設備や備品は，酸素供給装置，除細動器，心電図モニター装置，運動負荷装置（トレッドミル，エルゴメータ），血圧計，救急カートで，これらを運動療法室に配備し，運動負荷試験装置を同一の医療機関内に配備してあることが必要である．
- 施設基準(I)と(II)の大きな違いは，心リハにかかわるスタッフ数と，1単位（20分）実施した際に申請できる診療報酬算定料（施設基準(I)：205点，施設基準(II)：105点）である．採算面からは施設基準(II)よりも施設基準(I)を取得することがよいのは明らかである．

心臓リハビリテーションに必要な設備

運動療法に必要な設備

- 運動療法に必要な備品は，運動負荷装置とモニター心電図，血圧計，自覚的疲労感（Borg指数），SpO_2モニターなどの運動モニタリング機器である．また，運動療法中の心事故発生率は0.006％と低値であるが[1]，

> **Memo**
> 心リハにかかわるスタッフに関する詳細は次項の「心臓リハビリテーションにかかわるスタッフ」を参照されたいが，施設基準の記載の中にも「定期的に担当の多職種が参加するカンファレンスが開催されていること」と記載されており，多職種がかかわることのできる施設作りが鍵となっている．

4章 心臓リハビリテーションを運営する

❶ 心大血管疾患リハビリテーション料に関する施設基準

心大血管疾患リハビリテーション料（Ⅰ）：205点	心大血管リハビリテーション料（Ⅱ）：105点
(1) 届出保険医療機関（循環器科又は心臓血管外科を標榜するものに限る．以下この項において同じ．）において，循環器科又は心臓血管外科の医師が，心大血管疾患リハビリテーションを実施している時間帯において常時勤務しており，心大血管疾患リハビリテーションの経験を有する専任の常勤医師が1名以上勤務していること．なお，この場合において，心大血管疾患リハビリテーションを受ける患者の急変時等に連絡を受けるとともに，当該保険医療機関又は連携する保険医療機関において適切な対応ができるような体制を有すること．	(1) 届出保険医療機関（循環器科又は心臓血管外科を標榜するものに限る．以下この項において同じ．）において，循環器科又は心臓血管外科を担当する常勤医師又は心大血管疾患リハビリテーションの経験を有する常勤医師が1名以上勤務していること．
(2) 心大血管疾患リハビリテーションの経験を有する専従の常勤理学療法士及び専従の常勤看護師が合わせて2名以上勤務していること又は専従の常勤理学療法士もしくは専従の常勤看護師のいずれか一方が2名以上勤務していること．また，必要に応じて，心機能に応じた日常生活活動に関する訓練等の心大血管リハビリテーションに係る経験を有する作業療法士が勤務していることが望ましい．ただし，いずれの場合であっても，2名のうち1名は専任の従事者でも差し支えないこと．また，これらの者については，<u>ADL維持向上等体制加算</u>，回復期リハビリテーション病棟入院料及び<u>地域包括ケア病棟入院料を算定する病棟並びに地域包括ケア入院医療管理料を算定する病室を有する病棟の配置従事者</u>との兼任はできないが，心大血管疾患リハビリテーションを実施しない時間帯において，他の疾患別リハビリテーション，障害児（者）リハビリテーション及びがん患者リハビリテーションに従事することは差し支えない．また，心大血管疾患リハビリテーションとその他のリハビリテーションの実施日・時間が異なる場合にあっては，別のリハビリテーションの専従者として届け出ることは可能である．	(2) 心大血管疾患リハビリテーションの経験を有する専従の理学療法士又は看護師のいずれか1名以上が勤務していること．また，必要に応じて，心機能に応じた日常生活活動に関する訓練等の心大血管疾患リハビリテーションに係る経験を有する作業療法士が勤務していることが望ましい．ただし，専従者については，<u>ADL維持向上等体制加算</u>，回復期リハビリテーション病棟入院料及び<u>地域包括ケア病棟入院料を算定する病棟並びに地域包括ケア入院医療管理料を算定する病室を有する病棟の配置従事者</u>との兼任はできないが，心大血管疾患リハビリテーションを実施しない時間帯において，他の疾患別リハビリテーション，障害児（者）リハビリテーション及びがん患者リハビリテーションに従事することは差し支えない．また，心大血管疾患リハビリテーションとその他のリハビリテーションの実施日・時間が異なる場合にあっては，別のリハビリテーションの専従者として届け出ることは可能である．

(3) 専用の機能訓練室（少なくとも，病院については，<u>内法による測定で30平方メートル以上</u>，診療所については，<u>内法による測定で20平方メートル以上</u>）を有していること．専用の機能訓練室は，当該療法を実施する時間帯以外の時間帯において，他の用途に使用することは差し支えない．また，当該療法を実施する時間帯に，他の疾患別リハビリテーション，障害児（者）リハビリテーション又はがん患者リハビリテーションを同一の機能訓練室で行う場合には，それぞれの施設基準を満たしていれば差し支えない．それぞれの施設基準を満たす場合とは，例えば，心大血管疾患リハビリテーションと脳血管疾患等リハビリテーションを同一の時間帯に実施する場合には，機能訓練室の面積は，それぞれのリハビリテーションの施設基準で定める面積を合計したもの以上である必要があり，必要な器械・器具についても，兼用ではなく，それぞれのリハビリテーション専用のものとして備える必要があること．

(4) (3)の内法の規定の適用については，平成27年4月1日からとすること．また，平成26年3月31日において，現に当該リハビリテーション料の届け出を行っている保険医療機関については，当該機能訓練室の増築又は<u>全面的な改築を行うまでの間は，③の内法の規定を満たしているものとする．</u>

(5) 専用の機能訓練室には，当該療法を行うために必要な以下の器械・器具を備えていること．
　ア　酸素供給装置
　イ　除細動器
　ウ　心電図モニター装置
　エ　トレッドミル又はエルゴメータ
　オ　血圧計
　カ　救急カート
　また，当該保健医療機関内に以下の器械を備えていること
・運動負荷試験装置

(6) リハビリテーションに関する記録（医師の指示，運動処方，実施時間，訓練内容，担当者等）は患者ごとに一元的に保管され，常に医療従事者により閲覧が可能であること．
(7) 定期的に担当の多職種が参加するカンファレンスが開催されていること．
(8) 届出保健医療機関又は連携する別の保険医療機関（循環器科又は心臓血管外科を標榜するものに限る．以下この項において同じ．）において，緊急手術や，緊急の血管造影検査を行うことができる体制が確保されていること．
(9) 届出保険医療機関又は連携する別の保険医療機関において，救命救急入院料又は特定集中治療室管理料の届出がされており，当該治療室が心大血管疾患リハビリテーションの実施上生じた患者の緊急事態に使用できること．

2014（平成26）年に改定された部分を下線で示す．

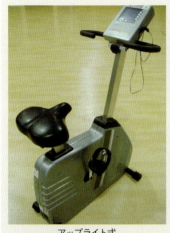
アップライト式

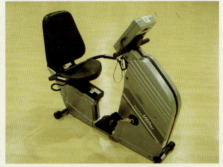
リカンベント式

❷ 自転車エルゴメータ

除細動器や救急カートなど緊急時に対応可能な機器・設備は必須である．緊急時の搬送用にストレッチャーなどを配備しておくのもよい．
- 運動療法の安全性はすでに確立されており，日本でも2008（平成20）年度の診療報酬改定より運動療法は医師の直接監視下でなくてもよいことになったが，これは医師を含めたメディカルスタッフに対する定期的な緊急対応のトレーニングと自動体外式除細動器（AED）の配備など緊急時の体制が十分整備されていることを前提とするものと理解すべきである．

有酸素運動

- 有酸素運動の負荷装置には，トレッドミルまたは自転車エルゴメータが用いられる．
- トレッドミルには歩行面がキャタピラ式のものとベルト式のものがあり，キャタピラ式は関節の負担が少ないが騒音が大きいことが特徴である．
- 自転車エルゴメータにはアップライト式（起立位型）とリカンベント式（半臥位型）のものがあり（❷），特にどちらが良いということはないが，リカンベント式は座面に背もたれがついており身体機能障害を有する患

4章 心臓リハビリテーションを運営する

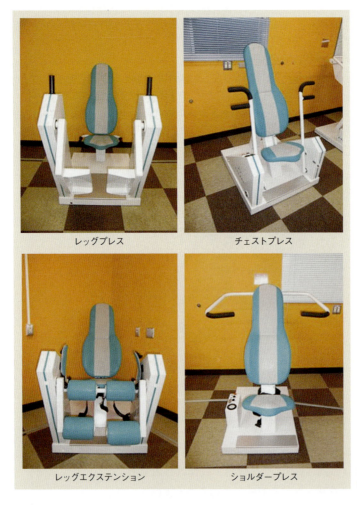

レッグプレス　　　　チェストプレス

レッグエクステンション　　ショルダープレス

❸ レジスタンストレーニング機器

者や虚弱高齢者でも駆動が可能である．今後心不全患者などの高齢患者が増加することを考慮すると[2]，幅広い対象者への対応が可能となるリカンベント式も有用となろう．

- その他，最近は他動的なペダル駆動機能を有する自転車エルゴメータが開発されており，重篤な心不全患者や体力低下の著しい患者など，低強度の有酸素運動を処方する場合に有用である．

レジスタンストレーニング

- レジスタンストレーニングはトレーニング特異性から全身の筋を対象とすることが日本循環器学会のガイドライン[*1]でも推奨されている．
- 機器の選定には，トレーニング対象[*2]を考慮して決定する．
- 一般的なレジスタンストレーニング機器としては，壮年から前期高齢者には負荷強度が設定可能なレジスタンストレーニング機器（レッグエクステンション，レッグカール，レッグプレス）があると便利であるが（❸），後期高齢者や低体力者では上肢筋群のトレーニングにはダンベル

*1『心血管疾患におけるリハビリテーションに関するガイドライン（2012年改訂版）』〈JCS 2012〉．

*2 下肢は抗重力筋群，上肢は肩から肘関節周囲の物を把持するための筋群，体幹は腹筋群と背筋群がトレーニングの対象となる．

を，また下肢（抗重力筋群）のトレーニングには自重を負荷したスクワットや踵上げ，また砂嚢などを用いた抵抗でも十分なレジスタンストレーニングとなる．
- 高齢者はトレーニング機器に慣れるまでに時間が必要となる．機器の使用に際して患者が不安にならない細かな指導が必要であると理解されたい．
- 体幹運動は屈曲・伸展のほかに回旋運動もあり，どの種類を選択するか迷う場合もあるが，結局は対象者，（ダンベル体操など）機器の機能を代替するトレーニング指導の可否，予算，設置場所の広さなどとの兼ね合いで決めることになろう．
- 可能であればレジスタンストレーニング機器は，上肢1種類，下肢2種類程度の機器を配備するのがよいと思われる．

筋力評価

- 筋力評価は特に女性や高齢心疾患患者に必須の評価項目となる．通常，最大1回反復負荷量（1RM）を測定して筋力指標とする方法と，等速性筋力や等尺性筋力を測定する方法の2つがある．前者の場合ではダンベルや重錘を用いて測定する方法と，ウエイトトレーニングマシンを用いる方法がある．
- 実際の運動処方や効果判定には等速性筋力や等尺性筋力の評価が適している．等速性筋力はアイソキネティック機器で測定され，信頼性には優れているが高価である．等尺性筋力はハンドヘルドダイナモメータなど比較的安価なもので評価可能であるものの，体力水準が高い場合は信頼性に劣る場合がある．

運動負荷試験に必要な設備

- 運動負荷試験は運動時心機能を評価するものであり，心リハ施設には必須の検査機器である．運動負荷試験の種類にはいくつかあるが，呼吸ガス代謝分析を併用し運動時心ポンプ能や心不全の病態把握が詳細に可能となる心肺運動負荷試験（CPX）が最も有用な検査である．
- CPXは，運動負荷装置（トレッドミルまたは自転車エルゴメータ），12誘導負荷心電図装置，血圧測定機器など通常の運動負荷試験に用いる装置と，運動時の呼吸ガス代謝指標を測定する呼吸ガス代謝測定装置から構成される．
- 運動負荷試験装置は必ずしも運動療法室に配置する必要はなく，生理検査室に配置してもよい．除細動器や救急カート（❹），搬送用のストレッチャーなどの救急体制の整備が必要となることは前述したとおりである．
- CPX以外の運動負荷試験としては，高齢者や心不全患者など運動能力の低い患者を対象に，6分間歩行試験やシャトル歩行試験など主に呼吸

> **Memo**
> 運動負荷試験中の突然死や致死的な心筋梗塞などの心事故発生率は0.03％，心室頻拍などの不整脈を含めると心事故発生率は約1.4％と報告されており[3]，適応・禁忌を十分に考慮すれば安全かつ有用な試験である．

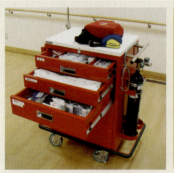 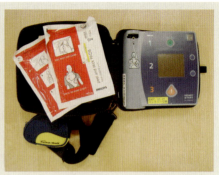

❹ 救急カート（左）とAED（右）

不全患者に適応されてきたフィールドウォーキングテストが有用となる．これらの歩行試験は低侵襲かつ簡便で，病院の廊下などを使って簡単に施行でき，また心不全患者の重症度（予後予測）指標として報告されている[4]．

> **Memo**
> 従来，フィールドウォーキングテストの際は，運動中の12誘導心電図や血圧の測定は困難であったが，最近ではテレメトリーシステムにより運動中に12誘導心電図や血圧が測定可能な装置も販売されており，実際の日常生活動作中の測定も可能となってきている．

疾病管理（教育）に必要な設備

- 包括的心リハ介入の重要な要素として疾病管理教育があり，その目的は冠動脈疾患発症後の二次予防（再発予防）や慢性心不全の再増悪予防である．疾病管理教育には教育指導スペースと教育ツール，また疾病管理に必要なモニタリング機器が必要となる．

教育スペース

- 教育スペースは基本的には運動療法スペースと分けることが望ましい．
- 疾病管理の充実は，多職種の心リハ参加を促すようになるが，心リハのようにチーム医療を基本とする医療には多職種カンファレンスを開催する流れが広まっている．したがって，教育スペースはカンファレンスとしても使用可能なように，電子カルテやオンライン機器などを整備しておくと便利である．

教育ツール

- 疾病管理教育は，「いつでも，誰でも，同じ内容を，わかりやすく，繰り返して」対象者に刺激を与えることが原則となるため，スタッフ間での知識や方法論の統一が重要となるが，患者教育パンフレットや患者説明用のDVDなど，教育ツールの利用が有効である．
- 実際の教育ツールとしては，服薬・栄養・減塩・運動・水分管理に関する内容をまとめたパンフレットが必要である．
- 心リハに特化した教育用DVDとしては，日本心臓リハビリテーション学会が作成した心筋梗塞後のDVDが出版されている．心リハの患者教育においてAV機器をいかに利用するかは今後の検討課題ともなってこよう．

- その他，指導の際にはパソコン，電子カルテ，またプロジェクターなどの機器があると教育の幅が広がる．

モニタリング
- 疾病管理教育は，指導した内容が実際に在宅でできているかをモニタリングすることが必要である．
- 運動に関しては運動量が測定できる加速度計や脈拍測定で運動強度をモニタリングする装置，また運動に際してのリスク管理のための家庭用血圧計や血糖モニタリング機器などが必要である．
- その他，心不全などの病態管理のための体重計（10g単位表示が望ましい），家庭用血圧計，栄養・減塩管理のシミュレーショングッズ（塩分摂取量測定機器，栄養補助剤などの資料），服薬管理や水分管理機器なども疾病管理に有用である．

費用

- 心リハ施設の機器・設備は想定される患者数により異なるため一概に標準を示すことはできないが，2004年厚生労働省循環器病研究委託事業（15指-2）「わが国における心疾患リハビリテーションの実態調査と普及促進に関する研究」班（後藤葉一班長）の調査報告[5]によると，トレッドミル，エルゴメータなどのトレーニング機器やモニター心電図，除細動器などの心リハ必須備品で1,296 ± 1,031万円，これに運動負荷試験に必要な機器を加えると総額で1,721 ± 1,203万円となっており，開設時に目安となる費用が示されている．

施設紹介：藤田保健衛生大学坂文種報德會病院

- これまで述べた事項の具体例として，2010年4月から心リハを開始した藤田保健衛生大学坂文種報德會病院を紹介する．
- 同院では，現在リハビリセンターの一部を心リハスペースとして使用しているが，2016年には新棟にリハビリテーションセンターが完成する（❺）．新しいリハビリテーションセンターは，循環器内科の井澤英夫教授（病院長）が掲げる「多職種がかかわる包括的な心臓リハビリテーションが円滑に実施できる空間」を基本方針とし，運動療法スペース，疾病管理教育スペースを配置し，CPXは生理検査室に設置する．
- 同院では，循環器内科医師と療法士が連携して心リハを実施している．2014年からはCPXを開始し，CPXには循環器内科医2名が配置された．その他，専任の理学療法士が7名，作業療法士が3名配属し，他疾患患者と施設使用時間を分担することで，施設基準(I)に必要な30m^2を確保した．また教育スペースを使い多職種（医師，看護師，理学療法士，管理栄養士，薬剤師，ソーシャルワーカー）が参加するハートチームカン

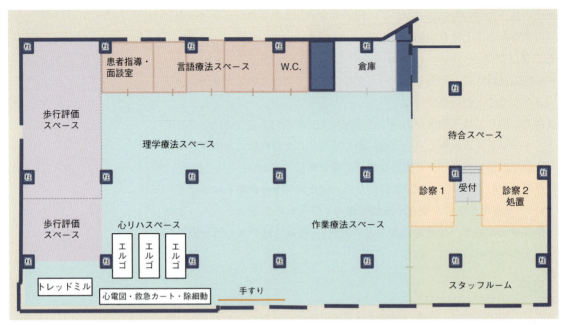

❺ 藤田保健衛生大学坂文種報德會病院リハビリテーションセンター（2016年開設予定）

ファを実施しており，包括的心リハ介入の実現に向かい多職種がかかわれる環境を整備している．また高齢心不全患者が多く後方施設との連携が特に重要となるため，ソーシャルワーカーが参加するところが特徴的である．

- 機器については，運動負荷試験スペースには，心肺運動負荷装置（負荷心電図装置，呼吸ガス代謝分析装置），救急カート，除細動器を配置している．運動療法スペースには運動療法用のトレッドミルを1台，自転車エルゴメータを3台配置し，運動中に心電図モニターができるようにモニター心電図を備えている．
- 疾病患理教育スペースには教育用パソコン・電子カルテを準備しており，多職種カンファレンスが実施できるようになっている．

おわりに

- 心リハを始める際の施設・機器は，これまでの運動負荷試験，運動療法，患者教育の3本柱を考えればよいが，第4の柱として今後はITを利用した在宅運動療法を積極的に推し進める指導システムが開発されることが予測される．
- 通院リハと同様の効果をもたらし，かつコストパフォーマンスに優れた心リハシステムを可能とする新しいテクノロジーやシステムを楽しみとしたい．

（河野裕治，山田純生）

● 文献

1) 上嶋健治. 医学と医療の最前線：先進医療としての心臓リハビリテーション（運動療法）. 日本内科学会雑誌 2007; 96: 2546-2553.
2) 厚生統計協会. 国民衛生の動向・厚生の指標 2008; 55（臨増）.
3) Fletcher GF, et al. Exercise standards for testing and training: A statement for healthcare professionals from the American Heart Association. *Circulation* 2001; 104: 1694-1740.
4) Rostagno C, et al. Prognostic value of 6-minute walk corridor test in patients with mild to moderate heart failure: Comparison with other methods of functional evaluation. *Eur J Heart Fail* 2003; 5: 247-252.
5) 上月正博ほか. わが国における心臓リハビリテーションの採算性—多施設調査結果. 心臓リハビリテーション 2009; 14: 269-275.

4章 心臓リハビリテーションを運営する

心臓リハビリテーションにかかわるスタッフ

> ●**Point**
> ▶心臓リハビリテーションは，医師，理学療法士，健康運動指導士，栄養士，看護師，臨床心理士，臨床検査技師など多職種によるチーム医療である．
> ▶心臓リハビリテーション指導士の認定および研修も行われている．

心臓リハビリテーションは多職種によるチーム医療

- 心臓リハビリテーションが他疾患のリハビリテーションと最も異なる点は，いつでも病態の急変が起こりうる心疾患を扱うために，第一に安全管理の厳しさが違うことがあげられる．

- それ以外にも，心臓リハビリテーションとは，包括的な介入により，全身機能の回復からADLの向上が得られ，ひいてはQOLをも改善させることができ，さらに心臓にとってもより良い全身環境を作り出すことによって，心機能障害からの回復を助け，再発を予防するという，心疾患の治療そのものであるということである．言い換えれば，患者を評価して，監視して，訓練をして，再発を予防するための自己管理の仕方を教育する場であり，多職種の専門科によるチーム医療を形作ることが理想である．

- 日本循環器学会など10の学会の合同研究班が監修したガイドライン[*1]でも，患者教育を含めた心血管疾患リハビリテーションにおける多職種による包括的介入の必要性が強調されており，❶のような必要スタッフを推奨している．その他，患者教育や服薬指導などでは薬剤師も重要であるし，復職指導や社会福祉サービスについてのアドバイスなどにおいては医療ソーシャルワーカーは欠かせない存在となる．

- ドイツでは，リハビリ患者40人規模の全日制通院リハビリテーション施設の場合，スタッフの患者受け持ち人数としては❷のような比率が推奨されている[1]．しかしながら，日本の心臓リハビリテーションの現状を考えると，このような理想的なことは望めるはずもなく，各施設の状況に合わせてチームを作ればよいであろう．

- 保険算定に必要なのは，専任の常勤医師と専従・専任の常勤看護師ある

[*1]『心血管疾患におけるリハビリテーションに関するガイドライン（2012年改訂版）』〈JCS 2012〉．運動療法システムの構築．pp.113-132．
http://www.j-circ.or.jp/guideline/pdf/JCS2012_nohara_h.pdf

Memo
ドイツは心臓リハビリテーションに関して日本の20年先を行くといわれている．連邦リハビリテーション協会（Bundesarbeitsgemeinschaft für Rehabilitation：BAR）が，通院による心臓リハビリテーションに関する基本勧告書を刊行しており，リハビリテーションチームおよび適格性についても詳しく記している[1]．

❶ 必要職種と役割分担

	役割	職種
施設長	施設の経営・運営 管理責任者	循環器科医師
運動療法	運動プログラムの作成 運動指導者への指導	理学療法士 健康運動指導士など運動指導者
	運動プログラムの実施	理学療法士 作業療法士 健康運動指導士など運動指導者
食事療法	食事指導	栄養士 看護師
服薬	服薬指導	薬剤師 看護師
コンサルテーション	禁煙指導 ストレス管理等の指導	看護師 臨床心理士など
	社会資源の活用について	ソーシャルワーカー
検査	冠危険因子の検査 心肺運動負荷試験の実施	臨床検査技師

(『心血管疾患におけるリハビリテーションに関するガイドライン〈2012年改訂版〉』, p.119 より)

❷ 心臓リハビリテーションスタッフと患者の適正比率

医師	1:16～1:20
スポーツセラピスト/理学療法士	1:13～1:15
臨床心理士	1:40
栄養士	1:80
看護師/診察助手	1:20
ソーシャルワーカー/社会教育士	1:80

(長山雅俊ほか. 心臓リハビリテーション 2003[1] より)

いは常勤理学療法士である．また，2014年度の診療報酬改訂では，「必要に応じて，心機能に応じた日常生活活動に関する訓練等の心大血管リハビリテーションに係わる経験を有する作業療法士が勤務していることが望ましい」とし，作業療法士においても保険算定が可能となった．

- 少しでも質的な向上を望むのであれば，専属でなくても構わないので臨床検査技師や管理栄養士，薬剤師に応援を頼むとよい．
- ある程度の患者数（20人程度）が確保できるのであれば，非常勤の運動指導専門家（健康運動指導士など）を雇うことが可能である．とかく医療者だけで作成した運動プログラムは単調でつまらなくなる傾向があるので，できれば運動指導者とともに，行動変容技法を意識した楽しいプログラムの作成を心がけたい[2]．
- ❸に筆者らの施設におけるスタッフの構成を示す．

心臓リハビリテーション指導士制度と研修制度

- この認定制度は日本心臓リハビリテーション学会が，心臓リハビリテー

> **Memo**
> 臨床検査技師にとっては，自分のかかわった運動負荷試験の結果がどのように評価され，それをもとにしてどのような運動処方が作成されるかは興味のあるところであり，また，管理栄養士は栄養指導を通しての，患者管理の最も重要な分野の一つである食行動への働きかけに長けているし，個人指導や集団講義などにも日常業務の一つとして参加が可能である場合が多い．栄養指導では，個人指導，集団講義とも保険算定が可能であるし，彼らにとっての実績にも直結するので比較的協力が得られやすい．

❸ 榊原記念病院心臓リハビリテーション室スタッフ

1.	心臓リハビリテーション担当医	循環器専門医およびリハビリテーション専門医が当番制で対応し，リハ導入時の診察，プログラム指示，病態管理責任，集団講義，運動中の救急対応を行う
2.	リハビリテーション専任看護師	常勤3名．入院および外来患者情報の収集，整理，運動療法前の問診，病態管理，集団講義，個人カウンセリングを行う
3.	運動療法担当者	常勤および非常勤の健康運動指導士数名から成り，心臓リハビリテーション指導士の資格を有している
4.	理学療法士	常勤3名，非常勤2名．主に入院患者に対応
5.	管理栄養士（病院スタッフ）	個人および集団栄養指導を担当
6.	薬剤師（病院スタッフ）	薬剤に関する集団講義を担当
7.	臨床心理士	常勤1名，非常勤1名．精神状態のスクリーニング検査および評価，ストレスに関する集団講義を担当

❹ 学会認定心臓リハビリテーション研修カリキュラム（2015年度，榊原記念病院）

	月	火	水	木	金
	8：30	8：30	8：30	8：30	8：30
午前	オリエンテーション 外来リハビリ見学 担当：理学療法士，看護師	カンファレンス参加 病棟講義見学（虚血性心疾患） 担当：看護師	病棟リハビリ見学 担当：理学療法士 症例報告書作成	病棟リハビリ実践 担当：理学療法士 症例報告書作成	ICU・CCUリハビリ見学 外来リハビリ実践 担当：理学療法士，臨床心理士
午後	病棟リハビリ見学 担当：理学療法士 症例報告書作成	外来リハビリ見学 担当：理学療法士，看護師 症例報告書作成	外来リハビリ実践 担当：理学療法士，看護師 症例報告書作成	病棟講義見学（心不全） 担当：看護師 CPXの見学 担当：医師，検査技師	リハビリ前診察 運動処方の説明の見学 担当：医師，看護師
	17：00	17：00	17：00	17：00	17：00

> **Memo**
> 本認定制度は開始からすでに15年が経過し，5年に1回の資格更新のための手続きが行われているところである．

ションの質的向上のため，医師だけでなくコメディカルをも含めた全体的なレベルアップを目的に始めたものである．

- 2014年の第15回認定試験までに3,689人が指導士として認定されている．その職種の内訳（一部重複あり）は，医師910人（25％），看護師889人（24％），理学療法士2,111人（57％），臨床検査技師377人（10％），健康運動指導士118人（3％），その他94人（2.5％）である．
- 本認定制度の活動としては，学会やNPO法人ジャパンハートクラブが主催する指導士を対象としたセミナーの開催や学術集会での情報交換会，ハワイでのワークショップなど，さまざまな企画が催されている．
- 本認定制度における今後の課題としては，実地経験を積むための研修指定施設の認定や指導士養成カリキュラムの作成，本資格を生かした働く場の開発，心臓リハビリテーション指導士の登録およびデータベース作成などがあげられる．

- 日本心臓リハビリテーション学会では，心臓リハビリテーション指導士の受験資格を得るための研修制度を，2009年度より開始している．本制度は心臓リハビリテーションの実地経験のない学会員に対して，学会認定研修施設において心臓リハビリテーションの実地研修を提供し，研修カリキュラムを終了した者に対して受験資格を与えることを目的としている．
- 研修内容は施設によって若干異なるが，5日間40時間の研修の中で，10症例のケースカード作成を義務づけている．❹には筆者らの施設での研修カリキュラムを示した．
- また，2015年度からは，心臓リハビリテーション認定医・上級指導士認定制度が新たに開始された．詳しくは学会ホームページ*2をご参照いただきたい．

(長山雅俊)

> **Memo**
> 認定研修施設は現在，榊原記念病院や国立循環器病研究センターなど全国で22施設がある．

*2 http://square.umin.ac.jp/jacr/

● 文献
1) 長山雅俊ほか．ドイツにおける心臓リハビリテーションの現況．心臓リハビリテーション 2003; 8: 207-220.
2) 長山雅俊．行動変容技法を取り入れた心臓リハビリテーション．上松瀬勝男（編）．虚血性心疾患診療のコツと落とし穴．東京：中山書店；2003．pp.192-193.

4章 心臓リハビリテーションを運営する

運動プログラム
急性期プログラム

> ● **Point**
> ▶ 患者の身体活動の能力に影響する心血管系機能，身体機能，認知機能の障害を把握する．
> ▶ ベッド上安静による身体的，精神的状態の悪化を予防する．
> ▶ 心血管疾患の許容範囲で日常生活に安全に復帰するために，患者を評価したうえで心臓リハビリテーションの導入を図る．
> ▶ 病院での急性期ケアを終了後の外来心臓リハビリテーションへの移行に際し，患者の自宅での支援プログラムを調整する．

Memo
一般的な運動療法の中止基準として，① 拡張期血圧110 mmHg以上，② 運動で収縮期血圧が10 mmHg以上低下，③ 症状に関係なく有意な不整脈，④ 第Ⅱ～Ⅲ度房室ブロック，⑤ 狭心症，著明な呼吸困難，心筋虚血を示す心電図変化を含む運動が遂行できない症状や徴候が挙げられている[1]．

急性期プログラムの概要

- 安静による脱調節（デコンディショニング）予防のため，早期リハビリテーションに取り組む（❶，❷）．
- 急性冠症候群では冠動脈インターベンション（PCI）が行われており，冠動脈病変が確認されているためリスク管理が容易となったが，リスク管理に細心の注意を払う（❸，❹）[1,2]．そのため，患者の医学的評価に関する情報や身体活動に対する反応を把握する[1]．
- 中等度以上のリスクを有する患者は監視型の心臓リハビリテーションに参加することを勧める[1]．
- 急性期に再発予防，予後の改善の観点から心臓リハビリテーションの効果を患者に伝え，動機づけることは重要である（❺）[3]．また，積極的な医師の勧めが外来心臓リハビリテーションプログラムへの参加に有効である[1]．

❶ 急性心筋梗塞に対する急性期リハビリテーション負荷試験の判定基準

1. 胸痛，呼吸困難，動悸などの自覚症状が出現しないこと．
2. 心拍数が120 bpm以上にならないこと，または40 bpm以上増加しないこと．
3. 危険な不整脈が出現しないこと．
4. 心電図上1 mm以上の虚血性ST低下，または著明なST上昇がないこと．
5. 室内トイレ使用時までは20 mmHg以上の収縮期血圧上昇・低下がないこと．
   （ただし2週間以上経過した場合は血圧に関する基準は設けない）

負荷試験に不合格の場合は，薬物追加などの対策を実施したのち，翌日に再度同じ負荷試験を行う．
（『心血管疾患におけるリハビリテーションに関するガイドライン〈2012年改訂版〉』, p. 37より）

❷ 急性心筋梗塞14日間クリニカルパス（国立循環器病研究センター）

病日	PCI後1日目	2日目	3日目	4日目	5日目	6日目	7日目	8日目	9日目	10日目	11日目	12日目	13日目	14日目
達成目標	・急性心筋梗塞およびカテーテル検査に伴う合併症を防ぐ	・急性心筋梗塞およびカテーテル検査に伴う合併症を防ぐ	・急性心筋梗塞に伴う合併症を防ぐ	・心筋虚血が起きない	・心筋虚血が起きない・服薬自己管理ができる・退院後の日常生活の注意点について知ることができる			・心筋虚血が起きない・退院後の日常生活の注意点について理解ができる			・亜最大負荷で虚血がない・退院後の日常生活の注意点について言える			退院
負荷検査・リハビリ	・圧迫帯除去，創部消毒・室内排便負荷	・尿カテーテル抜去	・末梢ライン抜去・トイレ排泄負荷	・200m歩行負荷試験：合格後200m歩行練習1日3回・栄養指導依頼	・心臓リハビリ依頼・心臓リハビリ開始日の確認	・心臓リハビリ室でエントリーテスト・心リハ非エントリー例では500m歩行負荷試験		・心臓リハビリ室で運動療法（心臓リハビリ非エントリー例では，マスターシングル試験または入浴負荷試験）						
安静度	・圧迫帯除去後床上自由	・室内自由	・負荷後トイレまで歩行可	・200m病棟内自由		・亜最大負荷試験合格後は入浴可および院内自由								
食事	・循環器疾患普通食（1600 kcal，塩分6g）・飲水量指示			・循環器疾患普通食（1600 kcal，塩分6g）・飲水制限無し										
排泄	・尿留置カテーテル・排便：ポータブル便器	・尿留置カテーテル・排便：ポータブル便器	・排尿・排便：トイレ使用											
清潔	・洗面ベッド上・全身清拭，背・足介助	・洗面：洗面台使用・全身清拭，背・足介助	・洗面：洗面台使用・清拭：背部のみ介助		・洗面：洗面台使用・患者の希望に合わせて清拭		・洗面：洗面台使用・患者の希望に合わせて入浴							

（『心血管疾患におけるリハビリテーションに関するガイドライン〈2012年改訂版〉』，p.37より，下記の説明は筆者）

急性期にPCIを行う現状では，ベッド上安静臥床は心筋虚血，心不全，重症不整脈を合併する以外は12～24時間以内とする．この時期には，血圧上昇をきたすValsalva負荷を避け，合併症予防に重点を置く．また，IABPなどの循環補助や呼吸管理を要した症例では，ベッド上の低強度レジスタンストレーニングから始め，デコンディショニングや骨格筋萎縮，血栓塞栓症を予防する．負荷試験で基準（❶）をクリアすればステージアップする．一方，再灌流療法が成功していないST上昇型心筋梗塞（STEMI）では発症2～3日以内の運動負荷試験は実施すべきでなく，コントロールされていない急性心不全，不整脈が持続する患者では心臓リハビリテーションを施行すべきでないと示されている．

● クリニカルパスを導入し，チーム医療として取り組む必要がある（❷）．

急性心筋梗塞での注意事項[4]

- 急性心筋梗塞発症2日以内は運動負荷試験の禁忌である．
- 血行動態が安定していれば12時間ないし24時間のベッド上安静は推奨されておらず，早期離床に努める．
- ステント留置後の運動療法は，発症2週間以降が一般的に推奨されてい

Memo
ステージアップには負荷試験を行い，症状，前後の脈拍，血圧，必要に応じて心電図をチェックするが，その基準を作成しておけば医師，病棟看護師が協力して早期心臓リハビリテーションに取り組むことが可能となる．

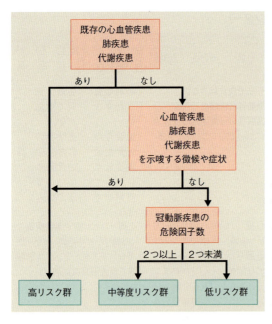

❸ リスク層別化の手順

徴候や症状とは，心筋虚血に伴う痛み，不快感，安静時や軽労作での息切れ，めまいや失神，起座呼吸や発作性夜間呼吸困難，足首の浮腫，動悸や頻脈，間欠性跛行，心雑音，いつもと違う倦怠感や普段の活動での息切れである．危険因子には年齢，家族歴，喫煙歴，身体活動低下，肥満，高血圧，脂質異常症，糖代謝異常が含まれる．

(American College of Sports Medicine. ACSM's Guidelines for Exercise Testing and Prescription, 9th ed. 2014[1]）より一部改変）

Key word
脂質管理
運動療法でHDLコレステロールは増加するが，運動療法単独でLDLコレステロールは目標値に達しないことが多い．このため，管理栄養士による栄養指導の強化，スタチンの導入が大切である．

❹ PCI後の包括的リスク低減の目標，推奨される介入

1. 喫煙
   目標：完全禁煙．受動喫煙がないこと
2. 血圧管理
   目標：140/90mmHg未満
   　　　慢性腎臓病（CKD），糖尿病があれば130/80mmHg未満
3. 脂質管理
   ①中性脂肪200mg/dL未満
   　初期目標：LDL-C 100mg/dL未満（very-high risk患者では70mg/dL未満）
   ②中性脂肪200mg/dL以上
   　初期目標：非HDL-C 130mg/dL未満
4. 身体活動
   最小目標：30分，週5回（毎日が理想的）
5. 推奨される介入
   リスクを評価（運動負荷試験によるものが望ましい）し，運動処方行う
   最低30〜60分
   毎日か週5回の早歩き，ジョギング，サイクリングなど有酸素運動
   さらに日常生活活動を増やすことで補う
   週2回のレジスタンストレーニング
   特に多数の冠危険因子をもつ場合や監視が必要な中等度〜高度のリスクをもつ患者では心臓リハビリテーションプログラムへの参加が推奨される

わが国では急性心筋梗塞患者の9割以上が急性期にPCIを受けている．すなわち，このPCIのガイドラインが適応されるべきである．特に多数の冠危険因子をもつ場合や監視が必要な中等度以上のリスクをもつ患者では心臓リハビリテーションプログラムへの参加が推奨される．なお，「高血圧治療ガイドライン2014」の目標血圧は同様に140/90mmHgであり，CKD，糖尿病が合併すれば130/80mmHgとされている．

(Smith SC, et al. J Am Coll Cardiol 2006[2]）より改変）

る．

● 亜最大負荷をかけると血小板機能が負荷後しばらく活性化されるので，

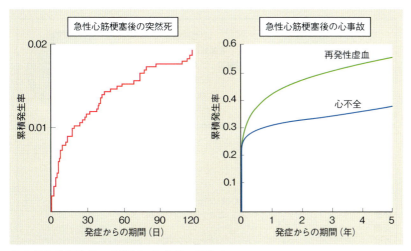

❺ 急性心筋梗塞後の突然死，心事故の発生率
急性心筋梗塞後の突然死は1か月以内が多い．このため急性期の心臓リハビリテーションにおけるリスク管理は重要である．その後は再発性虚血，心不全が問題となってくる．心臓リハビリテーションはこの2点について有効性が確立されている．入院中に心臓リハビリテーションの導入を行うことで患者の予後を改善することになる．その意味で医師からの参加の呼びかけは必須である．
(Adabag AS, et al. *JAMA* 2008[3] より)

抗血小板療法が不十分な場合には血栓性閉塞を起こす危険性がある．

心臓リハビリテーションの適応疾患

- AACVPR（アメリカ心肺リハビリテーション学会）においてクラスIとして推奨されている疾患は以下のとおりである[5]．
  ①冠動脈バイパス術後
  ②急性心筋梗塞
  ③慢性安定狭心症
  ④慢性心不全
  ⑤女性における心血管疾患の予防
- 不安定狭心症であっても，病状が安定すれば心臓リハビリテーションの対象となる．
- exercise-based cardiac rehabilitation は全死亡を約20～30％減少させ，心臓死を約30％低下させる．しかしながら，対象となる患者の30％以下しか心臓リハビリテーションに参加していない．
- 患者に心臓リハビリテーションへの参加を呼びかけることは医師の責任（accountability）である（❻）[6]．

(折口秀樹)

● 文献
1) American College of Sports Medicine. ACSM's Guidelines for Exercise Testing and Pre-

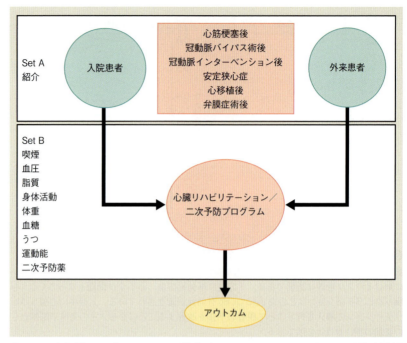

❻ アメリカ心肺リハビリテーション学会（AACVPR/ACC/AHA）による臨床評価指標

臨床評価指標（performance measures）は対象となる患者に心臓リハビリテーションプログラムを紹介（refer）すること（Set A）と包括的な（multidisciplinary）心臓リハビリテーションプログラムを提供（deliver）すること（Set B）から成り，その目的は心血管疾患患者の心血管死亡率，罹病率を低減し，健康状態を適正に保つことである．

(Thomas RJ, et al. *J Cardiopulm Rehabil Prev* 2007[6] より)

Key word
臨床評価指標
急性心筋梗塞の臨床評価指標として左室収縮能の評価，救急室到着から PCI 施行可能な施設への転院までの時間，救急室到着から PCI 施行可能な施設での PCI までの時間とともに，急性期での心臓リハビリテーションへの紹介が新しく追加された[7]．

scription, 9th edition. Philadelphia: Lippincott Williams & Wilkins; 2014. p.26, pp.236-240.
2) Smith SC, et al. ACC/AHA/SCAI 2005 Guideline Update for Percutaneous Coronary Intervention: A report of the American College of Cardiology/American Heart Association Task Force on Practice Guidelines. *J Am Coll Cardiol* 2006; 47: 1-121.
3) Adabag AS, et al. Sudden death after myocardial infarction. *JAMA* 2008; 300: 2022-2029.
4) Thomas J, et al. 1999 Update: ACC/AHA Guidelines for the Management of Patients with Acute Myocardial Infarction: Executive Summary and Recommendations: A report of the American College of Cardiology/American Heart Association Task Force on Practice Guidelines (Committee on Management of Acute Myocardial Infarction). *Circulation* 1999; 100: 1016-1030.
5) American Association of Cardiovascular and Pulmonary Rehabilitation. Guidelines for Cardiac Rehabilitation and Secondary Prevention Programs, 4th ed. Champaign: Human Kinetics; 2004.
6) Thomas RJ, et al. AACVPR/ACC/AHA 2007 performance measures on cardiac rehabilitation for referral to and delivery of cardiac rehabilitation/secondary prevention services. *J Cardiopulm Rehabil Prev* 2007; 27: 260-290.
7) Krumholz HM, et al. ACC/AHA STEMI/NSTEMI Performance Measures. *Circulation* 2008; 118: 2596-2648.

●Further reading
1) Wenger NK. Current status of cardiac rehabilitation. *J Am Coll Cardiol* 2008; 51: 1619-1631.
2) Niebauer J. Cardiac Rehabilitation Manual. London: Springer-Verlag; 2011.

Advice From Expert

CCU, ICUでの呼吸理学療法

心疾患由来の呼吸不全

　肺循環（小循環）を形成する肺と心臓は直列に配置されているために，片方に何かしらの障害が生じると，もう一方の臓器にもその影響が及ぶ．何らかの理由で左室機能が低下した場合，まず左室拡張末期圧と左房圧が上昇し，続いて，肺毛細管圧が上昇し肺静脈系のうっ血が認められるようになる（肺うっ血期〈pulmonary congestion〉）．肺うっ血を呈すると，労作時呼吸困難や発作性夜間呼吸困難，起座呼吸などの臨床症状が認められるようになる．

　通常，肺毛細管の膠質浸透圧と肺胞内圧，さらには肺の表面活性物質が肺毛細管の血漿成分を血管内に保持するように働き，肺間質水分の一部はリンパ管へ，残りは肺胞腔で吸収されて常に一定に保たれている（❶）．肺うっ血期の平均肺静脈圧は 15 ～ 20mmHg 程度で，血管外への血漿成分の漏出はリンパ管からのドレナージで代償できている状態である．

　さらに心不全が進行し，左室充満圧や毛細管圧が急激に上昇すると，静水圧が上昇し肺毛細管からの血漿成分が血管外へさらに漏出し，リンパ管からのドレナージで代償しきれなくなり，肺間質腔に水分が貯留してくる状態となる（間質水腫期〈interstitial edema〉）．肺胞気動脈血酸素分圧較差（A-aDO$_2$）は開大し，この時期の平均肺静脈圧は 20 ～ 30mmHg 程度まで上昇している．そして最終的には肺胞上皮細胞の連結部が開き，肺胞腔にまで血漿成分の漏出が起こる肺水腫となる（肺胞性水腫期〈alveolar edema〉）．このような状態になると血性泡沫性痰（ピンク色の痰）が認められるようになる．肺胞性水腫期の平均肺静脈圧は 20 ～ 30mmHg 以上となり，肺門部に強く肺胞浮腫が認められる．肺水腫となるとさらに著しい低酸素血症となるため，頻脈，頻呼吸，呼吸困難，交感神経緊張性末梢血管収縮による冷たい手足，泡沫状の喀痰，ラ音（初期には肺底部，重症になれば全肺野に）などが認められる．早急に経鼻カニューレやフェイスマスクで 2 ～ 6L の酸素吸入を行い，非侵襲的陽圧人工呼吸（non invasive positive pressure ventilation：NPPV）や気管内挿管を含めた人工呼吸器管理と心不全の治療が最優先される．

呼吸理学療法の効果と限界

　このように心臓が原因で呼吸不全となり，経鼻カニューレやフェイスマスクで酸素吸入を行っている患者に対して「酸素化の改善」と称して各種呼吸理学療法手技を駆使してもほとんど効果がない．

　患者の胸郭に手を当てて呼吸を介助する呼吸理学療法手技が，1990 年以降に急速に ICU や CCU 内でも広まった．実際，呼吸理学療法手技にはさまざまなものがあり，それぞれに適応や禁忌がある[1]が，心疾患による呼吸不全（低酸素血症）については，上記のように肺毛細管圧の上昇

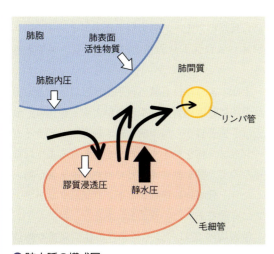

❶ 肺水腫の模式図

や，肺毛細管からの血漿成分の間質や肺胞内への漏出による肺内シャントが原因であり，時に胸水や心拡大で圧迫された肺胞虚脱領域でもシャントは拡大するためであり，単に呼吸を胸郭の外側から介助し換気量を増やそうとしてもほとんど効果がない．心疾患による呼吸不全は心臓が原因であり，基本的に心不全が改善しなければ呼吸不全は改善しない．

この時期に必要な呼吸管理は酸素投与とNPPVや気管内挿管を含めた人工呼吸器管理である．呼気終末陽圧換気（positive end-expiratory pressure：PEEP）は機能的残気量（functional residual capacity：FRC）を増加し，虚脱した肺胞を膨らませることで肺内シャント血流を減少させたり，肺胞膜伸展による拡散距離が減少することにより動脈血酸素分圧（PaO_2）が改善する．虚血心筋を保護するためにもPaO_2を速やかに改善することが重要である．即効性のある利尿薬を静注し，左室の前負荷軽減と肺毛細管圧の低下を図ることも重要である．

筆者はCCU，ICUにおける呼吸理学療法手技のすべてを否定しているわけではない．適切な肢位にポジショニングしたうえで下側肺障害が発生した場合に生じた微小無気肺を改善するために呼吸を介助したり，明らかに無気肺による低酸素血症に対し無気肺の改善を目的に呼吸を介助したり，気道内分泌物の除去を目的に咳嗽を介助することはむしろ積極的に行われるべきである．さらに，起座位とし静脈還流を減少させて心臓への前負荷を軽減させたり，安静治療中に生じる肺うっ血や心原性肺水腫が原因となる下側肺障害を予防するために，体位管理や体位呼吸療法を行うことは重要である．「心不全が原因の呼吸不全には，呼吸不全の原因である心不全を改善させないことには，胸郭の外側から胸郭運動を介助（呼吸介助）し換気量を増やそうとしてもほとんど効果がない」ということを強調しているのである．

心臓外科手術後の呼吸理学療法

低侵襲化が進む心臓外科手術であっても，手術創部の痛みや胸郭運動能・胸郭可動性の低下などにより呼吸機能は低下し，各種呼吸器合併症を発生する可能性はゼロではない．筆者らの検討でも手術直後（1日目）の平均肺活量値は手術前値の約48.0％に低下し，手術後1週間で72.1％，手術後2週間で80.6％と手術前の値に戻らず[2]，呼気能力を示すピークハフフロー（できるだけ強くハフィングをしたときの最大呼気流速）も，手術後1日目には手術前値の約60％に減少していた．

このため，一般的には手術後早期には呼吸の練習が必要と考えられていることが多いが，手術後の予防的な呼吸理学療法を支持するようなエビデンスは十分示されていないのが事実である[3]．特に，心臓外科手術後インセンティブスパイロメトリの使用については否定的な報告が多い[4]．術後に呼吸器合併症の発症のリスクが高いとされるCOPDを合併したCABG患者を対象にした報告でも，インセンティブスパイロメトリの呼吸器合併症発症予防の付加効果はないと結論づけている[5]．筆者らが行った日本人を対象にした研究でも同様の結果を得ている[2]．したがって，多くの報告でインセンティブスパイロメトリの効果が認められない以上，心臓外科手術後のインセンティブスパイロメトリの使用は控えてもよいであろう．

上記のように，心臓外科手術後には呼吸器合併症予防に呼吸練習は効果がないとする根拠は，最近は手術翌日から積極的な離床練習（モビライゼーション，体を動かすこと）が行われるようになったので，体を動かすことで自然に換気量が増大したり，分泌物の移動が促進され気道クリアランスに有効であるということにある[6]．

手術後のICUでよく見かける体位変換や体位管理（ポジショニング）は呼吸理学療法の基本で

あり，30〜45°ヘッドアップすることで横隔膜運動を改善し，呼吸仕事量を減じ，さらには，肺血流の変化から肺コンプライアンスや気道抵抗，気道閉塞を改善する．特にFRCが増加することで，ガス交換の改善も期待できる．また，誤嚥の予防に加えて，分泌物の移動も促進し，呼吸器合併症の発症を抑えることができる．

〔高橋哲也〕

● 文献
1）千住秀明ほか（監）．呼吸理学療法標準手技．東京：医学書院；2008．
2）高橋哲也ほか．心臓外科手術後の肺活量の回復について―経時的変化とインセンティブスパイロメータの効果．理学療法学 2003; 30: 335-342.
3）Pasquina P, et al. Prophylactic respiratory physiotherapy after cardiac surgery: Systematic review. *BMJ* 2003; 327: 1379-1385.
4）Gosselink R, et al. Incentive spirometry does not enhance recovery after thoracic surgery. *Crit Care Med* 2000; 28: 679-683.
5）Crowe JM, Bradley CA. The effectiveness of incentive spirometry with physical therapy for high-risk patients after coronary artery bypass surgery. *Phys Ther* 1997; 77: 260-268.
6）高橋哲也．循環器疾患の急性期理学療法―身体に及ぼす臥床の影響と早期離床のリスク管理．理学療法群馬 2007; 18: 1-9.

Advice From Expert

急性期からの理学療法介入

　理学療法（physical therapy：PT）介入に際して理学療法士は，まず基礎疾患，病態，重症度，合併症，急性期の治療状況やその後の経過について医師，看護師をはじめとし多職種から十分な情報を得る．既往に脳血管系疾患，代謝性疾患，呼吸器疾患および整形外科疾患などの多疾患合併を有する場合には，不整脈，血圧，心拍数や血糖コントロール状況に加え，低血糖発作や自律神経障害・網膜症・腎症などの3大合併症の程度および経皮的酸素飽和度の推移を把握することは，リスクに対する有益な情報となる．

　基礎疾患については，狭心症（労作時・安静時の症状および出現頻度），急性心筋梗塞（心筋逸脱酵素値や梗塞部位），冠動脈バイパス術（術式や経過），心不全症候群などの病態と重症度を把握する．それをふまえ，心機能に関しては，心筋虚血（冠動脈有意残存狭窄および生存心筋），心ポンプ（左室駆出率および血圧変動[*1]），不整脈（出現頻度や種類，運動誘発性など）についてリスク層別化を図る[1,2]．薬物投与は心血行動態反応に大きく影響を受けるため，患者に投与されている薬の種類・量・1日の回数・発現作用時間および副作用などについて把握する．発症後または術後の患者の状態によっては，強心薬や利尿薬が多量投与されるが，その投与量の増減によって，プログラムの進行[*2]が異なる[1,2]．いずれにせよ，PT介入前には，"日々"担当医師や看護師からの医学的・看護学的情報をふまえ，プログラムを進めていく必要がある．

　一方，重症度や急性期治療経過によって患者は，人工呼吸器や補助循環装置などの機器使用により，長期間の安静臥床を余儀なくされることもある．理学療法士に限らずPTに携わるスタッフは，少なくとも長期臥床による身体機能の弊害，生体反応の変化に加え，早期離床を促す際の姿勢変化や段階的な運動負荷を与えることに対する心血行動態反応[*3]について熟知する必要がある[1,2]．4～7日間程度の臥床状態でも起立動作時の重力負荷に対する血圧維持機能は障害され起立性低血圧が起こる可能性がある[1,2]．臥床に伴う起立性低血圧の原因としては，主に循環血液量の減少や筋交感神経活動など自律神経が関与する．そのため自律神経障害を呈する糖尿病合併例においては，起立性低血圧を生じることもあり特に注意を要する[1]．

　また，長期臥床を強いられた患者の関節可動域，骨格筋およびバランス能力などを含む身体機能は低下しやすく，特に入院前身体活動が低い場

[*1] 血圧は，薬剤投与により低めに設定されている可能性がある．脳血流は平均血圧（拡張期血圧＋脈圧/3）によって変動する．血圧の過度な上昇や低下は脳血流を増減させる．たとえば，平均血圧が正常血圧者（高齢者）では60～70mmHg，高血圧者では100～110mmHg程度より下回ってくると，脳血流量は低下する傾向にある．

[*2] 発症あるいは術後急性期において患者は，強心薬や利尿薬が多量投与されていることが多い．これは投薬なしでは血圧維持が困難であることを意味する．通常，ノルアドレナリン投与時にはPT介入は避ける．ドブタミン（DOB）はドーパミン（DOA）の4倍の心筋収縮増強作用があるため，担当医と相談のうえ，慎重に介入する．DOAの投与量によりPT介入の程度を判断する．DOA 5～10γ（μg/分/kg）以上（末梢細動脈・腎・冠動脈収縮，血圧上昇作用）の投与では，PT介入はベッド上での自動介助運動にとどめ，2～5γ未満（心筋収縮性・心拍数増加作用）にて離床を開始する．DOA 2γ未満（腎・冠血流量増加，肺動脈収縮作用）においては，強心作用よりも利尿作用が主となるため立位・歩行運動を開始する[1]．

[*3] 一般的に，臥位から立位への姿勢変化により，心臓肺領域の静脈内の血液（約600mL）は下肢側の静脈に移動し，貯留する．この血液の移動は静脈還流の低下，中心静脈圧の低下を招き，心臓の前負荷が減少する．前負荷が減少すると1回心拍出量が低下し，心拍出量が低下する．血圧は，心拍出量に依存することから，血圧の低下が脳血流の低下ひいては起立性低血圧につながる可能性がある[2]．

合のそれは顕著である．ヒトは筋収縮を行わない状態を続けると，1週間で10～15％の筋力の低下をきたす[2]．長期臥床に伴う筋力の低下は，速筋と遅筋の双方に起こるが，特に抗重力筋である遅筋ではそれは顕著に現れる[2]．筋力の低下は，同一負荷における疲労度の上昇，ひいてはプログラム進行を遅延させる要因ともなる．

骨格筋機能は年齢，性別および心機能の重症度により異なる[4]．❶には，外来通院中の慢性心不全患者は，その重症度により，下肢のみならず上肢の骨格筋機能も低下していることが示されている．

また，院内歩行自立に必要な下肢骨格筋レベルは等尺性膝伸展筋力体重比0.2～0.4kgf/kgとされ，それを下回る場合には，下肢骨格筋力は十分ではなく，転倒などのリスクも増す[4]．また，バランス能力の低下も，転倒の主要な危険因子である．その評価法の一つである前方リーチ距離（動的バランス）による歩行自立度を判定するためのカットオフ値は26.0cmであり，それを下回る場合には，転倒のリスクも増す傾向にある[4]．

❷からは，高齢者や女性は，壮年者や男性に比し運動機能の「予備能力」が低いことがうかがえる．

以上のことから，PT介入に際しては，重症度，多疾患合併，臥床状況，投薬状況，運動機能などを総合的にとらえることが肝要である．

PT介入に際し，リスクの層別化とモニタリングは必須である．重症度を把握することで，リスクの層別化[2,3]が可能となり，それにより，患者個々の状態に応じて介入方法を変更する．

モニタリングは，心電図や血圧など機器によるモニタリングのみならず，理学療法士が直接，患者の顔色や疲労感を十分観察し胸痛・疲労感・冷汗などの自覚症状をとらえる．また，先に述べた心機能に関する項目に加え，理学療法士はPT介入後から次の日にかけての体調や症状，体重や血圧変動，また糖尿病を合併する場合の低血糖の有

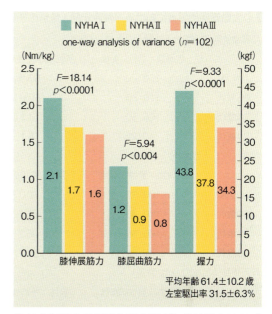

❶ 外来通院中の慢性心不全患者におけるNYHA心機能分類別の上下肢骨格筋機能

外来通院中の慢性心不全患者は，その重症度により，下肢のみならず上肢の骨格筋機能も低下している．
(Izawa KP, et al. *Am J Phys Med Rehabil* 2007[3]をもとに作成)

無など，日々経過を観察する．その他，服薬・栄養・水分管理など疾病管理に対するコンプライアンスの低下は，虚血性心疾患患者の予後（増悪や再発）にかかわる[5]．特に高齢かつ多疾患有病患者のそれは顕著である．したがってPTに携わるスタッフは，PT介入のみならず生活指導を視野に入れたケアをも実践する必要がある．

適切なリスク管理と運動処方に基づいた心臓リハビリテーションの実施は，最高酸素摂取量，骨格筋機能，バランス能力，歩行能力などの身体機能や，不安・抑うつ・自己効力感や健康関連QOLなどの心理社会的指標の向上につながる[2,3]．しかし，日々多忙な業務を遂行するなかで，万が一，患者のリスクを十分に把握せず，むやみに介入した場合，患者に対するPT介入そのものが重大なリスクを引き起こすきっかけにもなることを忘れてはならない．PT介入の意義は，医師，看護師，そして多職種との密な連携ととも

❷ 心大血管疾患患者における退院時年齢・性別の運動機能指標

片脚立位時間（60秒を上限とした場合）[秒]

	症例数：男性/女性	男性：中央値（四分位偏差）	女性：中央値（四分位偏差）	p値
壮年群	100/22	60.0 (13.5)	60.0 (14.3)	1.000
60歳代	110/30	60.0 (15.0)	31.2 (25.4)	0.266
70歳代	106/50	14.1 (14.8)	13.9 (8.6)	0.996
80歳代	40/22	5.1 (3.9)	3.5 (2.6)	0.989

前方リーチ距離 [cm]

	症例数：男性/女性	男性：平均値±標準偏差	女性：平均値±標準偏差	p値
壮年群	100/22	40.7±4.9	36.8±4.8	0.169
60歳代	110/30	37.9±5.5	35.7±4.9	0.638
70歳代	106/50	36.2±5.2	32.0±4.7	0.003
80歳代	40/22	33.1±4.4	31.6±4.2	0.993

等尺性膝伸展筋力 [kgf/体重]

	症例数：男性/女性	男性：平均値±標準偏差	女性：平均値±標準偏差	p値
壮年群	100/22	0.67±0.16	0.52±0.09	0.005
60歳代	110/30	0.62±0.15	0.47±0.11	<0.000
70歳代	106/50	0.51±0.12	0.40±0.11	0.001
80歳代	40/22	0.44±0.10	0.36±0.08	0.734

握力 [kgf]

	症例数：男性/女性	男性：平均値±標準偏差	女性：平均値±標準偏差	p値
壮年群	100/22	41.8±7.9	25.6±5.2	<0.000
60歳代	110/30	36.3±6.8	23.6±5.4	<0.000
70歳代	106/50	31.3±6.3	20.0±4.3	<0.000
80歳代	40/22	25.9±6.3	17.2±3.5	0.002

最大歩行速度 [m/秒]

	症例数：男性/女性	男性：中央値（四分位偏差）	女性：中央値（四分位偏差）	p値
壮年群	100/22	2.01 (0.17)	1.83 (0.17)	0.074
60歳代	110/30	1.86 (0.18)	1.74 (0.18)	0.091
70歳代	106/50	1.68 (0.21)	1.39 (0.20)	0.071
80歳代	40/22	1.37 (0.24)	1.06 (0.22)	0.079

（森尾裕志ほか．心臓リハビリテーション 2009[4] より）

に成り立つことは言うまでもない．

（井澤和大，渡辺　敏）

● 文献

1) 井澤和大ほか．循環器疾患患者に対するリスク管理．理学療法学 2009; 36: 511-513.
2) 中村健．起立の有用性と臥床の危険性．Journal of Rehabilitation 2007; 16: 672-677.
3) Izawa KP, et al. Muscle strength in relation to disease severity in patients with congestive heart failure. Am J Phys Med Rehabil 2007; 86: 893-900.
4) 森尾裕志ほか．心大血管疾患患者における退院時年齢・性別の運動機能指標について．心臓リハビリテーション 2009; 14: 89-93.
5) 佐藤幸人．非薬物療法による予防と管理．和泉徹ほか（編）．心不全を予防する．東京：中山書店；2006. pp.134-140.

運動プログラム
回復期プログラム

> ● **Point**
> ▶ 回復期プログラムの二大構成要素は運動と教育である．
> ▶ 運動療法は有酸素運動とレジスタンストレーニングを行う．
> ▶ 教育は患者の必要なことを重点的に行う．

回復期プログラムの概念

- 回復期プログラムは，心筋梗塞でいえば4METs相当の負荷試験終了後から5～6か月間行うプログラムである．
- 最近では，急性期治療の進歩に伴ってリハビリテーションプログラムも変化し，200m歩行負荷以後を回復期心臓リハビリテーションプログラムと考えることも多い．本項では，200m歩行負荷終了後の心臓リハビリテーションにつき解説する．
- 回復期心臓リハビリテーションの目標
    ①運動耐容能の改善
    ②冠危険因子の是正・生活習慣の改善
    ③自己管理能力の獲得

回復期心臓リハビリテーションプログラム

- 回復期心臓リハビリテーションは，運動療法と食事療法・生活指導などの患者教育から構成される．
- 入院を継続して回復期心臓リハビリテーションを実施してもよいが，主体は外来である．健康保険上，週3回は保険償還が認められている．

実施手順

- 最初に行うことはバイタルサインのチェックと問診である．
    ①収縮期血圧が180mmHg以下
    ②心拍数が通常どおり
    ③異常な不整脈がない
    ④顔色が良好である

❶ 積極的な運動療法が禁忌となる状態

絶対的禁忌
- 急性心筋梗塞発症当日（大きさにより，しばらく実施不適切な場合もしばしばある）
- 不安定狭心症
- コントロールできていない重症不整脈
- 活動性の心内膜炎
- 症状のある大動脈弁狭窄症
- 非代償性心不全
- 急性肺塞栓，肺梗塞
- 運動により増悪するあるいは運動耐容能に影響する急性期の非心臓性疾患
  例：感染腎機能障害（Cr＞2.0ないし2.5mg/dL）
     未治療の糖尿病性網膜症（前増殖性，増殖性）など
- 急性心筋炎，心膜炎
- 運動を実施できない身体的状態
- 運動に同意しない患者
- 胸部大動脈瘤（6cm以上あるいは年間5mm以上拡大する場合，それ以下でも運動中に血圧が150mmHg以上になってしまう場合）
- 腹部大動脈瘤（5cm以上あるいは年間5mm以上拡大する場合，それ以下でも運動中に血圧が150mmHg以上になってしまう場合）

相対的禁忌
- 左冠動脈主幹枝
- 中等度の狭窄性弁膜症
- 電解質異常
- 頻脈性あるいは徐脈性不整脈
- レートコントロール不良な心房細動
- 閉塞性肥大型心筋症
- 運動負荷試験に協力できない精神疾患
- 高度房室ブロック
- 解離性大動脈瘤
- 拡張期高血圧（115mmHg以上）
- 術後，CRPが増加傾向にある場合

⑤めまい・胸痛などの症状がない
⑥薬をきちんと飲んでいること

を確認する．❶に示す状態の場合には心臓リハビリテーションは行わない．問診に要する時間は5分以内とする．看護師あるいは理学療法士・検査技師が担当することが多い．

- その後，ウォームアップ，運動療法，クールダウンを約60分かけて行う．レジスタンストレーニングも加える場合には，もう少し時間を要する．
- 1か月に1回は患者教育を行う．看護面談時に聴取する内容を❷に示す．また，多職種による相談のもと，1か月に1回，心大血管リハビリテーション実施計画書を作成する（❸）．これはいくつかのフォームがある．
- 心臓病教室も開催し，患者の疾病への関心を高めて自己管理能力を向上させる．心臓病教室を含んだ週間プログラムを❹に示す．

❷ 看護面談時評価項目

生活について	規則的か否か，身体活動量，睡眠，就労状況，減塩，飲酒，家族構成，ソーシャルサポート
運動について	運動状況，記録をしているかどうか，運動環境
体重について	指示カロリー，体重記録をしているかどうか，身長，体重，腹囲
喫煙について	喫煙状況
ストレスについて	HADSスコア
血圧について	血圧記録をしているかどうか，降圧薬服薬状況，早朝血圧，家庭血圧
脂質について	データ，内服状況，脂質摂取状況
糖尿病について	血糖コントロール状況（FPG，PG〈2hr〉，HbA1c），内服状況，処方内容，低血糖発作の有無，眼科受診の有無，フットケア，シックデイについて

運動療法

- 運動療法は有酸素運動とレジスタンストレーニングから成る．心筋梗塞の場合には，発症5週間経過後にレジスタンストレーニングを開始する．心不全の場合には，有酸素運動よりも軽いレジスタンストレーニングが優先される．

- 病棟での200m歩行負荷試験終了後，可能な場合には心肺運動負荷試験（CPX）を行ってAT（嫌気性代謝閾値）を決定し❺，ATレベルで運動処方を作成する．CPXができない場合には，Karvonenの式［（最高心拍数－安静時心拍数）×係数＋安静時心拍数］に基づいた心拍処方によって運動療法を行うか，自覚的運動強度をトークテストで補正しながら運動療法を行う．

  Karvonenの式を用いる場合には，心筋梗塞発症2週間以内である場合には最大負荷はかけないほうが望ましいため予測最高心拍数（220－年齢）を用いるが，β遮断薬やジルチアゼム，ベラパミルなどを服用している場合には，実際の最大心拍数が予測最高心拍数よりも少なくなる点に注意する．そのため，係数を0.2程度にすることが多い．

- CPXでAT決定後に運動療法を行う場合，初回から30分間行うことは不可能なことが多い．最初はATレベルで5分間程度，あるいはATの80％くらいで10〜15分間程度から開始し，1日に5〜10分間程度ずつ漸増していく．

- レジスタンストレーニングも軽く息が切れる程度のレベルで行う．1RMを求めて決定するのではなく，軽い負荷から漸増していく．ゴムチューブ，ボールけり，マシンなど，種目は問わない．8〜10種類の運動を合計20分間程度行う．

- 運動耐容能があまり低下していない虚血性心疾患の場合，インスリン抵抗性や食後高血糖の解除が心臓リハビリテーションの主目的となることが多い．インスリン抵抗性の解除が目的の場合，運動強度はAT以下

> **Memo**
> 自覚的運動強度から運動負荷量を決定する場合には，Borg指数11〜13になるような運動強度を選択する．
>
> | Borg指数 | |
> |---|---|
> | 19 | 非常にきつい |
> | 17 | かなりきつい |
> | 15 | きつい |
> | 13 | ややきつい |
> | 11 | 楽である |
> | 9 | かなり楽である |
> | 7 | 非常に楽である |

心大血管リハビリテーション実施計画書

患者氏名：＿＿＿＿＿＿　ID：＿＿＿＿＿＿　生年月日：＿＿＿＿＿＿　性別：＿＿＿＿

診断：＿＿＿＿＿＿　合併症：＿＿＿＿＿＿　心リハの目標：＿＿＿＿＿＿

		ヵ月目　年　月　日	
		数　値	コメント
心機能	BNP：　　pg/ml　EF：　　%		
肥満・体重（標準値）	体重：　　kg（標準体重　　kg） 腹囲：　　cm（男＜85cm、女＜90cm） BMI：　　（18.5≦〜＜25）		
糖尿病について	HbA1c：　　% （優：5.8%未満、良：6.5%未満） 血糖：　　mg/dl		
脂質代謝異常について	LDL：　　mg/dl（＜　　mg/dl） HDL：　　mg/dl（≧40mg/dl） TG：　　mg/dl（＜150mg/dl）		
高血圧症について 中年：＜130/85 高齢者：＜140/90	早朝：　/　　mmHg 外来時：　/　　mmHg		
禁煙	本/日		
運動について	種類：　　頻度：　　回/週 脈拍：　　拍/分　強度（Borg）： 運動耐容能：		
食事について	カロリー：　　kcal/日 塩分：　　g/日（6〜7g/日） 飲酒：　　間食：		
ストレス等について	対処法の会得： 睡眠状況： 規則正しい生活：		
その他			

看護師から	理学療法士から	管理栄養士から
   担当：	 担当：	 担当：

説明した医師：＿＿＿＿＿＿　本人/家族氏名：＿＿＿＿＿＿

❸ 群馬県立心臓血管センターで使用している心大血管リハビリテーション実施計画書
心臓リハビリテーションに関連した到達目標を経時的に示せるようにしてある．

❹ 回復期心臓リハビリテーションの週間予定表

	月	火	水	木	金
9時20分	開場				
9時40分〜	運動療法・看護師による面談（第1班）				
10時40分〜	運動療法・看護師による面談（第2班）				
12時〜	昼食				
13時30分〜	運動療法・看護師による面談（第3班）				
15時〜	心臓病教室（以下の内容を隔週で行います）				
	高血圧の話	脂質異常症の話	狭心症・心筋梗塞の話	糖尿病教室	心不全の話
	ストレス教室	運動の仕方	食事の話	検査の見方	薬の話

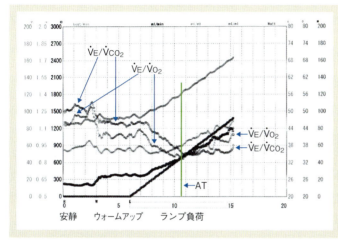 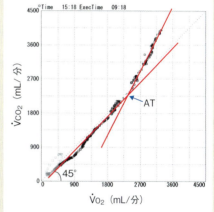

❺ 心肺運動負荷試験によるAT決定法
トレンド法では$\dot{V}_E/\dot{V}_{O_2}$が増加し始める点をATとし，V-slope法では$\dot{V}_{O_2}$-$\dot{V}_{CO_2}$関係が45°以上になる点をATとする．

でも構わない．したがってその場合には，食後1〜2時間目の血糖が最も高くなったときに，ATレベル以下の運動を比較的長時間（30〜60分間）行うことが有用である．運動療法は毎日行うことが望ましい．

患者教育

- 患者教育も必ず行う．運動療法単独よりも患者教育を含めた包括的心臓リハビリテーションのほうが心疾患再発率が低い．
- 患者教育には食事療法，生活指導，ストレスコントロール，禁煙指導などが含まれる．栄養指導によってカロリーおよび食事内容のコントロールを行い，看護師により食事摂取時間や摂取の仕方について教育すると，肥満・糖尿病のみならず，食後高血糖・インスリン抵抗性に良好な効果が及ぼされる．また，禁煙教育，ストレスコントロールにより，過酸化物のコントロールが可能となり，プラークの進展・破綻が制御可能となる．

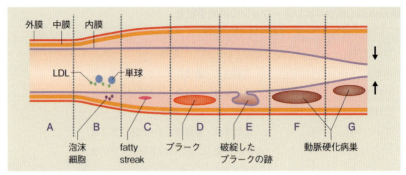

❻ ポジティブリモデリング

A は生誕直後の血管で，動脈硬化病変は年齢が上がるにつれて B から G のように変化する．まず，LDL が内皮細胞に取り込まれ，泡沫細胞（foam cell，B），fatty streak（C）を経てプラーク（D）を形成する．この時点では，動脈硬化病変は外膜側に向かって進行するため内腔狭窄は生じない．そのため，胸痛はなく，冠動脈造影検査でも正常に見える．しかし，プラーク破綻は生じうる（E）．胸痛の前駆症状を伴わない急性冠症候群はこの病変を基盤として発症する．その後，もはや外膜側へ動脈硬化病変が進展できなくなると，内腔へ向かって進展し始め，内腔狭窄が生じる．冠動脈形成術の対象となるのはこの病変であり，ここだけを治しても急性冠症候群は予防できないことがよく理解できる．

● 最近では，特に，ポジティブリモデリング（positive remodeling）の概念を患者によく指導する必要性がでてきた．PCI にて最も重症な病変を良好に拡張すると，患者は往々にして安心してしまい，冠危険因子を放置しがちである．すると，PCI 実施部位以外の場所を原因とした新規動脈硬化病変やプラーク破綻が生じる．そこで，冠動脈造影検査で十分な血管内腔があるように見えても，実際は外膜側に動脈硬化病変が進行し，そこのプラークが破綻して急性冠症候群を起こすことを知らせる必要がある．このことを，図（❻）を用いてしっかりと患者に教育し，PCI 後の急性冠症候群発症を予防する．

〈安達　仁〉

Advice From Expert
心臓手術後の特殊性

心臓手術後症例の二極化

　心臓手術後患者の病態や手術術式，リハビリテーションの目的は一様ではなく，それぞれの状態に応じたプログラムが必要である．

　最近は，術前から心不全を認めず，術後のADL再獲得も速やかな症例と，術前から高齢や合併症などによりADL制限のある症例，脳血管障害，腎機能障害，肺障害などの合併症をもち術後もADL獲得に時間を要する症例の二極化の傾向がある．

　前者は早期に離床し入院期間も短く，リハビリテーションの目的は運動耐容能の回復やQOLの改善である．冠動脈バイパス術などでは内科治療症例と同様に疾患の再発予防に主眼をおいた包括的リハビリテーションの継続が必要となる．これらの症例では，手術の低侵襲化などにより，以前よりさらに早いペースで心臓リハビリテーションが実施される方向にある．

　一方，後者の重症例ではリハビリテーションの開始が遅延し入院期間も長期化する場合が多い．これらに対するリハビリテーションの標準化は困難であるが，術前からの理学療法的介入や評価を行うとともに，ICU滞在が延長しても早期からレジスタンストレーニングなどの運動療法を行う試みがなされつつある．

回復期における心臓手術後の特殊性

　心臓手術の多くは胸骨正中切開にて施行されるが，胸骨の治癒には2～3か月間を要する．『心血管疾患におけるリハビリテーションに関するガイドライン（2012年改訂版）』（以下，ガイドライン）では，30～200m歩行が可能となった後，心肺運動負荷試験（CPX）を施行するとされるが，同時期の胸骨はワイヤーで固定されているものの治癒には至らず，運動による胸骨のずれなどが創痛の主因となる．創痛には個人差があり，必要に応じて鎮痛薬などで緩和を図ることはリハビリテーションの進行上必要である．最近は一部の症例で胸骨固定にチタンプレートが使用できるようになった．胸骨固定がより確実になるため創痛が軽減される場合が多く，より早期に運動療法を進行できる可能性がある．一方，胸帯の使用に関しては「弁膜症手術」の項（p.34）でも述べたが有効性に関する報告はなく，ガイドラインにおいても「積極的使用は推奨できない」とされている．

　また，まれではあるが，胸骨の動揺や創部の離開が心臓手術後縦郭炎の症状である場合がある．リハビリテーション中の疼痛の増悪や胸郭の動揺，創部の離開などがある場合には，心臓外科医に早期に連絡しチェックを行う．最近は陰圧閉鎖吸引（VAC）療法により治療成績は格段に向上したが，入院期間は延長するためVAC療法施行中も適切な運動療法を継続する必要がある．

　一方，右小開胸で行うMICS弁膜症手術や左小開胸で行うMICS冠動脈バイパス術などの低侵襲手術を施行する施設が増加している．術後早期の疼痛は肋間の開大の程度などにより差があるものの，胸骨を切開していないため，一般に早期に運動療法が進行し，早期退院，社会復帰が可能な場合が多い．

　術後の不整脈発症はリハビリテーションの遅延にかかわる重要な因子であり，特に術後心房細動は現在も発生頻度が高い．発生は術後数日に多く，徐々に減少するが回復期においても発生する場合はある．発生は運動中よりも安静時や睡眠中が多く，自覚症状を伴わないことも多いため，運動療法前のチェックが必要である．発生時の運動療法の可否は，自覚症状や心拍数，血圧などによって判断するが，過度な頻拍でなければ施行可能

である．

　胸水貯留，心嚢液貯留も術後回復期に生じうる合併症であり，その徴候を認める場合には早急に治療を行い，リハビリテーションを継続する．

　術後は貧血を認める場合も多いが，ヘモグロビン 8g/dL 以上で改善傾向にあれば運動療法は施行可能である．

運動処方の実際

　術後急性期リハビリテーションにより 30〜200m 程度の歩行が可能になった術後 4〜10 日目頃に，CPX またはそれに代わる運動負荷試験を行い，運動器具を使用した有酸素運動の運動処方を作成する．有酸素運動の指標としては嫌気性代謝閾値（AT）がよく用いられる．AT レベルであっても，高血圧や心筋虚血の出現などの徴候を生ずる場合にはそれ以下に運動強度を下げる必要がある．運動療法開始時期が術後 2 週目以降となる場合には，最大酸素摂取量の 40〜60 % の運動強度を処方してもよい．洞調律例では決定された酸素摂取量に相当する心拍数で運動強度を処方することが多いが，心房細動例では漸増負荷中の AT 出現時または最大酸素摂取量から計算された運動強度に相当する点の 1 分前の仕事率や歩行速度で処方を行う．

　CPX を用いることができない施設においては Karvonen の式［（予測最大心拍数〈220 − 年齢〉− 安静時心拍数）×（0.4〜0.6）+ 安静時心拍数］による心拍数を用いた運動処方を行うこともできる．しかし，心臓手術後 1〜2 週間は副交感神経活性が低下し交感神経活性が亢進するために安静時に頻脈で運動中の心拍数増加が少ない症例が多く，運動強度の変化に比して心拍数の変化が少ないので注意を要する．また，術後 β 遮断薬を内服する症例も増加しているが，これらの症例でも心拍応答は低下しており，運動処方にあたっては注意を要する．

　運動負荷試験が施行できない場合には Borg 指数 11〜13（楽〜ややつらい）を目安に十分な監視下に運動療法を開始する．

　運動処方に基づいて有酸素運動を開始するが，導入初日は 5〜10 分間とし，順調であれば毎日 5 分間ずつ実施時間を延長し，最終的には 30〜45 分間の運動療法を行う．

レジスタンストレーニング

　ガイドライン（p.49）では開心術後のレジスタンストレーニングには等尺性運動よりも等速度性運動 8〜10 種類をリズミカルに行うことが推奨されている．心臓手術後の特殊性として，胸骨切開を行っている場合，術後 3 か月は上肢に過大な負荷のかかるレジスタンストレーニングは避けることが望ましいとガイドラインに記され，また同様な推奨をする報告が多い．一方，過度な上肢の安静はよくなく，関節可動域（ROM）を拡大する運動は術後 24 時間以内に開始したほうがよいとされる．胸骨解離への危惧もあり，上肢の運動に関しては積極的な取り組みの報告が少なく，今後の検討課題であると考える．

冠動脈バイパス術後

　冠動脈バイパス術では術後の残存狭窄などにより運動療法中に心筋虚血所見を生ずる可能性がある．日本では多くの施設において冠動脈造影ないし CT により術後のグラフト開存は確認されるため，それらの情報とともに，必要に応じて運動負荷試験を施行し，安全な運動療法を行う必要がある．

　また，現在は多くの施設において体外循環を使用しない心拍動下冠動脈バイパス術（OPCAB）が施行されている．体外循環を使用した手術に比べて運動耐容能の低下が少なく，より早期からの運動療法が可能である場合が多い．しかし，陳旧性心筋梗塞例や脳血管障害合併例なども多く，「OPCAB 施行症例 = 軽症例」でないことは注意すべきである．

虚血性僧帽弁閉鎖不全，左室形成術後

これらの症例では，術前から高度の心不全を合併し，術前デコンディショニングが高度な症例が多い．なかには自覚症状が軽度で一見軽症にみえるものの実際には重度の心不全をもつ症例もあり，術後の心機能評価に基づき，安全なプログラムを行う必要がある．基本的には慢性心不全あるいは高度の心機能障害例のリハビリテーションに準じたプログラムを行う必要がある．

弁膜症術後

弁膜症術後の患者の病態は多岐にわたり，病態に応じたリハビリテーションプログラムを要する．多くの症例において二次予防的要素は少ないが，最近は虚血性心疾患を合併した症例も増加しており，冠動脈バイパス術は行っていないものの，冠動脈インターベンション治療を受けている症例などもあり，それらの情報を見落とさないよう注意が必要である．

患者数は減少しているが，リウマチ性弁膜症症例は罹病期間が長く，術前から高度の心不全を生じており，術後も末梢機能の低下などが残存し，慢性心不全症例としてリハビリテーションを行う必要がある場合が多い．

変性性僧帽弁閉鎖不全に対する弁形成術施行症例では術前から心機能が良好な場合が多く，早期から運動療法の可能な症例が多い．僧帽弁形成術後においては弁尖縫合部，あるいは人工腱索再建部位の弁組織の損傷を招かないよう，心臓外科医の希望により早期のリハビリテーション施行を許可していない施設もあるようだが，術後の安静が弁形成術の成績を上げるというエビデンスはない．

高齢者の大動脈弁狭窄症手術は増加の一途にあり，80歳以上の高齢者も多く，術前のADLもさまざまである．多くの症例では術後の心臓リハビリテーションはADLの回復に主眼がおかれることになるが，左室肥大が強く左室容積の小さな症例等において術後の心不全が遷延する症例もあり，病態に応じたリハビリテーションの進行が必要である．

〈竹村隆広〉

● 参考文献
1) 安達仁. 心臓弁膜症術後の運動療法. *Journal of Clinical Rehabilitation* 2007; 16: 1052-1058.
2) 牧田茂. CABG・心臓手術後の心臓リハビリテーション. *Cardiac Practice* 2007; 18: 245-250.

Advice From Expert 胸部大動脈疾患の特殊性

緊急手術が多く，手術の侵襲も大きい

　胸部大血管の手術は，急性大動脈解離や大動脈瘤の手術が含まれるが，緊急手術となることが多く，CABGと比べ循環停止時間が長く，手術そのものの侵襲も大きい．このため，術後の安静期間が長くなることも重なって，デコンディショニングとなることが多い．また，術前の冠動脈状態が評価できていないことも多く，リハビリ進行時に虚血発作が出現する可能性もある．また，大血管の解離が残存している例も少なからず存在するため，慎重なリハビリの進行が必要である．筆者らの施設では，急性大動脈解離に対して手術を行った症例のうち，約7割に術後も偽腔が開存しており，早期リハビリの安全性や効果については不確かな部分が多く，このような症例ではその自然歴すらよくわかっていない．

血圧の管理が重要

　病棟内のリハビリは，CABG後リハビリに準じて行うことになるが，急性期から亜急性期にはより厳密な血圧の管理が必要となる．『心血管疾患におけるリハビリテーションに関するガイドライン（2012年改訂版）』[1]では，至適血圧は術直後では尿量の維持と脳血流の維持が可能な可及的低血圧を目指し，その後においても130mmHg未満に維持することを基本としている．また，各種ADL動作後の血圧は150mmHg未満としているが，病棟内でのリハビリを行ううえで，至適血圧を厳密に守ることが困難な例が少なからず存在するのも事実である．

多彩な合併症

　大血管術後には感染，片麻痺，対麻痺などの出現頻度も高く，リハビリ室での定量的な運動療法まで到達可能な例も7割程度と少ない[2]．特に弓部・近位下行大動脈へのアプローチを必要とする手術では，術後に横隔神経麻痺や反回神経麻痺を起こす可能性や，胸腹部大動脈手術に特有な合併症として膀胱直腸障害を含めた対麻痺があることも忘れてはならない．脊髄は前脊髄動脈によって前部2/3ほどが栄養され，脊髄後面は後脊髄動脈が栄養している．胸腰部の前脊髄動脈は肋間動脈と腰動脈から分枝する前根動脈により血液を供給されるが，前根動脈のうち最も大きなものがAdamkiewicz動脈である．対麻痺はAdamkiewicz動脈の虚血が原因であり，脊髄遮断時間の短縮や肋間動脈の積極的な再建などにより本合併症は予防されつつあるが，術中にAdamkiewicz動脈の同定は必ずしも容易ではなく，再建が困難な症例も多い．また，胸部下行大動脈や胸腹部大動脈の手術では，左開胸となる場合が多い．左開胸は胸骨正中切開よりも切開創は大きく，術視野を確保するため左肺を虚脱する必要があるなど，呼吸器系に対する負荷も強い．また，創部痛も強いため，深呼吸や喀痰排出が困難となり無気肺などをきたしやすい点に注意が必要である．

再発予防と早期発見

　Stanford B型で保存治療例となる症例で，偽腔内の血栓化が遅れる例では，より長い安静臥床期間が必要であり，このような症例ではストレスコントロールがきわめて重要となる．早期血栓閉塞型で保存治療例となる症例では，2日程度の絶対安静の後，病棟内リハビリは問題なく進行する症例が多いが，まれに再解離する症例が存在する．再解離のリスクとして重要なCT所見は，内膜の亀裂と造影剤の血栓化偽腔内への流出を示す所見であるULP（ulcer like projection；潰瘍様突出像）である．しかし，ULPを疑う所見を認

めた場合でも，それがintramural hematoma（IMH）によるものか，penetrating atherosclerotic ulcer（PAU）によるものかは鑑別が難しい．この違いは再解離を予測するうえでは重要な所見であるので，今後，時間分解能の優れた最新式のCTによるダイナミックCTなどでの検討が必要である．

（長山雅俊）

● 文献
1) 心血管疾患におけるリハビリテーションに関するガイドライン（2012年改訂版）〈JCS 2012〉．
http://www.j-circ.or.jp/guideline/pdf/JCS2012_nohara_h.pdf
2) 齊藤正和ほか．急性大動脈解離術後患者に対する入院期および回復期心大血管疾患リハビリテーションの安全性と効果．心臓リハビリテーション 2009; 14: 174-179.

Advice From Expert 高度心機能低下を伴う慢性心不全に対する運動療法

「高度心機能低下患者に対する運動療法」と「重症心不全患者に対するリハビリ・理学療法」の区別

　慢性心不全患者に対する運動療法を主体とする心臓リハビリテーション（リハビリ）が心不全の増悪を伴うことなく運動耐容能・QOL・長期予後を改善することが明らかにされ，日米欧のガイドラインでも推奨されるようになった[1-3]。後述する通り，左室駆出率（LVEF）＜30％を示す「高度心機能低下」例に対しても，心不全がNYHA Ⅱ～Ⅲ度で安定していれば十分適用可能であり，かつ有効である。ただし，NYHA Ⅳ度の「重症心不全」に対するエビデンスは十分でないため，現在のところ重症心不全の全例に積極的に推奨されるべき治療法とまではいえない。この点で，運動療法実施対象として「高度心機能低下患者」と「重症心不全患者」を区別する必要がある。

　一方，骨格筋の廃用性萎縮に対するベッドサイドにおける「理学療法」としてのリハビリ動作は，カテコラミン投与中のNYHA Ⅳ度の重症心不全例でも実施することが望ましいと考えられ，現実に多くの施設で理学療法士により実施されている。しかし，心臓リハビリ室における自転車エルゴメータやトレッドミルを用いる「積極的運動療法」については，カテコラミン投与中のNYHA Ⅳ度の重症心不全例に対する安全性・有効性のエビデンスは未確立である。この点で，リハビリ実施内容として「心不全に対する積極的運動療法」と「理学療法としてのリハビリ動作」とを区別する必要がある。

　本項では，高度心機能低下を伴う慢性心不全を対象として心臓リハビリ室で行われる積極的な運動療法の有効性のエビデンスと実施上の注意点について述べる。

高度心機能低下を伴う慢性心不全の運動療法：エビデンスはあるか？

運動耐容能

　Demopoulosら[4]は1997年に，重症心機能低下（LVEF＜30％，平均21％）を有する慢性心不全患者に対して，従来は最高酸素摂取量（peak $\dot{V}O_2$）の70％程度であった運動強度を50％へと低く設定した運動プロトコル（1回1時間，週4回，3か月間）により，左室容積の拡大進行を伴うことなく運動耐容能が11.5から15.0mL/kg/分へと約30％改善することを示した。

　Beniaminovitzら[5]は，LVEFが平均20％の高度心機能低下を伴う心不全に対して，下肢の持久運動トレーニング（自転車エルゴメータ，トレッドミルをpeak $\dot{V}O_2$の50％の強度で各15分）と下肢のレジスタンストレーニングの組み合わせ（週3回，3か月間）により，自覚症状（呼吸困難）の軽減，peak $\dot{V}O_2$増加，QOL向上が得られたと報告している。

　さらにわれわれは，β遮断薬投与中でLVEF平均18％，peak $\dot{V}O_2$平均51％の高度心機能低下と運動耐容能低下を有する心不全患者に対する運動療法プログラムが，左室径縮小とBNP下降を伴いながらpeak $\dot{V}O_2$を改善させ，しかもpeak $\dot{V}O_2$増加とBNP下降が比例することを示した[6]。

　したがって，高度心機能低下を示す心不全患者に対する比較的低強度の運動療法が，自覚症状・QOL・運動耐容能を改善することはほぼ確実である。

長期予後

　中等～重症心不全患者を対象としたExTra-MATCHメタ分析[7]において，死亡または再入院を含む心事故抑制効果をNYHA・LVEF・peak $\dot{V}O_2$の重症度別に比較すると，NYHA Ⅰ～Ⅱ度

❶ 心不全重症度別にみた運動療法の心事故率（死亡または再入院）への効果

	運動療法群 No of Events/No at risk	対照群 No of Events/No at risk	ハザード比 （95％CI）
心機能分類			
NYHA Ⅰ～Ⅱ	59/206	65/206	0.89（0.61-1.29）
NYHA Ⅲ～Ⅳ	68/189	108/200	0.65（0.47-0.90）
LVEF			
≧27％	53/193	63/187	0.82（0.55-1.21）
＜27％	74/202	110/219	0.71（0.52-0.97）
peak $\dot{V}O_2$			
≧15mL/kg/分	48/177	53/173	0.85（0.56-1.30）
＜15mL/kg/分	79/218	120/233	0.70（0.52-0.95）

（ExTraMATCH collaborative. BMJ 2004[7] より）

の軽症群とⅢ～Ⅳ度の重症群の間では差がないかまたはむしろ重症群においてより効果が大きく，同様にLVEF 27％未満およびpeak $\dot{V}O_2$ 15mL/kg/分未満の重症群においても，軽症群よりも効果が大きい傾向がみられた（❶）．したがって高度心機能低下を伴う重症心不全例において，運動療法は軽症例と同等かそれ以上に長期予後を改善する可能性がある．またHF-ACTION試験[8]において，平均LVEF 25％の慢性心不全に対する運動療法の安全性が示されている．

高度心機能低下を伴う慢性心不全の運動療法開始前に留意すべきこと

高度心機能低下例に対する運動療法が有効であるとはいえ，軽症例に比較すると注意すべき点は多い．

まず第1に，うっ血がコントロールされている必要がある．すなわち，中等度以上の肺うっ血・胸水・浮腫が残存している症例は，まず体液量をコントロールしてから運動療法を開始すべきである．

第2に，重症心不全に多くみられる感染・炎症・貧血・心筋虚血などの合併症の有無を確認し，運動療法開始前にそれらをできるだけ是正することである．心筋虚血は運動療法の禁忌とはならないが，運動処方の修正が必要となる．

第3に，重症心不全症例は長期の安静生活に伴う身体デコンディショニングにより運動耐容能が高度に低下しているため，初期運動メニューが過大にならないよう留意する必要がある．そのためには，運動療法開始時に対象患者の運動可能レベルを歩行テストにより把握する必要がある．

国立循環器病研究センターでは，運動療法開始初日に心臓リハビリ室において，エントリーテストとして非虚血性心不全例に対しては6分間歩行試験，虚血性心不全例に対してはトレッドミル平地歩行負荷12誘導心電図検査を実施し，初期メニュー決定の根拠としている．またその際に，歩行中のふらつきや転倒のリスクについても観察する．

高度心機能低下を伴う慢性心不全に対する運動処方

高度心機能低下を伴う慢性心不全に対する運動処方は，基本的にはガイドライン[9]に従う．

初期メニュー

初日エントリーテストの結果に基づき，低強度かつ短時間の負荷（分速50～60m歩行5～10分間と自転車エルゴメータ10～20W×5～10分間）を週3～5回から開始し，1か月程度をかけて徐々に運動時間と強度を増量していく．また骨格筋の廃用症候群を認める例では，低強度のレジ

❷ 心不全の運動療法のモニタリング：経過中に心不全悪化または負荷量過大を示唆する所見

運動中のモニタリング	自覚症状	Borg指数14以上，低心拍出量徴候（めまい，倦怠感），肺うっ血症状（呼吸困難，息切れ），狭心症状（胸部圧迫感），整形外科的（筋肉痛，関節痛）
	心拍数	安静時心拍数高値（100拍/分以上），運動中心拍数上昇（130拍/分以上）
	血圧	運動中血圧低下，運動後血圧低下
	心電図モニター	不整脈出現（発作性心房細動，心室性期外収縮頻発，心室頻拍）
経過中のモニタリング	自覚症状	倦怠感持続，前日の疲労感の残存，同一負荷量におけるBorg指数の2以上の上昇
	体重	体重増加傾向（1週間で2kg以上の増加）
	心拍数	安静時または同一負荷量における毎分10拍以上の上昇
	血中BNP	月1回測定，前回よりも100pg/mL以上の上昇
	運動耐容能	運動耐容能（最高酸素摂取量，6分間歩行距離）や換気効率（$\dot{V}_E/\dot{V}CO_2$ slope）の悪化

（後藤葉一．狭心症・心筋梗塞のリハビリテーション，第4版．2009[10]より）

❸ 心不全の運動療法における心事故発生の予測因子

	心事故群（15人）	非心事故群（96人）	p
1. 左室拡張期径拡大（mm）	75±9	66±8	<0.001
2. BNP高値（pg/mL）	437±270	216±266	<0.01
3. 運動耐容能高度低下（peak $\dot{V}O_2$ %予測値）	47±13	60±14	<0.01
4. 運動時換気亢進（$\dot{V}_E$ vs. $\dot{V}CO_2$ slope）	37.8±10.2	29.8±7.5	<0.001
5. ペースメーカ/ICD植込み（%）	27	7	<0.05

(Nishi I, et al. *Circ J* 2007[11]より)

スタンストレーニング（膝の屈曲・外転，カフレイズ，ハーフスクワットなどを10～15分）を週3回併用する．

安定期メニュー

開始1～2週間後に呼気ガス分析を併用した症候限界性心肺運動負荷試験（CPX）を実施し，LVEFやBNPなどの臨床情報と併せて安定期到達目標としての運動処方を決定する．運動強度は，洞調律例では心拍数処方とし，Karvonenの式 $k = 0.3～0.5$，AT時心拍数，peak $\dot{V}O_2$ の50～60%の心拍数などからトレーニング心拍数を決定する．心房細動例やペースメーカ調律例では，自覚的運動強度（Borg指数12～13）やpeak $\dot{V}O_2$ の50～60%となる負荷量（仕事率）を用いる．運動時間と運動頻度は，心不全重症度により1回30～60分，週3～5回の範囲で設定する．

高度心機能低下を伴う慢性心不全の運動療法経過中に留意すべきこと

心不全薬物治療との協調・連携

心不全例では利尿薬・血管拡張薬・β遮断薬が投与されており，さらに経過中に増量されることがあるので，運動療法中に低血圧・ふらつき症状が認められることがある．この場合，症状が強ければ薬物投与量の減量が必要なことがある．運動療法導入1～2週間後に，体重の増加やBNPの上昇を伴う一過性の心不全の増悪が出現することがあるが，多くの場合，水分制限や利尿薬の一時増量，運動量の一時減量で対処可能である．

定期的な運動療法の見直し

毎回の運動療法開始前および運動中に，自覚症状・身体所見のチェックと心電図モニターの監視を行うとともに，初期1か月間は毎週，その後は1か月ごとに医師が現在の運動量が適切かどうか

を評価する[10]．自覚症状・運動中の心拍数・血中BNP値の下降が良好な例では運動量の増量が可能である．

ただし，すべての心不全症例が良好な経過をたどるとは限らず，経過中に心不全の悪化を認める例も存在するので，自覚症状・身体所見・検査所見の注意深い観察が重要である（❷）[10]．国立循環器病研究センターのデータ[11]では，経過中に運動療法の中断または一時休止となった例は，左室拡張期径拡大，BNP高値，peak $\dot{V}O_2$ 高度低下，運動時換気亢進，ペースメーカ/ICD植込みを有しており，これらの症例では注意を要する（❸）．

在宅運動療法との併用

1か月経過後は，安定例では在宅（非監視下）運動療法に移行可能であるが，重症心不全では安全確保とコンプライアンス維持の観点から，間欠的な（週1回程度の）外来通院型監視下運動療法との併用が望ましい．

心不全管理の学習指導とカウンセリング

慢性心不全の心臓リハビリを成功させるためには，運動療法の指導以外に，心不全に関する正しい知識や再発予防への動機づけと対策について本人および家族に十分教育することが重要である．特に体重を毎日測定し記録するよう指導することは，運動療法を安全に施行するうえでも有用である．また，社会復帰や不安・抑うつに関する個人カウンセリングも重要である．

未解決の課題

高度心機能低下を伴う心不全例の運動療法における未解決の課題として，①NYHA Ⅳ度の重症心不全症例に積極的運動療法が有効か否か，②長期にわたる運動療法の遵守（アドヒアランス）をいかにして維持するか，③心不全の運動療法と疾病管理プログラム[12]との統合をどう実現するか，④日本において心不全の運動療法の広範な普及をどう図るか，があげられる．

（後藤葉一）

● 文献

1) Yancy CW, et al. 2013 ACCF/AHA guideline for the management of heart failure: A report of the American College of Cardiology Foundation/American Heart Association Task Force on Practice Guidelines. *J Am Coll Cardiol* 2013; 62: e147-239.
2) 慢性心不全治療ガイドライン(2010年改訂版)〈JCS 2010〉. http://www.j-circ.or.jp/guideline/pdf/JCS2010_matsuzaki_h.pdf
3) McMurray JJ, et al. ESC Guidelines for the diagnosis and treatment of acute and chronic heart failure 2012: The Task Force for the Diagnosis and Treatment of Acute and Chronic Heart Failure 2012 of the European Society of Cardiology. Developed in collaboration with the Heart Failure Association (HFA) of the ESC. *Eur Heart J* 2012; 33: 1787-1847.
4) Demopoulos L, et al. Exercise training in patients with severe congestive heart failure: Enhancing peak aerobic capacity while mimimizing the increase in ventricular wall stress. *J Am Coll Cardiol* 1997; 29: 597-603.
5) Beniaminovitz A, et al. Selective low-level leg muscle training alleviates dyspnea in patients with heart failure. *J Am Coll Cardiol* 2002; 40: 1602-1608.
6) Nishi I, et al. Effects of exercise training in patients with chronic heart failure and advanced left ventricular systolic dysfunction receiving β-blockers. *Circ J* 2011; 75: 1649-1655.
7) Piepoli MF, et al; ExTraMATCH collaborative. Exercise training meta-analysis of trials in patients with chronic heart failure (ExTraMATCH). *BMJ* 2004; 328: 189-192.
8) O'Connor CM, et al. Efficacy and safety of exercise training in patients with chronic heart failure: HF-ACTION randomized controlled trial. *JAMA* 2009; 301: 1439-1450.
9) 心血管疾患におけるリハビリテーションに関するガイドライン(2012年改訂版)〈JCS 2012〉. http://www.j-circ.or.jp/guideline/pdf/JCS2012_nohara_h.pdf
10) 後藤葉一．心不全に対する心臓リハビリテーションと運動療法．木全心一（監）．狭心症・心筋梗塞のリハビリテーション，改訂第4版．東京：南江堂；2009, pp.253-268.
11) Nishi I, et al. Are cardiac events during exercise therapy for heart failure predictable from the baseline variables？ *Circ J* 2007; 71: 1035-1039.
12) 後藤葉一．慢性心不全の疾病管理プログラムとしての外来心臓リハビリテーションをどう構築し運営するか？ *Heart View* 2014; 18: 520-527.

人工心臓装着後のリハビリテーション

Advice From Expert

補助人工心臓（ventricular assist device：VAD）には体外式のものと植込み型のものがある．体外式VADは血液ポンプに空気を送り込む駆動装置が非常に大型であるために行動範囲が大きく制限されるので，このことに配慮したリハビリテーションを行う必要がある．一方，植込み型VADを装着した患者は自宅退院が可能となるため，自宅での生活を念頭においたリハビリテーションを行うことが重要である．

リハビリテーション進行上のポイントと注意点

VAD装着患者のリハビリテーションは，開胸術後患者のリハビリテーションとほぼ同様に進められるが，特に体外式VADの場合には血液ポンプ，駆動チューブや制御装置への配慮を要することが重要なポイントである．

配慮のポイントとしては，①血液ポンプの位置（送脱血カニューレ挿入部にテンションがかからない位置にあるか），②挿入部が圧迫，牽引されていないか，③駆動チューブに折れ曲がり，捻じれ，圧迫が生じていないか，④駆動装置バッテリーの残量は十分か，などが挙げられる．加えて，VAD装着後の新たなボディイメージの獲得と上記注意項目を配慮したうえでの動きのパターンの獲得が必要であり，単なる動作能力だけでなく，微細な注意の配分と統合，認知力が必要となる．

植込み型VADの場合には血液ポンプは体内に植込まれているが，血液ポンプと体外のバッテリーおよびコントローラーを繋ぐドライブラインが皮膚を貫通して体外に出ているため，動作を実施する際にはやはりドライブラインにテンションがかかっていないか，コントローラーはどこにあるかなどに注意を払うことが必要である．

リハビリテーションプログラム

当然のことながらVAD装着患者は最重症の心不全患者であるが，運動療法の禁忌となる心不全には該当しない[1]．しかし，その施行には細心の注意が必要である．

VAD装着患者に対するリハビリテーションは術後早期からの導入が望ましく，術後急性期から離床，ベッド上運動などより開始され，回復状態に合わせ座位，立位，歩行練習へと段階的に取り組まれる．近年では，単なる歩行練習にとどまらず自転車エルゴメータなどを用いた有酸素運動による心肺機能の向上も示されている．

VAD装着患者のリハビリテーションは，①周術期・急性期，②回復期前期，③回復期後期，④維持期，と大きく4期に分類することができる．

①周術期・急性期（主としてCCUでのリハビリテーション）：関節可動域維持，筋力維持・向上，呼吸機能改善・維持，離床（端座位獲得，車椅子移乗，起立）が目標となる．

②回復期前期（主として一般病棟でのリハビリテーション）：筋力向上，ベッド周囲の起居動作能力向上（起座，起立，立位，移乗），座位能力（耐久性，バランス）向上，歩行能力向上（主として病室内での伝い歩き・点滴架台支持・VAD装置手押しでの歩行）が目標となる．

③回復期後期：筋力向上（重錘などによる負荷エクササイズ），バランス向上（片脚立位，前方リーチ動作，方向転換〈振り向き動作，360度回転動作〉），歩行能力向上（耐久性向上〈距離の延長〉），バランス向上（後ろ歩き，横歩き，タンデムゲイトなどの応用歩行），全身持久力向上（自転車エルゴメータによる心肺機能向上）が目標となる．

④維持期：筋力向上，全身持久力向上，歩行能

❶ 体外式VAD装着患者のリハビリテーションプロトコル（東京大学医学部附属病院）

実施時期とプログラム	ポイント
周術期・急性期（PO 1〜10日） ●関節可動域Ex：他動〜自動 ●筋力維持増強Ex：自重，徒手抵抗 ●呼吸練習：深呼吸，口すぼめ呼吸 ●起居動作Ex：起座，座位，立位（歩行）	●循環動態は安定しているか？ 　→バイタルサイン，ポンプフロー，ポンプフィリングチェック 　→姿勢による変化はないかも注意してみる必要あり ●関節可動域Ex，起居動作Exでは，胸骨正中切開後であることに注意 　→胸を開く動きは避ける，上肢で引っ張る（引き込む）動きは避ける ●起居動作時の身辺機器への配慮 　→座位姿勢は受動座位から開始．ギャッチアップを行う際には，ポンプの位置（送脱血管カニューレが折れない，ポンプが持ち上がらない・身体側に折り込まれない）に注意 ●端座位になる際，下肢下制時にチューブ類に注意．ベッドの高さは高めに設定し，やや浅めに腰かけてポンプがマットに当たらないように（ポンプが突き上げられる，折り込まれることで送脱血管の屈曲を避ける）する ●座位・立位は起立性低血圧に注意（ポンプフロー，フィリングも要チェック） ●多臓器不全がある場合，種々の医療機器が使用されている可能性あり 　→ライン類の取り回しに注意
回復期前期（PO 2〜4週） ●関節可動域Ex：他動〜自動 ●筋力維持増強Ex：自重，徒手抵抗，重錘使用など ●起居動作Ex：起座，座位，立位，起立/着座，移乗など ●バランスEx：座位，立位，足踏みなど ●歩行Ex：歩行車歩行，手放し歩行	●循環動態は安定しているか？ 　→バイタルサイン，ポンプフィリングチェック．姿勢による変化はないかも注意してみる必要あり ●座位・立位は起立性低血圧に注意 ●筋力維持増強Exでは上肢も含めて対応し，自己トレーニングも指導する ●起居動作時，身辺機器へ配慮して行えるように指導（ポンプ・チューブの位置，キンクしない，ひっかけない，踏まない　など） ●起居動作時の身辺機器への配慮 　→座位姿勢はポンプの位置に注意（ポンプを逃がして股関節外転・外旋位）．特に靴を履く際には注意が必要．履きやすい靴を選択する ●歩行時は室内移動を考慮し，点滴台把持→壁伝い〜手放し（駆動チューブを持つ）歩行へ．徐々に歩行距離を延長．バランス・筋力低下がある場合は歩行車などを併用し，安全・楽に行える介助方法を選択（駆動装置の移動が介助）．駆動装置を自ら押す場合は方向転換・修正時のバランス不良に注意（方向転換時は装置を中心にし，患者自身が装置周囲を回るような方法が安全に行いやすい） ●駆動装置設定変更，投薬変更時などには，動作時の反応の変化（自覚，他覚）に要注意
回復期後期（PO 1〜2か月） ●関節可動域Ex：他動〜自動 ●筋力維持増強Ex：自重，徒手抵抗，重錘使用など ●起居動作Ex：立位，起立/着座，移乗など ●バランスEx：立位，足踏みなど ●歩行Ex：歩行車歩行，手放し歩行，VAD装置手押し歩行 ●自転車エルゴメータEx：心肺運動負荷試験（CPX）の準備として低負荷・短時間から開始	●連続歩行300m程度が可能であれば，CPX施行 ●歩行Ex，ADL能力が順調に進んでいる場合，エルゴメータExを開始（CPXウォームアップ10〜15W×10分程度）
維持期（PO 2か月以降） ●関節可動域Ex：他動〜自動，自主Exとして ●筋力維持増強Ex：自重，徒手抵抗，重錘使用など ●起居動作Ex：困難な動作がある場合 ●バランスEx：静的バランスに加え動的バランス ●歩行Ex：手離し歩行，VAD装置手押し歩行での距離・時間の延長 ●自転車エルゴメータEx：CPX結果から負荷量決定，応用的にインターバルトレーニング	●循環動態は安定しているか？ 　→バイタルサイン，ポンプフィリングチェック，起立性低血圧に注意（特に投薬変更がある場合） ●身辺機器への配慮を含めた動作能力を評価し，ADL自立度を決定し，生活範囲を拡大する（合併症の発生により，全身状態が変化した際には適宜，評価が必要） ●筋力維持増強Exでは自主Exを主体とする場合には，定期的にその効果を確認 ●歩行Exでは，15分の連続歩行を目標とする ●自転車エルゴメータExではATレベルの運動で20分間連続駆動を目標とする．運動強度はBorg 13〜14程度．運動時は必ずバイタル（BP，SpO_2）をチェックし，心電図装着下に実施する．筋力増強を狙ってインターバルトレーニングを試みる（医師に確認の上，ATレベルをベースとしてCPX最大下運動の50〜80％負荷を30秒〜数分） ●自転車エルゴメータExが実施できない場合（低体力，脳血管障害などによる麻痺の出現）には，歩行・筋力維持増強Exなどで体力維持・改善を図る

PO：手術後，Ex：エクササイズ．

❷ 植込み型VAD装着患者のリハビリテーションプロトコル（東京大学医学部附属病院）

	実施場所	プログラム	自立度	その他
PO 1〜6日	CCU	ベッド上Ex：関節可動域Ex，筋力維持増強Ex 起居動作Ex（起座，起立，立位） 座位：ベッド上座位，端座位	ベッド上フリー	
PO 1〜2週	一般床病室〜病棟内	室内歩行Ex 筋力維持増強Ex 病棟廊下歩行Ex	室内フリー	・一般床転棟後，順次歩行Ex開始
PO 2〜4週	病棟〜階段〜PT室〜院内	病棟内〜院内歩行Ex 筋力維持増強Ex 段差昇降Ex 階段昇降Ex ADL動作Ex	棟内フリー〜院内フリー	・運動負荷はBorg指数＜13 ・術後4週を目標に，自宅内生活・外出が可能なレベルを目指す ・1回目の外出トレーニングまでに1日2,000〜3,000歩，20分程度の連続歩行が行えることが目標 ・自立度（リハ実施可能場所）は，循環動態などを診て，担当医に確認 ・PT同伴であれば，安静度に応じて，病院内・屋外でのリハビリも実施可能 ・医療チームカンファレンスを開催し，自宅退院・生活に向けた問題点を抽出し，対応したプログラムを展開する
PO 5週	病棟〜階段〜PT室〜院内	院内歩行Ex 筋力維持増強Ex 段差昇降Ex 階段昇降Ex ADL動作Ex	院内フリー	・外出・外泊プログラム ・2回目の外出トレーニングまでに1日＞4,000歩目標 ・自宅退院までに1日＞5,000歩を目標 ・自主Ex指導
PO 6週				自宅退院

PO：手術後，Ex：エクササイズ．

力向上，応用動作能力向上（床上の物を拾う，しゃがみ動作）が主な目標となる．全身持久力の向上を目的とした自転車エルゴメータによる有酸素運動では，定期的に行われる心肺運動負荷試験（CPX）の結果をもとに，嫌気性代謝閾値（AT）レベルでの運動遂行を第一の目標として行う．これを達成できた場合には，さらにインターバルトレーニングとしてATレベル以上の負荷を織り込み，筋力増強を図り末梢効果による心肺機能向上を目標とする．

筆者らの施設における体外式，植込み型VAD装着患者のリハビリテーションプロトコルを❶および❷にまとめた．植込み型VADの場合には自宅退院が可能となるため，自宅での生活を念頭においたリハビリテーションプログラムを組むことが重要である．

リハビリテーション施行中の全身管理と中止基準

実測・視診・触診によりバイタルサイン（血圧・脈拍），末梢循環，呼吸，自覚症状（Borg指数13以下の範囲で実施），他覚症状（表情・顔色），血液検査データ（血液凝固，炎症反応など）などの確認を行う．

中止基準として以下の項目を設ける．

循環
- 血圧（収縮期血圧）：安静時より20mmHgの上昇または低下．ただし，植込み型VADでは血圧測定が困難なことが多いため，リハビリテーション中はコントローラーに表示される流量低下や，めまいなどの低血圧症状を注意深く観察する．
- 脈拍：安静時の20％以上の上昇．
- 頻発する心室性不整脈の出現．
- 拍出流量（インピーダンス接続時）の著明な変動．
- 血液データ：PT-INR値 4.0以上，CRP（発熱を伴う上昇）．

その他
- 極度の倦怠感（Borg指数14以上）．
- 送脱血カニューレ挿入部の疼痛，出血の出現．
- 自覚症状の出現，または悪化（息切れや呼吸困難感の出現，頭痛，嘔気，脱力感，腹痛などの出現など）．

（波多野将，絹川弘一郎）

● 文献
1）心血管疾患におけるリハビリテーションに関するガイドライン（2012年改訂版）〈JCS 2012〉．p.69.

Advice From Expert

心移植待機患者，心移植後の特殊性

補助人工心臓のリハビリテーション

内科的治療に反応しない末期的重症心不全に対するLVAD（left ventricular assist device）は有効な治療法であるが，わが国では依然ドナー不足のため，移植待機のためのLVAD装着期間が長期にわたっている．しかし，新世代の定常流型VADが開発され一般臨床に応用されている．このような状況下でLVAD患者への心臓リハビリテーション（以下，心リハ）は今後ますます重要になるといえる．

LVAD装着前の患者は，長期臥床のために極度の廃用症候群を呈している．したがってLVADにより循環動態が回復したとはいえ，心リハにより積極的に離床を行って基本動作や移動動作の自立を図っていかねばならない．

新世代植込み型LVADは従来型の日本で使用されている体外式LVADと比べ，格段にポンプ流量が向上しており，これが耐容能の差に表れている．耐容能の改善という視点でみると，NIPROの体外式LVADを装着し病院内で生活する場合は問題ないと考えるが，退院後の社会復帰まで視野に入れた場合，新世代植込み型（定常流型）LVADのほうが優れている（❶）．

植込み型LVADが普及すれば，家庭または地域社会に復帰して通常生活が可能となる．そのためには，LVAD患者への体力維持・向上や生活指導を目的とした心リハが必要不可欠となってくる．今後は，地域社会で生活する植込み型LVAD患者のQOLに配慮した取り組みと，社会復帰したLVAD患者の長期フォローも必要と考える．

心移植後のリハビリテーション

心移植後の移植心の運動負荷に対する循環動態指標は自己心と比べてだいぶ異なる．特に自律神経系が完全に途絶したドナー心の心拍反応はカテコラミンの影響を受けるのみであり，安静時は副交感神経支配がないため心拍数は高値となり，運動時の心拍反応は緩徐で負荷終了後にも心拍高値が継続し，時として負荷後のほうが心拍数が高い現象がみられる．また，移植前のドナー心の状態や手術の影響などで心ポンプ機能が低下することがある．さらに，術後服用を続けなくてはならないステロイドホルモンや免疫抑制剤が心臓に及ぼす影響も無視できない．心移植後の循環動態につ

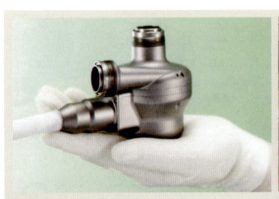 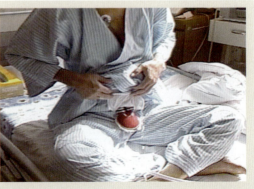

❶ 血液ポンプ
左：植込み型補助人工心臓（EVAHEART）（サンメディカル技術研究所），右：体外式補助人工心臓（NIPRO）．

❷ 心移植による循環動態の変化
1) 安静時
   - 安静時HRは25〜35％上昇する
   - 左室拡張末期容積は15〜40％減少する
   - 安静時1回拍出量は18〜38％減少する
   - 安静時心拍出量は正常か若干低下する
   - 安静時左室収縮能は正常であるが，右室機能は低下している
   - 安静時平均血圧は10〜15％上昇している（収縮期血圧，拡張期血圧ともに上昇している）
   - 心内圧は上昇している
   - 安静時のPCWPは30〜35％上昇している
   - 右房圧は上昇傾向にある
2) 運動時
   - peak $\dot{V}O_2$, peak wattの低下については，さまざまな報告があり一定した見解はないが，正常対照群に比べ，45〜66％の値を示すとされている
   - peak $\dot{V}O_2$は徐々に改善するが，依然として低値を示すとされている
   - 最大運動時の心拍数は正常対照群と比較して20〜30％低下している
   - 心拍予備能は極端に低下する
   - 最大運動時の1回拍出量係数（stroke volume index）は15〜20％低下している
   - 拍出量の低下は，主として拡張末期容積の低下（15〜20％低下）による
   - 最大運動時のEFは正常もしくは若干低下する
   - ピークにおける心係数は30〜45％低下するが，これは心拍数の低下による
   - ピーク時の心内圧は上昇する
   - PCWPは25〜50％上昇する
   - 右房圧は80〜100％上昇する
3) 心収縮能
   - 正常かもしくはそれに近いとされている
4) 心拡張能
   - 左室充満圧の上昇はコンプライアンスの低下を示している
   - 心筋スティフネスの増加は移植心にみられる特徴で，ドナー心の虚血時間とドナーの年齢に関連している
   - 運動における拡張充満はβ交感神経トーヌスによって調整されているが，除神経によってこの反応が異常となることも拡張能低下の一因である
   - 運動トレーニングにより拡張能が改善するかについては定まった見解はない
5) 除神経の影響
   - 心移植による外科的除神経は求心性，遠心性自律神経反応を消滅させる
   - 迷走神経トーヌスが途絶するため，安静時心拍数が上昇する
   - 運動開始後には，ゆっくりと心拍数は増加するが，これはカテコラミンによる反応であり，最大心拍数は著明に減少し正常者の70〜80％程度に相当する
   - 最大心拍出量の低下の主たる要因は心拍数の減少によっている
   - 交感神経系の神経再生については，肯定的な報告が多いがその程度はまちまちであり，完全な（機能的にも）再生については否定的である
   - 迷走神経については神経再生に関する証拠はない
   - 運動トレーニングによる自律神経トーヌス，交感神経反応に関する確定したデータはない
6) 骨格筋，末梢循環
   - 末梢血管や骨格筋の異常は移植前のデコンディショニングを反映しており，移植後もこの異常は長期間継続する
   - peak $\dot{V}O_2$の低下は，一部は筋力低下によっており，筋肉量の低下が大きく関与する
   - 末梢の酸素利用や輸送能が低下している
   - 心移植後においても，移植前の末期的心不全における骨格筋異常は認められ，この異常はある程度改善するものの長期間継続する
   - 移植後の前腕血流量は改善し，これは内皮依存性の血管拡張反応が改善したためと思われる
7) 運動能低下の要因
   - 除神経による最大心拍数の低下と1回拍出量の低下に起因する心拍出量の低下
   - 拡張能の低下に基づく充満圧の上昇

- 慢性的な後負荷の増加
- 心房機能の低下
- デコンディショニング
- 末梢循環不全と骨格筋の好気的代謝の異常
- ステロイドホルモンと免疫抑制剤の薬物由来による変化
- 潜在的または顕性の虚血または臨床的に問題とならない程度の拒絶反応の繰り返しによる心筋の線維化の進行
- 脳死による影響や移植に至るまでの臓器損傷
- 肺によるガス交換の異常

(Balady GJ, Pina IL〈editors〉. American Heart Association Monograph Series. Exercise and Heart Failure. New York: Futura Publishing; 1997. pp.285-308 より)

いて❷にまとめた.

心移植患者の心リハ効果については，数々の報告がある．Kavanaghらは36人の心移植患者に対して16か月間の運動トレーニングによる変化を分析した[1]．トレーニング内容はウォーキングまたはジョギングをpeak $\dot{V}O_2$の60～70％強度で週5回実施し，最終的には週24km，走行速度8.5km/時まで増加させていった．その結果，peak $\dot{V}O_2$は19％，peak HRが10％増加し，安静時HRが4％，血圧が9％減少し，同一強度での自覚的運動強度が低下した．しかし亜最大強度における酸素摂取量，心拍出量，1回拍出量，心拍数および動静脈酸素較差は変化なく，安静時の心拍出量も変わらなかった．トレーニング後も正常者と比較して安静時HRは高く，peak HRは移植者のほうが低かった．

Keteyianらは，少数例であるが対照群をおいた研究を報告している[2]．10週間における短期間のトレーニング効果として，peak $\dot{V}O_2$はトレーニング群で20％，対照群で4％の増加がみられ，peak HRはトレーニング群では18拍，対照群で6拍増加したが，その他の呼気ガス指標は変化が認められなかった．安静時の心拍数や血圧値は変わらなかった．

まとめ

移植適応のある重症心不全患者に対する植込み型LVADがわが国で保険適応として使用されるようになってから3年が経過し，300症例を超える植込みが行われ，その成績が良好であることがわかってきた．植込み型LVAD患者は，在宅や地域に戻り通常の生活や仕事を続けながら移植待機できる時代を迎えつつある．しかし，日本特有の深刻な心移植ドナー不足がいまだに続き，さらなる登録患者数の増加，移植待機期間の延長をきたしている．また，移植を前提としない植込み型LVADの使用（destination therapy）についても議論が高まってきている．

（牧田　茂）

● 文献

1) Kavanagh T, et al. Cardiorespiratory responses to exercise training after orthotropic cardiac transplantation. *Circulation* 1988; 77: 162-171.
2) Keteyian S, et al. Cardiovascular responses of heart transplant patients to exercise training. *J Appl Physiol* 1991; 70: 2627-2631.

Advice From Expert

ICD, CRTでの特殊性

ペーシングデバイス挿入術後の患者に対して心臓リハビリテーションを行う場合，設定モード，リード固定，運動中の両心室ペーシング不全，三尖弁逆流に対して注意をする必要がある．

設定モードへの注意点

特発性の心室頻拍症に挿入する場合を除き，ほとんどの場合ICD（植込み型除細動器）は心不全患者の心室頻拍治療目的に挿入される．そのため，CRT（両心室ペーシング）と組み合わせたCRT-Dを用いることが多い．

ICD機能が付いている場合，運動療法を行ううえでの注意点は，運動中の誤作動である．通常は上室性の波形を心室頻拍波形と誤ることはないが，まれに，上室性の頻脈発作に作動することがある．そのため，心臓リハビリテーションスタッフは，除細動の閾値を確認しておき，運動中に心拍数がそれ以上にならないように留意するとともに，上室性不整脈に対しても注意する必要がある．

設定モードに関しては，レートレスポンスに注意する．レートレスポンス機能が付いていない場合，運動しても心拍数が増加しないために運動耐容能は低下する．一方，レートレスポンス機能が付いている場合には，運動療法のモダリティによって応答性が異なる点に注意する．最近のレートレスポンス機能は加速度を感知するものが多いため，上体の固定された自転車エルゴメータや骨格筋マシントレーニングでは心拍数は増加しにくく，トレッドミルのような歩行運動では心拍数が増加しやすい．さまざまな種目で運動療法を行う場合には，運動の種目と心拍数の関係に留意する．

リード固定についての注意

ICDやCRTの右室リードは，心筋内にリードの先端をねじ込むスクリューインを用いても脱落することがある．特に，右室リードをHis束近傍に置いた場合には注意を要する．脱落は，ほとんどの場合，デバイス植込み術の数日以内に発生するが，2週間以上経過してから発生する場合もある．そのため，術後1週間までの急性期は植込み側の上肢は90°以上挙上しないようにする．その後は日常生活で必要な範囲内での挙上は可能であるが，勢いよく動かすと脱落する可能性がある（❶）．

CRTのCSリードは右室リード以上に固定が悪い．特に，拡張型心筋症を基礎疾患として，左室拡張末期径が70mm以上などと著明に拡大している場合には，左室が球形になるためにCSとgreat cardiac vein（大心静脈）との角度が浅くなり，リードの固定が悪く，心臓の動きや呼吸，上肢の動きに合わせてリード先端が移動することがある．デバイス植込み術から日が浅いうちは，運動中の深呼吸や上肢の激しいトレーニングは行わないほうがよいものと思われる．胸部X線や心エコーを見て，左室が球形であるか否かを心臓リハビリテーション実施前に評価しておく．

ペーシング不全

DDDモードのCRTの場合，AV delayを長くとりすぎていると，運動中に房室伝導が短縮して心室ペーシングが作動しなくなる場合がある．設定により異なるが，多くの場合，CSリードが無効となり，いわゆる片落ちの状態になる．モニター心電図上，QRS波形が突然変化することで気がつくことができる（❷）．片落ちすると，心拍出量が減少することに伴って酸素摂取量が低下する（❸）．運動中には，いつになく息切れや疲労感が強いと訴える．

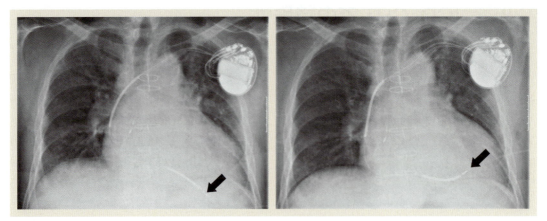

❶ ICD リード脱落の例
ICD 植込み直後（左）に比べて，右の胸部 X 線では ICD リードの先端位置がずれている．

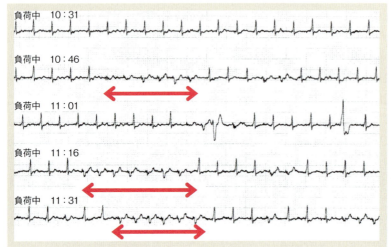

❷ CRT 片落ちの心電図
運動負荷中，最大負荷付近でQRS 波形が突然変化し，QRS 幅が拡大した（矢印）．他の部位にみられる心室期外収縮とは波形が異なり，CRT 植込み前に記録された QRS と形状が類似するため，CS リードが無効になったと判断した．

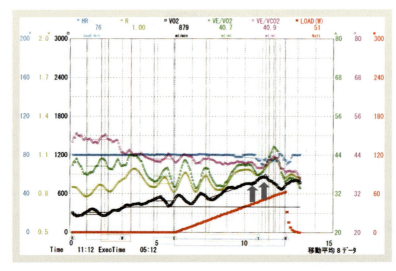

❸ CS リードが無効になったときの酸素摂取量
CS リードが無効になると，ランプ負荷中の酸素摂取量の増加が停止する（矢印）．

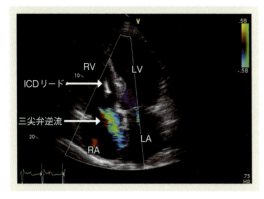

❹ ICDリードによる三尖弁逆流
心尖部四腔像．ICDリードが三尖弁機能を障害して逆流が生じている．

三尖弁逆流

　CRTやICDの右室リードは三尖弁を通過する．特にICDの右室リード（ICDリード）はショックコイル部が太いため剛性が高く，三尖弁の機能を障害しやすい（❹）．通常は心機能的には問題にならない程度であるが，重症心不全の場合，三尖弁逆流は運動耐容能を低下させる原因になることがある．また，リード留置術後，日数を経て，血栓がリードに付着することにより三尖弁逆流を増悪させることもあり，運動療法中に不自然に息切れ感などが増悪した場合には，心機能の低下のみならず，三尖弁逆流の増悪あるいは出現について評価する必要がある．

〈安達　仁〉

運動プログラム
維持期プログラム

> ● **Point**
> ▶ 維持期プログラムは，回復期プログラムで獲得した運動耐容能の維持や，再発予防のための自己管理の継続が主たる内容となる．
> ▶ 日本では維持期プログラムを行っている施設は皆無に近い．
> ▶ 健康保険を使わない維持期リハビリテーションの方策としては，医療法42条施設としての運営，ジャパンハートクラブによる維持期心臓リハビリテーションシステムの利用などがある．

はじめに

- 維持期のリハビリテーション（以下，リハ）は，社会復帰以降の生涯にわたる心リハの継続を意味し，回復期リハで獲得した運動耐容能の維持や再発予防のための自己管理の継続が主たる内容となる．
- また，弁膜症手術症例の一部や長期の入院を要した高齢者などのような，リハ開始時にデコンディショニングが著しい例では，維持期においても運動耐容能のさらなる獲得から，質の高いQOLを確保するという大事な時期でもある．
- 日本では維持期の心リハを行っている施設あるいはプログラムは皆無に近い．
- 本項では，医療保険制度での外来型心リハから，医療法42条施設としての運営，NPO法人ジャパンハートクラブにおける維持期リハについて解説する．

維持期リハビリテーションの効果

- 心筋梗塞における予後改善効果については数多く報告されている．
- 包括的リハについてのメタアナリシスでは，心血管系死亡が20〜25%減少し，運動療法単独でも15%減少することが明らかとなっており[1,2]，また冠動脈イベントの低下も認められている[3]．
- 最近の報告では，48編の無作為割り付け試験における8,940例を対象としたメタアナリシスで，運動療法を主体とした心リハにより，急性心筋梗塞患者の総死亡率が通常治療と比べ20%低下（$p = 0.005$），心死

亡率が 26 ％低下（$p = 0.002$）することが報告されている．非致死性心筋梗塞発症も 21 ％減少したが，残念ながら有意差はなかった（$p = 0.15$）[4]．

- その他，1,821 例の心筋梗塞患者において心リハへの参加の有無で予後を比較したところ，心リハ参加群では死亡は 56 ％，心筋梗塞再発は 28 ％減少したという驚くべき効果が報告された[5]．

維持期リハビリテーションの特徴

- 維持期心リハは上記のような効果が証明されていながら普及度はきわめて低い．その背景には，健康保険での算定が認められている退院から社会復帰までの回復期心リハでさえ普及度がきわめて低いことに加えて，心リハでの算定開始後 150 日以降は特殊な例を除いて保険算定ができなくなることも大きな要因として存在する．
- 維持期リハを普及させていくためには，患者および医療者における維持期リハに対する認識を深めることが重要であり，行政による健康教室や介護予防教室などへの維持期心リハの組み入れなどが，恒久的，普遍的システムとしての発展のキーと考えられる．
- また，維持期リハを実際に運営するスタッフも少なく，管理能力をもった人材育成も重要である．

維持期リハビリテーションの実際

医療法 42 条施設[6]としての運営

- 健康保険を使わない運営の方法として，医療法 42 条施設としての運営がある．これは，国民の疾病予防という観点から，1992（平成 4）年 7 月 1 日法律第 89 号において医療法の一部が改正され，医療法人の付帯業務として疾病予防施設の設置が認められたことが端緒である（❶）．さらに 1995（平成 7）年 4 月には，疾病予防施設の普及の促進を図る目的から，医療施設と疾病予防施設の共用が，ある一定の条件を満たせば大幅に可能となる内容の通知がなされた（❷）．すなわち，疾病予防という立場においては，従来御法度とされていた保険と自費との混合診療が可能となったのである．
- 実際の運営上は，保険適用期間内は心大血管リハ料を算定し，150 日間の適用期間が過ぎれば疾病予防施設として，その施設が定めた利用料金を患者に負担してもらうが，心大血管リハ料に関する施設基準では専用の機能訓練室を設置していることになっているため，医療法 42 条施設との共用が許されない可能性があることに注意が必要である．
- これら医療法 42 条施設の多くはメディカルフィットネスなどと名づけ

Memo
健全経営がままならなければ，ただでさえ心リハの重要性への認識の低い循環器医を動かすことはできない．そのような環境の中で何とか維持期リハを運営できる形態が，本文で後述する医療法 42 条施設や NPO 法人ジャパンハートクラブ，ジャパンメディカルフィットネス（JMF）ネットワーク（旧関西メディカルフィットネスネットワーク）などである．

❶ 医療法第42条（抜粋）

第42条　医療法人は，その開設する病院，診療所又は介護老人保健施設の業務に支障のない限り，定款又は寄附行為の定めるところにより，次に掲げる業務の全部又は一部を行うことができる．

四　疾病予防のために有酸素運動（継続的に酸素を摂取して全身持久力に関する生理機能の維持又は回復のために行う身体の運動をいう．次号において同じ．）を行わせる施設であって，診療所が附置され，かつ，その職員，設備及び運営方法が厚生労働大臣の定める基準に適合するものの設置

五　疾病予防のために温泉を利用させる施設であって，有酸素運動を行う場所を有し，かつ，その職員，設備及び運営方法が厚生労働大臣の定める基準に適合するものの設置

❷ 医療施設と疾病予防施設等との合築について（平成7年4月26日付　厚生省健康政策局長通知）

標記については，「医療法の一部を改正する法律の一部の施行について」（平成4年7月1日健政発第418号通知．以下「第418号通知」という．）により取り扱っているところであるが，医療法第42条第5号及び第6号に規定する施設（以下「疾病予防施設」という．）の普及の促進を図る目的から，医療施設と疾病予防施設を明確に区分することとしていたこれまでの取り扱いを下記のとおり改めることとしたので通知する．

記

1　医療施設と疾病予防施設等の共用について
（1）　同一開設者が，病院又は診療所と疾病予防施設を併設する場合であって，以下の要件をすべて満たすときは，病院又は診療所の施設（出入り口，廊下，便所，待合室等を含む．）を共用して差し支えない．
　ア　当該疾病予防施設が医療法第42条第5号又は第6号に定める基準に適合するものであること．
　イ　疾病予防施設としての専用部分として，病院又は診療所とは明確に区分された事務室を設けること．
　　但し，患者に混乱を生じないようにするため，病院又は診療所の業務に支障のない場所を選定すること．
　ウ　機能訓練室を共用する場合には，病院又は診療所の患者に対する治療その他のサービスに支障がないものであること．
　　なお，共用に当たっては利用計画等を提出させるなどにより，十分に精査すること．
　エ　病院又は診療所と疾病予防施設はそれぞれ別個の事業として，会計，組織，人員等の区分を明確にし，病院又は診療所の従事者が疾病予防施設の従事者を兼ねることは，原則として認められないものであること．
（2）　これに伴い，病院又は診療所と疾病予防施設の大幅な共用が認められることとなるが，既設の病院又は診療所内に疾病予防施設としての専用部分を設置する場合にあっては，医療法に基づく変更の手続きを行い，病院又は診療所の一部を廃止することとなるので留意されたい．
（3）　なお，（老人）訪問看護ステーション及び老人介護支援センターについても，これまで，病院又は診療所の施設（出入り口，廊下，便所等を含む．）との共用を認めてきたところであるが，前記（1）イ，エ，（2）に準じて取り扱われたい．
2　その他
　第418号通知第三の1の（1）の①は削除する．

られ運営されていることが多いが，回復期および維持期心リハ施設として古くから期待されてはいるものの，一部の施設を除き心リハとして機

能している施設は少ない．

ジャパンハートクラブ[7]での運営

- ジャパンハートクラブの詳細は他項[*1]に譲るが，日本心臓リハビリテーション学会の有志がドイツの維持期心リハシステムの日本への導入と普及を主たる目的として2004年に設立した特定非営利活動法人である．
- 本法人が運営するドイツ型維持期心リハはメディックスクラブと名づけられ，維持期心リハに関する調査研究などに加え，日本では心疾患患者を扱える運動指導士がほとんどいない状況を鑑み，指導士の育成も行っている．
- メディックスクラブは，各支部の実情に合わせて会場や会費などが設定されて運営されている．実際の運営は，心臓リハビリテーション指導士が中心となり，10〜20人の運動教室を週1〜2回開催し，年に数回の参加者向け教育講演を実施している．
- 2015年5月現在，18支部24会場で，メディックスクラブによる維持期心リハシステムが稼働中である．

[*1] 本巻「Mini Lecture：ジャパンハートクラブ」（p.287参照）．

Memo
メディックスクラブの支部
仙台支部（東北大学），前橋支部（群馬県立心臓血管センター），高崎支部（櫻井医院），日光支部（獨協医科大学日光医療センター），東京支部（インターリハ（株）フィジオセンター，昭和大学，渋谷区医師会，東京アスレチッククラブ，ジェクサーフィットネス＆スパ新宿），八王子支部（みなみ野ハートクリニック），三鷹支部（杏林大学），府中支部（榊原記念病院），静岡東部支部（矢崎総業株式会社内運動施設2会場），京都支部（もりした循環器クリニック），大阪支部（関西医科大学附属枚方病院），大阪ミナミ支部（ダイナミック医学研究所），西宮支部（西宮渡辺心臓血管センター附属健康塾），岡山支部（岡山済生会昭和町健康管理センター），福山支部（福山循環器病院），徳島支部（川島病院），北九州支部（小倉記念病院，JCHO九州病院），沖縄支部（豊見城中央病院）．

ジャパンメディカルフィットネス（JMF）ネットワーク[8]

- 関西メディカルフィットネス（KMF）ネットワークは，2008年NPO法人日本メディカルパーソナルサポート協会（JAMPS）の設立に伴い，同協会が運営するジャパンメディカルフィットネス（JMF）ネットワークに名称を変更した．
- 関西医科大学の木村穣らは，医療機関での心臓リハビリテーションおよび生活習慣病に対する運動療法の継続性を維持させるため，運動のリスクが少ない患者を，院外の運動療法施設，フィットネスクラブにおいて運動療法を施行できるシステムを構築している．
- 院外フィットネス施設での運動療法施行の問題点として，医療機関で作成した運動処方（処方箋）の共有化，運動効果の共有，運動時のリスク管理などがあるが，医療機関での定期的な心肺運動負荷試験による安全で効果的な運動処方の作成，マンパワーの確保として医療機関主導による運動指導士の教育，ITによる患者情報の共有化を用いることにより，新しい医療機関-フィットネス施設連携による心リハ，運動療法システムの構築に成功している．

（長山雅俊）

文献
1) Oldridge NB, et al. Cardiac rehabilitation after myocardial infarction: Combined experience of randomized clinical trials. *JAMA* 1988; 260: 945-950.
2) O'Connor GT, et al. An overview of randomized trials of rehabilitation with exercise after

myocardial infarction. *Circulation* 1989; 80; 234-244.
3) Fletcher GF, et al. Statement on exercise. Benefits and recommendations for physical activity programs for all Americans: A statement for health professionals by the Committee on Exercise and Cardiac Rehabilitation of the Council on Clinical Cardiology, American Heart association. *Circulation* 1992; 86: 340-344.
4) Taylor RS, et al. Exercise-based rehabilitation for patients with coronary heart disease: Systematic review and meta-analysis of randomized controlled trials. *Am J Med* 2004; 116: 682-692.
5) Witt BJ, et al. Cardiac rehabilitation after myocardial infarction in the community. *J Am Coll Cardiol* 2004; 44: 988-996.
6) 長山雅俊．心臓リハビリテーションの最前線：第Ⅲ相心臓リハビリテーションを考える．呼吸と循環 2006; 54: 1169-1177.
7) 伊東春樹．維持期心筋梗塞リハビリテーション．*Journal of Clinical Rehabilitation* 2006; 15: 738-744.
8) 村上順，木村穣．フィットネスクラブにおける医療機関との提携．日本臨床スポーツ医学会誌 2003; 11: 251-253.

Mini Lecture

ジャパンハートクラブ

NPO法人ジャパンハートクラブ設立趣旨

　日本においては，維持期心臓リハビリテーションの普及率はきわめて低く，一般市民はもとより医療者においても，運動のもつ医学的重要性の認識が低く，循環器疾患の一次予防や二次予防に十分利用されているとは言いがたい．広く国民に運動療法の有用性を啓発し，循環器の運動療法に関する知識と経験をもった指導士の育成，地域の健康増進活動としてのメディックスクラブを運営する目的でジャパンハートクラブ（JHC）は設立された．

メディックスクラブの運営

　患者が長期に維持期心臓リハビリテーションに参加するためには時間的，地理的，経済的にアクセスが容易であることが重要で，さらにアドヒアランスを高めるために，楽しく安心して参加できる心臓リハビリテーションプログラムが必要である．つまり家庭または職場の近くで，安価で，医学的に信頼でき，技術的に優れたスタッフによるプログラムが提供されていなくてはならない．

　メディックスクラブは日本心臓リハビリテーション学会の学術的な指導・後援を受けるジャパンハートクラブの中の，メディックスクラブ運営委員会と各支部の支部長により運営される．具体的

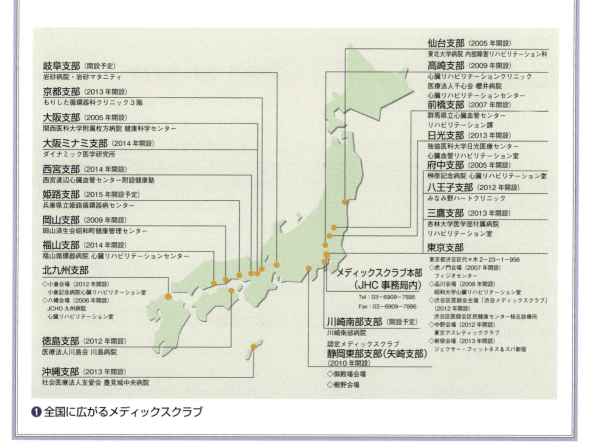

❶ 全国に広がるメディックスクラブ

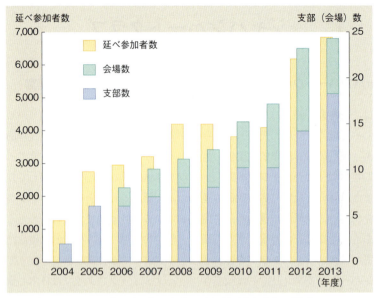

❷ メディックスクラブの延べ参加者数と会場数（支部数）の推移

な形としては，健康増進施設や医療施設のリハ室，企業の研修室などを借用したり，民間のフィットネスクラブの運動療法コース運営指導を受託，メディックス支部から心臓リハビリテーション指導士を含む2名以上の指導スタッフを派遣する．参加者は，この運動療法は自己責任による自主的な参加であり医療行為ではないこと，医師は必ずしも立ち会わないことなどを確認したうえで，主治医からの運動処方箋を持って参加する．運動の内容は参加者の病態や体力に合わせ，体操，有酸素運動，レジスタンストレーニングなどを組み合わせ，参加者個々の運動処方から逸脱しないような集団指導を行っている．

現在メディックスクラブは，全国で18の支部（24会場）で運動療法を軸とした，維持期リハビリテーションならびに循環器疾患の一次予防を目的とした生活習慣改善プログラムを実施している（❶）．多くは病院のリハビリ室を借用して行っているが，地域の医師会の事業として委託を受けたり，企業の人事部健康管理室や健保組合と連携して実施したり，さらに民間フィットネスクラブと提携するなど，多様な形態で運営されている．❷には発足後のメディックスクラブ参加者数を示す．

調査研究・指導士育成事業

ジャパンハートクラブではメディックスクラブの運営ばかりでなく，維持期心臓リハビリテーションに関する調査研究などに加え，日本では心疾患患者を扱える運動指導士がほとんどいない状況を鑑み，指導士の育成も行っている．主な教育事業としては，運動循環器病学研究会，運動処方講習会，心肺運動負荷セミナー，ホノルル心臓リハビリテーションワークショップ，安全管理とAED講習会，心臓リハビリカンファランスなどを定期的に開催している（http://www.npo-jhc.org）．

社会的意義

メディックスクラブへの参加は基本的に個人負担であり，保険制度の観点からみると，一次予防により医療保険給付の開始を遅らせると同時に給付額を抑制し，二次予防（維持期心臓リハビリテ

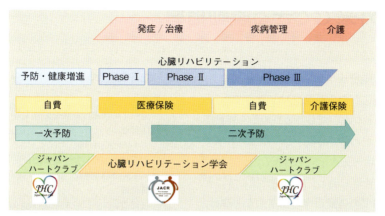

❸ 循環器疾患の一次予防と二次予防におけるジャパンハートクラブの役割

ーション）により，医療保険給付額の抑制と介護保険給付開始時期を遅らせることで医療経済的に十分価値があると考えられる．同時にこの活動は，日本の維持期心臓リハビリテーションシステム・循環器疾患の疾病管理プログラムの確立にも資すると考えられる（❸）．

（伊東春樹）

Advice From Expert 外来でできる運動指導

　包括的心血管疾患リハビリテーション（以下，心リハ）は生涯にわたる長期プログラムであり，急性期，回復期とつないだリハビリの輪を維持期まで広げることが大切である．その中で，外来での運動指導は二次・三次予防を目指した個別的で総合的なリスク管理の場として役割を果たすことができる．外来での運動指導の基本的な手順は，①重症度評価，②目標設定，③運度処方の作成，④効果判定と長期支援への準備である．

重症度評価と目標設定

　退院時もしくは回復期心リハプログラムが終了した時期に，改めて医学的評価に基づいた重症度の評価を行う．アメリカ心臓協会（AHA）は，症状と心機能により重症度を層別化している[1]．一般的に，軽症患者は6か月，中程度患者は3か月，重症患者は1か月ごとにそれぞれ外来運動指導を受けることが勧められる．

　維持期の心リハにおける最も重要な目標は，二次・三次予防である．心リハが心血管疾患の再発や合併を予防する機序はまだ十分に解明されていないが，冠動脈病変の進行抑制や血管内皮機能の改善，自律神経バランスの改善などが影響していると考えられている[2]．したがって，維持期の運動指導では，基本的な医学情報に加えて血管機能や自律神経機能なども情報収集し目標値を設定することが望ましい．血管機能の指標としては頸動脈内中膜厚（intima media thickness：IMT）や脈波伝播速度（pulse wave velocity：PWV，cardio-ankle vascular index：CAVI），足関節上腕血圧比（ankle brachial index：ABI）などが，自律神経機能の指標としては心拍変動（heart rate variability：HRV）や心拍数減衰応答（heart rate recovery：HRR）などが外来で簡便に検査でき，有用である．また，二次・三次予防には危険因子の是正も大きな課題である．❶にAHAが勧める各危険因子の目標値を示した[3]．危険因子の是正は，特定の因子に偏らず包括的に行うことが大切である．

❶ 心血管疾患の危険因子の目標値

- 喫煙
  すべての患者に禁煙を徹底する
- 血圧管理
  ＜140/90mmHg
  糖尿病もしくは慢性腎疾患合併の場合：
  ＜130/80mmHg
- 脂質管理
  LDLコレステロール＜100mg/dL
  中性脂肪値≧200mg/dLの場合：non-HDLコレステロール※＜130mg/dL
  ※non-HDLコレステロール＝総コレステロール－HDLコレステロール
- 体重管理
  $18.5＜BMI＜24.9kg/m^2$
- 糖尿病管理
  HbA1c＜7.0％
- 運動療法
  30分以上の有酸素運動を，できれば毎日（少なくとも週5日）

（Smith SC, et al. Circulation 2006[3]より一部改変）

個別的な運動処方の作成

　多様化する患者背景に応じた個別的な運動処方の作成が求められている．そのポイントは，おのおのの病態に応じた処方を立案することと，個々人のニーズを汲み取ることの2つである．

　これまで，維持期の運動処方といえば「30分以上の有酸素運動をできれば毎日（少なくとも週5日）」が一般的であったが，最近になって，病態に応じたさまざまな運動手法の有効性が検証されている．なかでも，レジスタンストレーニングの併用は運動障害をもつ高齢者のADL（日常生活動作）向上効果や肥満合併患者のインスリン抵抗性改善効果などが確認されている．また，閉塞性

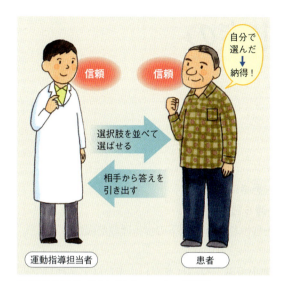

❷ 運動指導を成功に導くコーチング技法

動脈硬化症患者の間欠性跛行の改善には，インターバルウォーキング（疼痛が生じたら1〜5分休憩をとり，合計時間が30〜60分になるまで繰り返す）が有効である．一方，近年注目されている慢性心不全に対する運動処方は，いまだ最適な運動処方が確立されているとは言いがたく，経過中のモニタリングと定期的な運動処方の見直しが重要である．このように，おのおのの病態に対応した個別的な運動処方を立案することで，運動療法の精度は飛躍的に高まる．

個々人のニーズを処方に反映するには，コーチング技法が有用である．コーチングとは自己決定できる能力を育て，目標達成に導くコミュニケーション技術である．コーチングにおける教育者の役割は，患者自身が自己決定できるために選択肢を並べて選ばせることにある（❷）．患者の中から答えを引き出し，それを具体的な運動方法に結びつけることができれば，自然と患者ニーズに応えた現実的な運動処方となると思われる．

長期支援に向けて―ケースマネジメントコンセプト

外来での運動指導は，長期間継続できることが理想である．残念ながら，日本では維持期心疾患患者を長期間支援する社会的環境は整っていないが，筆者はケースマネジメントが今後の鍵概念になりうると考えている．

ケースマネジメントコンセプトは，1990年代から看護分野で脚光を浴びるようになってきた概念で，患者教育を行う看護師にケースマネジャーとしての資格を与えて，予防医学的なリスク管理を個別に一元化して長期間行わせるものである．ケースマネジャーには，外来所属のリソースナース（循環器専門看護師，心リハ指導士）が適任である．リソースナースの業務が過負荷になる場合は，他職種と連携しマネジメント業務を分担するか，院外の第三者機関（体育系大学，NPO法人，企業など）から支援を受けるという選択肢もある．

（佐藤真治）

文献

1) Fletcher GF, et al. Exercise standards for testing and training: A statement for healthcare professionals from the American Heart Association. *Circulation* 2001; 104: 1694-1740.
2) 心血管疾患におけるリハビリテーションに関するガイドライン（2012年改訂版）〈JCS 2012〉．
http://www.j-circ.or.jp/guideline/pdf/JCS2012_nohara_h.pdf
3) Smith SC, et al. AHA/ACC Guideline for secondary prevention for patients with coronary and other atherosclerotic vascular disease : 2006 update : Endorsed by the National Heart, and Blood Institute. *Circulation* 2006; 113: 2363-2372

運動プログラム
下肢閉塞性動脈硬化症の運動療法プログラム

> ### ● Point
> ▶ 明確な動機づけのために，運動療法の効果と意義を患者に伝える．
> ▶ 基本は1人でできる歩行運動で，1回20分以上を週5日以上行う．
> ▶ 監視下運動療法から導入するのがベストだが，できなければ非監視下の歩行運動を開始してもらい実施状況をフォローする．
> ▶ 心血管イベント予防，生命予後の改善のために抗血小板薬（クロピドグレルまたはアスピリン）の使用が推奨されている．
> ▶ 間欠性跛行に有効な薬剤のうちエビデンスがあり日本で使用可能なのは，シロスタゾールのみである．

明確な動機づけのために

- 行動様式を変えるためには，明確な動機づけと運動の習慣化が鍵となる．運動療法は動脈硬化危険因子の改善（❶），筋の酸素利用効率の改善や血管新生により歩行距離が延長（❷）する効果があることを患者と家族にわかりやすく簡潔に伝える．
- 運動の種類としては，トレッドミルやトラック歩行がよいが，エルゴメータの併用や水中歩行も可．
- 監視下での運動療法導入が歩行能力をより改善することはエビデンスAである[1,2]．
- しかし，施設ならびに人的資源の不足により監視型運動指導を提供することが困難な場合には，積極的に万歩計と運動日誌を利用した非監視型運動指導を行う．

実際の監視型運動プログラム[3]

①準備運動を5分施行．
②最初は3〜5分で跛行が出現する速度で1日約30分，週に3回の間欠的な歩行運動を行う．
③中等度の跛行症状まで歩き続けてもらい，その後休憩する．疲労しすぎない程度の強度と持続時間を設定する．

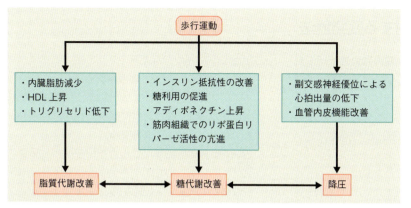

❶ 運動療法の危険因子改善の作用機序
長期の歩行運動療法により，内臓脂肪が減少しHDLの上昇や中性脂肪の減少，インスリン抵抗性の改善，副交感神経系が優位となり降圧効果がもたらされる．

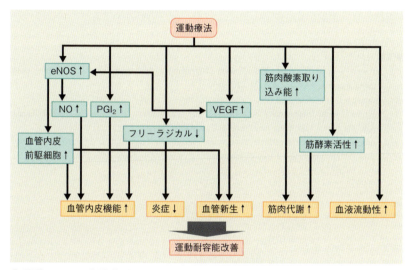

❷ 運動による閉塞性動脈硬化症の運動耐容能改善機序
長期の運動療法は，血管内皮機能の改善，抗炎症作用，血管新生作用，筋肉の代謝の改善，血液流動性の改善など多面的機序により，閉塞性動脈硬化症の運動耐容能を改善させる．

④数分の休憩後，下肢症状が消失したのを確認してから再び歩行運動を行う．間欠的な歩行運動が末梢動脈疾患運動療法の基本．
⑤歩行運動終了後に整理体操を5分行う．
⑥次第に歩行時間を増加させ，60分まで延長させ，週5回の頻度で実施するように促す．
⑦約2週間集中的に運動のやり方を指導し，その後は万歩計で毎日の歩数チェックをしながら非監視下での運動へと移行．
● バイパス術後でも監視型運動療法を追加することによって1年後の跛行出現までの時間と最大歩行時間を延長させる[4]．

（杉山拓史，安　隆則）

COLUMN 間欠性跛行に対する薬物療法

　TASC Ⅱ では閉塞性動脈硬化症の間欠性跛行に対する薬物療法として，エビデンスレベルに従って3段階に薬剤が分類されている．エビデンスを有する薬剤としてシロスタゾール，5-HT 受容体拮抗薬のナフチドロフリル（日本未承認）が推奨されている[3]．

- エビデンスを有する薬剤（クラスⅠ）
  シロスタゾール，ナフチドロフリル（5-HT 受容体拮抗薬）
- 有効性を支持するエビデンスを有する薬剤（クラスⅡ）
  カルニチン，スタチン
- エビデンスの不十分な薬剤（クラスⅢ）
  ペントキシフィリン，血液希釈療法，
  抗血小板薬（アスピリン，クロピドグレル），
  血管拡張薬，
  L-アルギニン，ACAT 阻害薬，
  5-HT 受容体拮抗薬（サルポグレラート，ケタンセリン，AT-1015），
  PG 製剤（PGE_1，ベラプロスト），
  ブフロメジル，ディフロタイド，その他

文献

1) Gardner A, et al. Exercise rehabilitation programs for the treatment of claudication pain: A meta-analysis. *JAMA* 1995; 274: 975-980.
2) Stewart KJ, et al. Exercise training for claudication. *N Engl J Med* 2002; 347: 1941-1951.
3) Norgren L, et al. Inter-society consensus for the management of peripheral arterial disease (TASC II). *Eur J Vasc Endovasc Surg* 2007; 33: S1-S75.
4) Lundgren F, et al. Intermittent claudication—Surgical reconstruction or physical training? A prospective randomized trial of treatment efficiency. *Ann Surg* 1989; 209: 346-355.

運動プログラム
高齢者における特性

● Point

- ▶ 壮年者（65歳未満）と比べて，低心機能例が多く，脳血管疾患と骨関節疾患の合併率は2倍に増加する．
- ▶ 心疾患の既往のない地域在住高齢者と比べて，運動機能は4～8割に低下しており，特にバランス機能の低下が著しい．
- ▶ 歩行速度の低下は再発を含めた心血管イベント発生の強力なリスク因子の一つである．
- ▶ 壮年者と比べて，日常生活動作（ADL）能力の低下（能力障害）を示す割合が多く，この能力障害は運動機能の低下と密接に関連している．
- ▶ 運動耐容能やADL能力を評価するだけでなく，これらの能力を規定する運動機能（骨格筋筋力やバランス機能）を客観的に評価し，特定の運動プログラムを処方する必要がある．

臨床的背景因子からみた特性

- 入院期に心臓リハビリテーションを処方された患者の内訳をみると，壮年者と比べて慢性心不全を呈する割合が高い（**❶**）．
- 壮年者と比べて，陳旧性心筋梗塞，狭心症，脳血管疾患および骨関節疾

Memo
入院期に心臓リハビリテーションを処方された患者の平均年齢は66.6±14.1歳であり，65歳以上が占める割合は男性60.3％，女性69.2％であり，男女ともに高齢者の占める割合が高い．（北里大学病院，2009～2014年の5年間による統計調査）

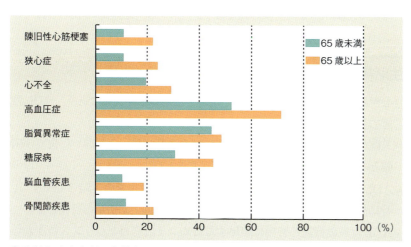

❶ 高齢心疾患患者の合併症
2009～2014年の5年間に大学病院の心臓リハビリテーション室において運動療法を処方された2,656例の調査結果であり，平均年齢66.6±14.1歳．男女比は男性68.5％，女性31.5％であった．．

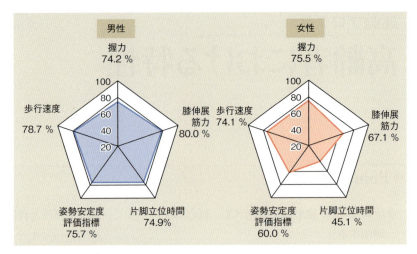

❷ 高齢心疾患患者の運動機能
同年代の地域在住高齢者の各運動機能を 100 %としたときの割合を示している．特に，バランス機能の指標である片脚立位時間や前後左右の重心動揺を評価する姿勢安定度評価指標は地域在住高齢者の約4〜7割であり，著明に低下している．
(Yamamoto S, et al. Int Heart J 2012[1] より)

患の合併率が高くなり，脳血管疾患と骨関節疾患においては約2倍に達する（❶）．

運動機能からみた特性

- 心疾患の既往のない地域在住高齢者と比べて，握力と膝伸展筋力は約6〜8割，バランス機能は4〜7割，歩行速度は約7割に低下している（❷）[1]．
- 心疾患患者にとって歩行速度の低下は心血管イベント発生率の上昇につながる（❸）[2]．また，歩行速度はフレイルの評価指標にも使用されている．

生活機能からみた特性

- 心疾患は日常生活動作（ADL）障害を引き起こす疾患であり，ADL障害の合併率は壮年者と比べて高い．
- 入院前に日常のADLが自立していても，発症後（入院期）に自立が困難となる場合がある[3]．
- ADLの中でも，心疾患患者では移動動作の障害を引き起こしやすく，特に高齢患者における移動動作の維持および向上が治療の目標となる．
- ADLは運動機能と密接に関係するため，下肢筋力とバランス機能から移動動作の自立度を判定することができる[4][*1]．

Key word
等尺性膝伸展筋力
下肢筋力の指標として，膝関節角度を固定した状態で最大の随意収縮を行わせる等尺性膝伸展筋力（膝伸展筋力）が広く採用されている．なお，膝伸展筋力は体重の影響を受けるため，測定で得られた筋力値を体重で除した値（体重比）が採用されている．

Key word
日常生活動作（ADL）
ADL（activities of daily living）とは食事，更衣動作や移動動作などの生活するうえで必要最低限な動作のことを指す．

*1 本巻「ベッドサイド（病棟）での運動機能評価」❼ (p.147) 参照．

COLUMN 高齢者の身体機能評価

特別な測定機器を必要としない，ベッドサイドでも簡便に測定できる運動機能評価が考案されている．

- **立ち上がり評価**：5回立ち上がり時間テスト（5 sit to stand test）や30秒椅子立ち上がりテスト（30-second Chair-Stand test）があり，いずれもADLや生命予後との強い関連が認められている．また，立ち上がる座面の高さを調整することで下肢筋力を推定する方法がある．
- **（快適，最大）歩行速度**：4 m，5 mおよび10 mの歩行路で歩行速度を評価する．本邦では10 mが多く採用されており，歩行路があればどこでも簡便に測定できる．フレイルの評価指標にもなっており，ADLや生命予後との強い関連が認められている．
- **Short Physical Performance Battery**：下肢機能，バランス機能および歩行機能の総合的な身体機能の指標．立ち上がりテスト，片脚立位保持テストおよび歩行速度の評価から構成される．心疾患患者の予後との関連も報告されている．
- **Timed Up and Go test**：椅子に腰掛けた状態から3 m先の目印で折り返し，再度腰掛けるまでの時間を測定する．立ち座りや方向転換など日常で必要な動作を測定しているためADLとの関連が強い．
- **Medical Research Council (MRC) sum score**：両側の肩関節外転，肘関節屈曲，手関節伸展，股関節屈曲，膝関節伸展および足関節背屈の筋力を徒手筋力検査法に基づいて測定し，その合計点（60点満点）で評価する．すべて臥位の姿勢で測定できるため，集中治療室（ICU）関連筋力低下（ICU-AW）の診断基準にもなっている．
- **Physical Function ICU Test (PFIT)**：立ち上がり介助量，足踏み動作および上下肢の筋力から評価される．点滴類が多い患者やその場でモニタリングが必要な患者でも評価できる．

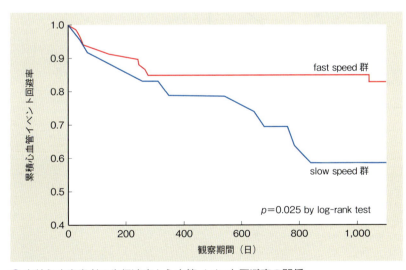

❸ 高齢心疾患患者の歩行速度と心血管イベント回避率の関係
10 mの最大歩行速度が同年代の地域在住者の歩行速度の下限値に相当するslow speed群（男性91 m/分未満および女性80 m/分未満）の患者はそれ以外のfast speed群の患者と比較して心血管イベント回避率が有意に低い．
（Yamamoto S, et al. *Int Heart J* 2014[2] より一部改変）

Key word
バランス機能
バランス機能とは，身体の重心を一定の支持基底面内（両足底で囲まれる面積）に収める機能であり，一定の肢位を保持し続ける静的な姿勢保持能力，同一の支持基底面内で重心をコントロールする動的な姿勢制御能力，および支持基底面を変化させる動的制御の3つに分類される．代表的な検査として，姿勢保持能力には片脚立位保持テストや重心動揺計を使用した評価，姿勢制御能力にはfunctional reach test，および動的制御にはTimed Up & Go testなどがある．

COLUMN 虚弱（フレイル）とは？

　心身機能の低下によって機能障害を引き起こしやすい，いわゆる「虚弱」な状態．フレイルの診断基準はまだ確立されていないが，Fried らの基準や Frailty index などいくつかの評価指標が報告されており，その評価指標の多くは体重減少，身体活動レベルの低下，歩行速度の低下および握力の低下などの項目から構成されている．サルコペニアと混同されることが多いが，サルコペニアは筋肉量のみの低下を表しているのに対して，フレイルは筋力などの身体機能に加えて栄養状態や精神機能などから引き起こされる機能低下を表している．したがって，サルコペニアはフレイルの要因の一つと解釈されている（**1**）[5]．

　地域に在住する高齢者のなかでフレイルを合併している者は約 1 割であり，心疾患患者では 4〜7 割まで増加する．また心疾患患者において，フレイルの合併は生命予後と強く関係するため（**2**）[6]，フレイルの原因となっている問題点を客観的に評価し適切な介入をすることが重要である．

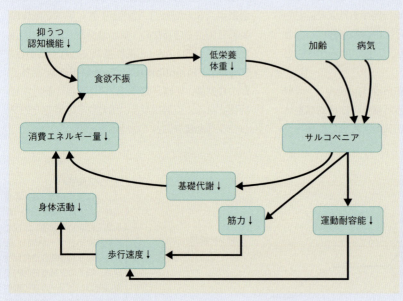

1 フレイルサイクル
（Fried JP, et al. *J Gerontol A Biol Sci Med Sci* 2001[5] より一部改変）

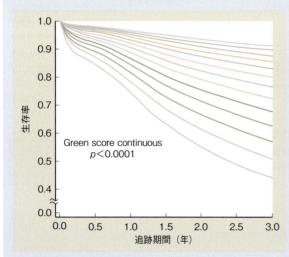

2 高齢心疾患患者におけるフレイルと生命予後の関係
フレイルの指標である Green score（12 点満点）と生存率の関係を表している．点数が高いほど（フレイルが重度であるほど）生命予後が悪い．
（Sanchis J, et al. *Am Heart J* 2014[6] より）

運動プログラムのポイント

- 運動機能(筋力やバランス機能など)を客観的に評価し,運動機能の低下に対する特定の運動プログラムを処方する.
- 有酸素運動や筋力トレーニングだけでなく,バランストレーニングを入院早期から積極的に取り入れることによって,移動能力(歩行能力)を効率よく改善させることができる.
- 移動能力(歩行能力)を含めた ADL の改善は,その後の再発率の低下などの生命予後の改善につながる[2].

(山本周平,松永篤彦)

文献

1) Yamamoto S, et al. Walking speed in patients with first acute myocardial infarction who participated in a supervised cardiac rehabilitation program after coronary intervention. *Int Heart J* 2012; 53: 347-352.
2) Yamamoto S, et al. Effect of balance training on walking speed and cardiac events in elderly patients with ischemic heart disease. *Int Heart J* 2014; 55: 397-403.
3) 松永篤彦ほか.高齢患者の心臓リハビリテーションにおける理学療法士の役割.木全心一(監).狭心症・心筋梗塞のリハビリテーション,改訂第4版.東京:南江堂;2009.pp.310-313.
4) 森尾裕志ほか.高齢心大血管疾患患者における下肢筋力,前方リーチ距離と歩行自立度との関係について.心臓リハビリテーション 2007; 12: 113-117.
5) Fried JP, et al. Frailty in older adults: Evidence for a phenotype. *J Gerontol A Biol Sci Med Sci* 2001; 56: M146-M156.
6) Sanchis J, et al. Frailty and other geriatric conditions for risk stratification of older patients with acute coronary syndrome. *Am Heart J* 2014; 168: 784-791.

4章 心臓リハビリテーションを運営する

運動プログラム
運動プログラム中のリスク管理

> ● **Point**
> ▶ 運動療法中は，不整脈，心筋虚血，心筋梗塞，低血糖，けが，熱中症などに注意する．
> ▶ 運動療法を実施するべきではない，あるいは中止すべき基準について十分理解する．

運動療法と事故

- AT（嫌気性代謝閾値）を遵守し，服薬を守りながら実施される運動療法は安全である（❶）．
- 運動療法中に多く認められる事故は，①不整脈，②心筋虚血，③心筋梗塞，④低血糖，⑤けが，⑥熱中症，である．
- 運動療法を実施すべきではない，あるいは中止すべき基準を❷に示す．
- 運動中のモニター心電図装着基準を AHA は❸のように定めている[1]．この原則に則らなくても，入院中に心室頻拍が認められた場合，残存狭窄がある場合，動悸・胸痛を訴えた場合には，モニター心電図を装着する．

不整脈のリスク管理

- 運動中に起こる不整脈は，自動能の亢進，あるいは心筋虚血の発生を原因とすることが多い．
- これらは AT 以上の強度で運動を行い，カテコラミン分泌が亢進した場合に生じやすい．その意味で，AT は遵守されるべきである．

心筋虚血のリスク管理

- 運動中の心筋虚血は胸痛と心電図上の ST 低下で判断する．

> **Memo**
> 重症虚血の場合には息切れ感が目立つこともあるが，現在，冠動脈の情報がないままで心臓リハビリテーションを行うことはまれなため，重症虚血の症例に心リハ室で遭遇することはまずない．

❶ 運動療法中の心事故発生率

		心停止率
アメリカ（メガスタディ）	外来心疾患患者 健常人	1/60,000 患者・時間 1/560,000 患者・時間
日本	急性心筋梗塞に対してステントを挿入した患者	0.023%

（アメリカ：Fletcher GF, et al. *Circulation* 2001[1] より，日本：Goto Y, et al. *Circ J* 2002[2] より）

❷ 運動療法中止基準
1. 以下の徴候の出現
　　胸痛，呼吸困難，めまい，気分不良，意識障害，失神
2. バイタルサインの変化
　　血圧の15mmHg以上の低下
　　血圧の過剰な上昇（180mmHg以上）
　　不整脈の出現
　　　心房細動，心房粗動，心室頻拍，心室細動，
　　　心室期外収縮の増加，左脚ブロック

❸ モニター心電図装着基準
1. 安定した心血管疾患
　　→開始初期6〜12回
2. 完全には安定していない心血管疾患
　　・低強度で虚血が出現
　　・運動中に血圧が低下
　　・運動中の非持続性心室頻拍出現
　　・原因の明らかでない心停止の既往（心筋梗塞に伴うものなどは除く）
　　→安全性が確認されるまで，通常12回以上必要

（Fletcher GF, et al. *Circulation* 2001[1]）より改変）

- これらの変化が出現した場合には，運動を中断して12誘導心電図を記録し，必要に応じてニトログリセリン製剤を投与するとともに循環器医に連絡する．
- 側副血行路を有する完全閉塞病変の場合には，STが低下して胸痛が出現しても心配はない．

心筋梗塞のリスク管理

- 心筋梗塞の発症機序は有意狭窄の有無とは無関係であることに留意する．
- プラークが破綻すれば，直径4mm程度の冠動脈は数十秒で閉塞する．
- プラークを不安定化させる要因は，薬の飲み忘れ，過労・過剰なストレス，脱水，高血糖などである．これらの状態に陥っている場合には運動療法は見合わせる．

低血糖のリスク管理

- 低血糖は運動強度とは関係なく出現する．AT以下のレベルでも，運動開始から15分くらい経過すると，骨格筋への血糖取り込みが亢進して低血糖が出現することがある．
- 低血糖時には，運動を中断してブドウ糖10〜15gを経口投与し，15分後に血糖値を再検査する．

熱中症のリスク管理

- 熱中症予防のために，運動を行う部屋は25℃以上にするべきではない．

（安達　仁）

● 文献
1) Fletcher GF, et al. Exercise standards for testing and training: A statement for healthcare professionals from the American Heart Association. *Circulation* 2001; 104: 1694-1740.
2) Goto Y, et al. Safety and implementation of exercise testing and training after coronary stenting in patients with acute myocardial infarction. *Circ J* 2002; 66: 930-936.

教育プログラム
病気についての理解

> ● **Point**
> ▶ 包括的心臓リハビリテーションにおいては，患者と家族に対して，病態，原因，進行や増悪に関する因子，日常管理などをわかりやすく教育することが重要である．
> ▶ 運動，禁煙，節酒，総合的食事療法を包括的に行うことで，予後改善ができる．
> ▶ それぞれの疾患において，患者教育のポイントがある．

進化する心臓リハビリテーションの概念――回復から，リスク管理・二次予防へ

- 心臓リハビリテーションの概念は，病態の解明・治療法の進歩とともに進化してきている．
- 1964年のWHOの定義では，「心臓リハビリテーションとは，心疾患患者が，患者自身の努力により，地域社会においてできるだけ正常な地位（職業）を回復し活動的に暮らすことを目指して，可能なかぎり良好な身体的・精神的・社会的状態を得るために必要とされる行動の総和である」とされ，疾病による障害・影響からの回復，社会生活への復帰に，主眼がおかれていた．
- ところが，1995年の米国公衆衛生局の定義では，「心臓リハビリテーションとは，医学的評価，運動処方，冠危険因子是正，教育，およびカウンセリングから成る長期にわたる包括的なプログラムである．このプログラムは，個々の患者の心疾患に基づく身体的・精神的影響を最小限にとどめ，突然死や再梗塞のリスクを軽減し，症状をコントロールし，動脈硬化の進行過程を安定化または退縮させ，心理社会的および職業的状況を改善することを目的とする」とされ，疾病の回復にとどまらずリスク管理・予後改善を目指し，単に運動療法を行うだけでなく，医学的評価・冠危険因子是正・患者教育・カウンセリングを含めた包括的心臓リハビリテーションを行うことの重要性が強調されている．この定義は，2007年のAACVPR/ACC/AHAのガイドラインでも採用されている．
- 包括的心臓リハビリテーションにおいては，患者と家族に対して，罹患している病気の病態，原因，進行や増悪に関する因子，日常管理などを

わかりやすく教育し，理解を得ることが重要である．

患者教育のエビデンス

- 虚血性心疾患において，患者教育を行い，運動習慣の獲得・栄養管理・ストレスマネジメントなどの生活習慣の是正を行うことが，冠危険因子の改善や動脈硬化病変の退縮や心血管イベントの抑制をもたらすことが報告されてきた．

- Niebauer ら[1]は虚血性心疾患患者に監視型運動療法と生活習慣介入（食事指導・体重管理）を行い，冠動脈病変の進行を有意に抑制した．Ornish ら[2]は，虚血性心疾患患者に対し，運動習慣・食事指導・ストレスマネジメント・禁煙から成る生活習慣介入を行い，5 年後に冠動脈病変の有意な退縮と，再梗塞・再入院などの心イベントの半減を認めた．Lear ら[3]は回復期心臓リハビリテーションを終了した虚血性心疾患患者に電話による生活習慣指導を 4 年間継続し，総コレステロール値・LDL コレステロール値・血圧に有意な改善を示した．Michalsen ら[4]は虚血性心疾患患者を対象に，運動習慣・食事指導・ストレスマネジメントの集団生活指導を 1 年間行い，心拍変動（HRV）や圧受容体反射感受性（BRS）など自律神経指標の改善と狭心症の頻度の抑制を認めた．

- Iestra ら[5]は，発表された多くの医学論文を系統的に検討し，生活習慣改善の生命予後改善率を検討した．それによると，運動習慣は 25 %，禁煙は 35 %，節酒は 20 %，総合的食事療法（飽和脂肪酸の制限，魚の摂取，果物・野菜の摂取，穀粒・豆・木の実の摂取，食塩 6g/日以下）では 45 % の予後改善をもたらすとされ，低用量アスピリンの 18 %，スタチン 21 %，β 遮断薬 23 %，ACE 阻害薬 26 % の予後改善率に匹敵以上の効果があることが示された．

- 運動・禁煙・節酒・総合的食事療法を包括的に行った研究は多くはないが，高齢のヨーロッパ人を対象とした 2 つの研究[6,7]では，60 〜 70 % もの生命予後改善が示されている．

- 最近の Anderson ら[8]の Cochrane レビューの心臓リハビリテーションについてのメタアナリシスは，心理的および患者教育に基づいた介入は，死亡率や有病率には影響を及ぼさないが，健康関連 QOL の改善をもたらす可能性があると報告した．また，家庭での介入と，センターでの介入は，ともに健康関連 QOL の改善に有効であることが示された．

- これらの結果から，生活習慣改善のためには，運動習慣・禁煙・節酒・食事療法の必要性への理解と，具体的な方法を患者・家族に理解してもらうための教育と，その継続のための定期的な指導が重要であることが理解できる．

予後改善効果

- 『心血管疾患におけるリハビリテーションに関するガイドライン（2012年改訂版）』では，運動療法による予後改善については以下のように述べられている[*1].

> クラスI
> 1. 冠動脈疾患の全死亡率低下が期待できる（エビデンスレベルA）
> 2. 冠動脈疾患の心死亡率低下が期待できる（エビデンスレベルA）
> 3. 致死性心筋梗塞再発率の低下が期待できる（エビデンスレベルA）
>
> クラスIIa
> 1. 副交感神経活動増加による心拍変動や圧受容体反射感受性の増大や，交感神経活動や心拍数の減少が期待できる（エビデンスレベルB）
>
> クラスIIa'
> 1. 冠動脈硬化巣の安定化によるプラーク破壊の防止が期待できる（エビデンスレベルC）
> 2. 冠動脈硬化進展の炎症の抑制が期待できる（エビデンスレベルC）

*1 『心血管疾患におけるリハビリテーションに関するガイドライン（2012年改訂版）』〈JCS 2012〉, p.17.

- また，動脈硬化危険因子の是正については以下のように述べられている[*2].

> クラスI
> 1. 包括的心血管疾患リハビリテーションによる軽度の降圧効果が期待できる（エビデンスレベルA）
> 2. 包括的心血管疾患リハビリテーションによる脂質プロファイルの改善が期待できる（エビデンスレベルA）
> 3. 長期の食事指導を含む包括的プログラムとして総合的な生活習慣改善による体重管理が期待できる（エビデンスレベルA）
> 4. インスリン依存性糖尿病に対する食事療法および運動療法による心血管イベントの減少が期待できる（エビデンスレベルA）
>
> クラスII
> 1. 患者教育による禁煙および体重管理が期待できる（エビデンスレベルA）

*2 『心血管疾患におけるリハビリテーションに関するガイドライン（2012年改訂版）』〈JCS 2012〉, p.18.

クラスI：手技・治療が有益・有用・有効であることに関して複数の多施設無作為介入臨床試験で証明されている
クラスII：手技・治療が有益・有用・有効であることに関して一部にデータ・見解が一致していない場合があるもの
クラスIIa：少数の多施設無作為介入臨床試験の結果が有益性・有用性・有効性を示すもの
クラスIIa'：多施設無作為介入臨床試験の結果はないが，複数の観察研究の結果，手技・治療が有益・有用・有効であることが十分に想定できたり，専門医の意見の一致がある場合
クラスIIb：多施設無作為介入臨床試験の結果が必ずしも有益性・有用性・有効性を示すとは確証できないもの
クラスIII：手技・治療が有効・有用でなく，時に有害となる可能性が証明されているか，あるいは有害との見解が広く一致している

エビデンスレベルA：400例以上の症例を対象とした複数の多施設無作為介入臨床試験で実証された，あるいはメタ解析で実証されたもの
エビデンスレベルB：400例以下の症例を対象とした多施設無作為介入臨床試験，良くデザインされた比較検討試験，大規模コホート試験などで実証されたもの
エビデンスレベルC：無作為介入試験は無いが，専門医の意見が一致しているもの

（『心血管疾患におけるリハビリテーションに関するガイドライン〈2012年改訂版〉』，p.3より）

各疾患における患者教育のポイント

虚血性心疾患（心筋梗塞・狭心症）*3

- 緊急対処方法と二次予防行動への動機づけ．
  ①胸痛が生じた際の対処方法と連絡先
  ②ニトログリセリン舌下錠またはスプレーの使用方法
  ③家族を含む心肺蘇生講習
  ④患者の有する冠危険因子についての説明
  ⑤二次予防のための心血管疾患リハビリテーション参加と生活習慣改善への動機づけ
  ⑥禁煙とその継続
- 回復期・維持期における二次予防の達成・維持．
  ①回復期には，栄養指導・服薬指導・カウンセリングと退院後の生活指導を多職種連携で行うことが重要
  ②維持期では，外来心臓リハビリテーションが「包括的疾病管理プログラム」として心血管疾患の二次予防目標を達成・維持することが期待される
- 今後，高齢化に伴う慢性心不全・腎不全・糖尿病などを有し再入院リスクが高い「慢性疾患複数保有高齢患者」と，生活習慣の欧米化に伴うメタボリックシンドロームなどの「冠危険因子複数保有若年患者」が増加し，「包括的心疾患管理プログラム」としての外来心臓リハビリテーションへの需要はますます高まると予想される．

慢性心不全*4

- 管理全般にわたる知識と実践技術の教育．
  ①心不全に対する正しい知識（心不全の病態，増悪の誘因，増悪時の初期症状，冠危険因子など）の伝達
  ②生活改善・再発予防への動機づけと対策の徹底（食事療法，服薬指導，自己検脈指導，増悪予防の方法など）
  ③日常生活での活動許容範囲について本人および家族に十分教育する
  ④体重を毎日測定し記録する

大血管疾患（大動脈瘤・大動脈解離）*5

①再発症時の症状や対処，緊急受診の方法
②日常生活の注意点（血圧・排便コントロール，塩分制限，水分摂取の必要性，胸骨保護〈術後患者〉）
③術後合併症（人工血管感染，創感染，輸血による副作用）

---

*3 『心血管疾患におけるリハビリテーションに関するガイドライン（2012年改訂版）』〈JCS 2012〉, p.40.

*4 『心血管疾患におけるリハビリテーションに関するガイドライン（2012年改訂版）』〈JCS 2012〉, p.72.

*5 『心血管疾患におけるリハビリテーションに関するガイドライン（2012年改訂版）』〈JCS 2012〉, p.94-95.

④収縮期血圧の管理指標設定，血圧測定法・時間帯・記録法の指導

⑤退院指導の理解度の確認

慢性末梢動脈閉塞症[*6]

①病態に対する正しい知識の伝達

②生活習慣の詳細な聞き取りに基づいた，改善のための具体的なアドバイス

③具体的で実現可能な運動処方を話し合いで決定（try and errorによる修正）

④運動日誌と万歩計の利用

（池田こずえ）

[*6] 『心血管疾患におけるリハビリテーションに関するガイドライン（2012年改訂版）』〈JCS 2012〉, p.102.

● 文献

1） Niebauer J, et al. Attenuated progression of coronary artery disease after 6 years of multifactorial risk intervention: Role of physical exercise. *Circulation* 1997; 96: 2534-2541.

2） Ornish D, et al. Intensive lifestyle changes for reversal of coronary heart disease. *JAMA* 1998; 280: 2001-2007.

3） Lear S, et al. The extensive lifestyle management intervention (ELMI) after cardiac rehabilitation: A 4-year randomized controlled trial. *Am Heart J* 2006; 152: 333-339.

4） Michalsen A, et al. Effects of lifestyle modification on the progression of coronary atherosclerosis, autonomic function, and angina−the role of GNB3 C825T polymorphism. *Am Heart J* 2006; 151: 870-877.

5） Iestra JA, et al. Effect size estimates of lifestyle and dietary changes on all-cause mortality in coronary artery disease patients: A systematic review. *Circulation* 2005; 112: 924-934.

6） Haveman-Nies A, et al. Dietary quality and lifestyle factors in relation to 10-year mortality in older Europeans: The SENECA study. *Am J Epidemiol* 2002; 156: 962-968.

7） Knoops KT, et al. Mediterranean diet, lifestyle factors, and 10-year mortality in elderly European men and women: The HALE project. *JAMA* 2004; 292: 1433-1439.

8） Anderson L, Taylor RS. Cardiac rehabilitation for people with heart disease：An overview of Cochrane systematic reviews. *Int J Cardiol* 2014；177：348-361.

教育プログラム
自己管理法

> ● **Point**
> ▶ 自己管理は，再入院・死亡減少・医療費抑制など，アウトカムを改善する．
> ▶ 問題発見，目標設定，モニタリングを通じて主体性と解決力を引き出す．
> ▶ 自分なりの豊かな生活が送れるよう，症状への対処，自分の体の客観的評価と危険因子の管理，ストレスマネジメントなどのスキルを提供する．
> ▶ 自己管理の副作用や挫折を防止する．

問題に気づかせ，関心を高める

- パートナーシップ構築後，主導権を奪わず，質問で関心を高める．
  ① 「なぜこの病気になったと思いますか」→自己評価させ問題発見を援助．生活情報を共有し，原因への気づきを促す．
  ② 「自己管理できれば，どんなメリットがあると思いますか」→期待と意欲を高める．管理不足による心不全再発[1]，冠疾患での生活習慣遵守効果[2]を紹介する．
  ③ 「どうすればよいか，わかりますか」→自己管理スキルのニーズを尋ねる．
- チェックリスト（❶）を疾患別，重症度別，個人別にアレンジし，一度にではなく少しずつ，外来の待ち時間などを利用して回答してもらうこともできる．

自己管理を計画する

- 心機能から許容される日常生活範囲や社会復帰の予定を考慮して自己管理を計画する[*1]．
- 未来型質問で主体性を引き出す：「もし運動するなら，何をしますか」→取り組みやすい行動，実行する自信のある計画を選択．
- 曖昧な目標より単純で具体的な目標のほうが遵守できる（腹八分目 vs 間食しない）．
- 遠い目標への意欲は起こりにくい．段階的に小さな成功体験を積み重ねるよう計画する．

Key word
患者参加と家族参加
患者の主体的参加は，自己理解の促進，自動的な行動様式や思考方法の変更，不愉快な情報の受容，新しい理解獲得などの精神医学的効果がある[3]．家族が「自分のことでしょ」と突き放し，「ああしろ，こうしろ」と命令すると逆効果で，一緒に取り組む，褒めるなどの援助を依頼する．

[*1] 本書「日常生活許容範囲」（p.311）および「心臓病と社会復帰」（p.317）参照．

❶ 自己管理行動チェックリスト

1. 医師に報告すべき症状を理解し,対処できますか.
 救急受診する必要のある危険な症状は覚えていますか.
   症状を記録しましょう.いつ,何をしていてどうなったか,あとの対処はどうしたのか.
2. 薬は時間通りに忘れずに飲めていますか.忘れたときはどうしますか.
 臨時服用するのはいつか覚えていますか(ニトログリセリン,利尿薬など).
3. 自分の薬の副作用と症状,対処法を知っていますか(たとえばジギタリス中毒).
 カリウムを含む食品をとっていますか(利尿薬内服者).
4. 体重は毎日ほぼ同じ時間に測定できていますか.
5. 血圧[4],脈拍は正しく毎日測れていますか.血圧目標値は覚えていますか[4].
6. コレステロール値や血糖値の目標値を覚えていますか[5].
7. 決めた通り運動できていますか.運動してはいけないときを覚えていますか[6].
8. 塩分(水分)は決められた量を守れていますか[6].
9. 決めた通り食事ができていますか(飲酒,嗜好品についても).
   昨日,飲み食いしたものを記録してみましょう.
10. 室温・排泄・入浴の注意を覚えていますか.
11. ストレスを感じたとき,うまく対処できますか.
12. 体調に合わせ,仕事の量や時間の調節ができますか.

2段階(はい,いいえ)または4段階評価(きちんとできる,だいたいできる,あまりできない,まったくできない)で回答.

● 医療チームは管理方針を統一し,対象者の課題を共有する.

セルフモニタリングを支援する

● セルフチェック(血圧・脈拍・体重・血糖・歩数)を勧め,記録を評価し承認する.
● 生理的効果の自覚(からだが軽い,ベルトがゆるいなど)を意識づける[7].
● 負担感,効果の自覚や継続の自信を尋ね,無理のない目標に修正する[7].
● 検査値は指摘する前に先に自己評価させ,自己管理シグナルの意味をもたせる.
● 自分のカルテ作成を勧める.医師の説明書き(入院診療計画書),検査のコピー,処方の説明用紙,自分で集めたり病院でもらった資料をクリアファイルに整理すれば簡単である.

挫折と副作用を防止する

● 失敗は普通のことであり,投げ出さぬよう約束させる.できた部分を認め一緒に対策を練る.
● 仕方なくルールが破られると目標が形骸化する.例外を設けて柔軟に取り組む(忘年会への参加など).
● 言い訳などから,挫折につながる自己管理の副作用を察知する.
 ①負担感:楽しみの制限,単調さや面倒,他人の目,孤独,計画通り運ばない焦り.

> **Memo**
> 自己管理の難しいケースは,喫煙者,独居,経済的困窮,job stressの高い勤労者(時間的切迫,低裁量権,上司の無理解)など.療養環境の調整は,かかりつけ医,産業医,心理士,訪問看護師,ケースワーカー,ケアマネジャーと連携する.

COLUMN 経済学からみた自己管理行動の選択と葛藤への処方箋

価値が高くても達成までに時間がかかりそうなら価値が小さく割り引かれて感じ，代わりに目前のものを価値が大きく感じて衝動的に選択する．これを「選好の逆転現象」という．たとえば現時点（A）では，体重コントロールや将来の健康の価値を満腹になることより大きく感じていても，食事のとき（B）だけ食欲がそれらの価値を上回り，繰り返し刹那的な誘惑に負ける．神経経済学では，ある報酬の価値の知覚は，報酬獲得までの時間 D を分母にもつ双曲関数で表せるという双曲割引（**1**）が実証されている[8]．すなわち，知覚される価値＝真の価値／（1＋κD）；κは定数，となる．誘惑に負けないためには，関心を将来に広げ，やせるメリットを複数足し合わせてやせる価値を大きく見せ（C´；目標設定と意思決定支援）（**2**），検査の前倒しや定期的な体重測定でやせる欲求を近くに感じること（C˝；モニターと代替報酬）（**3**）が有効である．一方，選好の逆転を起こす報酬（誘惑）の回数を減らすのが刺激コントロールである（例：食物を見える場所に置かない，空腹時に買い物をしない，など）．

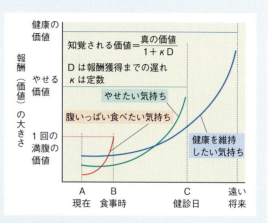

1 双曲割引

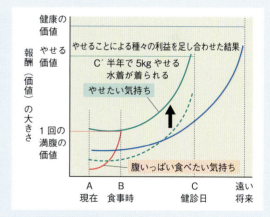

2 目標設定の効果

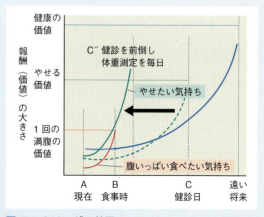

3 モニタリングの効果

②罪悪感：失敗を深刻に感じ，罪悪感，自責の念や自尊心低下が生じる．

③否認：失敗を知覚しないよう記憶を遮断し，「食べてない」のに体重が増える．

④強迫観念：完璧主義で窮屈になる．単純なルールは遵守しやすいが，極端なダイエットなどの危険がある．

〔中村隆志〕

●文献

1）嶋田誠治ほか．再入院を繰り返す慢性心不全患者の実態調査と疾病管理．日本心臓リハビリテーション学会誌 2007；12：118-121.
2）Iestra JA, et al. Effect size estimates of lifestyle and dietary changes on all-cause mortality in coronary artery disease patients: A systematic review. *Circulation* 2005; 112: 924-934.
3）Balint M, Balint E. Psychotherapeutic Techniques in Medicine. London：Tavistock Publications；1961／山本喜三郎（訳）．医療における精神療法の技法―精神分析をどう生かすか．東京：誠信書房；2000．pp.55-70.
4）日本高血圧学会．高血圧治療ガイドライン 2014．東京：ライフサイエンス出版；2014．pp.15-38.
5）日本動脈硬化学会．動脈硬化性疾患予防のための脂質異常症治療ガイド 2013 年版．東京：杏林舎；2013．pp.26-30.
6）日本循環器学会．心筋梗塞二次予防に関するガイドライン（2011 年改訂版）．pp.12-20.
7）中村隆志，柏木厚典．運動療法の行動療法的アプローチ．*Diabetic Frontier* 2009；20：293-299.
8）Ainslie G. Breakdown of Will. Cambridge：Cambridge University Press；2001／山形浩生（訳）．誘惑される意志―人はなぜ自滅的行動をするのか．東京：NTT 出版；2006．pp.45-73.

教育プログラム
日常生活許容範囲

● Point

▶ 心疾患増悪の原因として，過労や身体的ストレスなど，許容範囲を超えた日常生活によるものが感染症や不整脈などの医学的要因よりも多い．

▶ 日常生活許容範囲を規定する最も重要な因子は運動耐容能である．心疾患を有する患者は運動耐容能に応じた日常生活活動や仕事を維持することが大切である．

▶ 日常生活活動の許容範囲，作業内容の選択，スポーツの可否などを判断するためには運動耐容能の評価が必要である．

日常生活活動およびスポーツの強度

- 最大運動耐容能は，心肺運動負荷試験による最大または最高酸素摂取量を年齢，性，体重で補正した基準値に対する割合で評価される．
- 許容範囲は，最大運動耐容能の 40 〜 60 ％または嫌気性代謝閾値レベルまでの強度を上限とし，さらに，基礎心疾患ごとの特異的制限事項を考慮して決定する．
- ❶に日常生活活動の強度（METs 値）を，❷に各種スポーツの強度（METs 値）を示す．
- たとえば，❶で示した「掃除機をかける（3.0METs）」労作を許可するためには，3.0 ÷ 0.6 = 5.0METs 以上の運動耐容能が必要になる．
- 心疾患ごとのリスク分類に応じた一般的な作業・運動許容範囲を❸に示す．「条件付き許容」とは，治療後の経過やある条件によって許容されるものである．
- 心疾患患者の場合は，絶対強度に加え動的労作と静的労作がそれぞれどの程度関与しているかを考慮することも大切である．
- 静的労作（重量物の運搬，拭き掃除，しゃがんで行う草むしりなど）は，動的労作（歩行，水泳，階段昇降など）と比較して血圧上昇の程度が大きく，中等度以上のリスクを有する患者では静的要素が強い労作は避けたほうがよいと考えられる[1]．
- 作業強度は理論値であり，個々の患者には当てはまらないことがある．同じ作業でも個人により強度は異なる．また，個人のコンディションに

Memo
性行為については，性交時の運動強度は約 3 〜 4METs に相当するため[2]，5 〜 6METs 以上の運動耐容能があれば許容される．しかし，精神的興奮がもたらす負荷の程度は推測困難であり，婚外交渉などではリスクが高まる．硝酸薬を処方中の症例や発作時に硝酸薬を使用する可能性のある症例では勃起不全薬のシルデナフィルなどのホスホジエステラーゼ 5 阻害薬は使用すべきでない．

Memo
旅行は日常とは異なる環境（食事や労作）におかれ狭心症や心不全が増悪するリスクがあるため，注意を促す必要がある．飛行機による旅行は気圧の低下に伴い酸素分圧が下がるため心不全や心筋梗塞発症後 2 週間は避けるべきである[3]．また，脱水や静脈血栓症のリスクについても注意を促す必要がある．可能であれば他の交通手段に変更したり長時間の移動は避けるように勧める．

❶ 日常生活および職場での作業強度

日常生活活動	METs	職場での作業	METs
座位	1.0	事務作業（机）	1.5
衣服の着脱	2.0	医師（外来診察）	2.5
手洗い・洗顔	2.0	溶接，旋盤操作	3.0
運転	2.5	部品組み立て	3.0
歩行（4km/時）	3.0	一般的な大工仕事	3.5
掃除機をかける	3.0	たたく，穴を開ける	4.0
モップをかける	3.5	電動のこぎりを使用	4.5
洗濯物を干す	3.5	鋳物	5.0
草むしり	4.0	農業（シャベルですくう）	5.0
階段 下り	5.0	配達	10.0
上り	8.0		
荷物の積み下ろし	6.5		

（Ainsworth BE, et al. Compendium of physical activities: An update of activity codes and MET intensities. *Med Sci Sports Exerc* 2000; 32〈9 Suppl〉: 498-504／『心疾患患者の学校，職域，スポーツにおける運動許容条件に関するガイドライン』．循環器病の診断と治療に関するガイドライン〈2001-2002 年度合同研究班報告〉．*Circ J* 2003: 67〈Suppl IV〉; 2003, 1261-1308／厚生省循環器病委託研究〈5 公―3〉．循環器疾患のリハビリテーションに関する研究班　1994 年～ 1996 年度報告．循環器疾患のリハビリテーションに関するガイドライン．pp.1-51 を参考に作成）

❷ スポーツの強度

種目	METs
歩行　4km/時	3.0
5.6km/時	4.0
ジョギング　8km/時	8.0
12km/時	12.5
自転車エルゴメータ　50ワット	3.0
100ワット	5.5
150ワット	7.0
水泳　クロール45m/分	8.0
ボウリング	3.0
ゴルフ（カートを利用）	3.5
野球（ピッチング以外の守備）	4.0
テニス	6.0
バスケットボール（試合）	8.0
スキー　滑降（高強度）	8.0
サッカー（試合）	10.0

（Ainsworth BE, et al. Compendium of physical activities: Classification of energy costs of human physical activities. *Med Sci Sports Exerc* 1993; 25: 71-80 より改変）

❸ 運動・作業強度と運動許容条件

		軽い運動	中等度の運動	強い運動
運動・作業強度		＜3 METs	3～6 METs	＞6 METs
望ましい運動耐容能		＜5 METs	5～10 METs	＞10 METs
心疾患のリスク	軽度リスク	すべて許容	すべて許容	許容あるいは条件付き許容
	中等度リスク	すべて許容	条件付き許容	条件付き許容あるいは禁忌
	高度リスク	条件付き許容	禁忌	禁忌

（Ainsworth BE, et al. Compendium of physical activities: An update of activity codes and MET intensities. *Med Sci Sports Exerc* 2000; 32〈9 Suppl〉: 498-504 より）

*1 『心疾患患者の学校，職域，スポーツにおける運動許容条件に関するガイドライン（2008年改訂版）』〈JCS 2008〉，p.22-46.

よっても左右される．

疾患別リスク分類と許容範囲[*1]

冠動脈疾患（❹）

軽度リスク

- 軽度リスクは無症候で心機能が保たれ運動耐容能も健常人と同等に良好な症例である．
- 特別な制限は必要がなく，軽い～中等度強度の作業は許容され，運動負荷試験により到達した運動強度以下の強い強度の作業も許容される．

中等度リスク

- 中等度リスクは軽～中等度の心機能障害が存在し，5METs 以上の作業

❹ 冠動脈疾患におけるリスク分類

軽度リスク	中等度リスク	高度リスク
症状が安定し，以下に示す臨床所見をすべて満たす者	症状が安定し，以下に示す臨床所見のいずれかに該当する者	症状が不安定な者，及び以下に示す臨床所見のいずれかに該当する者
1. NYHA心機能分類Ⅰ度 2. 症候限界運動負荷試験において狭心痛を認めず，虚血性ST変化及び重篤な不整脈を認めない 3. 運動耐容能が10METs以上 4. 左室駆出率が60％以上 5. 心不全症状がない	1. NYHA心機能分類Ⅱ度 2. 症候限界運動負荷試験において5METs以下で狭心痛や虚血性ST変化及び心室頻拍などの重篤な不整脈を認めない 3. 運動耐容能が5METs以上，10METs未満 4. 左室駆出率が40％以上，60％未満 5. 日常生活での心不全症状はないが，胸部X線写真にて心胸郭比が55％以上，または軽度の肺うっ血の所見を認める 6. 脳性利尿ペプチド（BNP）が基準範囲以上，100ng/ml未満	1. NYHA心機能分類Ⅲ～Ⅳ度 2. 症候限界運動負荷試験において5METs以下で，狭心痛や虚血性ST変化及び心室頻拍などの重篤な不整脈を認める 3. 運動耐容能が5METs未満 4. 左室駆出率が40％未満 5. 日常生活で心不全症状を有する 6. 脳性利尿ペプチド（BNP）が100ng/ml以上 7. 左冠動脈主幹部に50％以上及び他の主要血管に75％以上の有意病変を有する 8. 心停止の既往

(『心疾患患者の学校，職域，スポーツにおける運動許容条件に関するガイドライン〈2008年改訂版〉』，p.36より)

により虚血が出現する症例である．
- 軽い強度の作業は許容されるが，中等度～強い強度の作業に関しては，運動耐容能または虚血徴候出現の60％以下の強度であれば許容される．

高度リスク
- 高度リスクは通常の日常生活活動で虚血や心不全症状が出現する症例および重症冠動脈病変を有する症例である．
- 強い強度の作業は禁忌で，軽い～中等度強度の作業に関しても，循環器専門医の管理下で許容された運動療法や作業のみ許容される．

弁膜症

僧帽弁狭窄症
- 洞調律で僧帽弁弁口面積が1.5cm^{2}より大きく，心不全や血栓塞栓症の既往がない症例は軽度リスクであり，作業の制限は必要がない．
- 心房細動例や，弁口面積が1.0～1.5cm^{2}の症例は中等度リスクとなる．
- 弁口面積が1.0cm^{2}以下の症例は高度リスクであり，一般事務作業のみ許容される[4]．

僧帽弁閉鎖不全症
- 洞調律で左室径および左室機能が正常な症例は軽度リスクであり，作業の制限はない．
- 左室機能低下や左室拡張期径＞60mm，肺高血圧を有する症例は高度リスクであり，一般事務作業のみ許容される[4]．

大動脈弁狭窄症
- 弁口面積が1.5cm^{2}以上の症例や圧較差が25mmHg未満の症例は軽度

リスクであり，作業の制限は必要がない．
- しかし，運動負荷試験で多形性や2連発以上の心室期外収縮が出現する症例は中等度リスクとなり，軽い強度の作業のみ許容される[4,5]．

大動脈弁閉鎖不全症
- 左室径が正常で逆流が軽度の症例は軽度リスクであり，作業の制限は必要がない．
- 心不全症状を有する症例や逆流が重度（50％以上）の症例は高リスクであり，低強度の事務的作業のみ許容される[4,5]．

心筋症

肥大型心筋症
- 心停止や持続性心室頻拍の既往を有する症例は高リスクであり，植込み型除細動期の適応であるとともに，きわめて軽い作業のみ許容される．
- 以下のいずれかを有する症例は中等度リスクであり，中等度強度の作業は許容される．
  ① 50歳未満の突然死の家族歴
  ② 原因不明の失神
  ③ 30mm以上の左室壁肥厚
  ④ 運動負荷試験中20mmHg未満の血圧上昇不良
  ⑤ 非持続性心室頻拍
- 上記条件に当てはまらない症例は軽度リスクであり，10METs以上の運動耐容能があれば強い強度の作業も許容される[6]．

拡張型心筋症
- 以下の条件をすべて満たす症例は中等度リスクであり，軽い作業および運動耐容能の60％未満で危険な不整脈が出現しない範囲の中等度強度の作業は許容される．
  ① NYHA心機能分類Ⅰ～Ⅱ度
  ② 胸部X線写真にて心胸郭比が55％未満で肺うっ血がない
  ③ 左室駆出率≧40％
  ④ 運動耐容能が5METs以上で運動負荷試験にて心室性不整脈の増加や血圧下降がみられない
  ⑤ 脳性ナトリウム利尿ペプチド（BNP）＜100pg/mL
- 上記条件に当てはまらない症例は高度リスクであり，心不全や不整脈がコントロールされている場合は軽い作業のみ許容される．

不整脈

上室期外収縮
- 上室期外収縮で器質的心疾患を有しない症例は軽度リスクであり，強い

作業も許容される．

上室頻拍
- 上室頻拍では，持続が短く（5〜10秒），無症候性で運動により持続時間が増加しない症例は軽度リスクである．
- カテーテルアブレーション成功後の者で，6か月再発がなければ中等度リスクであり，中等度〜強い強度の作業は条件付きで許容される．
- 失神や失神前兆，著明な動悸を有する症例は高度リスクである．

WPW症候群
- WPW症候群では，心房粗動・細動発作時の副伝導路伝導による最大心室レートが240拍/分以下で失神や失神前兆の発作がない症例は軽度リスクである．
- アブレーション成功後，正常房室伝導を維持し，6か月間頻拍発作の再発がなければ中等度リスクであり，強い強度の作業は条件付きで許容される．
- 失神や失神前兆の症状がある症例，発作時副伝導路伝導最大心室レートが240拍/分以上の症例は高度リスクである．

心室期外収縮
- 心室期外収縮では，器質的心疾患を有しないが，運動負荷試験中に心室期外収縮が増加する症例は中等度リスクであり，それ以外は軽度リスクである．

ペースメーカ，植込み型除細動器（ICD）
- 人工ペースメーカ植込み症例では，ペースメーカを損傷する恐れのある作業は禁忌である．作業や運動の需要に見合う活動レベルまでの運動負荷試験を行ってから作業を許容する必要がある．
- ICDを植込んだ症例では，最後の心室性不整脈出現後6か月間は低強度の作業も禁忌である．6か月以降も高度リスクに入る．
- 運転については，日本の合同委員会ステートメントでは[7]，二次予防目的でICDを植込まれた場合，植込み後6か月間ICDの作動や失神がないときは「運転を控えるべきとはいえない」旨の診断を考慮してよいと記載されている．また，一次予防目的でICDを植込まれた場合は，植込み後30日間，ICDの作動や失神がなければ「運転を控えるべきとはいえない」旨の診断を考慮してよいとの記載が，ステートメント改訂のための補遺[8]で追加された．一次予防目的，二次予防目的いずれの場合でも，6か月ごとに再評価を行い，求めに応じて診断書を発行する必要がある．

（井澤英夫，野村雅則）

●文献
1) Yokota M, et al. Hemodynamic mechanisms of antianginal action of calcium channel blocker nisoldipine in dynamic exercise-induced angina. *Circulation* 1990; 81: 1887-1898.
2) Bohlen G, et al. Heart rate, rate-pressure product, and oxygen uptake during four sexual activities. *Arch Intern Med* 1984; 144: 1745-1748.
3) Antman EM, et al. 2007 Focused Update of the ACC/AHA 2004 Guidelines for the Management of Patients with ST-elevation Myocardial Infarction. *Circulation* 2008; 118: 2596-2648.
4) Cheitlin MD, et al. Acquired valvular heart disease. *Med Sci Sports Exerc* 1994; 26: S254-S260.
5) Bonow RO, et al. Serial long-term assessment of the natural history of asymptomatic patients with chronic aortic regurgitation and normal left ventricular systolic function. *Circulation* 1991; 84: 1625-1635.
6) Maron BJ, et al. American College of Cardiology/European Society of Cardiology clinical expert consensus document of hypertrophic cardiomyopathy. *J Am Coll Cardiol* 2003; 42: 1687-1713.
7) 三井利夫ほか．不整脈に起因する失神例の運転免許取得に関する診断書作成と適性検査施行の合同委員会ステートメント．不整脈 2003; 19: 502-512.
8) 新田　隆ほか．「不整脈に起因する失神例の運転免許取得に関する診断書作成と適性検査施行の合同委員会ステートメント」改訂のための補遺，2010．

教育プログラム
心臓病と社会復帰

> ● **Point**
> ▶ 心臓病患者では身体的治療だけでなく，生活の質（QOL）をいかに高い水準で維持するかが焦点となり，社会復帰は重要な因子である．
> ▶ 社会復帰とは罹患前の生活に戻ることではなく，自己の体に合った生活を自己が納得して送り，社会にかかわることである．
> ▶ 社会復帰には，身体機能・精神機能・環境が関連する（❶）．

心疾患と社会復帰

- 心臓病患者は社会復帰を果たすことでQOLやセルフエフィカシーを高い水準で維持することが期待できる．
- 特に復職は患者の社会的・経済的自立にかかわるため，心臓リハビリテーションの重要なアウトカムの一つである．
- 社会復帰を達成するための要因は多岐にわたる（❷)[1]．その要因には心疾患の疾患特異的なリスクや運動耐容能，精神機能，環境因子，必要とされる身体活動（復職する職種や労作の種類）などがあり，復職に際してはこれらについての評価がなされる．
- 復職の際には，その職種によっては医学的な評価のみならず，法的問題について考慮することが必要である場合がある．
- 心疾患発症後の不安は自己の身体能力に対する不正確な評価によって起こる[2]．過度の不安を抱き活動範囲が狭まらないよう，また，過度な自信をもちオーバーワークとならないよう，入院中からの適切な説明や教

Key word
セルフエフィカシー
セルフエフィカシーとは自己効力感とも呼ばれ，ある結果を生み出すために必要な行動を，どの程度うまく行うことができるかという個人の確信の程度のことである．

❶ 社会復帰
社会復帰には，身体機能・精神機能・環境が関連する．

❷ 復職に影響する因子

	因子	復職しやすい	復職しにくい
個人因子	年齢	≦55歳	＞55歳
	教育歴	大学卒業以上	最終学歴が低い
	臨床状態		
	左室機能障害	ないか軽度	明らかにある
	心事故の回数	1回	多数
	復職へのとらえ方	自己効力感が強い	自己効力感が乏しい
	疾病へのとらえ方	一時的で深刻でないととらえる	永続的で深刻であるととらえる
	医師のとらえ方	復職を支持する	支持しない
社会的問題	家族の姿勢	援助がある リハビリテーションに関与している	援助がない 復職を妨げることがある
	求人状況	現職または他の求人がある	求人が乏しい
雇用の側面	職業段階	出世している／維持的である	退職後である
	仕事の満足度	高い	低い
	労働のストレス	コントロールできる	高い（ストレスが心臓の問題となる）
	労働の種類	事務職，自営業	肉体労働者
	休職の状態	発症時に労働していた	発症前は休職中であった，6か月間働いていなかった
	経済状況	収入のために働く必要がある	他の財源で収入をまかなえる
	雇用者	仕事の変更が可能である 雇用者との連絡が継続している	仕事の変更が不可能である 休職中に雇用者との連絡がない
	同僚の姿勢	仕事上のストレスを軽減する手助けをしてくれる 協力的で励ましてくれる	最小限の援助のみである 腹を立てている

(William A, et al. Vocational Issues: Maximizing the Patient's Potential for Return to Work. 1999[1] より)

育が重要である．

社会復帰および身体活動許容条件の基本的な考え方

- 心疾患患者における身体活動の許容条件については，『心疾患患者の学校，職域，スポーツにおける運動許容条件に関するガイドライン（2008年改訂版）』[*1] に示されている．
- ペースメーカやICD（植込み型除細動器）などのデバイス埋め込みをされた心疾患患者の社会復帰については，『ペースメーカ，ICD，CRTを受けた患者の社会復帰・就学・就労に関するガイドライン（2013年改訂版）』[*2] に示されている．
- これらのガイドラインでは，心疾患のリスクと運動耐容能，就労内容および環境因子との関係ついての基本的な考え方が示されており，心疾患患者の社会復帰支援にかかわる医療従事者はその内容を理解しておくことが必要である．

*1 『心疾患患者の学校，職域，スポーツにおける運動許容条件に関するガイドライン（2008年改訂版）』〈JCS 2008〉．

*2 『ペースメーカ，ICD，CRTを受けた患者の社会復帰・就学・就労に関するガイドライン（2013年改訂版）』〈JCS 2013〉．

- 身体活動の許容条件の判断は，心疾患のリスク，運動耐容能および必要とされる運動・作業強度の評価からなされる[*3]．
- 心疾患のリスクは軽度，中等度，高度の3段階に分類される[*3]．
- 必要とされる運動・作業強度は❸を用いて予測するのが一般的であり，代謝当量（metabolic equivalents：METs）によって「軽い（3METs未満）」，「中等度（3.0～6.0METs）」，「強い（6.0METsを超える）」の3段階に分類されている．
- 望ましい運動耐容能とは，必要とされる運動・作業強度を最大運動能の60％で行うとした場合に望まれる運動耐容能（METs）である．

[*3] 本巻「日常生活許容範囲」の❸（p.312）参照．

患者の評価

- 心疾患のリスクは，運動・作業によって起こりうる病態の悪化や症状（息切れや致死的不整脈など）の出現などの患者自身のリスクと，症状の出現による他者へのリスク（たとえば自動車を運転中の症状の出現など）の双方を考慮に入れるべきである．
- 復職を目標とする際には，運動耐容能の評価に加えて，作業時の動作や姿勢などと患者の筋力や適切な動作方法の理解についての評価が必要であり，必要に応じて実際の労働内容に即したワークシミュレーションが実施されることが望ましい．
- 運動耐容能の評価には心肺運動負荷試験（CPX）が実施されることが必要である．CPXは，運動耐容能のほかに虚血性心電図変化の有無や，運動誘発性不整脈の有無などの情報を得る点でも有用である．
- 虚血性心電図変化が認められる患者では，虚血閾値の60％以下の労働が条件付き許容となる[*4]．
- ICDや，CRT（心臓再同期療法）にICD機能を付加したCRT-Dの植込みを受けた症例では，左室駆出率の低い症例，あるいはNYHAクラス分類でみた心不全の重症度が高い症例ほどICDやCRT-Dの作動率が高いことなどから，基礎疾患の有無と心機能障害の程度から就労制限が定められている（❹）．
- ペースメーカ植込み後患者では，ペースメーカプログラムの設定や運動耐容能の評価を行ううえで（心肺）運動負荷試験は有用である．
- 不整脈を有する患者では，（心肺）運動負荷試験による運動誘発性の不整脈の評価のみならず，ホルター心電図による日常生活や就労中における不整脈の出現状況の評価が有用である．
- 心臓外科手術後では，胸骨正中切開がなされている場合，十分な骨癒合が得られるまで重量物の挙上や運搬を含む労働は控える．
- 日本では，外向的な性格の者，退院時に抑うつ症状のない者が心筋梗塞後復職しやすいことが示されており[3)]，身体機能に加え心理的因子の評

[*4] 本巻「日常生活許容範囲」の❹（p.313）参照．

❸ 主な職業および作業における活動強度

職業，作業分類	作業内容	強度（METs）
農作業	雑草を刈る，納屋の掃除，家禽の世話，きつい労力	6.0
	牛や馬に餌を与える，家畜用の水を運搬する	4.5
	動物の世話をする（身づくろい，ブラッシング，毛を刈る，入浴補助，メディカルケア，烙印押し）	4.0
林業	樹木を刈り取る	9.0
	手で若木を植える	6.0
	電動のこぎりを使用する	4.5
	草むしり	4.0
建設業	シャベルですくう：きつい（7.3kg/分以上）	9.0
	シャベルやピック，じょうご，鋤のような重い道具の使用，れんがのような重い荷物の運搬	8.0
	シャベルですくう：楽な（4.4kg/分以下）	6.0
	一般的な大工仕事	3.5
製鋼所	粉砕機の使用，一般的な作業	8.0
	鋳型（鋳物を鋳造するときに，溶かした金属を流し込む型）を返す，鍛冶	5.5
	鋳物（溶かした金属を鋳型に流し込んで器物をつくること）	5.0
部品製造	パンチプレス（大型の穴あけ機）を操作する	5.0
	たたく，穴を開ける	4.0
	溶接作業，旋盤の操作	3.0
歩行を伴う作業	階段上り，立位：約7.3～18.1kgの物を持ちながら	8.0
	階段下り，立位：約22.7～33.6kgの物を持ちながら	6.5
	階段下り，立位：約11.3～22.2kgの物を持ちながら	5.0
	5.6km/時で11.3kg以下の物を運ぶ：きびきびと	4.5
	4.8km/時で11.3kg以下の軽い物を運ぶ，車いすを押す	4.0
	5.6km/時（屋内），きびきびと；何も持たずに	3.8
	4.8km/時（屋内），やや速い，何も持たずに	3.3
	4.0km/時，ゆっくりと11.3kg以下の軽い物を運ぶ	3.0
立位作業	立位でのトラックの荷物の積み下ろし	6.5
	ややきついまたはきつい（22.7kg以上の物を持ち上げる，レンガを積み上げる，壁紙を貼る），マッサージ，アイロンがけ	4.0
	ややきつい（休息をはさみながら効率よく物を組み立てる，22.7kgの物をロープに引っ掛けて吊り上げる）	3.5
	部品の組み立て，溶接，引っ越しの荷造り，看護：軽いまたはややきつい労力	3.0
管理業務	舞台，競技場の整備，ややきつい労力	4.0
	掃除，モップがけ，ややきつい労力，電気の配管工事	3.5
	掃除機をかける，機器を用いた床磨き，ゴミを捨てる，ややきつい労力	3.0

1マイルを1.6km，1ポンドを0.45kgに換算して表示．
(Ainsworth BE, et al. Compendium of physical activities: An update of activity codes and MET intensities. *Med Sci Sports Exerc* 2000; 32〈9 Suppl〉: 498-504 より抜粋，改変）

❹ ペースメーカなど，CRT-D の植込みを受けた患者の基礎心疾患の有無と心機能障害の程度からみた就労制限

	基礎心疾患なし	基礎心疾患あり		
		心機能障害軽度	中等度	重度
ペースメーカ	○	○	○●	○●
ICD	○*	○*	○●*	○●*
CRT			○●	○●
CRT-D			○●*	○●*

○：職場環境の電磁干渉や運転に関する制限．
●：心機能障害に伴う身体活動の制限．
＊：electrical storm の危険性を考慮した制限．
(『ペースメーカ，ICD，CRT を受けた患者の社会復帰・就学・就労に関するガイドライン〈2013年改訂版〉』，p.43より)

価も必要である．

職種や環境因子の評価

- 職務内容によっては，必要とされる運動・作業強度のほかにも重量物の運搬などアイソメトリックな作業（静的運動）の有無についても考慮する必要がある．
- アイソメトリックな作業の代表例として，しゃがみ動作，重量物の挙上・運搬，拭き仕事などが挙げられる．
- アイソメトリックな作業を行う必要がある職務に復職する場合には，Valsalva 効果を回避するために，息を吐きながらの動作を行うよう説明し，必要に応じて作業シミュレーションを実施し，心拍血圧反応や心電図変化を評価しておく．
- シフトワークは冠動脈疾患の発症を増加させる[4]．夜間勤務者では日中勤務者と比較して平均で3割程度睡眠時間が少なくなり[5]，睡眠時の血圧低下が減少し，覚醒時の血圧変動が大きい[6]．そのため，心疾患患者では労働による身体活動よりも，夜間勤務による循環器系へのストレスが大きくなる可能性があるので，シフトワークへの復帰の際には慎重な判断を要する．
- 寒冷環境での労働は冠動脈の収縮を引き起こす可能性があり，その結果心筋への酸素供給が減少し，心筋虚血の誘因となりうる[7]．
- 高温多湿の環境での労働は，過剰な発汗を伴い，循環血液量の減少により心拍数が上昇し心筋酸素需要が高まるため，狭心症を有する症例では避けるべきである．また，発汗による循環血液量の減少は電解質異常を引き起こし，不整脈発生の誘因となる可能性がある．
- ペースメーカや ICD，CRT-D 植込み症例では，リードに対する反復的ストレス負荷がリード断線のトラブルとなりうる．テニスなどの上腕や肩関節を用いるスポーツでは鎖骨と肋骨の交差部分での圧迫や複合的な

Memo
動的運動とは筋長を短くしながら筋収縮する運動で，等張性収縮ともいう．静的運動とは筋の長さを変えずに収縮運動を行うもので等尺性収縮ともいう．静的運動では動的運動よりも血圧の上昇が大きく，虚血性心疾患患者や大動脈解離患者では注意が必要である．

Key word
Valsalva 効果
Valsalva 効果とは，労作時などに息こらえをして力むことにより過剰な血圧上昇反応をきたす現象．心疾患患者などでは，日常生活動作での労作時だけではなくレジスタンストレーニングを実施する際にも，Valsalva 効果が出現しないように配慮すべきである．

ストレスに伴うリードの損傷の可能性があり[*2]，同様の理由から労働の場面においても上肢運動を繰り返し行うような作業は控えるべきである．
- ペースメーカやICD，CRT-D植込み症例では，周囲環境からの電磁干渉による影響を受ける可能性があるため，IH調理器，電気自動車の充電器の使用は控えたほうがよい．携帯電話の使用時は，ペースメーカの植込み部から15cm程度以上離して使用するよう指導する．
- ICDやCRT-D植込み後の患者における配慮すべき職場環境としては，ICDの作動により，自らの身体に危害が及ぶ作業（高所作業，潜水作業，異常気圧下，危険な作業）だけではなく，ICDの作動により他者に危害を及ぼす可能性のある作業（職業運転手）は禁止である．

運転[*1,2]

- 自動車の運転は他者への影響が大きく，特にバスやタクシー，電車など職業運転の許可は慎重に判断すべきである．
- 自動車の運転自体は運動強度としては低く，低運動耐容能の心疾患者でも可能であるが，問題となるのは失神発作である．
- ICD植込み例，ペースメーカ植込み後に失神が認められる例，不整脈に起因する失神があるがペースメーカもICDも植込まれていない例は，運転禁止である．これらの例に対し，運転に支障をきたさないと医師が判断した場合は「運転を控えるべきとはいえない」旨の診断書を発行し，最終的には公安委員会と警察当局が判断する．
- ICD，CRT-D植込み後の自動車運転，観察期間は，二次予防適応新規植込み後では6か月，ICD作動後（ショック，抗頻拍ペーシングを含む）では12か月とされている[*2]．
- 日本不整脈学会ではCRT-D，ICD植込み例の職業運転は認めていない．これに対しペースメーカ植込み例では必ずしも禁止とはされておらず，産業医と専門医が相談のうえ判断することとなる．担当医は，植込みの時点でこれらのことを患者に説明する必要がある．
- 交通事故を生じた際の被害の甚大さから，ICD，CRT-Dが植込まれている患者では，中型免許（8t限定を除く）や大型免許，さらに旅客を輸送する第二種免許による車両の運転は認められない[8,9]．
- 冠動脈疾患では，公共交通機関の運転は一般的に禁忌とされているが，自動車二種免許取得時点での規制はない．

（笠原酉介，武者春樹）

> **Memo**
> 2001（平成13）年の道路交通法の改正により，種々の病態を有する患者の運転免許の可否については「個別に判断する」ことになった．免許の拒否，保留，取り消しまたは停止の対象となりうる病態に，再発性の失神として，不整脈およびその非薬物治療を受けている患者が含まれる．

文献
1) William A, et al. Vocational Issues: Maximizing the Patient's Potential for Return to Work.

Baltimore: Williams & Willkins; 1999.
2) Ewart CK. Self-efficacy and recovery from heart attack: Implications for a social cognitive analysis of exercise and emotion. In: Maddux JE (editor). Self-efficacy, Adaptation, and Application. New York: Plenum Prss; 1995. pp.203-226.
3) Soejima Y, et al. Psychosocial and clinical factors predicting resumption of work following acute myocardial infarction in Japanese men. *Intern J Cardiol* 1999; 72: 39-47.
4) 宗像正徳．職場高血圧やシフトワークによる血圧変動が臓器障害に及ぼす影響．血圧 2003; 10: 44-48.
5) Akerstedt T. Shift-work, shift-dependent well-being and individual differences. *Ergonomics* 1981; 24: 265-273.
6) Kario K, et al. Psychological and physical stress-induced cardiovascular reactivity and diurnal blood pressure variation in women with different work shifts. *Hypertens Res* 2002; 25: 543-551.
7) Hattenhauer M, Neill WA. The effect of cold air inhalation on angina pectoris and myocardial oxygen supply. *Circulation* 1975; 51: 1053-1058.
8) 三井利夫ほか．不整脈に起因する失神例の運転免許取得に関する診断書作成と適性検査施行の合同検討委員会ステートメント．不整脈 2003; 19: 502-512.
9) 新田隆ほか．「不整脈に起因する失神例の運転免許取得に関する診断書作成と適性検査施行の合同検討委員会ステートメント」改訂のための補遺．
   http://jhrs.or.jp/pdf/com_icd201006_01.pdf（2015年3月24日閲覧）．

教育プログラム
行動変容技法とヘルスプロモーション

> ● **Point**
> ▶ 行動変容は小さな変化の積み重ねで起こる．
> ▶「患者教育」は行動変容を起こす中心的な役割を果たす技法の一つである．
> ▶ 行動変容技法は，自己管理を無理なく続けられる仕組みづくりに役立つ．
> ▶ ヘルスプロモーションは自己管理をしようとする意識づくりから始まる．
> ▶ 患者のライフスタイルやメンタルヘルスを考慮したさらなる強化は，行動変容の維持に不可欠である．

行動変容に対する基本的な考え方

- 行動変容は急に起こるのではなく，患者自らの努力によって小さな変化の積み重ねで起こる．したがって，患者が自分の生活習慣を変えようとする自覚がなければ変化を望むことは困難である．
- 行動変容を維持するためには，早期から行動の変化を起こす状況と援助できる環境を備え（整え），自己管理をしようとする患者の意識づくりと，自己管理を無理なく続けられる仕組みづくり（介入への土台づくり）が重要である．

行動変容を起こさせる働きかけ（❶）

- 生活習慣を改善するきっかけになる背景には，認知といわれる患者固有の考え方や物事に対する受け止め方，感情の動きなどが複雑に関連している．
- これらの要因は行動変容を妨げるきっかけにつながる．患者の症状や状況に応じ，「認知の変容をきっかけに行動変容を促す」場合もある．また，「環境を改善することで行動変容が促される」場合もある．したがって，患者自身の治療に対する役割認識を治療早期から明確にすることが，その後のヘルスプロモーションにつながる．
- いずれにせよ，治療者は患者がおかれている状況を把握しながら，行動への変化を起こさせる積極的な働きかけが必要である．

> COLUMN レスポンデント条件づけとオペラント条件づけ

　行動療法に含まれる諸技法の代表的な背景には，レスポンデント条件づけ（respondent conditioning）とオペラント条件づけ（operant conditioning）があり，それらを基礎とした学習の諸原理に基づいて分類される．

　レスポンデント条件づけは，環境に働きかけることではなく受動的で，自律神経系の働き（不安や恐怖を制止する反応を学習）による系統的脱感作法などが臨床で応用されている．オペラント条件づけは，環境に積極的に働きかけ，能動的で，報酬を与えて目標行動を強化するトークンエコノミー法などが用いられている．

　行動的技法は，条件づけの考え方に基づいており，その背景には行動変容への基礎となる報酬と嫌悪刺激の強化子を与え，患者の行動上の問題を改善することを治療のターゲットとする．

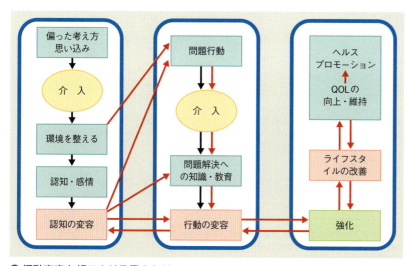

❶ 行動変容を起こさせる働きかけ
治療者は患者がおかれている状況を把握しながら，行動への変化を起こさせる積極的な働きかけが必要である．

> **Key word**
> 認知行動療法
> 認知行動療法のターゲットは，患者の望ましくない行動の改善（行動的変容），患者個人の考え方などの認知的要因に対して治療の中で積極的に取り組み，不適切な考え方に気づかせ，改善（認知的変容）するための教育的働きかけ（心理教育）を重要視する．認知行動療法を取り入れ治療計画を立てる過程で強調すべき点は，治療上のカギになる要素についてのポイントを整理し，その問題点を予測し，治療者と患者がこれからどこに向かって何をするのかを決める介入の仕組みを具体化することである．

臨床で多く用いられている認知・行動変容技法

- 臨床で多く用いられている行動変容技法は，主にオペラント条件づけによる認知行動的理論に基づくアプローチが多い．行動療法，認知行動療法は多数の理論と諸技法から成り立っており，対象者の症状と治療目的によって適した心理的技法を用いる（❷）．
- 認知行動的介入を行う際には，認知的再体制化（cognitive restructuring）によく用いられている認知モデルとして，論理情動行動療法（rational emotive behavioral therapy），認知療法（cognitive therapy）の心理的技法を併用することが多い（❸）．
- その他，ストレス免疫訓練法（stress inoculation training），問題解決訓練法（problem solving training），曝露反応妨害法（exposure and

> **Key word**
> 系統的脱感作法（systematic desensitization therapy）
> レスポンデント条件づけの応用で，不安を引き起こす刺激を段階的に繰り返し提示し，徐々に恐怖や不安場面を克服していく治療法である．不安階層法を作成し恐怖や不安反応を克服するトレーニングを行う（恐れている対象や状況を具体的に記述した項目に，不安の強さの順に配列した主観的障害単位〈Subjective Units of Distress：SUD〉得点の数値で評定する）．

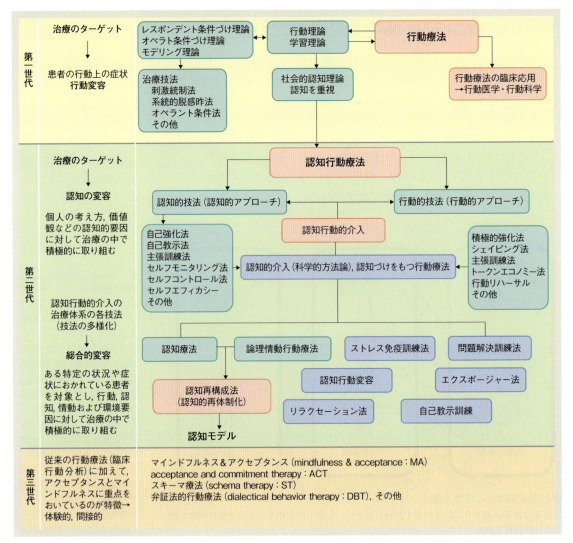

❷ 行動療法，認知行動療法

行動療法，認知行動療法は多数の理論と技法から成り立っており，対象者の症状と治療目的によって適した技法を用いる．

response prevention：ERP），自己教示法（self instruction training）などの多様な技法を，治療対象者や治療の目的によって適宜用いる．
- これらの技法に基づき，行動様式に直接働きかける行動的技法と認知や思考に直接働きかける認知的技法を効果的に組み合わせ，認知行動変容への臨床的効果を高めている．

行動変容への最初のステップは患者教育から

- 心臓リハビリテーションにおける行動変容の課題は，回復してから退院後にわたり，患者自身の生活様式の見直しと，その後，いかに身体活動を習慣化し継続させるかである．

COLUMN ABC図式による介入

　Beck（1963）の認知療法とEllis（1995）の論理情動行動療法は，非適応的な認知の原因と考えられる思考，イメージ，価値観などの認知的要因に対して治療の中で積極的に取り組み，直接的に認知の変容を行うABC図式による認知的再体制化（認知的再構成法）技法として活用されている（**1**）．主に，抑うつ障害群をはじめ，不安症群，強迫症および関連症群，身体症状症および関連症群（心身症）などの有効な心理療法として，あるいは補助的な治療法として用いられている．

1 ABC図式による介入

	ABC図式の理解	介入法
A	悩みのきっかけとなるストレスフルな出来事や経験（Activating event）	問題を具体化する ①あいまいな問題を具体化する ②不適切でネガティブな感情を目標とする ③長期的目標，短期的目標を決める ④一次的感情問題に関する二次的感情問題を確認する
B	Aの出来事の受け止め方 ①信念（Belief）：不合理な考え方 ②認知の仕方 　・スキーマ 　・体系的な推論の誤り 　・自動的思考	①iBとrBの考え方やその違いを理解させる ②不合理な考え方を合理的な考え方に意図的に変化させていく ③「すべきである」「ねばならない」「絶対」などの言葉づかいを指摘し理解させる ④認知の歪みに介入
C	結果（Consequence） Aの経験の結果として起こるネガティブな感情や悩み	①より効果的に問題解決を行うためには出来事（A）ではなく，行動的，感情的な問題に焦点をおく ②セルフモニタリング法やホームワークを利用する

❸ 認知モデルの理論的背景

	論理療法（1955）→論理情動療法（1962）→論理情動行動療法（Ellis, 1995）と名称を変更	認知療法（Beck, 1963）
基本的な考え方	ABC図式を用いて患者の思考，理性に訴え，不合理的信念（irrational Belief）を変化させる （A：出来事）（B：信念）（C：結果） 不合理的な考え方：iB（irrational Belief） 合理的な考え方：rB（rational Belief） 信念（Belief）：Aの出来事の受け取り方 結果（Consequence；C）としての不適応な行動の原因は，その結果をもたらしたと思われるような出来事（Activating event；A）そのものではなく，その出来事を患者がどのように受け取ったかという受け止め方（思い込み，信念：Belief；B）にある	ABC図式をもとに，より精密なモデルを提案 （A：出来事）（B：認知）（C：感情） 抑うつ気分を生み出すのはある出来事ではなく，個人の認知の仕方によると考え，スキーマ，推論，自動思考という3つの認知の仕方に分けて考える ①ある考え方の背景にある思い込み（スキーマ） ②ネガティブな結論に固執する（体系的な推論の誤り） ③ある場面に直面したとき，自動的に頭の中に思い浮かんでくる否定的な認知（自動的思考）
治療技法の特徴	不合理な考え方によって生じる自己非難的な考え方	認知の「内容」に注目し，患者に対する治療者の質問が重視される 自動的思考，スキーマ，推論を変えるための介入
治療のターゲット	認知の「評価」に注目 不合理な信念を変えるための介入	抑うつ感情をもつ人の特有の考え方と考えのパターン （認知の歪み〈cognitive distortion〉）

❹ 怒りにつながる感情の動きと気分の変動の
　モニター

- 状況（出来事）
- 腹を立ててしまいそうな状況，行動，考え
- 怒りを爆発させる相手
- 怒りの抑制（反応）
- 強度（0〜100点）

- 正しい知識や自己管理スキルを提供したからといって，必ずしも行動変容まで至らない場合が多い．特に回復後の維持期になると運動の習慣化をはじめ，退院後の外来通院の継続にさらなる強化が求められる．
- 行動変容につながる患者の心理教育に求められる基本は，①患者との治療関係を安定させ，②望ましい行動が起こりやすくし，③問題行動を起こりにくくするとともに，行動変容（獲得）しやすい生活環境を整えることである．
- 生活環境を整える際に役立つのが，①以前経験したことがある出来事（習慣の形成過程），②以前から続いている生活習慣（維持），③最近，変わったこと（考え方や行動など），④ライフスタイル（生活）の変化などの過去の出来事から，患者の考え方や行動習慣が形成された過程に対する情報を見出すことである．問題とされている習慣を改善したほうがよいのか，新しい習慣を獲得させるほうがよいのか，その手がかりが得やすい．

認知や感情の動きに目を向ける

- 多くの患者は不安が引き起こされる要因や，生活様式の急な変化による落ち込みなどの心理的混乱を経験する．
- 患者の情緒が混乱すると，認知的能力が低下し，合理的な行動ができなくなり，治療にも大きく影響を及ぼす．これらの症状が回復過程まで続く場合はより専門的な心理療法が用いられる．
- 患者が抱えている感情の動きにも目を向け，怒りの抑制などの不快な感情やイライラ感などの感情状態を表す手がかりを早期に見極め，「感情の出し方」「怒りをめぐる葛藤」など，怒りにつながる感情状態や行動を詳細に整理し，怒りにつながる感情の動きと気分の変容をモニターする（❹）．

いかに「やる気」を維持させるか

- 特に，やる気を起こし持続させるためには，目標に向けて実行できたという成功体験からくる満足感やセルフエフィカシーの向上によって自発的にやる気を引き起こす「内発的動機づけ」による働きかけが多く用い

Key word

セルフエフィカシー

セルフエフィカシー（self-efficacy：自己効力感）は，社会学習理論（social learning theory）を提唱したBandura（1977）によって提案された概念である．努力すれば自分もここまでできるという自信や意欲（自己効力感）を高めるために，4つの情報源（達成体験，代理体験，言語的説得，情動的喚起）を通し生み出されるものであると考えられている．生活習慣を望ましい方向に変容させる介入を行う際，より効果が得られる情報源を中心に取り入れ，積極的に働きかけを行う．

> **COLUMN** 患者の努力だけではうつや不安症状の改善は困難である
>
> 患者およびその家族が直面する不安，抑うつなどの心理的諸問題は患者の精神的側面への影響のみならず，健康行動の維持を妨げる要因につながる．さらに，これらの症状は改善後の維持にも深く影響を与える．また，家族関係のストレスや葛藤などが行動の改善を妨害する要因にもつながる．その要因を軽減するためには，早期に気づき，患者の症状やおかれている状況に応じた支援や治療が必要である．

❺ 行動変容への動機づけを高める技法

内発的動機づけ	外発的動機づけ
・やる気を高め，達成感を高める ・目標のために頑張る ・自分はできる（頑張ればうまくいく） ・好奇心，関心によってもたらされる精神的満足感	・環境や条件の働きかけでやる気にさせる（～をすると褒められる） ・報酬 ・義務感 　｛褒められたいから頑張る 　　褒められなければ，頑張る気になれない 　　叱られたくないから頑張る

「やればできる」「自分で決めた」という自発的なやる気を引き起こし，持続的なやる気につなげる「内発的動機づけ」と，「褒める」「点数ポイント獲得」など，外からやる気を高める「外発的動機づけ」という2つの動機づけ法がある．

られている（❺）．
- 学習を促進させる強化理論では，欲しいものを得るために頑張るタイプなのか（正の強化：positive reinforcement），いやな目に遭わないために頑張るタイプなのか（負の強化：negative reinforcement）を見極めて働きかける．

正の強化，負の強化をどのように与えるか

- ご褒美，報酬というのは同じところを繰り返して褒めるより，患者の特性や状況に応じ，性別，年齢，性格，最近の関心事（興味），好き嫌い（食べ物，行動，人物など），努力の結果にふさわしい内容と量による強化を与える．
- また，治療者からの「褒める」というご褒美は，患者の行動変化を促進する刺激になる．しかし，常に何かを与えないとやる気をなくし，学習した行動をやめてしまう場合もある．
- どのように強化を与えるかを常に考えながら患者と向き合うことが，より行動変容への意識を高める．

ヘルスプロモーションは自己管理をしようとする意識づくりから

- 行動変容への意識づくりは，患者の治療に対する役割意識や問題行動を明確にすることから始まる．治療への役割意識や問題行動を「明確化」することによって，問題に取り組むための認知的対処スキルの増大と不

Memo
質問の仕方にも工夫が必要である．「毎日運動をしているか」「守っているか」と問いかけるより，「これから1週間，どのように運動をしようと思っているのか」「どのように守っていこうと考えているのか」と尋ね，日常生活の中で考え続ける習慣を身につけ，治療に対する患者自身の役割・自己管理への意識をより強化させる．

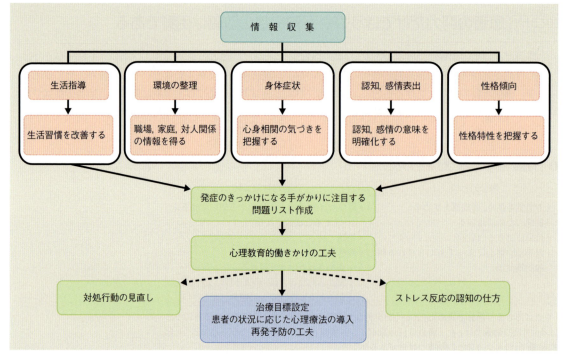

❻ 問題を構造化し問題解決を援助するための基盤づくり

安などの心理的症状の軽減にもつながる．
- 患者が自分の問題行動をどのぐらい認識し，どのように解釈しているかを具体的に理解したうえで，患者の特性や状況に応じ行動変容への意識を強化する．

健康行動を習慣化させる仕組みづくり

- 自己管理を無理なく続けられる仕組みづくりは，まず，患者自身の日頃の行動パターン（生活習慣），考え方（認知）の癖，感情の動き，環境の背景などを概念化し，患者の問題行動や考え方を理解する心理教育から始まる．この際に役立つのが，認知行動的介入である．
- 患者から得られた情報は，ひと目で理解しやすいよう特定行動を図式化し理解を高めると同時に，①症状（生活習慣）がどのような問題からできあがり，どのような仕組みで起きているのか，②ストレスを引き起こす手がかりを見出す（❻）．
- 問題行動を変えるためには，決められた時間に「これをする」という行動目標を決め，「時間管理」をするように繰り返し働きかける．
- 自己管理を妨げる要因を減らすか（問題とされる習慣を改善する），新しい健康行動を増やすか（獲得させるか），治療のターゲットに応じ介入目標に適した技法を有効に用いる．
- 患者のみならず，治療者のかかわり方も治療効果に大きく影響を及ぼ

Memo
喫煙，飲酒のコントロール，運動療法に対する教育を行う際，「やめる」「減らす」ようにと働きかけるより，喫煙，飲酒，過食のきっかけになる患者個人の環境を見つめ直し，「喫煙習慣」「飲酒習慣」「食行動の習慣」を気づかせると，次の問題行動を変容しやすくなる．

す．したがって，治療者は常に患者が「どうしてできなかったのか」「なぜしなかったのか」を見極めるとともに，新しい方略をタイミングよく提供する．
- 行動変容技法に用いられている理論的枠組から，それまでに見えなかった認知の特性にも目を向け，積極的に働きかけることが結果的に行動変容，ヘルスプロモーションにつながる．

(金　外淑)

● 文献
1) Beck JS. Cognitive Therapy: Basics and Beyond. New York: Guilford Press; 1995.
2) Bruck M, Bond FW (editors). Beyond Diagnosis: Case Formulation Approaches in CBT. New Jersey: Wiley; 1998／下山晴彦（編訳）．認知行動療法によるケースフォーミュレーション入門．東京：金剛出版；2006.
3) Hasselt VBV, Hersen M (editors). Sourcebook of Psychological Treatment Manuals for Adult Disorders. New York: Plenum Press; 1996／不安・抑うつ臨床研究会（編）．エビデンスベイスト心理治療マニュアル．東京：日本評論社；2000.
4) James AB. Psychosocial Training and Cardiac Rehabilitation. *J Cardiopulm Rehabil Prev* 2007; 27: 104-106.
5) 金外淑．糖尿病患者の自己管理．坂野雄二，前田基成（編著）．セルフ・エフィカシーの臨床心理学．京都：北大路書房；2002. pp.106-118.
6) 金外淑．糖尿病．鈴木伸一（編著）．医療心理学の新展開―チーム医療に活かす心理学の最前線．京都：北大路書房；2008. pp.42-56.
7) 日本行動科学学会（編）．動機づけの基礎と実際―行動の理解と制御をめざして．東京：川島書店；1997.

教育プログラム
コミュニケーションスキル

> ● **Point**
> ▶ コミュニケーションを大切にし，工夫を加えることによって，短時間に豊富な情報を入手することが可能である．
> ▶ 医療現場でのコミュニケーションには，情報収集，関係づくりと関係の維持，患者教育と治療計画の説明の3つの役割がある．
> ▶ 患者や家族の不安感，緊張感を和らげるなど，話しやすい雰囲気づくりをめざすとともに，誤解されにくい説明の仕方や，提案方法を用いることで，より良い関係づくりにつながるとともに，治療への動機づけを高めることにもなる．

コミュニケーションとそのスキル

- 患者と医療スタッフとのコミュニケーションは，治療や支援開始をスムーズにし，患者とのより良い関係を築くとともに，診断やさまざまな判断の精度を向上させる重要な役割を果たしている[1]．また一般に，臨床医のストレスの多くは患者との関係の悪さが関係しているともいわれるほど，コミュニケーションが医療スタッフに与える影響も小さくない[2]．

- コミュニケーションのスキルは，楽器演奏やスポーツと同様，習得しようと意識して技術を磨かないかぎり一朝一夕に身につくものではないが[2]，そのスキルは適切なトレーニングによって向上することが報告されている[3]．

- 私たちは普段，伝えたい情報を，言葉や文字を介する言語的なものと，表情やしぐさなどで伝わる非言語的なサインで相手に伝えている．また相手からの情報は，聞く側の経験，環境や文化，価値観などを参考にしながら解読している．このように情報は，双方の知覚，認知，感情，経験などのフィルターを通して伝えられると考えられる[4]．

- 同じ職種，同じ世代，あるいは医療スタッフ同士など，感覚が似ている場合は，比較的コミュニケーションがスムーズであり，誤解も少ない．その一方，環境が異なり感覚が異なる場合には伝わりにくい可能性が高く，注意が必要である．

- 家族や同僚など親しい間柄でも，忙しくて時間がないときや，不安感などで気持ちに余裕のないときなどは，言葉や表現が不足しやすく，適切な表現が選択されないまま伝えられてしまうため，誤解が生じやすくなる．
- 工夫されたコミュニケーションにより，余分な検査を避け，患者のアドヒアランスを高め，より有効な治療プランに活用することが可能である．そのためには，①スキルを磨き，工夫すること，②さまざまな角度から情報を整理することが重要である．

コミュニケーションの考え方

- 医療現場でのコミュニケーションは，以下の3つの役割をもつ．
  ①情報の収集
  ②関係づくりと関係の維持
  ③患者教育と治療計画の説明
- マニュアル化してしまったコミュニケーションは，さまざまな背景をもつ患者や家族に対し，場合によってはマイナスの感情を引き起こしかねない．①どうしたら相手の気持ちが楽になるか，②相手に負担なく問題に気づいてもらうためにどうしたらよいかを意識しながら，それぞれの専門知識を提供できるよう心がけることが重要である．

Memo
「③患者教育と治療計画の説明」においては，その患者の理解度や心境に合った教育や説明でないと効果が得られにくいため，「①情報の収集」で十分に対象者の情報を把握するとともに，「②関係づくりと関係の維持」で良好な関係を維持することで動機づけが高められ，より効果的に実践することが可能となる．

コミュニケーションの基本的なポイント

表情や行動観察

- 非言語的な情報の活用：近年の医療現場でのコンピュータシステムの導入に伴い，パソコン画面を見ながらのコミュニケーションが増えつつあるが，患者や家族のパーソナリティや，考え方，気持ちなどは，待合室での様子，部屋への入り方，最初に挨拶したときの表情や様子に表れやすい．このような非言語的な情報も大きなヒントとなることが多い．
- パソコン画面を見ながらのコミュニケーションは相手に「自分の話を聞いてもらえていないのではないか」という不安感を与えやすいので注意が必要である．

話しやすい雰囲気づくり

- 専門職の役割を紹介：医療機関に不慣れな患者や家族にとって，医療に関する多数の専門職とその役割を理解するには，予想以上に時間がかかることがある．たとえば，誰に何をどこまで話したらよいのかわからず，結局一人で不安を抱えていることや，逆に専門外のスタッフに一気に全部話そうとしてしまうこともある．このため，コミュニケーションを始

めるにあたり，医療スタッフが自己紹介とともに，その専門職としての役割を簡単に説明すると，スムーズにコミュニケーションが進めやすい．
- 共感の示し方：うなずきは，「相手の話を聞いています」という気持ちを伝える重要なコミュニケーションの一つである．大げさに何度も繰り返す必要はないものの，「えー」「ほー」など，静かな声などで表現するか，あるいは静かに頭を動かして，うなずきを動作で表現するなどで，相手のペースに合わせつつ，伝わっていることを確認しながら，繰り返すことが大切である．
- 雰囲気の和らげ方：慣れない医療現場で緊張している患者や家族に対し，その緊張を軽減することは，話しやすい雰囲気をつくり，より有効な情報収集につながることが多い．たとえば，何かの理由を尋ねる場合には，「なぜ？」と直接きくこともできるが，「そのあたりをもう少しうかがいたいのだけれど…」などと，言葉のクッションをはさむことは，その場の雰囲気を和らげるのに効果的である．

情報の選択と整理

- 患者となる経験は，本人にとっても家族にとっても初めての経験であることも多い．生活上大きな変化を伴うため，ストレスや不安が入り混じり，情報が整理されないまま語られやすいため，それらを上手に整理しながら受け止めることが必要となる．
- 時間やマンパワーが限られる臨床現場では，その時点で優先度の高いものから聞き出す工夫も必要である．たとえば，「○○さんご自身はいかがですか？」などと，家族など周囲の話から本人に焦点を移したり，「今一番お困りなのは××ですか？」などと，優先順位を整理するような言葉をかけてみるのも一つの方法である．

交渉と提案

- 限られた時間の中で，相手の要求をすべて聞き入れることは困難であることが多い．特に医療現場では，予想しない状況で相手に話しかけられたり，なかなか会話をきりあげることができないこともあるため，コミュニケーションのペースをある程度コントロールすることも必要である．
- 医療側の枠組みや方針をやわらかく提案する方法としては，「今の○○さんにとって，これができるようになると，他の状況も変わってくると思うので，まずは，ここから何とかしたいと思いますが，いかがですか？」などといった方法がある．
- 相談時間を交渉する方法としては，「今日は○○分ぐらいしかお時間が

ないので，中途半端にならないためにも，今一番お困りかと思われる××について，まずは対応したいと思うのですが，いかがですか？　他の△△や□□については，次回お目にかかったときに改めてゆっくりお話したいのですが…」のように，医療者側の気持ちを伝えることも有効である．

医療に関する説明

- 一度に複数の情報が伝達された場合，それがすべて相手に伝わらないことも多く，忘れられたり誤解されやすくなる．
- 体調が悪いとき，あるいは慣れない医療現場の環境での緊張感や不安感は，新しい情報の処理を制限させてしまうことも多く，どれだけ丁寧に説明したとしても，「聞いていない」という誤解が生まれることもある．自然に，さりげなく，繰り返し情報を伝えることで，その影響をある程度軽減することができる．
- 一度説明したからといって，「この前説明したのに…」などと，記憶を問われることは，高齢者にとってはストレスが高いコミュニケーションとなりやすいため，注意が必要である．

ストレスの少ない選択型のコミュニケーション

- たとえ最良の方法であったとしても，「これしか方法がない」と思い込むことは，患者や家族の気持ちを追い込み，ストレスにつながりやすい．もしも時間やタイミングが許すならば，複数の選択肢を提案し，その利点と欠点を説明しながら最も良い方法を一緒に模索するようなコミュニケーションをめざすことで，このようなストレスを，ある程度軽減することができる．
- 選択型のコミュニケーションは，受け止める側の「気持ちのゆとり」をつくり出す．また，患者が自ら方針を選択したと感じられることは，治療への動機づけを高めやすい．

コミュニケーションの終わり方

- なじみの少ない専門分野の説明を，緊張しながら聞くような場面では，その場では一生懸命聞き，理解したつもりであっても，時間が経つとその内容は不正確になりやすく，誤解してしまうこともある．
- コミュニケーションの最後に，簡単に，その日に話し合われた内容をまとめ，今後の予定を確認すると，余分な不安感や不全感を残さず，理解を高め，誤解を避け，良い関係を保ちやすくなる．
- コミュニケーションを終える際，患者が帰宅後に疑問や不安な点を感じた場合の対応を提示することで，余分な不安感を防ぐことができる．

生活指導を含めたコミュニケーション

- これまで慣れ親しんだ生活を変容させるためには，予想以上にエネルギーを必要とすることが多い．このため，食事，運動など生活改善をめざす場面では，頭でその必要性を理解していたとしても，なかなか実行できないことも少なくない．
- 新しい生活リズムへの動機づけを高めるためには，「しなければならない」というネガティブなものではなく，「他のやり方をためしてみる」など敷居を下げ，相手がポジティブなものに感じられるようサポートすることが重要である．
- ①ストレスの高い禁止項目の掲示ではなく，自由度のある選択項目で目標を決定すること，②スタッフと一緒に進める姿勢で孤立感をサポートすること，③ユーモアでつらさを和らげることは，より柔軟なサポートづくりに大切なポイントである[5]．

（長谷川恵美子）

- 文献
1) Duffy FD, et al. Participants in the American Academy on Physician and Patient's Conference on Education and Evaluation of Competence in Communication and Interpersonal Skills. Assessing competence in communication and interpersonal skills: The Kalamazoo II report. *Acad Med* 2004; 79: 495-507.
2) Feldman MD, Christensen JF. Behavioral Medicine: A Guide for Clinical Practice. New York: McGraw-Hill; 2003.
3) Yedidia MJ, et al. Effect of communications training on medical student performance. *JAMA* 2003; 290: 1157-1165.
4) Association of American Medical Colleges. Contemporary Issues in Medicine: Communication in Medicine. Report III of the Medical School Objectives Project. Washington DC: Association of American Medical Colleges; 1999.
5) Ornish D. The Spectrum: A Scientifically Proven Program to Feel Better, Live Longer, Lose Weight, Gain Health. New York: Ballantine Books; 2007.

Mini Lecture

新しい患者教育

包括的心臓リハビリテーション（以下，CCR）では，基礎疾患をコントロールするための❶に示すセルフマネジメント教育が，運動療法に加えて必要となる．SIGN（2002）ガイドラインでは，CCRに心理的・教育的介入を含むこと，成人型学習と行動変容の原理（モチベーションインタビューや認知行動療法）を用いること，健康信念や心疾患に対する誤った考えを明確にすること，アセスメントツールを用いて不安やうつをスクリーニングすること，うつがある場合には認知行動療法などを用いて適切に対応すること，を推奨している（❷）．このように，CCRの実施にあたっては，行動変容を起こし持続させるためのアプローチが重要となる．

❶ 包括的心臓リハビリテーション（PhaseⅠ〈急性期〉，PhaseⅡ〈回復期〉，PhaseⅢ〈維持期〉）でセルフマネジメント教育が必要となる項目

一般療法（生活スタイルの是正，冠危険因子除去）
食餌療法（血圧管理，脂質管理，体重管理，糖尿病管理）：減塩1日6g未満〈エビデンスA〉，ほか
運動療法：1回最低30分，週3〜4回（できれば毎日），有酸素運動〈エビデンスA〉，ほか
禁煙，節酒，うつ対策（うつ，不安症，不眠症へのカウンセリングなど〈エビデンスB〉）
患者教育（退院までに服薬などの知識を提供する〈エビデンスB〉），ほか
薬物療法（心臓死，非致死性心筋梗塞の予防，生命予後改善目的）
アスピリン，β遮断薬，スタチン，ニコランジル，ACE阻害薬，ARB，抗不整脈療法

『心筋梗塞二次予防に関するガイドライン（2011年改訂版）』[1]にあげられている項目より．

❷ SIGNガイドラインにおける，包括的心臓リハビリテーションに関する推奨事項

- 心理的・教育的介入を含むこと
- 成人型学習と行動変容の原理を用いること
- 健康信念や心疾患に対する誤った考えを明確にすること
- アセスメントツールを用いて不安やうつをスクリーニングすること．うつがある場合には認知行動療法などを用いて適切に対応すること．そして，スクリーニングは退院時，心筋梗塞後6〜12週間，3か月の間隔で繰り返すこと

(The Scottish Intercollegiate Guidelines Network〈SIGN〉[2]より)

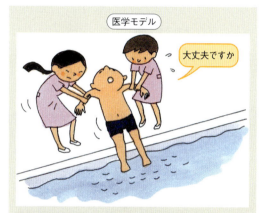

医療者の役割は川でおぼれている患者を助けること．

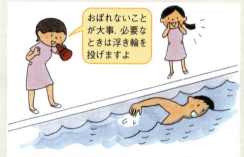

患者が川でおぼれないでいられるよう医療者がコーチすること．

❸ 医学モデルとセルフマネジメントモデル

セルフマネジメント教育では，患者の生活を把握したうえで，患者が行える療養行動を提案し，患者が病気と折り合いをつけながら生活をするために，個人に合った助言を行うセルフマネジメントモデル（学習援助型）でかかわる必要がある．

(安酸史子．糖尿病患者のセルフマネジメント教育－エンパワメントと自己効力．2004[3]をもとに作成)

❹ 慢性疾患患者のセルフマネジメント能力を高めるプログラムの構造と介入プロセス
(Kazawa K, et al. *Nephrol Nurs J* 2013[4])／森山美知子ほか．日本看護科学会誌 2008[5]／水川真理子．新時代の外来看護 2012[6]をもとに作成）

セルフマネジメント教育

　セルフマネジメント教育では，一方的な知識提供型の教育ではなく，個々の患者の生活に合わせて，必要な療養行動を日常生活の中に落としこむ方法を医療者と患者がともに探りながら実施していく方法をとる（❸）．

慢性疾患患者のセルフマネジメント能力を高めるプログラムの構造と介入プロセス

　わが国でも，看護師による，慢性疾患患者のセルフマネジメント能力を高めるための疾病管理プログラムが開発され，重症化予防に効果があったとされる研究報告もみられるようになってきた[4]．効果的なプログラムの構造と介入方法を❹に示す．

　まず，医療者は患者とパートナーシップを築き，患者が家族や医療者などのサポーターとともに自分の生活に合った自己管理方法を身に付けられるように支援する．医療者は患者の病状と生活環境をアセスメントし，患者が自身の生きがいをみつけ，療養行動の目標を達成可能な範囲で設定できるようにする（認知行動療法の一つであるstep by step法の活用）．そして，患者が医療者との対話を通じ，データを見ながら自己の行動を評価し修正できるように，病状やデータの読み方，症状や徴候マネジメント（どのようなときに医療機関にかかる必要があるのか，など）について知識を提供する．

　定期的な面接時には，食事，運動，薬物療法などの知識を提供すると同時に，前回来院時からの生活について，データを見ながら振り返り，目標達成が困難であった場合には，障害の解決方法をともに探り，感情のコントロールを含むストレスマネジメントのスキルの強化を含める．心筋梗塞後は，特に再発作や死への恐怖が強いことから，心理的サポートを提供し，恐怖に打ち克つ術やマイナス思考を乗り切るための方法を教えることも

重要となる．医療者は，患者自身が周囲のサポートを活用しながら療養行動に関する意思決定を行い，目標達成を繰り返すことで自己効力感が向上し，自己管理行動が習慣化されることにより，生理学的指標が維持，改善され，慢性疾患の再発や重症化の予防やQOLの改善につながるように，支援する．

（宇野真理子，森山美知子）

● 文献

1) 心筋梗塞二次予防に関するガイドライン（2011年改訂版）〈JCS 2011〉．pp.3-50.
http://www.j-circ.or.jp/guideline/pdf/JCS2011_ogawah_h.pdf
2) The Scottish Intercollegiate Guidelines Network (SIGN) (2002):Section 2:Psychological and educational interventions, Cardiac Rehabilitation. SIGN Publication, No.57. http://www.sign.ac.uk/pdf/sign57.pdf
3) 安酸史子．糖尿病患者のセルフマネジメント教育-エンパワメントと自己効力．大阪：メディカ出版；2004．
4) Kazawa K, Moriyama M. Effects of a self-management skills-acquisition program on pre-dialysis patients with diabetic nephropathy. *Nephrol Nurs J* 2013；40：141-149.
5) 森山美知子ほか．セルフマネジメント能力の獲得を主眼にした包括的心臓リハビリテーションプログラムの有効性の検討．日本看護科学会誌 2008；28：17-26.
6) 水川真理子．循環器看護外来における看護師の役割．新時代の外来看護 2012；17：81-88.

栄養指導のポイント
エネルギー量と栄養バランス

> ● **Point**
> ▶ 心筋梗塞後は，冠危険因子に対しての食事療法を行う．肥満がある場合は，減量のためエネルギー量の設定を行う．
> ▶ 蛋白質・脂質・炭水化物の推奨量やエネルギー比に基づいて食品を構成する．
> ▶ 脂肪酸の摂取バランスにも留意する．

エネルギー

- 日本人のエネルギー摂取量は，2013（平成25）年の国民健康・栄養調査によると20歳以上で1,887kcalと，やや減少傾向にある（❶）．
- 食品摂取状況では，油脂類の摂取量が2000年では16.3g/日あったが2013年には10.3g/日に減少した．肉類の摂取は80.8g/日と横ばい傾向にある．このことは，飽和脂肪酸の摂取量は横ばいであることを示している（❷）．
- 同調査においては，男性の肥満者の割合が1987（昭和62）年20.4％，1997（平成9）年23.3％，2007（平成19）年30.4％，2013（平成25）年では28.6％と若干減少したが，ほぼ横ばいの結果である（❸）．

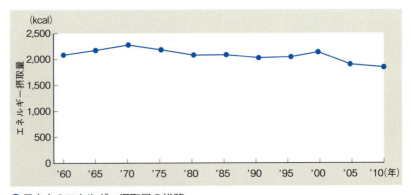

❶ 日本人のエネルギー摂取量の推移
やや減少傾向にある．
（平成25年国民健康・栄養調査より）

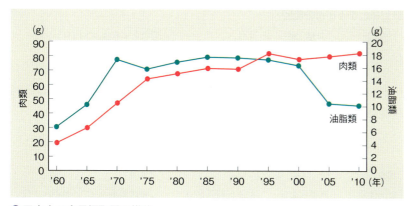

❷ 日本人の食品摂取量の推移
油脂類の摂取が減少した．肉類の摂取は横ばい傾向にある．
(平成25年国民健康・栄養調査より)

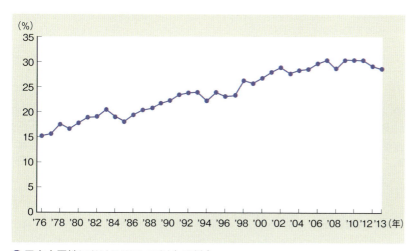

❸ 日本人男性におけるBMI 25以上の割合
BMI 25以上すなわち肥満者の割合はほぼ横ばいである．
(平成25年国民健康・栄養調査より)

- 心筋梗塞後の食事療法は，高血圧症，糖尿病，脂質異常症，高尿酸血症などの冠危険因子に対しての食事療法を行う．肥満がある場合，減量のためエネルギー量の設定を行う．
- 肥満の是正に対しては，どれだけの期間でどのくらいの体重を減ずるかでエネルギー量を考える必要がある．脂肪細胞には1kgあたり7,000〜8,000kcalのエネルギーが貯蔵されているといわれているので，ある一定期間に7,000〜8,000kcalの不足を生じさせれば体重が1kg減じる計算になる．1か月で1kg減量するには230〜260kcal/日をエネルギー必要量から減じたエネルギー量を設定すればよいことになる．

❹ 目標とするBMIの範囲

年齢（歳）	目標とするBMI (kg/m²)
18～49	18.5～24.9
50～69	20.0～24.9
70以上	21.5～24.9

（厚生労働省策定　日本人の食事摂取基準〈2015年版〉．2014[1]）より）

❺ 参照体重における基礎代謝量

年齢（歳）	男性			女性		
	基礎代謝基準値 (kcal/kg体重/日)	参照体重 (kg)	基礎代謝量 (kcal/日)	基礎代謝基準値 (kcal/kg体重/日)	参照体重 (kg)	基礎代謝量 (kcal/日)
18～29	24.0	63.2	1,520	22.1	50.0	1,110
30～49	22.3	68.5	1,530	21.7	53.1	1,150
50～69	21.5	65.3	1,400	20.7	53.0	1,100
70以上	21.5	60.0	1,290	20.7	49.5	1,020

（厚生労働省策定　日本人の食事摂取基準〈2015年版〉．2014[1]）より抜粋）

❻ 身体活動レベル

身体活動レベル	低い（Ⅰ）	普通（Ⅱ）	高い（Ⅲ）
	1.50 (1.40～1.60)	1.75 (1.60～1.90)	2.00 (1.90～2.20)
日常生活の内容	生活の大部分が座位で，静的な活動が中心の場合	座位中心の仕事だが，職場内での移動や立位での作業・接客など，あるいは通勤・買物・家事，軽いスポーツなどのいずれかを含む場合	移動や立位の多い仕事への従事者，あるいは，スポーツなど余暇における活発な運動習慣をもっている場合

（厚生労働省策定　日本人の食事摂取基準〈2015年版〉．2014[1]）より）

エネルギー必要量の算定

「日本人の食事摂取基準（2015年版）」
- エネルギー必要量は，
  　総エネルギー消費量＋組織の増減に相当するエネルギー量
  で示されている．体重変化のない成人の場合，組織の増減に相当するエネルギー量はゼロであるため，エネルギー必要量は総エネルギー消費量と等量であるとしている．
- また，望ましい体格も示されている（❹）．
- エネルギー必要量の推定は，基礎代謝量（❺）と身体活動レベル（❻）で構成されている．
  　推定エネルギー必要量
  　　＝基礎代謝基準値（kcal/kg体重/日）×参照体重×身体活動レベル
- 現体重が参照体重と大きく異なるときは，ずれを生ずることがあるため

❼ Harris-Benedictの式

男性：BEE＝66.47＋13.75（Wt）＋5.0（Ht）－6.75（A）
女性：BEE＝655.1＋9.56（Wt）＋1.85（Ht）－4.68（A）

BEE（基礎エネルギー消費量）：kcal/日，Wt：体重（kg），Ht：身長（cm），A：年齢（歳）．

❽ エネルギー産生栄養素バランス（%エネルギー）

年齢	目標値（男女共通）			
	たんぱく質	脂質	飽和脂肪酸	炭水化物
18歳以上	13〜20	20〜30	7以下	50〜65

（厚生労働省策定　日本人の食事摂取基準〈2015年版〉．2014[1]）より）

注意を要する．

Harris-Benedictの式を使用する場合

- ❼に示す式に数値をあてはめて算出する．

係数を利用する場合

- 標準体重に指数を乗じて算出する方法は簡便である．運動量，肥満の有無，糖尿病の有無などを勘案し，おおむね25〜30kcal/kg（標準体重）で計算する．

栄養バランス

PFC比

- PFC比は蛋白質（P）と脂質（F）と炭水化物（C）のエネルギー比である．
- 腎疾患や肝疾患などで蛋白質の制限がなければ，❽に示す割合である．
- 脂質については，「日本人の食事摂取基準（2015年版）」では1歳以上のすべての年齢層で男女ともエネルギー比20〜30％としている．2,000kcalの摂取であるならば，2,000×0.2〜0.3÷9（Atwater係数）≒44〜67gが適正範囲である．脂質はそれを構成する脂肪酸の種類によって生理機能が異なるため，量のみでなくその構成も重要である．
- 炭水化物の最低必要量は，100g/日とされている．全エネルギー量から，上記の蛋白質，脂質のエネルギー量を差し引いたものが炭水化物のエネルギー比となる．
- これらの比率を基に「糖尿病食事療法のための食品交換表」（以下，食品交換表）などで食品構成を行うこともできる（❾，❿）．

脂肪酸のバランス

- 脂肪酸はその二重結合の有無，二重結合数，位置で種類が分かれる．
- 二重結合をもたない飽和脂肪酸（saturated fatty acid：S）は，肉類・乳類の脂肪に多く含まれている．二重結合が1つの一価不飽和脂肪酸

❾「糖尿病食事療法のための食品交換表」における1単位あたりの栄養素平均含有量

食品交換表	1単位（80kcal）あたりの栄養素平均含有量		
	炭水化物 (g)	蛋白質 (g)	脂質 (g)
表1	18	2	0
表2	19	1	0
表3	1	8	5
表4	7	4	4
表5	0	0	9
表6	14	4	1
調味料	12	3	2

（日本糖尿病学会〈編・著〉．糖尿病食事療法のための食品交換表，第7版．2013[2]）より）

❿ 1,600kcalの単位構成例

食品交換表	炭水化物を60％にしたとき				炭水化物を50％にしたとき			
	1日の単位構成（単位）	炭水化物 (g)	蛋白質 (g)	脂質 (g)	1日の単位構成（単位）	炭水化物 (g)	蛋白質 (g)	脂質 (g)
表1	10	180	20	0	8	144	16	0
表2	1	19	1	0	1	19	1	0
表3	4.5	4.5	36	22.5	6	6	48	30
表4	1.5	10.5	6	6	1.5	10.5	6	6
表5	1	0	0	9	1.5	0	0	13.5
表6	1.2	16.8	4.8	1.2	1.2	16.8	4.8	1.2
調味料	0.8	9.6	2.4	1.6	0.8	9.6	2.4	1.6
合計	20	240.4	70.2	40.3	20	205.9	78.2	52.3
エネルギー比 (%)		60.1	17.6	22.7		51.5	19.6	29.4

（日本糖尿病学会〈編・著〉．糖尿病食事療法のための食品交換表，第7版．2013[2]）より）

⓫ n-6系脂肪酸とn-3系脂肪酸の食事摂取基準

	n-6系脂肪酸目安量 (g/日)		n-3系脂肪酸目安量 (g/日)	
年齢（歳）	男性	女性	男性	女性
18～29	11	8	2.0	1.6
30～49	10	8	2.1	1.6
50～69	10	8	2.4	2.0
70以上	8	7	2.2	1.9

（厚生労働省策定　日本人の食事摂取基準〈2015年版〉．2014[1]）より）

（monounsaturated fatty acid：M）は，主としてオリーブ油に含まれる．二重結合を2つ以上もつ多価不飽和脂肪酸（polyunsaturated fatty acid：P）は，その二重結合の位置でn-3系多価不飽和脂肪酸とn-6系脂肪酸に分類される．

⓬ 脂肪酸組成を考慮した「糖尿病食事療法のための食品交換表」による単位構成

食品交換表	食品の種類	単位/日	備考
表3	肉類	1.0	脂肪の少ないもの
表3	魚類	1.5〜2.0	
表3	大豆製品	0.5〜1.0	
表3	鶏卵	0.5〜1.0	
表4	低脂肪牛乳	1.5	
表5	植物油	1.0	オリーブ油を適宜使用

(玉木大輔. 心臓リハビリテーション. 2007[3]より)

- 脂肪酸の摂取バランスはこれらのS:M:P比を3:4:3, n-6/n-3を4程度にするとよいとされる．
- 「日本人の食事摂取基準（2015年版）」ではその摂取基準は⓫の通り示されている．この脂肪酸組成を食品交換表で表すと⓬のような食品構成となる．

(玉木大輔)

● 文献
1) 厚生労働省策定　日本人の食事摂取基準（2015年版）. 東京：第一出版；2014.
2) 日本糖尿病学会（編・著）. 糖尿病食事療法のための食品交換表, 第7版. 東京：日本糖尿病協会・文光堂；2013.
3) 玉木大輔. 患者指導―栄養士の立場から. 濱本紘ほか（監）. 心臓リハビリテーション. 大阪：最新医学社；2007. pp.115-122.

● 参考文献
1) 日本栄養・食糧学会（監）. 脂肪酸栄養の現代的視点. 東京：光生館；1998.
2) 玉木大輔. 呼吸・循環器のリハビリテーション. 東京：医歯薬出版；2008. pp.242-245.

栄養指導のポイント
塩分

> ● Point
> ▶減塩目標は食塩 6g/日未満とする．
> ▶減塩指導には現実的で具体的な指導が必要である．

減塩目標は 6g/日未満

- 循環器疾患の危険因子の一つである高血圧の予防や治療には，塩分の制限が有効であることは多くの研究により証明されている．
- しかし 2012 年の国民健康・栄養調査の結果では男性 11.3g，女性 9.6g であり，どちらも目標量（男性 9g 未満，女性 7.5g 未満）に達してない．
- 減塩指導には現実的で具体的な指導が必要である．
- 「高血圧治療ガイドライン 2014」では減塩目標は食塩 6g/日未満とされている．
- 塩分摂取量簡易測定器を利用し，自宅で尿中の塩分排泄量を測定させ，患者自身の減塩行動を促す．

具体的な減塩法

食品は加工品より素材を使う

- 加工品には加工の段階で塩分が多く添加されている．これらの加工品を料理に利用し調味料を使うと二重に塩分をとることになる．
- 新鮮な素材には食品本来の旨みがあり，塩分少なめであってもおいしく食べられる（❶）．

調味料の使い方を減らす

- 塩分摂取量の約半分は調味料からとられている．減塩のためには，まず調味料の使い方を減らすのが効果的である．
- 調味料の塩分含有量には差があるので，塩分含有量が少ない調味料を使用することにより減塩できる．
- 「だし割り醤油」や「酢割り醤油」などの利用も効果的である．

> **Memo**
> 食品の栄養表示は「ナトリウム」表示になっていることが多い．食品中の Na 量からの食塩量換算法は，Na（g）× 2.54 ＝食塩量（g）となる．

❶ 食品中の塩分含有量

食品名	目安量	含有量(g)
魚の塩漬け・干物・味噌漬け・粕漬け		
塩ザケ　辛	大1切れ 90g	4.3
塩ザケ　甘	大1切れ 110g	2.5
スモークサーモン	うす切り4枚 20g	0.8
丸干し　マイワシ	小5本 50g	2.0
うるめ	2本 40g	2.0
ちりめんじゃこ	10g	0.7
小女子	10g	0.7
イワシのみりん干し	小5枚 25g	0.8
たたみいわし	小1枚 10g	0.3
煮干	15g	0.6
さんまの干物	1枚 100g	0.9
むろあじの干物	1枚 140g	1.9
ホッケの干物	1枚 310g	3.2
さばの塩干し	大1切れ 150g	2.7
さんまのみりん干し	1枚 80g	2.4
かますの干物	中1枚 160g	3.1
かれいの干物	1枚 210g	1.4
身欠きにしん	40g	0.2
ししゃも	3尾 45g	0.7
さわらの味噌漬	大1切れ 120g	1.0
まぐろの味噌漬	大1切れ 120g	1.1
さけの粕漬	大1切れ 80g	2.3
うなぎの蒲焼	1串 65g	0.8
魚の缶詰類		
シーチキンフレーク	40g	0.1
さんま味付	40g	0.5
さば照り焼き	50g	1.0
まぐろフレーク味付	50g	1.3
イワシ味噌煮	1尾 50g	0.8
いか味付	20g	0.4
さんま蒲焼	50g	1.2
あさり水煮	20g	0.2
赤貝味付	20g	0.4
さば味噌煮	1切れ 50g	0.7
イワシ蒲焼	1枚 40g	0.6
さけ水煮	50g	0.5
オイルサーディン	小4尾 30g	0.2
魚卵		
明太子（普通味）	1/2腹 60g	3.4
タラコ（普通味）	1/2腹 50g	2.3
すじこ	25g	1.2
いくら（普通味）	大さじ1杯 25g	0.6
塩辛		
イカ塩辛　赤造り	20g	1.4
イカ塩辛　墨造り	20g	2.1
アミの塩辛	20g	4.0
かつお塩辛	20g	2.5
ほやの塩辛	20g	0.7

食品名	目安量	含有量(g)
練り製品・その他		
笹かまぼこ	1枚 25g	0.4
蒸しカマボコ	2切れ 25g	0.6
焼きちくわ	中1本 30g	0.6
かにカマボコ	1本 15g	0.3
さつまあげ	小判1枚 30g	0.6
はんぺん	大1枚 100g	1.5
ごぼう巻き	1本 30g	0.4
つみれ	1ヶ 35g	0.5
なると巻き	3枚 20g	0.4
魚肉ソーセージ	1本 75g	1.4
肉の加工品		
スモークハム	うす切り4枚 40g	1.2
ボンレスハム	2枚 20g	0.6
プレスハム	2枚 30g	0.8
ロースハム	1枚 45g	1.1
生ハム	10g	0.3
フランクフルトソーセージ	1本 55g	1.0
ウインナーソーセージ	2本 50g	1.0
サラミソーセージ	うす切り5枚 30g	0.2
ローストビーフ	うす切り3枚 30g	0.2
ベーコン	2枚 40g	0.8
焼き豚	2枚 30g	0.4
肉の缶詰類		
コンビーフ	50g	0.9
焼き鳥たれつき	50g	1.1
牛肉大和煮	50g	0.9
焼き鳥缶詰塩味	50g	1.0
乳製品		
ブルーチーズ	25g	1.0
モッツァレラチーズ	25g	0.3
チェダーチーズ	25g	0.5
カッテージチーズ	50g	0.5
カマンベールチーズ	25g	0.5
クリームチーズ	25g	0.2
パルメザンチーズ	6g	0.2
スライスチーズ	1枚 17g	0.5
プロセスチーズ	2切れ 25g	0.7
漬物類		
しば漬	20g	0.8
奈良漬	30g	1.5
つぼ漬	20g	0.8
たくあん	5切れ 30g	1.3
赤かぶら漬	30g	1.6
野沢菜塩漬	30g	0.5
べったら漬	30g	0.9
ぬか漬　キュウリ	30g	0.8
なす	30g	0.7

食品名	目安量	含有量(g)
漬物類		
ぬか漬　かぶ	30g	0.8
塩漬け　白菜	小皿 30g	0.7
梅干	中1ヶ	2.2
小梅	5ヶ 15g	1.5
キムチ	小皿 30g	0.7
メンマ	20g	0.8
紅しょうが	10g	0.7
ラッキョウ甘酢	20g	0.8
わさび漬	15g	0.4
ピクルスきゅうり	20g	0.2
ザーサイ	15g	2.1
福神漬	15g	1.1
佃煮		
かつお角煮	5切れ 20g	0.8
はぜ	10g	0.6
ふき	10g	1.3
あさり	15g	1.1
小女子	10g	0.6
昆布	5g	0.4
わかさぎ	10g	0.5
のり	大さじ1杯 10g	0.6
おつまみ		
チーズ入りたら	20g	0.5
いかくんせい	30g	1.8
焼きかわはぎ	10g	0.3
柿ピーナッツ塩味	30g	0.4
ポテトチップ塩味	20g	0.2
いかみりん漬	10g	1.0
さきいか	20g	1.4
インスタントラーメン		
マルちゃん正麺塩味	1食分	5.6
クイックワンチキンコンソメ	1食分	4.8
明星中華三昧涼麺	1食分	5.3
緑のたぬき天そば	1食分	6.4
赤いきつねうどん	1食分	6.1
カップヌードル	1食分	5.1
カップヌードルライト	1食分	4.6
インスタントスープ類		
永谷園　ゆうげ	1食分	2.1
スープ春雨ワンタン	1食分	2.1
マツタケの味お吸い物	1食分	1.6
ポタージュスープ	1食分	1.7
チキンクリームスープ	1食分	1.7
オニオンコンソメスープ	1食分	1.2
コーンクリームスープ	1食分	1.1
ワカメスープ	1食分	1.6

（牧野直子〈監〉．塩分早わかり，第3版．東京：女子栄養大学出版部；2014より）

COLUMN DASH(dietary approaches to stop hypertension)食

塩分のみの制限ではなく，カルシウム，マグネシウム，食物繊維などが摂取できる複合的な食品の摂取により，降圧効果があがると考えられている．

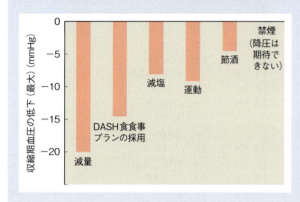

1 生活習慣修正による降圧の目安
(Chobanian AV, et al. The Seventh Report of the Joint National Committee on Prevention, Detection, Evaluation, and Treatment of High Blood Pressure: The JNC 7 report. *JAMA* 2003; 289: 2560-2572 より)

- スプレー式の醤油差しを利用し，1回あたりの使用量を減らすのも効果的である．

料理法を工夫する

- 表面に味を集中させると少ない塩分でも満足できる．
- 煮魚よりも刺身や焼き魚に，すき焼きよりも「ちり鍋」などにする．
- 料理の段階で調味料を使用せず，食卓にて食べる直前に味を調える．

自然のだしを生かす

- 昆布や椎茸，かつお節などに含まれるグルタミン酸やイノシン酸などの自然の旨み成分を料理に活用する．
- 2種類以上のだしを使用すると味の相乗効果が期待でき，塩分少なめであってもおいしく食べられる．

酸味・香辛料・香味野菜の利用

- 酢や果汁，唐辛子[*1]，ネギ，ニンニク，生姜，わさび，ごまなどを利用すると，薄味の物足りなさを補ってくれる．
- 酢が苦手な場合は，だしで割るとよい．

麺類や汁物を控える

- 汁物は実沢山にし，1日1杯までに控える．
- 麺類を食べた日に汁物をとらないようにする．
- 麺類は汁を残しても一食あたり3g程度の塩分量が見込まれる．

（沼田優子）

> **Memo**
> 2012年に刊行された『国循の美味しい！かるしおレシピ』なども，自然の旨味を利用し，薄味でもおいしく食べられる工夫がされている．

*1 ただし，唐辛子は食欲増進効果程度にする．

栄養指導のポイント
脂質

> ● **Point**
> ▶ LDL コレステロールの目標値は，冠動脈疾患既往者では 100mg/dL 未満とする．
> ▶ 栄養指導にあたっては，脂質エネルギー比，コレステロール摂取量，摂取脂肪酸の種類に留意する．

はじめに

- 「動脈硬化性疾患予防ガイドライン 2012」では，高 LDL-C 血症を脂質異常症の一因子とし，冠動脈疾患の主要な危険因子であると位置づけた．
- LDL コレステロールの目標値は患者カテゴリー別に設定され，冠動脈疾患既往者は 100mg/dL 未満を目標とした．また，non-HDL コレステロールが，新しい脂質管理の指標として加わった．
- 高 LDL-C 血症が持続する場合は「総摂取エネルギーに対する脂質エネルギー比」「コレステロール摂取量」「脂肪酸の摂取比率」を適正化し，脂質管理に努めることが重要である．

具体的な脂質管理

脂質エネルギー比を 20 ～ 25 ％にする

- 脂質エネルギー比を低下させるためには，他の栄養素の比率を適正にとる必要がある．飽和脂肪酸を 4.5 ％以上 7 ％未満にする．
- 主食も適量摂取し，種類としてはパン食や麺食より精製度の低い胚芽米や玄米などのご飯食を勧める．パン食は主菜や副菜が動物性蛋白源になりがちで結果的に動物性脂肪の摂りすぎになる．
- 蛋白源では獣鳥肉類より魚類や大豆製品を多くする．料理法も刺身や焼き物，蒸し物などの低脂肪の料理法を勧める．

コレステロールの摂取量を控える（❶）

- 脂質異常症の食事療法の第一段階では 1 日摂取量を 200mg 以下にする．
- コレステロールは卵黄や魚卵などに多く含まれ，卵を使って作られた製

> **Memo**
> 肉類はヒレやももなど脂身の少ない部位を選び，料理法を以下のように工夫することにより脂質の摂取量を控えることができる．
> フライ＞天ぷら＞唐揚げ＞ソテー＞煮物＞生

❶ 食品中のコレステロール含有量

食品名	目安量	含有量(mg)
油脂類		
牛脂	12g(大さじ1杯)	12
豚脂	12g(大さじ1杯)	12
バター	12g(大さじ1杯)	25
マーガリン	13g(大さじ1杯)	0.7
大豆油	13g(大さじ1杯)	0.1
ショートニング	13g(大さじ1杯)	0.5
魚類		
アコウダイ	70g(1切)	39
アジ(生)	70g(中1尾)	54
アナゴ	35g(10cm)	49
アユ	40g(中1尾)	33
アンコウ(きも)	20g(1切)	112
イサキ	50g(中1尾)	36
イワシ(マイワシ生)	40g(中1尾)	26
メザシ(生)	40g(中1尾)	40
ウナギ(蒲焼)	50g(中1串)	115
カジキ	80g(1切)	38
カツオ	70g(さしみ1皿)	42
カマス	120g(中1尾)	70
カレイ	65g(中1尾)	46
キス	30g(中1尾)	30
コイ	80g(中1切)	69
サケ(生)	80g(1切)	46
(塩)	70g(1切)	45
(スジコ)	20g(大さじ1杯)	102
サバ	80g(1切)	51
サワラ	80g(1切)	48
コノシロ	20g(中1尾)	14
サンマ(生)	80g(中1尾)	53
シシャモ(干)	20g(小1尾)	46
スズキ	80g(1切)	54
タイ(生)	70g(1切)	46
タチウオ	50g(1切)	36
タラ(生)	80g(1切)	59
(タラコ)	65g(1腹)	228
ドジョウ	10g(大1尾)	21
トビウオ	80g(中1/2切)	47
ニシン(生)	90g(中1/2尾)	61
(身欠き)	20g(1本)	46
(生カズノコ)	15g(中1片)	56
ハゼ	15g(中1尾)	14
ハモ	35g(10cm)	26
ヒラメ	70g(1切)	39
フグ	50g(さしみ10切)	33
ブリ	70g(1切)	50
ホッケ	100g(小1尾)	73
ボラ	80g(1切)	52
マグロ(赤身)	35g(刺身5切)	18
(トロ)	35g(刺身5切)	21
ニジマス	100g(1尾)	71
メバル	80g(1切)	60
ワカサギ	25g(1尾)	53
カマボコ	40g(4切)	8
さつま揚げ	50g(小1枚)	10
魚肉ソーセージ	60g(1/2本)	18
貝類		
アサリ	30g(10個)	11
アワビ	75g(1/2個)	73
カキ(生)	150g(5個)	77
サザエ	30g(1個)	42
シジミ	22g(カップ1)	17
トコブシ	25g(1個)	38
ハマグリ	20g(5個)	5
ホタテガイ(生)	70g(1個)	23
(貝柱)	30g(1個)	10
ホッキ貝	50g(1/2個)	26
その他の魚類		
スルメイカ(生)	90g(1/2杯)	243
(スルメ)	40g(1/3枚)	392
(塩辛)	10g(大さじ1杯)	23
ウニ	15g(大さじ1杯)	44
エビ(甘エビ)	40g(1/3枚)	52
(イセエビ)	80g(1/3尾)	74
(車エビ)	25g(中1尾)	43
(サクラエビ・ゆで)	5g(大さじ1杯)	12
カニ(ズワイガニ・ゆで)	45g(1/2杯)	27
シャコ(ゆで)	15g(1尾)	23
タコ(マダコ)	80g(足1本)	120
ホタルイカ	50g(5杯)	120
獣鳥鯨肉類		
アヒル肉	100g(てのひら大)	82
ウサギ肉	100g(てのひら大)	63
牛肉(肩)	50g(薄切1枚)	36
(肩ロース)	50g(薄切1枚)	45
(リブロース)	150g(厚さ1cm)	131
(サーロイン)	150g(厚さ1cm)	129
(バラ)	50g(薄切1枚)	49
(もも)	150g(厚さ1cm)	110
(ヒレ)	80g(厚さ1cm)	53
(舌)	30g(1切)	30
(心臓)	30g(1切)	33
(肝臓)	40g(1切)	96
(腎臓)	40g(1切)	124
(胃腸)	20g(1切)	48
馬肉	50g(さしみ5切)	33
カエル肉	140g(1羽)	60
鯨(赤身)	40g(さしみ5切)	15
(ベーコン)	10g(1枚)	5
鶏肉(手羽)	50g(1本)	70
鶏肉(むね皮付)	85g(1/2枚)	73
(むね皮なし)	55g(1/2枚)	42
(もも皮なし)	100g(1/2枚)	92
(ささみ)	40g(1本)	27
(皮)むね	60g(1枚)	66
(心臓)	15g(1個)	64
(肝臓)	40g(1個)	148
(腸)	10g(1切)	20
豚肉(肩)	30g(薄切り1枚)	20
(ロース)	100g(厚さ1cm)	69
(バラ)	100g(厚さ1cm)	70
(もも)	30g(薄切り1枚)	20
(ヒレ)	30g(薄切り1枚)	19
(心臓)	20g(1切)	22
(肝臓)	30g(1枚)	75
(胃)	8g(1切)	20
羊肉(マトン)	30g(薄切り1枚)	23
(ラム)	30g(薄切り1枚)	24
ベーコン	20g(1切)	10
ハム(ロース)	12g(1枚)	5
ウインナーソーセージ	10g(5cm 1本)	6
卵類		
ウズラ卵(全卵)	9g(1個)	42
鶏卵(全卵)	50g(小1個)	210
(卵黄)	20g(1個)	280
(卵白)	30g(1個)	0
乳類		
普通牛乳	200g(1本)	24
ヨーグルト(全脂無糖)	100g(1カップ)	12
アイスクリーム(高脂肪)	50g(1人前)	16
全粉乳	7g(大さじ1杯)	7
脱脂粉乳	7g(大さじ1杯)	2
チーズ(チェダー)	15g(厚さ5cm)	15
(プロセス)	15g(厚さ5cm)	12
クリームチーズ	20g	20
調味料その他		
マヨネーズ(全卵型)	14g(大さじ1杯)	8
(卵黄型)	14g(大さじ1杯)	21
菓子類		
カステラ	35g(厚さ2cm)	56
ボーロ	10g(5個)	8
かわらせんべい	10g(1枚)	11
ケーキ(ドーナッツ)	55g(1個)	55
シュークリーム	80g(大1ヶ)	200
クリームパン	80g(1ヶ)	104
プリン	100g(1ヶ)	140

(最新日本食品成分表. 東京:医歯薬出版;2010より)

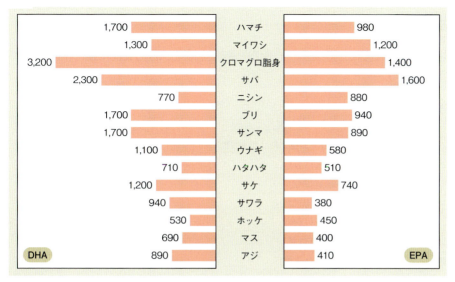

❷ 魚類の EPA・DHA 含有量（可食部 100g あたりの含有量〈mg〉）
（最新日本食品成分表．東京：医歯薬出版；2010 より作成）

品にも注意する．ただし極端に肉や卵を制限し栄養不足にならないように配慮する．
● イカ・タコ・エビなどは，コレステロールの含有量も多いが胆汁酸の分泌を促しコレステロールを低下させる働きのある「タウリン」が多く含まれるため，食べ過ぎない程度に摂取する[1]．

一価不飽和脂肪酸や n-3 系多価不飽和脂肪酸を増やす

● オリーブオイルに多く含まれるオレイン酸や，魚油に多い EPA や DHA（❷）の長期的摂取により動脈硬化の予防効果が期待できる[2]．
● 魚油を効率的に利用するためには刺身や煮魚として摂取するとよい．また体内での酸化を防ぐために抗酸化作用のある緑黄色野菜と一緒にとるとよい．

コレステロールの排泄を促す

● 食物繊維は胆汁酸とともに排泄されるため，胆汁酸のもとになるコレステロールを低下させる働きがある．
● 「動脈硬化性疾患予防ガイドライン 2012」では，水溶性の食物繊維や植物ステロールを増やすことを推奨している．
● 食物繊維を増やすためには，主食を精製度の低い胚芽米や麦ご飯，全粒粉のパンなどにし，毎食 2 皿の野菜料理を勧める．

（沼田優子）

Key word
n-6 系脂肪酸
植物性油脂に含まれる n-6 系脂肪酸（リノール酸）は，体内で変化しアラキドン酸になる．アラキドン酸は必須脂肪酸の一つであるが，過剰摂取は血小板凝集能を亢進させるといわれている[3]．リノール酸の多く含まれる紅花油，大豆油，ひまわり油は控える．

COLUMN トランス脂肪酸

トランス脂肪酸とは，本来人間が必要とする油がきわめて不自然な構造に変化したものである．植物油の主成分である不飽和脂肪酸は融点が低く常温では液体になる．そのため体の中に入っても液体のま

1 食品中のトランス脂肪酸含有量

食品群	食品名	使用量の目安 （1回あたりの使用量）	トランス脂肪酸含有量 （g）
穀類	食パン（6枚切）	60g（1枚）	0.018～0.192
	ロールパン	60g（2個）	0.084～0.282
	クロワッサン	80g（2個）	0.232～2.4
	菓子パン	80g（1個）	0.0312～0.624
	即席中華麺	100g（1袋）	0.024～0.38
	即席カップ麺	90g（1人前）	0.0252～0.144
	ポップコーン	100g（1袋）	13
乳類	生クリーム	100gあたり	1.0～1.2
	コンパウンドクリーム[*1]	100gあたり	9.0～12
	アイスクリーム	100g（1カップ）	0.28～0.60
油脂類	マーガリン	10g（小さじ2杯）	0.094～1.3
	ファットスプレッド[*2]	10g（小さじ2杯）	0.099～1
	ショートニング	10g（大さじ軽く1杯）	0.12～3.1
菓子類	ショートケーキ	80g（1切）	0.32～1.04
	アップルパイ	80g（1切）	0.272～2.16
	デニッシュ	70g（1個）	0.287～0.686
	シュークリーム	60g（1個）	0.156～0.558
	スポンジケーキ	80g（1切）	0.312～1.76
	イーストドーナツ	60g（1個）	0.162～0.96
	菓子パイ	25g（1枚）	0.0925～1.825
	ビスケット	25g（1枚）	0.009～0.625
	クッキー	25g（1枚）	0.0525～0.95
	ポテトスナック	95g（1袋）	0.0247～1.425
	コーンスナック	95g（1袋）	0.0798～0.209
	チョコレート	50g（板チョコ1枚）	0～0.355
香辛料類・調味料	マヨネーズ	10g（大さじ軽く1杯）	0.1～0.17
	ドレッシング	10g（大さじ軽く1杯）	0～0.088
	カレールウ	約18g（1人前）	0.1404～0.288
	ハヤシルウ	約18g（1人前）	0.0918～0.828

[*1] コンパウンドクリーム：乳脂肪の一部を植物油脂に置き換えたクリーム．
[*2] ファットスプレッド：マーガリンの中で油脂含有率が80％未満のもの．特徴としては油分が少なく水分の割合が高いのでカロリーが少なく軟らかいためパンなどに塗りやすい．

（トランス脂肪酸及びクロロプロパノールの摂取量に関する調査研究．〈独〉農業・食品産業技術総合研究機構・〈財〉日本食品分析センター〈農林水産省委託事業〉，2008／食品に含まれるトランス脂肪酸の評価基礎資料報告書．〈財〉日本食品分析センター〈食品安全委員会委託事業〉，2007をもとに作成）

	商品名	トランス脂肪酸含有量
A社	フィッシュバーガー	1g
	フライドポテト	3.5g(小), 5g(中), 8g(大)
	チキンナゲット	1.5g(6ピース)
	ホットケーキ	4g
	アップルパイ	4.5g
	シェーク	0.5g(小), 1g(中), 2g(大)
B社	フライドチキン	1g(50gあたり)
C社	ドーナツ全種類	4〜7g
D社	ピザ(ペパロニ・チーズ)	1g(1スライス)
E社	チョコレートアイスクリーム	1g(1カップ)

2 ファストフード中のトランス脂肪酸含有量（アメリカの代表的な店のデータ）
(山田豊文．病気がイヤなら「油」を変えなさい！：危ない"トランス脂肪酸"だらけの食の改善法．東京：河出書房新社；2007. p.75より)

まなので「体に良い油」といわれている．しかし酸化しやすく長期の保存が難しい欠点があった．一方，牛脂やラードなどの動物性脂肪の主成分は飽和脂肪酸と呼ばれ融点が高く常温では固体になる．そのため体の中に入ると再び固まりやすくなり「体に良くない油」とされてきた．しかしマーガリンは植物性でも常温で固体である．これは「水素添加」という方法を使って無理に油の性質を変えているのである．植物油を固体にすると構造が安定化し酸化しにくくなり，保存性も高まり商業的に利便性が高まる．このような油を「トランス脂肪酸」といい，マーガリンのほかにショートニング，ファストフードに用いられる揚げ油などの中に含まれる(**1**)．

しかし「体に良い油」であるはずの植物油が原料であるこれらのトランス脂肪酸を過剰に摂取すると，血小板凝集能の亢進，LDLコレステロール濃度の上昇[4]，HDLコレステロール濃度の低下など動脈硬化症のリスクが高まるといわれている．また冠動脈疾患のほかに発癌，認知機能低下の危険因子になるという報告もある[5]．

2003年以降トランス脂肪酸を含む製品の使用を規制する国が増えている．アメリカでは，トランス脂肪酸摂取が全エネルギー摂取の2.6％を占めており，表示義務や制限がされている．カナダでは2003年1月1日よりトランス脂肪酸を栄養ラベルの項目に加えることを決定，2005年12月12日に表示を義務化した．イギリスでは摂取カロリーのうち脂質を30％以下に，トランス脂肪酸を2％以下にするように勧告している．デンマークでも2003年に食品中のトランス脂肪酸の量を全脂質の2％までとする罰則規定のある行政命令を制定し2004年より施行された．韓国では2007年12月よりトランス脂肪酸の表示を義務化した．

日本人の摂取量については平成18年度の食品安全委員会の調査で，0.7〜1.3g/人/日，摂取エネルギー換算0.3〜0.6％と推計されている．これはWHO/FAO合同専門家会合の報告書で目標とされている「最大でも1日あたりの総エネルギーの1％未満」を満たす結果となっている．最大1％未満とは日本人の場合1日に約2.22gが許容範囲となる．しかし摂取量には個人差がある．特にハンバーガーやフライドポテト，ホットケーキ，ドーナツやカップ麺などに多く含まれている．単品では1日の摂取量目安の範囲内であっても，たとえば「ハンバーガーとフライドポテト」などセットで食べると簡単に摂りすぎてしまうことになる．ファストフードなどの脂肪の多い食品やスナック菓子類の摂りすぎに注意が必要である(**2**)．

「日本人の食事摂取基準（2010年版）」では，欧米諸国と比べて日本人の脂質摂取量が少ないためトランス脂肪酸のリスクはかなり小さいとされている．また他の脂肪酸のように摂取すべき範囲として表すことが困難な脂肪酸なので，目標量としての基準策定は行っていなかったが，2011年2月，消費者庁より「トランス脂肪酸の情報開示に関する指針について」が発表された．また「動脈硬化性疾患予防ガイドライン（2012年版）」では，「HDLコレステロールを上昇させるためには，トランス脂肪酸の過剰摂取を避ける」と明記された．

● 文献

1) 西村直道．食物繊維およびタウリンの血中コレステロール低下機構に関する研究．日本栄養・食糧学会誌 2008; 61: 11-19.
2) Sun Q, et al. Blood concentrations of individual long-chain n-3 fatty acids and risk of nonfatal myocardial infarction. *Am J Clin Nutr* 2008; 88: 216-223.
3) 柴忠明ほか．食生活の血栓性疾患への影響：血栓性疾患患者の血漿脂肪酸組成．東邦医会誌 1985; 31: 470-474.
4) Zock PL, Mensink RP. Dietary trans-fatty acid and serum lipoproteins in humans. *Curr Opin Lipidol* 1996; 7: 34-37.
5) Oomen CM, et al. Association between trans fattyacid intake and 10-year risk of coronary heart disease in the Zutphen Elderly Study: A prospective population-based study. *Lancet* 2001; 357: 746-751.

栄養指導のポイント
食物繊維

> ● **Point**
> ▶ 食物繊維の推奨摂取量は1日25g以上である．
> ▶ 食物繊維には多くの特性があり，できるだけ多くの種類の食品を摂取するよう勧める．

食物繊維の生理作用と効果

- 日本では，食物繊維は「ヒトの消化酵素で分解されない食品成分」と解釈されている．
- 食物繊維は水溶性と不溶性に大きく分類される．
- 食物繊維には多くの種類があり，それぞれ特有の生理作用を持ち合わせている（❶）[1,2]．それらの生理作用により，動脈硬化性疾患や糖尿病，便秘や大腸疾患などを予防する効果が期待されている．

食物繊維の推奨摂取量

- 日本動脈硬化学会による「動脈硬化性疾患予防ガイドライン（2012年版）」では，食物繊維について「摂取を増やす〈高LDL-C血症：水溶性

Memo
食物繊維の生理作用や効果については，今後さらに十分な解明が待たれるところであるが，食物繊維が豊富な食品は，概してビタミン，ミネラルの含有量も高い．これらの食品を適宜利用し，調理法に配慮することにより，食物繊維を充足させつつ比較的低脂肪で低エネルギーな食事にまとめることが可能である．動脈硬化性疾患の予防に向けて，その相乗効果も期待したい[3]．

❶ 食物繊維の分類と特性

		生理作用	期待される効果	主な成分と含有食品
水溶性食物繊維	粘性	胃で水分を吸収し粘性が増加し，食事内容物の胃内停留時間を延長させ，腸内で糖質の吸収を穏やかにする	満腹感が得られ，過食を抑える 血糖値の急激な上昇を抑える	ペクチン（野菜・果物） アルギン酸（こんぶ・わかめ） グルコマンナン（こんにゃく）
	吸着性	胆汁酸やコレステロールを吸着し体外に排泄させる ナトリウムの排泄を促す	コレステロール値を低下させる 高血圧を予防する	
	発酵性	腸内細菌により発酵を受け，腸内環境を整え，便通を良くする	便秘や大腸疾患を予防する	
不溶性食物繊維	保水性	胃や腸で水分を吸収し，糞便量を増やし適度な固さにするとともに，大腸通過時間を短縮させる	便秘や大腸疾患を予防する	セルロース（穀類・豆類・野菜・芋類） ヘミセルロース（穀類・豆類・野菜・海藻） リグニン（豆類・穀類・野菜） キチン（カニ・エビの殻）
	発酵性	腸内細菌により発酵を受け，腸内環境を整え，便通を良くする	便秘や大腸疾患を予防する	
	性状	咀嚼回数が増加する	満腹感が得られ，過食を抑える	

❷ 食物繊維を多く含む食品

食品名	1回の目安量(g)	食物繊維(g)		
		水溶性	不溶性	総量
穀類				
玄米ごはん	150	0.3	1.8	2.1
発芽玄米50％・精白米50％	150	―	―	1.2
ライ麦パン	60	1.2	2.2	3.4
全粒粉パン	60	―	―	4.2
スパゲティ（ゆで）	240	1.0	2.6	3.6
押し麦	10	0.6	0.4	1.0
そば（ゆで）	200	1.0	3.0	4.0
玄米フレーク	40	―	―	1.6
オールブラン	40	―	―	13.0
芋類				
さつまいも（蒸し）	100	1.0	2.8	3.8
さといも（水煮）	100	0.9	1.5	2.4
いちょういも（とろろいも）	100	0.2	0.8	1.0
こんにゃく（製粉）	2	1.4	0.1	1.5
製粉こんにゃく	50	0.1	1.1	1.2
果実類				
柿	200	0.4	2.8	3.2
りんご	200	0.6	2.4	3.0
キウイ	80	0.6	1.4	2.0
きのこ類				
まいたけ	50	0.2	1.2	1.4
藻類				
刻み昆布	10	―	―	3.9
削り昆布（とろろ昆布）	5	―	―	1.4
干しカットわかめ	5	―	―	1.8
干し芽ひじき	5	―	―	2.2
豆類				
枝豆（正味）	15	0.2	0.9	1.1
納豆	50	1.2	2.2	3.4
おから（新製法）	50	0.2	5.6	5.8
大豆（ゆで）	40	0.4	2.4	2.8
ひよこ豆（ゆで）	50	0.3	5.6	5.9
レンズ豆（ゆで）	50	0.2	2.7	2.9
種実類				
日本栗	120	0.4	7.6	8.0
野菜類				
西洋かぼちゃ	100	0.9	3.2	4.1
れんこん	50	0.1	1.1	1.2
ごぼう	50	1.2	1.7	2.9
小松菜（ゆで）	100	0.6	1.8	2.4
ほうれんそう（ゆで）	100	0.6	3.0	3.6
春菊（ゆで）	100	1.1	2.6	3.7
菜の花（ゆで）	100	1.3	3.0	4.3
ブロッコリー（ゆで）	50	0.4	1.5	1.9
トマト	100	0.3	0.7	1.0
切り干し大根	10	0.4	1.7	2.1

（牧野直子〈監〉．コレステロール・食物繊維早わかり．東京：女子栄養大学出版部；2003／香川芳子〈監〉．五訂増補食品成分表2010．東京：女子栄養大学出版部；2009をもとに作成）

食物繊維の摂取を増やす〉」，また「動脈硬化性疾患予防のための脂質異常症治療ガイド（2008年版）」では，「できるだけ多くとる（25g/日以上を目安）〈摂取量を増やすことで，LDL-C値低下〉」としている．

- 「日本人の食事摂取基準（2015年版）」における目標量は50歳から69歳男性が20g以上，同じく女性が18g以上と設定されているが，平成25年国民健康・栄養調査によると50歳から59歳男性が14.1g，同じく女性が14.2gで，いずれも目標量を下回る結果だった[4,5]．
- 低エネルギー食や若年層に多くみられる外食中心の食生活においては，特に意識して摂取しないと食物繊維が不足する傾向にあるため，現状を少しでも上回ることができるよう，効果的な摂り方を提案していく必要がある[5]．

具体的な指導

- 食物繊維を多く含む食品を把握し（❷），できるだけ多くの種類の食品を摂取するよう勧める．
- 未精製の穀物を摂取する．
    ・白米に玄米，雑穀米，押し麦などを加える．
    ・パンやパスタは，未精製の全粒粉を用いたものにする．
    ・そばは，そば粉の割合が多いものを選ぶ．
    ・玄米や未精製の小麦，オーツ麦などが原料のシリアル類を摂取する．
- 間食にはさつまいもを，デザートには果物を摂取する（可能であれば皮ごと）．
- スープや煮込み料理，パスタ料理に，大豆，ひよこ豆，レンズ豆などを丸ごと加える．
- 毎食，野菜料理を2小鉢分摂取し，さらにきのこや海藻も1日1回は組み入れる．
- 遅い夕食では，はじめに野菜料理を食べ，血糖値の上昇を抑える．

（大野加代子）

文献

1) 佐々木雅也，馬場忠雄．生活習慣病予防と食物繊維．臨床栄養 2002; 100: 301-305.
2) 本田佳子．メタボリックシンドロームの食事療法の実際．臨床栄養 2006; 108（臨時増刊）: 805-810.
3) 池上幸江．「食物繊維」に関する最近の研究動向と疾病との関係．臨床栄養 2002; 100: 286-291.
4) 厚生労働省．平成25年国民健康・栄養調査結果の概要：栄養素等摂取量．
5) 大野加代子ほか．当院の心臓リハビリテーション患者における食生活調査とその適正化に向けた検討：食塩・コレステロール・食物繊維摂取量を中心に．日本心臓リハビリテーション学会誌 2006; 11: 278-280.

栄養指導のポイント
嗜好品

> ### ● Point
> ▶ 嗜好品は，選び方，量や頻度，タイミングを間違えると，さまざまな障害を招く原因となるので，注意を要する．
> ▶ より良い食べ方，飲み方についての知識を提供し，習慣性があれば改善を促す．

> **Memo**
> 情報サイト
> ● 糖尿病ネットワーク．
> http://www.dm-net.co.jp/

はじめに

● 嗜好品（菓子類，清涼飲料，アルコール飲料）は，個人にとって食生活を豊かにしてくれるものであるが，元来，栄養素を摂取することが目的ではなく，満足感を得ることが目的で好んで食べたり飲んだりするものである．したがって選び方，量や頻度，タイミングを間違えると血中脂質の増加や肥満などさまざまな障害を招く原因となるため，習慣性があれば改善を促す．

菓子類

● 食後や口寂しいとき，つい菓子類をつまむことが多い人は，意識してその回数を少しでも減らす．また，今日一日，積極的にエネルギー消費できたかどうかを振り返る．

具体的な指導

● 食べても少量，1日1回までとする．
● 食べるのは昼間だけにし，夕食後は食べない．
● 食べたときに「甘い」と感じる糖質＝砂糖含有量の少ないものを選ぶ．
● スナック菓子を避ける．
● 脂肪組織に蓄積されやすい食べ方をしない．
　・洋菓子よりも和菓子を選ぶ（160kcal 以内）．
　・油料理の直後に甘い菓子類を選ばない．
● 甘さが欲しい場合は，適量内の果物を代用する．
● 低カロリー甘味料や，これを使用した製品を上手に利用する．
● 空腹感が強い場合は，小さいおにぎりや芋類を補う．

❶ 主な酒類の換算の目安

種類	ビール	清酒 (純米酒)	赤ワイン	焼酎	ウイスキー ブランデー
アルコール度数（容量%） 純アルコール20g分の「目安」	5% 500mL	15% 170mL	12% 210mL	25% 100mL	43% 60mL
100g中のエネルギー 100mLのg換算 g換算のエネルギー 純アルコール20g分のエネルギー	40kcal 100.8g 40kcal 200kcal	103kcal 99.8g 103kcal 175kcal	73kcal 99.6g 73kcal 153kcal	146kcal 97g 142kcal 142kcal	237kcal 95.2g 226kcal 135kcal
100g中の糖質 純アルコール20g分の糖質	3.1g 15.5g	3.6g 6.1g	1.5g 3.2g	0g 0g	0g 0g

純アルコールの計算式：飲酒量（mL）×アルコール度数（%）×アルコール比重 0.8 ＝ 純アルコール量（g）
（厚生労働省．第4次国民健康づくり運動「健康日本21（第2次）」．2012[1]／香川芳子〈監〉．食品成分表2015．東京：女子栄養大学出版部：2015 をもとに作成）

清涼飲料

- 甘さを感じる飲料には5～12%程度の糖分が含まれている．そのほとんどが果糖やブドウ糖で，砂糖に比べて脂肪に変化しやすいため，甘味嗜好の習慣は要注意である．

具体的な指導

- 砂糖やクリーム入りのコーヒー，紅茶はできるだけ控える．
- 発泡性のある炭酸飲料は特に糖分が多いため習慣にしない．
- スポーツ飲料の主成分は糖類であり塩分も含まれるため，水代わりには飲まない．
- 場合によっては「ゼロカロリー」タイプ（100mLあたり5kcal未満）を選ぶ．

> **Memo**
> 水分補給として日常的に適しているのは水，お茶類である．

アルコール飲料

- さまざまな研究結果をふまえ「健康日本21（第二次）」では，生活習慣病のリスクを高める飲酒量（純アルコール摂取量）について，男性で1日平均40g以上，女性20g以上と定義している（❶）[1]．
- WHOのガイドラインではアルコール関連問題リスク上昇の閾値について，男性では1日40gを超える飲酒，女性では1日20gを超える飲酒としている．
- 『心血管疾患におけるリハビリテーションに関するガイドライン（2012年改訂版）』では，節酒ないし適正量の飲酒にとどめること（エタノール換算として男性20～30mL/日，女性10～20mL/日）を患者教育の重要な柱と位置づけている．
- 適量の飲酒は心・脳血管疾患の発生予防になる可能性が示唆されている

❷ **生活習慣病を防ぐアルコールの飲み方：5つのポイント**

1. 空腹のまま飲まない
2. つまみには，魚介・肉・卵・大豆製品などの蛋白源を選ぶ
3. 塩分を控える
    - 加工食品を何品目も重ねて食べない
4. ビタミンを忘れずに
    - つまみには，蛋白源とともに野菜類も取り入れる
5. 痛風の方への注意
    - アルコールは適量を守る（プリン体含有量の多いビールは避ける）
    - プリン体含有量の多い食品や料理を何品目も重ねて食べない

（社団法人日本栄養士会．健康日本リーフレット「健康とアルコール」．2005[3]）をもとに作成）

が，その発生原因のメタボリックシンドロームに対しては必ずしも抑制的に働くとはいえないという報告もある[2]．

- 飲酒を許可してもよいと思われる場合は，量だけでなく飲み方，つまみの選び方，食べ方についての知識を普及することも重要である（❷)[3]．

（大野加代子）

●文献

1) 厚生労働省．第4次国民健康づくり運動「健康日本21（第2次）」．目標の設定（5）④飲酒．2012．
2) 宮松博美，岡村智教．アルコールの血圧・心血管疾患への影響―その功罪．臨床栄養 2006; 109: 46-50．
3) 社団法人日本栄養士会．健康日本リーフレット「健康とアルコール」．2005．

栄養指導のポイント
外食

> ● **Point**
> ▶ 外食は一般にカロリーが高く，塩分量が多いので，注意を要する．
> ▶ 主食・主菜・副菜がそろった選び方をし，日によってメニューを替えることで栄養の過不足を防ぐ．

はじめに

- 外食は一般にカロリーが高く，塩分量が多い．炭水化物や脂質は過剰になりやすく，ビタミン，ミネラル，食物繊維は不足しがちである．
- 基本的な考え方，料理別メニューの特徴を把握し，栄養バランスのよい食べ方を提案していく．

基本的な考え方

- 主食（原則，ご飯．雑穀入りがあれば積極的に選ぶ），主菜（魚介・肉・卵・大豆製品），副菜（野菜・海藻・きのこ・芋）がそろった定食メニュー，いろいろな食品が彩りよく入っているメニューを選ぶ．副菜が不十分な場合はサラダ，おひたし，和え物などを追加する．追加できない場合は無塩・無糖の野菜ジュースを補う．
- メニューに載っているカロリー・塩分表示を参考にして選ぶ（600kcal前後，塩分3g以下が望ましい）．
- できるだけ，卓上の醤油やソース，塩に頼らず，漬物，汁物，麺料理の汁，炒め汁，煮汁などを残すことで減塩に努める．
- 日によってメニューを替えることで，慢性的な栄養の過不足をある程度防ぎ，過不足が生じた場合は自宅の食事などで早めに調整する．

料理別メニューの特徴と具体的な選び方（❶）

- 外食頻度が多い場合ほど，日々配慮することが必要である．1日の中で調整できなかった場合は，それを意識し翌日には対処する．

> **Memo**
> **情報サイト**
> ● 独立行政法人国立健康・栄養研究所．保健指導，食事，運動，エネルギー代謝に関するQ＆A集—外食・中食．
> http://www.nih.go.jp/eiken/center/faq_top_all.html#q_mg
> ● 社団法人日本栄養士会．栄養相談Q＆A—栄養のバランスと健康．
> http://www.dietitian.or.jp/consultation/index.html#d

❶料理別メニューの特徴と具体的な選び方

	一般的特徴	比較的おすすめのメニュー	控えたいメニュー
和風料理	洋食や中華に比べて低脂肪・低カロリー ただし揚げ物は高脂肪・高カロリー・塩分過多	焼き魚定食，刺身定食，煮魚定食，生姜焼き定食 具沢山の五目そば・五目うどんなど ＊ご飯や麺が多ければ残す	天ぷら，とんかつなどの揚げ物料理 揚げ物が入った弁当
洋風料理	油・バター・乳製品などを使用するため高脂肪・高カロリー	以下を配慮した定食： ムニエルよりもソテー，ソテーよりもグリル（網焼き）料理 肉よりも魚介類料理，肉の場合は赤身のモモ肉，ヒレ肉を使った料理 シーフードパスタなど ＊濃厚なソースやバターは残す ＊マヨネーズ・ドレッシングはかけすぎない（残す）	フライ，クリーム煮，バター炒め，ハンバーグやミートソースパスタなどひき肉を使った料理
中華料理	油・ラードなどを使用しており，さらに食材を油通しすることが多いため，高脂肪・高カロリー	野菜炒め定食，八宝菜定食 タンメン，五目ラーメンなど ＊餃子・シューマイ・春巻きなどは「皮」が主食に近いため，ご飯を控える	唐揚などの揚げ物料理
韓国料理	脂肪分の多い肉を使用することがあり，高脂肪・高カロリー	脂肪分の少ない肉を使った料理 ナムル，チゲ，クッパ ＊焼肉は焼き野菜，包み野菜とセットで食べる	バラ肉，カルビ肉，臓物類を使った料理
ご飯物	丼物，ピラフ，カレーライスなどにはご飯茶碗の1.5～2倍量のご飯が盛り付けてあるため，高カロリー	海鮮丼，鉄火丼 パエリア，ビビンバ丼 シーフードカレー，豆と野菜のカレーなど ＊早食いにつながりやすく，実際には残しにくいため，頻度そのものを少なくする ＊ご飯を残すことが望ましい	カツ丼，天丼，牛丼 チャーハン，ピラフ，ドリア

コンビニエンスストアやスーパーマーケットなどで購入する場合の工夫

- 「基本的な考え方」に準じる．惣菜を選ぶ場合の目安は主菜1品，副菜2品とし，揚げ物料理はできるだけ避け，油料理同士，煮物料理同士を組み合わせないようにし低脂肪・減塩に近づける．
- おにぎりは，ご飯にまぶす塩と中の具材で1個あたりの塩分が1.5～2gになるため，減塩のために味噌汁は控えておく．

（大野加代子）

●参考文献
1) 竹内富貴子，牧野直子（監）. 携帯版メタボのためのカロリーガイド. 東京：女子栄養大学出版部；2009.

栄養指導のポイント
サプリメント

> ● **Point**
> ▶ サプリメントは医薬品ではなく，補助的なものとしてとらえる．
> ▶ サプリメントは，目的とする成分を原材料から抽出・濃縮したものであるため，特定の栄養素を過剰摂取しやすいといった問題点がある．

サプリメントとは

- 日本にはサプリメントに関する明確な定義はなく，一般にカプセルや錠剤など，通常の食品とは異なる形状の健康食品をサプリメントと呼ぶことが多い．
- サプリメントを含む健康食品は2001（平成13）年に新たに制度化され，「保健機能食品」とそれ以外の「いわゆる健康食品」に分類された．保健機能食品には「栄養機能食品」と「特定保健用食品」[*1]の2種類がある（❶）．

[*1] 独立行政法人国立健康・栄養研究所.「健康食品」の安全性・有効性情報. 特定保健用食品：カテゴリー一覧.
http://hfnet.nih.go.jp/contents/sp_health.php

サプリメントに対する基本的な考え方

- 日頃から栄養バランスのとれた健全な食生活を心がけ，サプリメントは補助的なものとしてとらえる[1]．
- 医薬品と異なり，サプリメントに治療効果はない．したがって，病気の治療目的を前提に利用されるべきではない[1]．

サプリメントを利用する際の一般的注意点

- 日常の食生活で，不足している栄養成分がある場合は「栄養機能食品」の利用を，また健康が気になり始めた場合，日常の食生活のバランスが乱れがちな場合は，「特定保健用食品」の利用を考える．
- 「いわゆる健康食品」の中には，品質や含有成分の有効性や安全性が実証されていないものが多いため，安易な利用を避ける．
- 安全に摂取できる1日の目安量を守る．

❶ 健康食品の分類

保健機能食品		いわゆる健康食品
特定保健用食品	栄養機能食品	
消費者庁の審査を受け，適正と判断され消費者庁長官の許可を受けた食品	消費者庁の審査を受けた食品ではない	一般的には，食品のうち「ふつうの食品よりも健康に良いと称して売られている食品」 食品衛生法，健康増進法，医薬品医療機器等法により規制を受ける
個別に生理的機能や特定の保健機能を示す有効性や安全性等に関する科学的根拠が明らかにされ，評価されている	含有する成分が人間の生命活動に不可欠な栄養素で，科学的根拠が医学的・栄養学的に広く認められ確立されている	ヒトにおける有効性・安全性の科学的根拠が十分に実証されていない
健康の維持，増進に役立つ，または適する食品として利用	ビタミン，ミネラル補給のため食品として利用	保健機能食品とは明確に区分される
許可を受けた表示のほか，栄養成分表示，1日あたりの摂取目安量，摂取をするうえでの注意事項，バランスの取れた食生活の普及啓発を図る文言などを表示しなければならない	1日あたりの摂取目安量に含まれる当該栄養成分量が，定められた上・下限値の範囲内にある必要があり，栄養機能表示だけでなく，注意喚起等も表示する必要がある	栄養成分の機能や特定の保健目的が期待できる旨を表示してはならないが，栄養成分含有表示と健康の保持増進効果の表示は可能（ただし，虚偽・誇大な表示をすることは禁止）
保健用途別の表示内容と許可食品（関与成分） 2015年2月18日現在　1,144品目 ・おなかの調子を整える 　（オリゴ糖，乳酸菌，食物繊維等） ・コレステロールが高めの人に適する 　（大豆蛋白質，植物ステロール等） ・血圧が高めの人に適する 　（ラクトトリペプチド等） ・ミネラルの吸収を助ける食品 　（CCM, CCP等） ・虫歯の原因になりにくい 　（パラチノース，マルチトール等） ・歯の健康維持に役立つ 　（CCP-ACP，キシリトール等） ・血糖値が気になり始めた人 　（難消化性デキストリン，豆鼓エキス等） ・食後の血中中性脂肪が上昇しにくい 　（EPA・DHA） ・体脂肪がつきにくい 　（中鎖脂肪酸，茶カテキン等） ・骨の健康が気になる人に適する 　（ビタミンK_2高産生納豆菌）	許可対象成分 2015年2月現在 ・ビタミン12種類 　ビタミンA, D, E 　ビタミンB_1, B_2, B_6, B_{12}, C 　ナイアシン，パントテン酸 　葉酸，ビオチン ・ミネラル5種類 　鉄，カルシウム，マグネシウム 　銅，亜鉛	（財）日本健康・栄養食品協会が健康補助食品に規格基準を認定（「JHFAマーク」表示） 2014年4月30日現在　65規格品 対象としている食品群 ・蛋白質類 　（蛋白食品，しじみ抽出物食品等） ・脂質類 　（EPA・DHA含有精製魚油等） ・糖類 　（食物繊維食品，オリゴ糖類食品等） ・ビタミン類 　（米胚芽油，小麦胚芽油，ビタミンC含有食品等） ・ミネラル 　（カルシウム食品） ・発酵微生物類 　（乳酸菌利用食品等） ・藻類 　（クロレラ，スピルリナ等） ・きのこ類 　（しいたけ・霊芝食品） ・ハーブおよび植物成分 　（イチョウ葉エキス食品，プルーンエキス食品等） ・蜂産品類 　（ロイヤルゼリー食品，花粉食品等） ・その他 　（コエンザイムQ10食品，ラクトフェリン食品等）

（東京都健康安全研究センター企画調整部健康危機管理情報課食品医薬品情報係．健康食品ナビ／東京都福祉保健局．東京都の食品安全情報サイト「食品衛生の窓」．特定保健用食品について．栄養機能食品について．より一部抜粋）

サプリメントの医薬品との相互作用（代表例）

- サプリメントは目的とする成分を原材料から抽出・濃縮したものである．特定の栄養素を容易に過剰摂取しやすいといった問題点があることを認識しておきたい[2]．

ワルファリン

- クロレラ，薬用人参[3]との併用 → 血中濃度低下 → 凝固傾向
- イチョウ葉エキス[4] → 血中濃度増加 → 出血傾向

ACE 阻害薬

- ペプチドとの併用 → 同様の作用効果により過度の血圧低下[5]

（大野加代子）

文献

1) 東京都福祉保健局．健康食品ウソ？ホント？ 2006.
2) 板垣敬三．セミナー　これは気をつけよう　サプリメント（2）　必要性の判断．臨床栄養 2009; 114: 177-183.
3) 金田多絵，藤村昭夫．薬と食品の相互作用―栄養士に必要な薬の知識（5）　薬と薬用人参の相互作用．臨床栄養 2007; 111: 634-637.
4) 牛島健太郎，藤村昭夫．薬と食品の相互作用―栄養士に必要な薬の知識（4）　薬とイチョウ葉エキスの相互作用．臨床栄養 2007; 111: 198-200.
5) 大野加代子．サプリメント摂取の方法は？　伊東春樹（監）．心臓リハビリテーション―現場で役立つ Tips．東京：中山書店；2008．pp.174-176.

心理アセスメントと
ストレスマネジメント

● Point

▶ 質問紙による心理検査は，精神症状や認知機能の診断の補助材料である．心理職や精神科医のいない臨床現場での精神症状のスクリーニングは有用であるが，それぞれの目的や特徴を理解し，その解釈と利用には注意する必要がある．
▶ 循環器領域では，抑うつ感，不安感，認知機能に関連する心理アセスメントが用いられることが多い．
▶ ストレスマネジメントは，誰でも日常的に始められるものから，専門的なものまで幅広い．
▶ ストレスマネジメントは，その人の特徴や生活に合わせたものを選択することで，効果を発揮しやすいものである．

心理アセスメント

- 近年，多くの患者がストレスに関連する問題を抱えて外来を訪れ，心理社会的な問題への対処が必要となることが多い．特に行動医学，心理社会的な面は，多くの疾患と関連していることが報告されている．近年，心理アセスメントは，問題や症状の把握の目的で使用されるほか，治療計画，経過観察，介入の効果判定を検討する一つの資料として，再発予防，悪化予防など，患者教育の側面でも使用されている．
- 精神心理に関連する特徴や症状は，身体の問題に比べ主観的で，複雑にさまざまな要因が絡み合っていることが多い．またその判定は身体に関する検査と異なり，本人自身の主観的な回答に基づく形式が多く，言語能力，理解力，パーソナリティ，その時の気分や状況など，さまざまな要因が影響する可能性がある．
- 心理社会的側面の評価では，単に何らかの疾患や問題があるかを判断するものではなく，その対象者の個別性や独自性を重視し，全体的理解をめざすという意味で，「診断」の代わりに，「アセスメント（査定）」という言葉が使用されている．
- 心理テストは，大きく，面接法，観察法，質問紙検査法に分類される．それぞれの検査の目的や特徴によりアセスメントされる側面が異なるため，たとえ信頼性妥当性が高いテストであったとしても，解釈には注意

が必要であり，いくつかの検査法を組み合わせて実践されることも多い．

質問紙による心理検査法の特徴

- 一般的にわれわれは，面接やコミュニケーションを通して，その人の気分，対人関係，得意不得意，問題解決の特徴，これまでの経験，何を期待しているのか，注意集中力，表情，言葉の使い方など，さまざまな情報を得ることができる．臨床現場では，その症状や特徴を客観的に定量化を試みる一つの方法として質問紙検査法がよく用いられる．
- 質問紙検査法は，短時間で，症状をスクリーニングするのに有効であるとともに，疾患の見落としを防ぐ効果もある．また同じ質問への回答を，大勢の対象者の調査データと比較することで，症状の程度を把握しやすいという利点がある．このため質問紙法は，心理職や精神科医のいない臨床現場でも活用されている．
- スクリーニングなどで用いられる質問紙検査法はあくまでも診断の補助材料であり，1回の回答から即，うつ病，不安障害，あるいは認知症などが診断されるわけではない．精神疾患の有無は，精神科医など専門スタッフが，米国精神医学会（APA）から出されているDSM-5[1]や国際疾病分類第10版（ICD-10）[2]に基づき診断するものである．

質問紙法を利用する際の注意点

- ひとことで心理検査といっても，その種類は多様であるため，精神症状全般を把握するのか，あるいは，抑うつ症状や，不安感の程度など，特定の症状に的を絞るのか，あるいは回答者の体力や気力を考え，どの程度の時間（問題数）が適当であるのかなど，使用目的に応じて，最も適していると思われるものを選択する必要がある．
- 質問紙法では，回答時の意欲，気分，注意集中力などの情報が得られにくく，また問題の読み飛ばし，読み間違い，誤解などが発生しやすい．
- 同じ検査であったとしても，誰がどのようにアセスメントしたのかによって得点が前後する可能性がある．たとえば質問紙がどのように説明され，手渡されたのかによっても影響を受ける可能性がある．また記載された質問への回答を自記式で求める検査であるため，問いの意図が回答者に伝わりやすく，故意に症状を重く訴えたり，軽くしたりするなどの回答操作が可能である．
- 心理検査は，回答者の治療，あるいは生活の向上のために活用されるべきものであり，治療や介入の必要性など，何らかの問題が確認された場合は，速やかに対応がとられるべきである．このため，本来トレーニングを受けた検査者のもとで使用されるべきであり，また調査研究などで

Memo
改訂を繰り返されながら，どちらの疾病分類も歩み寄られ，大きく異なるものではないが，世界各国の精神科の臨床・研究では，ICD（WHO）とDSM（米国精神医学会）の2つの診断基準が用いられている．現在，2013年にDSM-5が公表され（日本語版は2014年に発刊），ICD-10も，ICD-11として改訂される予定である．

Memo
多くの有名な自己記入式質問紙は，海外で開発され，オリジナル版が英語であることが多く，これらの検査は翻訳，翻訳逆翻訳作業を経てから使用されるため，その言語の特徴や文化的背景の違いから，一般的な日本語としては違和感のある設問や選択肢が並ぶこともある．

Memo
同じような質問紙形式であっても，専門スタッフが面接しながら記入し判定する形式のものと，患者あるいは対象者が自分で記入する形式のものがあるので，使用の際に注意が必要である．

- 使用される際には，倫理上これらの観点に問題がないかを検討し，配慮することが望ましい．
- 心理アセスメントの結果をフィードバックする際には，心理アセスメントが個人の内面世界を明らかにするものであることを念頭に，わかりやすく受けとめやすい表現方法を慎重に選択するとともに，プライバシーへの配慮が必要となる．これらの結果が適切にフィードバックされた場合は回答者の自己理解が深められ，スタッフとの信頼関係を築くよい機会となることが多いが，逆にフィードバックがおろそかにされた場合，回答者に余分な不安感やこころの傷を残してしまうという負の影響を与えることもあるので注意が必要である．
- 質問紙検査法は，特定の症状や特徴を標準化するために作成され，信頼性妥当性が検討されたものであるため，版権があり，使用許可が必要な場合もある．

循環器領域でよく利用される心理アセスメント

- ❶は循環器領域でよく用いられる心理尺度である．さまざまな心理検査法の中で，循環器領域では，特に抑うつ症状や不安症状のスクリーニングを目的とした質問紙法が利用されることが多い．

抑うつ感

- 抑うつ症状は，ストレスや身体疾患に伴い発症しやすい症状の一つであり，精神的な不安定さや，注意集中力や判断力の低下にもつながり，生活全般にも影響を与えることが多い．また自覚症状として，疲労感，睡眠障害，食欲減退，肩こりや頭痛などの身体症状が前面に出てくることも多く判断が難しい．
- 憂うつな感じが2週間以上毎日続く場合は，うつ病の可能性を検討する必要もある．うつ病の代表的な症状は，この2週間の気分の落ち込み，あるいは憂うつな気分の有無と，この2週間の興味関心の低下の有無であり，この2つの症状のどちらかに該当するか否かで簡易にうつ病をスクリーニングする方法がとられることもある[4]．
- うつ病は老年期には多くみられる疾患であるとともに，認知症などとの鑑別にも注意が必要である．またうつ病では，自殺念慮，自殺企図が症状として現れる可能性も高く，注意が必要である．
- 抑うつ症状のアセスメントとしては，精神科領域では，面接法としてHDRS（Hamilton's Rating Scale for Depression）が用いられることが多いが，近年医療全体では，国際的にPHQ-9（Patient Health Questionnare）（❷）[*1]が使用されることが多い．PHQ-9は過去2週間のうつ症状の頻度を問うものである．この検査は各設問に対し，4件法で回

Memo
うつ症状への対応の基本は，薬物療法と心理療法である．抗うつ薬はMDD（大うつ病性障害）に対して最も有効性が確立している治療法であるが，その有効性は重症度によって異なることが指摘されている[5]．特に軽症うつ病に対しては，重症ほどの効果が認められず[6]，必ずしも第一選択として推奨されていない．このため運動や心理療法などの有効性が指摘され，投薬だけにとらわれない柔軟で多元的な視点が求められる[7]．

[*1] PHQ-9 日本語版：『心血管疾患におけるリハビリテーションに関するガイドライン（2012年改訂版）』（JCS 2012）をダウンロードし，倫理的配慮に注意しながら臨床使用することは認められているが，研究使用の場合は，研究使用申請書の提出が求められる．

❶ 心血管疾患領域でよく用いられる精神・心理・QOL尺度

評価内容	（質問紙）検査名	項目数／内容
不安	STAI：State-Trait Anxiety Inventory	40／状態不安と特性不安の尺度
抑うつ	PHQ-9	10／うつ病のスクリーニングに用いられる尺度（抑うつ状態の尺度）*「研究使用申請書」の提出が求められる場合がある
抑うつ	BDI-Ⅱ：Beck Depression Inventory -Second Edition	21／過去2週間の抑うつ症状の評価（気分・認知に重点）
抑うつ	SDS：Self-rating Depression Scale	20／自己評価式抑うつ性尺度（うつ病の重症度と治療効果の評価）
抑うつ	CES-D：Center for Epidemiologic Studies Depression Scale	20／うつ病（抑うつ状態）自己評価尺度
抑うつ	HDRS：Hamilton's Rating Scale for Depression（HAM-D）	17（他言語21,24あり）／専門家による面接法での評価．（ハミルトンうつ病評価尺度）
抑うつ・不安	HADS：Hospital Anxiety and Depression Scale	14／身体疾患を有する患者の抑うつや不安症状の評価
感情・気分	POMS：profile of Mood States	65／一時的な気分・感情の状態を測定（感情プロフィール調査）
Type D	DS14：Type D Scale-14	14／Type Dの尺度（Type DはNegative Affectivity, Social Inhibitionで構成される）
怒り	STAXI 2：State-Trait Anger eXpression Inventory 2（STAXIのバージョンアップ版）	57／状態怒り，特性怒り，怒りの表出の評価
多面的人格検査	MMPI：Minesota Multiphasic Personality Inventory	550／130言語に翻訳された国際的調査票，個人の人格特徴を多面的に評価
精神的健康度	GHQ：General Health Questionnaire	60／（*短縮版・30／28／12あり）精神障害の発見と症状評価（精神的健康度）
QOL	SF-36：The 36-item short form of the Medical Outcomes Study Questionnaire	36／身体機能，精神役割の制限などを含む健康関連QOLの尺度
QOL	WHO／QOL-26：WHO／Quality of Life-26	26／身体的領域，心理的領域，社会的領域，環境，および概括評価2項目を含むQOLの尺度

（『心血管疾患におけるリハビリテーションに関するガイドライン〈2012年改訂版〉』，p.106より）

答するものであり，その合計点が10点以上の場合は，うつ病の可能性が高いと診断され，専門家による診断および介入が必要となる．自己記入式の質問紙法としては，そのほかBDI-Ⅱ（Beck Depression Inventory-Second Edition），SDS（Self-rating Depression Scale），CES-D（Center for Epidemiologic Studies Depression Scale）などがある．

不安感

- 不安感は，多くの人が経験する，恐怖，緊張，焦燥感，イライラなどを含む一般的な感情であるが，不安・緊張感は血圧を上昇させる要因の一つであるので注意が必要である．
- 疾患の経験など，これまでにない出来事に直面することは，恐怖と感じ

4章 心臓リハビリテーションを運営する

❷ こころとからだの質問票［PHQ-9 日本語版心血管疾患におけるリハビリテーションに関するガイドライン 2012年改訂版（JCS2012）版］

この2週間，次のような問題にどのくらい頻繁（ひんぱん）に悩まされていますか？

右の欄の最もよくあてはまる選択肢
（0．全くない，1．週に数日，2．週の半分以上，3．ほとんど毎日）
の中から一つ選び，その数字に○をつけてください．

		全くない	数日	半分以上	ほとんど毎日
1	物事に対してほとんど興味がない，または楽しめない	0	1	2	3
2	気分が落ち込む，憂うつになる，または絶望的な気持ちになる	0	1	2	3
3	寝付きが悪い，途中で目がさめる，または逆に眠り過ぎる	0	1	2	3
4	疲れた感じがする，または気力がない	0	1	2	3
5	あまり食欲がない，または食べ過ぎる	0	1	2	3
6	自分はダメな人間だ，人生の敗北者だと気に病む，または，自分自身あるいは家族に申し訳がないと感じる	0	1	2	3
7	新聞を読む，またはテレビを見ることなどに集中することが難しい	0	1	2	3
8	他人が気づくぐらいに動きや話し方が遅くなる，あるいは反対に，そわそわしたり，落ちつかず，ふだんよりも動き回ることがある	0	1	2	3
9	死んだ方がましだ，あるいは自分を何らかの方法で傷つけようと思ったことがある	0	1	2	3

10．上の①から⑨の問題によって，仕事をしたり，家事をしたり，他の人と仲良くやっていくことがどのくらい困難になっていますか？

＜0．全く困難でない　1．やや困難　2．困難　3．極端に困難＞

注："こころとからだの質問票"PHQ-9日本語訳版心血管疾患におけるリハビリテーションに関するガイドライン2012年改訂版（JCS2012）版の無断複写，転載，改変を禁じます．PHQ-9日本語版心血管疾患におけるリハビリテーションに関するガイドライン2012年改訂版（JCS2012）版は，臨床使用できます．研究使用等については届出が必要です．
監修（2012）新潟青陵大学大学院臨床心理学研究科　村松公美子，聖学院大学　人間福祉学部　長谷川恵美子

（Muramatsu K, et al. Psychological Reports 2007; 101: 952-960／村松公美子，上島国利．プライマリ・ケア診療とうつ病スクリーニング評価ツール：Patient Health Questionnare-9日本語版「こころとからだの質問票」．診断と治療 2009; 97: 1465-1473 より許諾を得て掲載）

Memo
PHQについては，現場でのより簡易なスクリーニングとして，PHQ-2を用いて最初のスクリーニングが行われることもある[4]．

*2 GAD-7日本語版：PHQ-9同様，臨床に使用することは可能であるが，転載，転用において許諾が必要であるとともに，研究使用については申請書，覚書の手続きが必要である．

られることも多く，気持ちが動揺し，過敏な反応が起こりやすい．このとき否定的な考え方が誘発されやすくなるので注意が必要である．
- どこか悪いのではないかという不安から，身体症状を感じやすく，内科領域を受診することも多く，さらにうつ症状を伴っていることも少なくない．
- 不安感の自己記入式の質問紙法としては，STAI（State-Trait Anxiety Inventory），HADS（Hospital Anxiety and Depression Scale）などの不安尺度があるが，近年国際的に，GAD-7（Generalized Anxiety Disorder Assessment-7）（❸）[*2 8,9]が使用されることが多い．GAD-7は，各設問に対し，4件法で回答するものであり，その合計点が10点

❸ Generalized Anxiety Disorder -7（GAD-7）日本語版

この2週間，次のような問題にどのくらい頻繁に悩まされていますか？	全くない	数日	半分以上	ほとんど毎日
1. 緊張感，不安感または神経過敏を感じる	☐	☐	☐	☐
2. 心配することを止められない，または心配をコントロールできない	☐	☐	☐	☐
3. いろいろなことを心配しすぎる	☐	☐	☐	☐
4. くつろぐことが難しい	☐	☐	☐	☐
5. じっとしていることができないほど落ち着かない	☐	☐	☐	☐
6. いらいらしがちであり，怒りっぽい	☐	☐	☐	☐
7. 何か恐ろしいことがおこるのではないかと恐れを感じる	☐	☐	☐	☐

あなたが，いずれかの問題に<u>1つでも</u>チェックしているなら，それらの問題によって仕事をしたり，家事をしたり，他の人と仲良くやっていくことがどのくらい<u>困難</u>になっていますか？

全く困難でない	やや困難	困難	極端に困難
☐	☐	☐	☐

日本語版翻訳：村松公美子，宮岡等，上島国利
©kumiko.muramatsu「GAD-7　日本語版」，無断転載・改変・複製・電子化，転送化を禁じます

（村松公美子．新潟青陵大学大学院臨床心理学研究 2014[9]）より許諾を得て掲載）

以上の場合は，不安障害の可能性があると判断され，専門家による診断および介入が必要となる．

Type D

- 心血管疾患患者に多くみられる心理社会的特性として，Type D（distress）が報告されている．
- Type Dは，ネガティブ感情性（negative affectivity：NA）と社会的抑制（social inhibition：SI）の両面をもちあわせたもので，具体的には，心配性で物事を悪い方に考えやすいなど，否定的な感情を喚起しやすく，同時に対人関係において，自分から働きかけるなど会話をすることが不得意で，内向的な傾向をもちあわせるタイプである．
- DS14とは，NA 7項目，SI 7項目の全14項目から構成される，Type Dの心理尺度である[10]．

認知機能

- 認知機能には，記憶，見当識，言語能力や数的処理能力，視空間機能，注意・判断力，同時に処理する能力などが含まれ，これらの機能が低下する認知症は，老年期に多い疾患である．
- 認知症は，年齢を重ねることで誰でもおちいる一般的な「もの忘れ」とは異なるものであり，完治は望めないものの，適切な服薬，支援により，

病状を改善させ，認知機能の低下を遅らせる可能性は高いことから，早期の診断と専門医への受診が望ましい．
- 精神科領域などでは，面接法によるさまざまな認知機能検査が使用されるが，それ以外の領域ではスクリーニングとして，MMSE（Mini-Mental State Examination），HDS-R（改訂長谷川式簡易知能評価スケール）がよく用いられている．なお，これらは両方とも短時間で実施可能な簡易な検査ではあるものの，面接法による検査であり，トレーニングを受けた専門スタッフにより実施される．

ストレスマネジメント

ストレスとストレスマネジメント

- 私たちは，毎日さらされているストレスに対して，自分なりに何らかのストレスマネジメントを用いて対応しているが，①大きなストレスや，予想もしていなかった出来事に直面したとき，②さまざまなストレスが重なり過剰になったとき，③長期間ストレスにさらされたとき，④家族や社会での役割が変化したとき，⑤周囲の環境が大きく変化したとき，など内外の状況の変化に伴い，これまで活用してきたストレスマネジメントでは十分な効果が得られなくなる場面に直面することがある．このように自分なりの方法では対処しきれない場合は，心身のバランスを崩しやすく，身体面，精神面，対人関係など社会面などで問題が発生しやすい．
- 循環器疾患に罹患するという経験は，患者や家族にとってこれまでにない事態であり，大きなストレスとなることが多く，これまでのストレスマネジメントでは対応不十分となりやすく，新たな考え方や方法を取り入れることが必要となる．
- ストレスマネジメントは，運動，食事，睡眠のバランスを整えるなど，日常誰でも，すぐにできるものから（❹），心理職が提供する専門的なものまで幅広い．
- 心疾患患者に多いといわれている Type D は，否定的な感情を喚起しやすく，ストレスを抱え込みやすい傾向である．このため Type D に該当する場合は，ストレス対処に関するサポートも提供されることが望ましい．

ストレスマネジメントの種類

- ストレスマネジメントは，下記のように大きく5種類に分けることができるが，実際には下記の方法を組み合わせる支援方法を用いることが多い．

❹ 手軽にできるストレスマネジメント

ストレスから距離をおく方法
- 何か行動する前（会話や議論を始める前など）に10秒数えてみる．
- 3～5回，深呼吸してみる．
- 作業の合間に休憩をいれる，あるいは気分転換を試みる．
- 好きな音楽を聴いたり，好きな香りをかいだりする．
- 軽いストレッチをして，からだをほぐす．
- 疲れているときには，人生にも体調にも気分にも波があるものであると考え，優先順位を見直し，スケジュールに余裕をもたせるよう心がける．

楽しみを見つける方法
- 家族や友人とのお茶の時間を作る，あるいは雑談する．
- 新しい趣味や楽しみを探す（家族や友人とともにできるものだとさらに効果的）．
- お気に入りの本や，雑誌，映画，音楽，テレビ番組などを探す．
- からだを動かす（散歩，掃除，料理，ダンス，ゲーム，スポーツなど）．
- 通勤途中や散歩の際，街並みや店，空や草花，鳥や町の音に関心を向けてみる．

手軽にできるリラクセーション
① 仰向けに横になるか，椅子にゆったり座り，目を閉じる．
② リラックスできる穏やかな環境をイメージする．
③ 苦しくない範囲で，ゆっくり呼吸し，吐く息と一緒に力も抜いてみる．
（①～③を2～5分ぐらい実践）

① からだやこころに目を向け，リラックスすることでストレス反応を軽減したり，エネルギーを充電する方法
② 軽い運動，歌を歌う，手芸など，気分転換の時間を取り入れ，ストレスから距離を取る方法
③ 考え方や受け止め方など認知パターンを見直す，あるいはパターンを増やすことで，ストレスから受ける影響をコントロールする方法
④ 問題解決のスキルなどを向上させることにより，直面している問題から発生するストレスを軽減させるとともに，新たなストレスを予防する方法
⑤ 家族や周囲からのサポートを強化する方法

ストレスマネジメントによる支援方法

- ストレスマネジメントによる支援は，現場で誰でも実践できる一般的なものと，精神科医・臨床心理士などが提供する専門的なものとに分けて考えることができる．

特に準備しなくても現場で活用できるストレスマネジメント

- 丁寧な聞き取りとアセスメント：丁寧な問診は，不安な気持ちを落ち着かせ，気持ちの整理をしやすい環境を提供し，ストレスを軽減させる効果がある．
- ストレスマネジメントに関する情報提供：❹のような手軽にできるスト

レスマネジメント方法の情報を提供することで，ストレスマネジメントの幅が広がり，さまざまな生活場面に合わせた方法を実践しやすくなる．

- 専門職への橋渡し：ストレス対処法に関する専門家の存在や，これまで実践したことのないストレス軽減方法があるという情報を知ることで，「相談できるところが他にもある」や，「軽減できるかもしれない」など，改善に向けての前向きな気持ちが生まれやすくなることも少なくない．また，この前向きな気持ちには，悲観的な気持ちや行き詰まってしまう傾向を軽減させる効果が期待できる．
- ストレスマネジメントへの動機づけとサポートの強化：ストレス状態などで気持ちが落ち込んでいるときは，孤独になりやすく，また新しい行動に踏み出しにくいことも少なくない．スタッフがそばで一緒に考えることにより，サポートされていると感じられることで，孤立感が軽減するとともに，前向きに踏み出すきっかけが得られる場合もある．

専門職によるストレスマネジメント*3

- 認知行動療法（cognitive behavioral therapy：CBT）：最もよく利用されている心理療法の一つである．考え方や受け止め方など自分自身の認知パターンに気づき，それらを見直し，新しい他の方法を取り入れることで，ストレスからの影響をコントロールする方法である．
- 問題解決療法（problem solving therapy：PST）：実際に抱えている問題や改善したいと思っている課題を利用しながら，いくつかの段階を踏んで，問題解決のスキルを向上させる方法である．
- その他：自律訓練法（autogenic training：AT）などを中心としたリラクセーション方法は，過剰なイライラ感や不眠症状を軽減させ，セルフコントロールのスキルを向上させる．またマインドフルネス認知療法（mindfulness-based cognitive therapy：MBCT）などは，瞑想などを利用し，からだやこころに目を向けることで，自己回復力やコントロールのスキルを向上させる方法である．

現場でのストレスマネジメントの進め方

ストレスのアセスメント

- どのようなストレスを抱え，それが生活にどれぐらい影響しているのかという現状を把握するのと同時に，患者本人が，現在どのような対処方法を用いているのかを把握することも大切である．
- 本人がストレスだと語った心身の症状が，他の疾患，あるいは投薬の影響によるものでないかどうかを確認するとともに，もしも精神症状が確認された場合は，専門職との連携や，薬物治療の併用を検討することも重要である．

*3 下記の方法は，専門的な心理療法であり，その療法を十分に理解している専門職のもとで実施されるべきものである．また特に，抑うつ症状や不安症状に対しては，薬物療法と心理療法を併用することも効果的であることが報告されている．

情報提供

- ストレスマネジメントには，ひとりでその場でできるものから，専門家のもとで新しいスキルを学ぶものまでさまざまである．本人の状態に適したマネジメント方法を複数提案することで，それぞれの生活に取り入れやすく，継続されやすい．
- 情報を提供するスタッフ自身が実際に経験している（特に成功体験のある）ストレスマネジメント方法は，説得力があり動機づけられやすい．逆に指導する側がよく知らない方法，あるいは効果を疑っているような方法を提案しても説得力がないことが多い．このため❹などを参考に，自ら複数体験しておくことも説得力のある情報提供につながる．
- 多忙な職務の合間に無理に1人で対応しようとせず，信頼できる専門スタッフを紹介することも有効な方法である．紹介する際には，もしも同じ施設内であれば同行して顔合わせをすると，スムーズな連携につながりやすい．それが困難な場合でも，紹介先のスタッフについて具体的に説明するとともに，紹介先に連絡を入れておくことを伝えるのも，不安感を軽減させ，動機づけを高める方法である．

ストレスマネジメントの決定

- ストレスマネジメント方法を説明しながら，相手（患者や家族）の反応を確認し，体力面や生活環境で実践可能なものを一緒に探すことが重要である．
- ストレスマネジメントや問題解決のスキルの多くは，体験し身につけていくことで大きな効果を発揮するため，始めやすさを重視するなど敷居を下げ，なるべく継続できそうなものを選択することが望ましい．
- 方針が決まったら，「今日から（今から），何から始めればよいのか」など，できるかぎり具体的な目標を設定することが望ましい．また会話を終える際，本人がきちんと理解しているのか，誤解している点がないかを確認することも重要である．この作業を行うことで，記憶が強化されるとともに，帰宅後にわからなくなってしまうといった事態を未然に防ぐことができる．
- 気持ちのどこかで「変われないのではないか」という不安を抱えている患者に対し，行動の開始を後押しできるような「励ましの言葉かけ」もサポートを強化するため非常に有効である．

フォローアップの必要性

- ストレスマネジメントは，一般的に簡単であると感じられるものの，実践してみると予想外に難しく，方法が本人に合わないなどの問題が発生することも少なくない．そこで，うまくできなかったときに備え，指導スタッフとの関係を継続させておくことが有効である．たとえば，「一回やってみて，どうだったのかを私に報告してください」などと，関係

性をつなぐ言葉を添えることで，うまくいかなかったときの落ち込みや諦め，不安感を軽減することができる．
- 紹介したマネジメント方法が実際に本人に合っているのかどうか，定期的に見直し，効果が現れているかを確認する．また継続していない場合は他の方法を選択できるので諦める必要はなく，再検討することが可能であることを伝えることで余分なストレスを軽減させることができる．

〔長谷川恵美子〕

● 文献
1) American Psychiatric Association. Diagnostic and Statistical Manual of Mental Disorders, 5th edition: DSM-5. Washington DC: American Psychiatric Association; 2013.
2) WHO. The ICD-10 Classification of Mental and Behavioural Disorders: Clinical descriptions and diagnostic guidelines. Geneva: WHO; 1992.
3) Maercker A, et al. Proposals for mental disorders specifically associated with stress in the International Classification of Diseases-11. Lancet 2013; 381: 1683-1685.
4) Feldman MD, Christensen JF. Behavioral Medicine: A Guide for Clinical Practice. New York: McGraw-Hill; 2003.
5) Khan A, et al. Severity of depression and response to antidepressants and placebo: An analysis of the Food and Drug Administration database. J Clin Psychopharmacol 2002; 22: 40-45.
6) Fournier JC, et al. Antidepressant drug effects and depression severity: A patient-level meta-analysis. JAMA 2010; 303: 47-53.
7) APA. American Psychiatric Association Practice Guideleine. Treatment of Patients With Major Depressive Disorder, 3rd edition. 2010.
8) 村松公美子．Patient Health Questionnaire（PHQ-9, PHQ15）日本語版およびGeneralized Anxiety Disorder-7 日本語版 -up to date．新潟青陵大学大学院臨床心理学研究 2014; 7: 35-39.
9) 村松公美子．プライマリケア医に何を求めるか．宮岡 等（編）．脳とこころのプライマリケア，第3巻．東京：シナジー；2013．pp.544-555.
10) Denollet J. DS14: Standard assessment of negative affectivity, social inhibition, and Type D personality. Psychosomatic Medicine 2005; 67: 89-97.

QOL評価

> ● Point
> ▶ 心臓リハビリテーションにおいてQOLの研究，評価，介入が重要である．
> ▶「健康とはそれぞれの人にとって実現可能な最高水準の健康段階である」という最適健康の概念が導入された．
> ▶ 心疾患患者に対してエビデンスを備えたQOL評価が必要である．
> ▶ 心臓リハビリテーションは，QOLの改善に効果的である．

心臓リハビリテーションとQOL

- 現在の心臓リハビリテーション（以下，心臓リハビリ）の目標は，医学的側面として突然死の予防，心臓死・梗塞などの低減，症状（狭心症・呼吸苦）の緩和，運動能力の増強などがあり，心理学的側面としてセルフエフィカシーの回復，不安や抑うつの低減，ストレス対処の改善などがある．また，社会的側面として，社会復帰や心機能に応じた日常生活の自立の確保などがあり，さらには医療コストの側面として，医療費の削減，入院期間・再入院の低下などがあり，非常に包括的なものとなっている．すなわち，身体的症状の軽減や生命予後の改善のみならず，二次予防やquality of life（QOL）の改善も重要な目標となっている．
- 現在の心臓リハビリのプログラムは，心疾患患者の身体的，心理的，社会的機能を最適化し，基礎にある動脈硬化の進行を安定化・遅延・退縮させ，それにより罹患率と死亡率を低下させることを目指す協調的多面的介入である，と定義されるようになり，包括的な内容となっている．
- 以上のような現状から心疾患患者におけるQOLに対する研究，評価，介入の重要性が非常に高まってきている．

QOL研究の歴史（❶）

- 欧米ではQOL研究の歴史は古く，最初の研究は1940年代末のKarnofskyによるものであった．それ以来，アメリカとイギリスを中心にさまざまな取り組みが行われてきた．
- 1967年にはロンドンの聖クリストファーホスピスによるホスピス活動

Key word
セルフエフィカシー
セルフエフィカシー（self-efficacy：自己効力感）とは，自分が，ある具体的な状況において，適切な行動を成功裏に遂行できるという予測および確信のことである．QOLの向上に重要な心理学的変数である．

❶ 海外および日本におけるQOL研究の歴史

1960年	アメリカ	1940年代末のKarnofskyの研究を基礎に，市民社会の幸福に関する大統領委員会において以下の検討が開始された (1) Examine the quality of individual's lives (2) Evaluate the needs of individuals (3) Develop program to minimize the deficits (4) Devise methods to assess the outcome of potential program
1967年	イギリス	ロンドンに聖クリストファーホスピスが創設され，Hospice Movementとして世界各国へ拡大
1976年	アメリカ	NCI（米国立癌研究所）が，癌患者の社会心理学・行動学・リハビリに関する精神科医と癌治療医との共同研究班を作る
1985年	アメリカ	FDA（米国食品医薬品局）で新しい抗癌剤採用において，従来の腫瘍縮小率に加え，生存期間の延長のみでなくQOL測定の有用性が強調され，QOLの発展が得られた
1986年	アメリカ	International Psycho Oncology Society（IPOS）結成
	ドイツ	第11回国際高血圧学会（International Society of Hypertension）において「高血圧治療におけるQOL」シンポジウムが開催された
	日本	ドイツでの第11回国際高血圧学会における「高血圧治療におけるQOL」シンポジウムにおいて萬代により「高血圧治療におけるQOLの問題点」が発表された
1987年	日本	IPOS日本支部（日本臨床精神腫瘍学会）発足
1988年	日本	QOL研究会結成
1989年	日本	第27回日本癌治療学会で「癌治療とQOL」がメインテーマとなる
1993年	日本	第20回世界精神保健連盟世界会議が開催され，QOLが主要テーマとなる
1994年	ベルギー	第1回国際QOL学会開催
2000年	日本	第1回日本QOL学会開催

（萬代隆. 看護に活かすQOL評価. 2005[1]）より一部改変）

- が開始され，癌治療分野のQOL研究が行われるようになった．
- その後，循環器疾患について研究が進み，なかでも高血圧患者のQOL評価が注目されるようになった．ドイツのハイデルベルクで開催された第11回国際高血圧学会（1986）では，高血圧治療におけるQOLに関するシンポジウムが開かれ，高血圧領域のQOL評価方法の研究が発展する機会となった．
- 日本でも癌治療や精神科領域などを中心にQOL評価に関する取り組みが行われるようになり，QOL研究会（1988）が発足し，日本QOL学会（2000）に展開している．ちなみに1994年に国際QOL学会が発足している．

QOL評価の必要性

- 近年，医療および健康分野をはじめ，さまざまな分野において，QOLの概念を導入し人間生活全体の理解や評価を行うようになった．
- 現代の自然科学・科学技術の急速な発展により，たとえば医療においては，平均寿命の延長や手術成績の著しい向上などがもたらされた．しかしながら，現代の医療ではカバーしきれない分野への充足に対する要求

- も高まってきた．すなわち，技術重視の画一化された治療（キュア）から，患者個々人のニーズを重視した医療サービス（ケア）が求められるようになった．この要求に対して，医療はこれまでとは異なる価値観や生命観による対応に十分配慮しなければならなくなった．
- 健康や幸福に対する考え方も変化し，単に病気がないことが健康・幸福を指すのではなく，心理・社会的に良好である状態を意味するようになり，その要因は経済的なものや環境的なものも含まれ広範囲となった．さらに近年では，最適健康の概念が導入され，健康とはそれぞれの人にとって実現可能な最高水準の健康段階であると定義されるようになった．
- 以上のように健康・経済・環境をはじめさまざまな異なる要素をもって生活する個々人が，生きがいや夢，人生の目標をもち，その実現のために漸進しようとすることを重視する．また，疾患を有しても，その疾患を受容もしくは直面しながら，生きがいの実現を目指し，充実感や満足感を伴った生活を営むことが重視されるようになった．その結果，その評価手法として QOL 評価への関心が高まっている．
- 現在，インターネットやさまざまなメディアなどを通じて，医療や健康に関する情報を容易に入手することが可能である．それらの情報から，患者自身のニーズに合った医療を識別，選択するようになっている．
- 以上のことから，医療サービスを受ける側の期待や価値観，その個人特有の問題点を十分に考慮し，その個人にとって最適な医療を提供しなければならない．そのためには，科学的根拠（エビデンス）を備えた QOL 評価が必要であり，QOL 評価の理論と概念の確立が求められている．

> **Memo**
> 最適健康とは，それぞれの人にとって実現可能な最高水準の健康段階であり，その個人において少しでも健康の方向に段階が上がれば，健康であると定義する．すなわち，癌の終末期であってもその個人が心理的，社会的にあるいはそれ以外の要因において以前よりも安定した状態にあれば，それは健康であると考えるようになった．

QOL の概念

- QOL は一般的には人間の幸福感や満足感の質を指し示すものと解釈されている．しかし，厳密にはそれら心理的な側面からの要因に限定されておらず，社会的，生理的な側面など幅広い概念を含んだ質のことを意味している．
- すなわち，医療分野だけでなく社会全般においても，大量生産・大量消費といった量的重視の観点から質的重視の観点へと考え方が変化し，それが生活における質の向上として QOL と表現されるようになった．

QOL 概念の不確実性

- 現在，厳密な QOL の定義・概念は認められていない．QOL の概念については，WHO の健康の定義「精神的・身体的・社会的およびスピリチュアル的に健康であることが健康の定義である」から「精神的・身体的・社会的およびスピリチュアル的に充実感・満足感をもって日常生活を送ることができること」とされているが，この定義は，QOL 概念の

> **Memo**
> スピリチュアル（spiritual，霊性的）とは，霊魂などの超自然的存在との見えないつながりを信じるまたは感じることに基づく，思想や実践の総称である．物質的には科学的根拠はないが，心理学，宗教学，文化人類学においては学術的意義が深いテーマである．QOL の分野ではその個人の哲学的（自己存在的），宗教的側面の満足を意味する場合が多い．

> **COLUMN** 欧米のQOL尺度をそのまま和訳して使用してもよいか？
>
> 　日本では，往々にして欧米の尺度を和訳して日本語版を作成し，因子分析など統計的に尺度の妥当性を検証して研究に用いることが多い．しかしながら，欧米の質問紙を和訳しただけで日本人にそのまま適応しても，必ずしも正確な評価はできない．たとえば，心理学で有名な人格検査がある．その中で，「あなたは，教会に行きますか」という主旨の項目が社会的つながりを測定する項目に含まれているが，欧米では教会に行くことが社会的つながりを測定していても日本では必ずしもそうではない．だからといって「あなたは，お寺に行っていますか」と意訳すると，まったく別の意味になってしまう．
>
> 　同様に，欧米での「Life（生活，生命）」に対する概念のように，日本ではいまだ明瞭に確立していない概念やあるいは異なった次元の概念である場合，単なる和訳の尺度ではQOLの評価は非常に困難である．たとえば，「骨粗鬆症」のQOL質問紙にある「ふとんの押し入れへの上げ下ろし」「和式トイレでの座り込む姿勢」など膝や腰にかかる負担や痛みに関する項目は，欧米版にはない．欧米ではそういった動作や姿勢はしないため，当然のことながら項目には盛り込まないのである．しかし日本では，雪の多い寒い農村地方などでは時に膝・腰痛の問題が骨粗鬆症のQOLにおいて重要になる．
>
> 　したがって，欧米の質問紙をそのまま和訳してQOL尺度として用いるのではなく，日本の文化・価値観・生活環境に適合した質問紙を開発し，日本人のQOLを評価する必要がある．一般的に研究を行うときにオリジナル尺度と日本語版との関連性を検討する場合や，尺度開発の簡易性を考えた場合，既存の質問紙を和訳するほうが適当であると考えられる．しかし，QOL評価のような，自然科学はもとより社会科学的側面を包含する包括的な課題を扱う場合には，人々の行動や思考は社会文化的背景によって規定されることを十分念頭において研究および評価を行う必要がある．すなわち，その国・地域に無理なく溶け込むような尺度以外は機能しないのである．

　構築に参考になるものの，QOLそのものの定義ではない．
- QOLは「生命の質」「生活の質」「人生の質」など多くの日本語訳が試みられているが，日本人にとってはその概念を理解することは非常に困難であり，日本における明確なQOL定義を提出することも，今後のQOL研究における重要な課題であると思われる．

QOL概念の多様性

- QOLとは，根本的に生命を営む存在における日常生活の充実感，満足感を意味している．しかしながら，患者・家族・医療者側などの立場や社会・環境や価値観などの相違によって，QOLへの考え方や対応は非常に多様である．
- たとえば，生きていることを何よりも優先すべきとの立場からQOLを考えると，どんな状態であっても存在していることが重要で，QOLが高い状態であるととらえられるであろうし，その一方で，人間としての尊厳を有していくことが，そのQOLが高い状態であると考える立場からは，延命措置によって生きながらえている状態では，必ずしもQOLの向上にはならないととらえられる．
- さらに，患者が，生活（life）に含まれる広範な領域の中で重点をおい

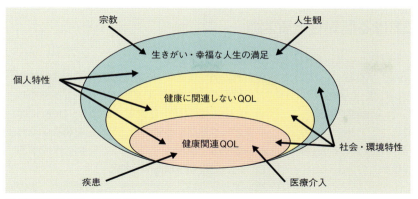

❷ 健康関連QOLの概念図
（福原俊一．今なぜQOLか．池上直己ほか〈編〉．臨床のためのQOL評価ハンドブック．東京：医学書院；2001. p.5より）

ている領域によっても，QOLの理解や受けとめ方は変化してくる．

健康を中心にみたQOL（❷）

- 医学的治療，リハビリテーション，メンタルヘルスケア，看護，介護などの保健・医療の分野において，その介入評価の基準としてQOLが用いられることが多くなった．その際，経済状態や居住環境，衛生状況などの社会的環境要因によるQOLを除いた，健康に直接関連する要因に焦点を当てた保健・医療分野におけるQOL，すなわちHR-QOL（health-related QOL：健康関連QOL）が用いられている．
- HR-QOLは，手術不能の癌患者の治療効果に関する研究に使用されたことがきっかけで普及し，現在では幅広い慢性疾患の患者に用いられている．

QOLの尺度

- QOLの尺度にはさまざまなものがあるが，現在までに開発された主な尺度を紹介する．

SF-36

- SF-36（Short-Form 36-Item Health Survey）は，アメリカで健康度・日常生活機能を構成する基本要素を測定する際のアウトカム指標となる標準的な尺度として用いられることとなった．
- その後，日本語版SF-36が開発された．
- 本尺度は，包括的なQOLの測定に用いる場合が多い．

WHO QOL-26

- 1997年にWHOは調査項目を26項目に短縮したQOLの尺度を開発し

COLUMN　質問紙の開発における信頼性と妥当性

QOL尺度の有効性を判定する概念として，信頼性（reliability）と妥当性（validity）がある．

信頼性とは，同一の尺度を用いれば，いかなる状況でも対象者の測定しようとしている側面の再現性がよく，正確なデータが得られることである．その具体的な統計手法としては，「テスト−リテスト法（再テスト法）」，「Cronbachのα係数」の算出などがある．

妥当性とは，作成された質問紙が測定しようとしている側面を適切に測定しうるか，ということである．妥当性の概念としては，構成概念妥当性，表面的妥当性，内容的妥当性，基準関連妥当性，交差妥当性などがある．

- 構成概念妥当性：これは因子的妥当性とも呼ばれる．ある概念を測定する場合，その概念にはいくつかの因子が存在することを念頭において質問紙を作成するが，全体的にみて，個々の因子を組み合わせたとき，質問紙全体が意図する概念を測っているかどうかに関する妥当性である．
- 表面的妥当性：走力を測定するときには100mを走るのに要する時間が測られ，数学の問題を解く能力を測定する場合には実際に数学の問題の成績が得点化される．これらの場合には，測定の目的とその測定値が一致しており，「表面的妥当性が高い」と表現する．
- 内容的妥当性：テストの項目が測定すべき領域をどの程度適切にカバーしているかを示す概念である．たとえば，QOLを測定する場合，QOLにはさまざまな側面があるので，それらを偏りなくカバーするように項目を選択して尺度を作成すると，内容的妥当性が高められる．
- 基準関連妥当性：独自に作成した質問紙と，その質問紙に関連のある既存のテストや質問紙（外的基準）との相関関係を検討することである．すなわち，自作のテスト得点と，外的基準のテストの得点との間の相関が高ければ，この基準関連妥当性が高いといえる．
- 交差妥当性：ある集団で測定された結果と同じ結果が，類似した別の集団でも測定されるかどうか確認することをいう．たとえば，重回帰式などの予測式が，ある標本で成り立っているとき，同じ予測式が別の標本で成り立っているか，ということに関する妥当性である．

信頼性・妥当性などさまざまな尺度の安定性・有効性を繰り返し検討したうえで，より完成度の高い質問紙の作成が可能となる．正確な質問紙を作成するにあたり，多変量解析など統計的手法の知識と技術を習得する必要もある．

Key word

両極性尺度

両極性尺度とは，Osgoodが開発した事象の一般的な意味次元を量るための測定法であるSD（semantic differential）法のように「好き−嫌い」などの反対語の対から成る評価尺度のことをいう．SD法では，各項目に対して5段階や7段階の両極性尺度で複数の対象者に回答させることが一般的である．

た．その日本語版は，信頼性，妥当性，有効性が検討され，その結果は『WHO QOL26　手引改訂版』（金子書房）に示されている．
- 包括的なQOLの測定に用いる場合が多い．

QOL研究会による日本オリジナルQOL調査票

- 日本の文化，国民性などを考慮し開発された日本オリジナルのQOL調査票である．
- 45項目あり，「はい」「いいえ」を5段階の両極性尺度で回答させる形式になっている．

EQ-5D

- 1990年にEuroQol Groupによりヨーロッパで開発がスタートしたHR-QOL尺度である．

- 5つの項目属性すなわち，移動の程度（Mobility），身の回りの管理（Self-Care），ふだんの活動（Usual Activities），痛み／不快感（Pain/Discomfort），不安／抑うつ（Anxiety/Depression）について，VAS（visual analogue scale）によって評価している．各因子3項目ずつ，計15項目から成っている．なお，若年者用のバージョン（EQ-5 Youth version：EQ-5-Y）も存在する．
- 一般健康人や，糖尿病，脳卒中，リウマチ疾患，AIDS，肝移植などの患者を対象に用いられている．
- 詳しくは，EuroQolのウェブサイト[*1]を参照されたい．

循環器領域で比較的よく用いられている代表的なQOL質問票

- Sickness Impact Profile（SIP），McMaster health utility index，Nottingham Health Profile（NHP）などがある．

EORTC QLQ-C30

- EORTC Quality of Life Groupにより開発された癌臨床用，30項目のQOL質問表である．
- 乳癌，子宮頸癌，肺癌，頭頸部癌，食道癌，卵巣癌，胃癌，多発性骨髄腫などの特定疾患モジュールが用意されている．

PROQOLID

- PROQOLID（Patient-Reported Outcome and Quality of Life Instruments Database）は，各種QOL評価尺度のデータベースとして利用できる[*2]．

心臓リハビリにおけるQOLの諸問題

- 心臓リハビリの目的は，前述した医学的，心理学的問題の改善と同時にQOLの向上が重要な課題である．QOLの概念は定義が困難であるが，いかなる側面においても患者の改善度合いに対する認識や満足度が，重要な要因と考えられる．
- さらに心理学的側面に焦点を当てると，セルフエフィカシーやセルフエスティームの回復，不安や抑うつ傾向の低減，ストレス対処の改善，安定した性生活への回復などがある．特にQOLに直接影響する心理学的要因として疾患発症後の不安・抑うつの程度や心臓リハビリにおける不安・抑うつの低減効果に関する報告が多い．
- 心理学的要因の中で情動的問題として不安，抑うつ，ストレス対処あるいは行動的問題として怒りの表出性やタイプDパーソナリティなどが考えられるが，これらの要因だけで患者のQOLを向上させることはで

Key word

visual analog scale（VAS）
VASとは，0から100（0から10の場合もある）までの目盛りが付いた図などを見ながら線上にマークをつけたり，「10点満点でいうとどのくらいですか」といった聞き方で評価したりすることにより，主観的な感覚や感情，ムードなどを測定する方法である．
痛みの評価に最もよく用いられている評価法で，たとえば，100mmの長さの直線で，線の左端（0mm）が痛みなし，右端（100mm）が今まで経験した最大の痛みとして，現在の痛みがその直線上のどの位置にあるかを患者にマークさせる．痛みの程度は線の左端からの距離（mm）で表す．直線に目盛りと数値が記入されている場合はNRS（numerical rating scale）といい，VASとならんで広く用いられている．
VASは単純だが感度が高く，再現性があり，患者のもつ痛みの強さを数値として表すことができる．ただし，患者間の直接比較ができないことが欠点である．

[*1] http://www.euroqol.org/home.html
[*2] http://www.proqolid.org

- きない.
- 心臓リハビリにおける明確な治療目標について医療者-患者双方のコンセンサスがなければ，QOLの向上は困難であると考えられる．心臓リハビリにおける統一した目標を作ることは非常に困難である．なぜならば，心臓リハビリにより得られる効果は，疾患の段階や患者の臨床的状態によって異なるからである．たとえば，治療目標は，緊急を要する心筋梗塞の患者か，比較的軽度な狭心症の患者か，または重篤な心不全の患者か，などによって当然異なってくる．
- 次に，個々の患者で心臓リハビリにおける目標がかなり異なることと同様に，QOLも個人によって異なってくる．すなわち，たとえ心臓リハビリから客観的に良い結果が得られたとしても，患者の評価が重要であり，満足感が伴わなければその患者のQOLが向上したとはいえない．現実的には，医療者が目標としている効果と，患者が望んでいる結果とが必ずしも一致していない場合がある．そのため医療者は，各患者の信念，姿勢および希望を十分考慮しなければならない．
- 以上のようにQOLを決定する変数は，病態などの客観的要因と満足度などの主観的要因により変化する．心筋梗塞直後では，痛みを軽減し，心臓機能を安定させ，予後に対する安心を与えること，そして急性的な情動反応（恐怖，不安，怒り，抑うつなど）に対する介入が重要になってくると考えられる．さらに回復期・慢性期では，疾患についてのさまざまな教育，生活に対する考え方の修正，リスクファクターのコントロール，薬物治療（さらにその副作用），人間関係など社会的問題の修正，ストレスマネジメントトレーニング（自律訓練法などのリラクセーション法の習得）など，さまざまな要因がQOLを決定すると考えられる．

QOLに対する心臓リハビリの効果

- 心臓リハビリは，QOLの改善に効果的であるという報告が多い．
- 一般的な運動療法を中心としたプログラムでQOLが改善するという報告もあるが，心理カウンセリング，ストレスマネジメント，患者教育などの包括的プログラムもあり，両者を比較すると包括的プログラムのほうが改善において高い効果が認められる．
- たとえば，運動療法単独群と運動療法+カウンセリング群の比較を行った研究では，運動療法+カウンセリング群においてのみQOLが改善したとしている．さらに，運動療法に心理的介入を加えることによるQOLへの影響を無作為化対照試験のメタアナリシスによって検討した結果，対照群（1,156例）に比べ，介入群（2,024例）において不安や抑うつの得点が有意に低下しているだけでなく，死亡率・罹患率が低かったことから，運動療法に心理的介入の重要性を指摘している．

Key word

無作為化対照試験

ランダム化比較試験（randomized controlled trial：RCT）とも呼び，治験および臨床試験などにおいて，データの偏り（バイアス）を軽減するため，実験参加者をランダムに処置群（治験薬群）と比較対照群（プラセボ群など）に割り当てて実施し，評価を行う試験の方法である．

Key word

メタアナリシス

同一の研究課題に関して，独立に行われた研究結果を統計的手法によって統合する方法である．メタアナリシスには，複数の研究で行われた仮説検定の結果を統合して全体としての仮説検定を行う方法と，複数の研究で計算された効果量や相関係数の推定値を統合し，全体の推定値を求める方法がある．

❸ 心不全患者における抑うつおよびQOLに対する介入効果

著者	n	平均年齢	介入方法	期間	結果
Corvera-Tindelら (2004)	39	63.2	自宅での歩行プログラム60％実施；60％以下の実施；ドロップアウト	12週	60％以上のほうが60％以下より抑うつ改善 60％以上のほうがドロップアウトより抑うつ改善
Kostisら (1994)	20	65.7	集団認知行動療法（CBT：運動，栄養指導含む）；ジゴキシン；プラセボ	12週	CBTのほうが他の群より抑うつ改善
Laderら (2003)	589	64.6	ジゴキシン；プラセボ	4～12か月	両群とも抑うつには有意な変化なし
Lesperanceら (2003)	28	59.6	抗うつ薬（nefazodone，国内未承認）；統制群なし	12週	4週間後すべてのうつ・QOLスケールに有意な改善
Luskinら (2002)	33	66.0	集団ストレスマネジメントトレーニング；統制群	10週	治療群のほうが有意な抑うつ改善
Radzewitzら (2002)	88	65.8	筋トレ，エルゴメータ，6分間歩行；統制群なし	4週	4週間後不安と抑うつの有意な改善なし
Sullivanら (2009)	208	61.0	マインドフルネス認知療法，ストレス対処スキル訓練，グループ討議；統制群	8週	治療群のほうが不安・抑うつに有意な改善

(Rutledge T, et al. J Am Coll Cardiol 2006[2]およびYohannes AM, et al. Int J Geriatr Psychiatry 2010[3]を参考に作成)

- 男性より女性のほうがQOLの改善率が高いという報告もある．
- 運動強度や運動期間および運動療法の体制などの要因のQOLに対する影響について検討した研究もある．心筋梗塞患者を対象に，高強度と低強度の運動療法を比較検討した結果，両群間で心理機能やQOL尺度において有意差は認められなかったが，リハビリテーション期間の長い群でQOLが有意に改善した．さらに，運動療法の頻度について検討した報告では，運動回数が多い群で運動能力とQOLの改善が有意に高かった．
- 通常の心臓リハビリに筋力トレーニングを加えて比較した観察研究では，後者で情緒障害やうつ状態が改善し，在宅運動療法と監視型運動療法の比較では，後者でうつ状態・不安状態が有意に改善したと報告している．
- 近年注目されている問題として，心不全患者における抑うつやQOLへの心理的介入がある．
- ❸は，心不全患者における，運動療法，薬物療法，認知行動療法などの心理療法を用いた抑うつおよびQOLに対する効果についてメタアナリシスを行った結果を示している．結果を概観すると，現在，心不全患者における抑うつやQOLに対する介入効果は，あまり明確とはいえないが，2つの研究（KostisらとSullivanら）において有意な効果が認められている．最も新しい研究であるSullivanら[4]による大規模なRCT研究では，心不全患者（n=208）における抑うつに対して8週間の心理教

Key word
認知行動療法
認知行動療法（cognitive behavioral therapy：CBT）とは，行動療法（学習理論に基づく行動変容法・理論の総称）と認知療法（認知や感情に焦点を当てる心理療法）との総称である．人間の気分や行動は，認知のあり方（ものの考え方や受け取り方）に影響されるが，その認知の偏りを修正することによって問題解決を行うことを目的とした構造化された心理療法である．

育的介入（マインドフルネス心理療法，ストレス対処スキル訓練，サポートグループによるディスカッションから成る）の効果を検討した結果，心理教育的介入を受けた患者は，対照群と比較して有意に抑うつと不安が減少したと報告されている．
- しかしながら，心不全患者に対する心理学的介入の有効性を実証するには十分なエビデンスがあるとはいえない．今後，心理学的治療法の中で抑うつや不安の低減による QOL 向上を目的とするさまざまな手法を適切に組み合わせたプログラムの検討が必要となる．
- 運動療法だけでも不安や抑うつ状態などの心理状態の改善をもたらす可能性はあるが，QOL のような広範囲な側面の改善を図るためには，心臓リハビリにおける心理的側面への対応や患者教育について認知行動療法の技法を応用したプログラムが必要である．そのプログラム内容には，患者自身の心理的側面への理解，抑うつ・不安の軽減，ストレスマネジメント能力の向上，セルフエフィカシー・自信の回復と，日常生活の自立，復職，ソーシャルサポートの強化による社会的関係の維持と孤立の予防，喫煙・食行動のコントロール，運動習慣の維持など，多義的な側面が含まれていることが望ましい．

（石原俊一）

● 文献
1) 萬代隆．QOL 評価をどう進めるか．日野原重明（監）．看護に活かす QOL 評価．東京：中山書店；2005．p.1-15.
2) Rutledge T, et al. Depression in heart failure: A meta-analytic review of prevalence, intervention effects, and associations with clinical outcomes. *J Am Coll Cardiol* 2006; 48: 1527-1537.
3) Yohannes AM, et al. Depression and anxiety in chronic heart failure and chronic obstructive pulmonary disease: prevalence, relevance, clinical implications and management principles. *Int J Geriatr Psychiatry* 2010; 25: 1209-1221.
4) Sullivan MJ, et al. The Support, Education, and Research in Chronic Heart Failure Study (SEARCH): A mind fullness based psychoeducational intervention improves depression and clinical symptoms in patients with chronic heart failure. *Am Heart J* 2009; 157: 84-90.

● 参考文献
1) 木全心一（監）．狭心症・心筋梗塞のリハビリテーション：心不全・血管疾患の運動療法を含めて，改訂第 4 版．東京：南江堂；2009．
2) 末永俊郎（編）．社会心理学研究入門．東京：東京大学出版会；1988．
3) 濱本紘，野原隆司（監）．心臓リハビリテーション—昨日・今日・明日．大阪：最新医学社；2007．
4) 日野原重明（監）．看護に活かす QOL 評価．東京：中山書店；2005．
5) アンドレア・ストレイト・シュライナー（監）．新・QOL を高める専門看護，介護を考える．東京：中央法規出版；2009．
6) Quality of Life 研究会（編）．QOL 学を志す人のために．東京：丸善プラネット；2010．

索引

和文索引

あ

亜急性心筋梗塞	17
握力	256
アスピリン	21, 56
アポBリポ蛋白	93
アルコール飲料	359
アルブミン尿	135
アログリプチン	108, 109
アンジオテンシンⅡ受容体拮抗薬	**72**
安定狭心症	8, 24

い

医学モデル	337
維持期プログラム	282
維持期リハビリテーション	283
一価不飽和脂肪酸	343, 351
移動動作の自立度	296
イベントレコーダ	80
医療ソーシャルワーカー	242
医療法42条施設	283
陰圧閉鎖吸引療法	263
インクレチン関連薬	108
インスリン抵抗性	116, 118
インターバルウォーキング	291
インターバルトレーニング	**209**

う

植込み型LVAD	276
植込み型VAD	51, 272
リハビリテーションプロトコル	274
植込み型除細動器	**279**, 315
右室リード	281
うずまき現象	187
運転	322
運動機能	296
運動機能評価	
病棟	142
ベッドサイド	142
運動強度	171, **189**, 192

設定	193
運動指導	
外来	290
運動指導専門家	243
運動種目基準ステップ表	198
運動処方	168, 171, 188
作成	290
運動処方箋	173
運動耐容能	**189**
予後	190
運動負荷試験	149, 188, 237
エンドポイント	156
絶対禁忌	151
相対禁忌	151
中止基準	156, **157**
判定基準	195
運動負荷試験室	152
運動負荷心電図	26, 79
運動プロトコル	153
運動誘発性の低血糖	105
運動療法中止基準	301

え

栄養機能食品	363
栄養バランス	**343**
エナラプリル	72
エネルギー	**340**
エネルギー産生栄養素バランス	343
エネルギー代謝	166
エネルギー必要量	342
エルゴメータ（→自転車エルゴメータも参照）	191, 292
遠位弓部下行大動脈置換術	43
エントリー	41
エントリー閉鎖術	43
エンパグリフロジン	107
塩分	**346**
塩分含有量	347

お

黄疸	64

オペラント条件づけ	325
オリーブオイル	351
オリーブ油	344
オレイン酸	351

か

外食	361
開心術後	9, 194
階段昇降	143
介入効果	385
回復期心臓リハビリテーション	261
回復期プログラム	**257**
潰瘍様突出像	41, 266
外来型心臓リハビリテーション	230
解離性大動脈瘤	41
カイロミクロン	91
下顎呼吸	64
拡張型心筋症	181, 182, 183, 314
下行大動脈置換術	43
加算平均心電図	81
下肢筋力	296
下肢骨格筋力	255
下肢の所見	65
下肢閉塞性動脈硬化症	**76**, 292
過剰心音	65
菓子類	358
ガス交換	166
家族参加	307
片脚立位	145
片脚立位時間	256
肩関節屈曲	146
肩呼吸	64
活動強度	320
カテコラミン	31
カテコラミン誘発多形性心室頻拍	**86**
カナグリフロジン	107
カプトプリル	72
カルシウム	99
カルシウム過剰症	100
カルシウム拮抗薬	27
カルベジロール	74

加齢性筋減少症	13	
加齢変性性大動脈弁狭窄症	34	
環境因子	218	
間欠性跛行	76, 291, 294	
冠血栓性狭心症	24	
看護面談時評価項目	259	
患者教育	261, 303, 326, 337	
患者参加	307	
感染性心内膜炎	58	
完全房室ブロック	82	
肝臓の触診	65	
冠動脈CT検査	26	
冠動脈疾患	312	
心臓リハビリの予後改善効果	7	
リスク分類	313	
冠動脈造影検査	26	
冠動脈バイパス術	27, **28**	
冠動脈バイパス術後	9, 56, 264	
冠動脈リモデリング	24	
貫壁性梗塞	17	
陥没呼吸	64	
管理栄養士	243	
冠攣縮性狭心症	24	

き

機械弁	35, 55	
偽腔開存型大動脈解離	45	
偽腔閉塞型大動脈解離	45	
器質的冠動脈狭窄	24	
基礎代謝量	342	
脚ブロック	83	
逆流性雑音	65	
吸気時喘鳴	64	
救急カート	238	
救急薬品	152	
急性冠動脈症候群		
血中ヘモグロビン値	124	
急性期プログラム	**246**	
急性心筋梗塞	16	
急性期リハビリテーション負荷試験の判定基準	194	
原因	17	
急性心筋梗塞後	7	
急性心筋梗塞14日間クリニカルパス	247	
急性大動脈解離	266	
病態	42	
急性大動脈症候群	**45**	

教育スペース	238	
教育ツール	238	
境界型	103	
胸骨正中切開	263	
狭心症	8, **23**, 305	
重症度分類	25	
胸水貯留	264	
胸帯	39	
胸部・胸腹部大動脈瘤	48	
胸腹部置換術	43	
胸部大動脈疾患	266	
胸部大動脈瘤・大動脈解離	48	
胸膜摩擦音	64	
虚血	168	
虚血性心疾患	305	
虚血性僧帽弁閉鎖不全, 左室形成術後	265	
虚血性僧帽弁閉鎖不全症	34	
虚弱	**298**	
起立性低血圧	254	
筋萎縮	60	
筋減少症	221	
筋持久力	160	
筋力	66, 160	
低下	255	
筋力トレーニング	**200**	
筋力評価	237	

く

空腹時血糖異常	103	
駆出性雑音	65	
グルコース	107	
クロピドグレル	56	

け

経カテーテル大動脈弁留置術	35, 36	
携帯型心電図	80	
系統的脱感作法	325	
頸動脈血管雑音	64	
経皮的冠動脈インターベンション	21, 27	
経皮的冠動脈形成術	186	
ケースマネジメントコンセプト	291	
血圧	87, 155, 158, 266	
血液希釈	127	
血液ポンプ	276	
血管雑音	64	
血行再建術	21	

血算	20	
血清脂質	92	
血清尿酸値	112	
血清リン	99	
血栓閉塞型大動脈解離	45	
血中ヘモグロビン値	124	
減塩法	346	
嫌気性代謝閾値	61, 164, 171, 191	
健康運動指導士	243	
健康関連QOL	381	
健康行動	330	
健康食品	364	
研修カリキュラム	244	
減速時間	69	

こ

高LDL-C血症	349	
抗アルドステロン薬	**72**	
抗凝固・抗血小板療法		
心臓外科手術後	55	
抗凝固薬	**55**	
抗凝固療法	40, 56	
高血圧	**87**	
抗血小板薬	27, **55**	
高血糖	102	
高周波アブレーション	37	
行動変容技法	**324**	
行動療法	326	
高度心機能低下	268	
高尿酸血症	**112**	
治療指針	114	
高比重リポ蛋白コレステロール	91	
高齢者	13, **295**	
身体機能評価	297	
コーチング技法	291	
呼気ガス分析	158	
呼吸性代償開始点	164, 190, 191	
呼吸理学療法	251	
骨格筋異常	200	
骨格筋機能	255	
骨格筋力評価	143	
骨吸収亢進	100	
骨血管相関	99	
骨粗鬆症	99	
骨代謝回転	99	
骨代謝管理	100	
古典的大動脈解離	45	
コミュニケーションスキル	**332**	

索引

コレステロール	349
コレステロールエステル転送蛋白	93
コレステロール含有量	350
コレステロール逆転送系	93

さ

再開通	41
再解離	41, 266
最高酸素摂取量	164, 191
最大1回反復負荷量	200
最大酸素摂取量	164
最大歩行速度	256
在宅運動療法	271
在宅トレーニング	**217**
再発予防	266
サキサグリプチン	108, 109
作業強度	312
作業療法士	243
左室形成術	**30**, 183
左室自由壁破裂	22
左室流入血流速波形	69
左心耳閉鎖術	36
サプリメント	363
左房圧	70
左房左室圧関係	68
サルコペニア	5, 13, 221, 298
酸化LDL	93, 94, **98**
三尖弁逆流	281
酸素吸入	251
酸素摂取量	163, 191
残存狭窄	176, 195

し

自覚的運動強度	192
ジギタリス	**72**
嗜好品	358
自己管理行動チェックリスト	308
自己管理法	307
ジゴキシン	73
自己教示法	326
自己効力感	328, 377
仕事率	166
脂質	**349**
脂質異常症	**91**, 349
脂質エネルギー比	349
脂質管理	349
姿勢バランス能力評価	144
施設基準	229, **233**

自然弁心内膜炎	58
シタグリプチン	110
膝伸展筋力	144, 296
疾病管理教育	238
質問紙	382
質問紙法	367
自転車エルゴメータ	153, 235
指導士育成事業	288
脂肪酸	343
社会復帰	**317**
ジャパンハートクラブ	285, **287**
ジャパンメディカルフィットネス（JMF）ネットワーク	285
周期性呼吸	183, **185**, 186, 196
重症度評価	290
集中治療室関連筋力低下	297
柔軟性の評価	213
就労制限	321
術後ドレーン	39
上行弓部大動脈置換術	43
上行大動脈置換術	43
硝酸薬	26
上室期外収縮	314
上室性不整脈	83
上室頻拍	315
小水泡性ラ音	64
食後高脂血症	94
食品摂取量	341
食物繊維	351, **355**
除細動器	152
ショック	21
徐脈性不整脈	81
徐脈頻脈症候群	82
自律訓練法	374
心移植	277
心移植後	276
心移植待機患者	276
心エコー	20, 26, 53
心エコー所見	**67**
腎機能障害	**133**
心筋虚血	
リスク管理	300
心筋梗塞	16, 193, 305
リスク管理	301
心筋症	314
心筋シンチグラフィ	26
人工腱索再建術	36
人工呼吸器管理	251

人工心臓装着後	**50**, 272
人工弁	35
心雑音	65
心事故発生	270
心室期外収縮	85, 315
心室細動	21, 85
心室中隔穿孔	22
心室内変行伝導	**83**
心室頻拍	21, 85
心室レイトポテンシャル	81
心臓MRI検査	26
心臓カテーテル検査	26
心臓（外科）手術後	9, 263
離床開始基準	194
心臓電気生理検査	80
心臓リハビリテーション	
エビデンス	**6**
外来型	230
定義	4
適応疾患	249
必要な設備	233
変遷	6
目的	4
歴史	2
心臓リハビリテーション指導士制度	243
心臓リハビリテーションスタッフ	243
心臓リハビリテーション認定医・上級指導士認定制度	245
心臓リハビリテーションプログラムフローチャート	143
身体活動能力質問票	158, 159
身体活動レベル	342
身体機能	255
身体機能評価	
高齢者	297
心大血管疾患患者	
運動機能指標	256
心大血管疾患リハビリテーション診療報酬	227
心大血管疾患リハビリテーション料	226, 228
心大血管疾患リハビリテーション料に関する施設基準	234
心大血管リハビリテーション実施計画書	260
心電図	19, 25, 154
腎糖排泄閾値	107

389

心嚢液貯留	264
心肺運動負荷試験	52, 158, **162**, 171, 237
AT決定法	261
心拍数予備能	192
心拍タービュランス	81
心拍動下冠動脈バイパス術	264
心拍変動解析指標	81
心破裂	22
心不全	21, 195
運動処方	197
運動療法の効果	13
運動療法のモニタリング	270
重症度評価	167
心不全悪化	270
心不全体操	222
心房期外収縮	83
心房細動	84, 176, 182
心房粗動	84
心房頻拍	84
心膜摩擦音	65
心理アセスメント	**366**
心理学的介入	386
心理検査法	367
診療報酬	227

す

推算糸球体濾過量	133, 135
水中歩行	292
水分制限	33
スタチン	27
スタッフ	242
ステントグラフト治療	48
ステントグラフト内挿	43
ステント付生体弁	35
ストレスマネジメント	**372**
ストレス免疫訓練法	325
ストレッチ	**214**
ストレングスエルゴメータ	161
スピロノラクトン	72
スポーツの強度	312
スリル	64

せ

生活機能	296
生活機能評価	**217**
生活習慣病予防	120
生体弁	35, 56
清涼飲料	359
セルフエフィカシー	317, 328, 377
セルフマネジメント教育	337, 338
セルフマネジメントモデル	337
セルフモニタリング	308
前方リーチ距離	147, 255, 256
前方リーチテスト	146

そ

早期発見	266
総コレステロール	91
僧帽弁逆流	35
僧帽弁狭窄症	34, 313
僧帽弁形成術	**31**, 177
術式	36
僧帽弁置換術	183
僧帽弁閉鎖不全症	34, 179, 313
僧帽弁輪運動速度	68
僧帽弁流入血流	68
僧帽弁流入血流計測値	71
ソーシャルサポート	218
足関節上腕血圧比	76
足関節背屈	146
足趾上腕血圧比	76

た

体位管理	252
体位変換	252
体外式VAD	272
リハビリテーションプロトコル	273
太極拳	215
大血管疾患	305
リハビリテーション進行の中止基準	198
大血管手術	**41**
大血管術後	197
代償性拡大	24
体動時の息切れ	184
耐糖能異常	103
大動脈解離	**41**, 305
病型分類	42
大動脈内バルーンパンピング	32
大動脈二尖弁	35
大動脈弁狭窄症	178, 265, 313
大動脈弁閉鎖不全症	314
大動脈瘤	**43**, 266, 305
病型分類	**44**

タウリン	351
多価不飽和脂肪酸	344
立ち上がり運動	143
立ち上がり評価	297
脱水	64
ダパグリフロジン	107
ダビガトラン	56
多面的介入	4
蛋白尿	134, 135

ち

チクロピジン	56
中性脂肪	91
長期臥床	254
長期支援	291
聴診	64
腸蠕動音	65
直立検査	145
陳旧性心筋梗塞	17, 176, 186

つ

痛風	114

て

低血糖	
リスク管理	301
低侵襲心臓手術	39
低比重リポ蛋白コレステロール	91
笛様音	64
鉄剤投与	130

と

動機づけ	329
等尺性運動	150
等尺性膝伸展筋力	147, 256, 296
洞性頻脈	83
等張性運動	150
糖毒性	107
糖尿病	**102**
糖尿病性腎症	135, **138**
病期分類	138
糖尿病治療	108
洞不全症候群	81
動脈硬化	93, 116, 118
危険因子の是正	304
動脈の触診	66
トークテスト	198
特定健康調査	119

特定保健指導		119
特定保健用食品		363
トラック歩行		292
トランス脂肪酸		352
努力呼吸		64
トレッドミル	152, 191, 235,	292
トレッドミルランプ負荷法		155
トロポニン		20

な

内臓脂肪	117
内膜亀裂	41

に

二酸化炭素排出量	163
日常生活許容範囲	311
日常生活動作	296
ニトログリセリン	27
二方向性心室頻拍	86
乳酸性作業閾値	192, 193
尿糖	107
認知機能	371
認知行動的介入	325
認知行動療法	325, 326, 374, 385
認知的再体制化	325
認知モデル	327
認知療法	325

ね

熱中症	
リスク管理	301

は

肺静脈楔入圧	69
肺水腫	251
バイタルサイン	257
肺胞性水腫期	251
ハイリスクアプローチ	119
曝露反応妨害法	325
跛行	76
バランス機能	296, **297**
反射波	88

ひ

非ST上昇型心筋梗塞	18
非貫壁性梗塞	18
微小血管性狭心症	24
非侵襲的陽圧人工呼吸	251

非選択性β遮断薬	74
肥大型心筋症	180, 314
ヒト心臓由来脂肪酸結合蛋白	20
非ビタミンK阻害経口抗凝固薬	56
皮膚灌流圧	76
肥満	116, 118, 341
費用	239
病気についての理解	302
鼻翼呼吸	64
微量アルブミン尿	139
貧血	64, **122**, 134
慢性心不全症例の予後に及ぼす影響	128
頻脈性上室性不整脈	83
頻脈性心室性不整脈	84

ふ

不安感	369
不安定狭心症	25
リスク分類	25
フィールドウォーキングテスト	238
負荷強度	153, 205
負荷量過大	270
復職	317
腹水	65
不整脈	21, **79**, 157, 196, 263, 314
診断のための手順	81
リスク管理	300
不整脈疾患	
分類	80
プラーク破綻	17
フレイル	5, 13, 297, **298**
フレイルサイクル	298
プロトコル	152
プロプラノロール	74
分時換気量	169

へ

閉経後女性	99
閉塞性動脈硬化症	
運動耐容能改善機序	293
診断のアルゴリズム	77
治療指針	77
ペーシング不全	279
ペースメーカ	315
ペースメーカ植込み	180
壁内血腫	45
ヘパリン	21

ヘルスプロモーション	**329**
弁形成術	56, 265
変性性僧帽弁閉鎖不全（症）	34, 265
弁尖楔状切除	36
弁膜症	35, 313
弁膜症手術	**34**
弁膜症術後	55, 265

ほ

縫合術	36
房室回帰性頻拍	84
房室結節二重伝導路	84
房室結節リエントリー性頻拍	84
房室ブロック	21, 81
飽和脂肪酸	343, 349
保健機能食品	363
保険診療	226
保険点数	226
歩行	143
歩行自立度	147, 255
歩行速度	297
歩行能力	145
歩行能力評価	147
歩行補助具	147
ポジショニング	252
ポジティブリモデリング	262
補助人工心臓	**50**, 272, **276**
発作性上室頻拍	84
発作性心房細動	179
ポピュレーションアプローチ	119

ま

マインドフルネス認知療法	374
マスター二階段試験	150
マルチスライスCT検査	26
慢性腎臓病	100, **135**
慢性心不全	11, **60**, 268, 305
貧血	125
慢性心不全患者	
運動療法の禁忌	61
運動療法の効果	61
慢性末梢動脈閉塞症	306

み

ミオグロビン	20

む

むくみ	66

め

メイズ手術	37
メタボリックシンドローム	103, **116**, 119
メディックスクラブ	232, 285, **287**

も

目標至適心拍数	192
目標設定	290
モニター心電図装着基準	301
モニタリング	239
運動中	270
経過中	270
問題解決訓練法	325
問題解決療法	374

や

薬剤師	243

ゆ

有酸素運動	202, 235, 259, 264

よ

抑うつ感	368

予後改善効果	304

ら

ランプ負荷	164
ランプ負荷試験	163
ランプ法	153

り

リード固定	279
リウマチ性僧帽弁弁膜症	34
リウマチ性弁膜症	265
リエントリー	41
理学所見	**64**
理学療法介入	254
理学療法士	243, 254
リスク管理	300
心筋虚血	300
心筋梗塞	301
低血糖	301
熱中症	301
不整脈	300
リスク層別化	254
立位保持能力	145
リナグリプチン	109, 111
リノール酸	351

リハビリステップ表	199
リハビリテーション料	228
リポ蛋白	91, 92
両脚直立	145
両心室ペーシング	**279**
リラクセーション方法	374
臨床検査技師	243
臨床評価指標	250
リン負荷	100

れ

レジスタンストレーニング	200, **202**, 221, 236, 259, 264, 290
ステップ別プログラム	205
レスポンデント条件づけ	325
レニン-アンジオテンシン系阻害薬	27
レムナントリポ蛋白	**91**, 95

ろ

ロコモティブ症候群	13
ロサルタン	72
論理情動行動療法	325

わ

ワルファリン	40, **56**, 365

欧文索引

数字

1RM	200
3度房室ブロック	82
6分間歩行試験	159
12誘導心電図	79
24時間心電図	80
75gOGTT	103

A

ABC図式による介入	327
ACE阻害薬	**72**, 73, 365
acute aortic syndrome（AAS）	**45**
acute myocardial infarction（AMI）	16
Adams-Stokes発作	81
ADL（activities of daily living）	296
AED	238

anaerobic threshold（AT）	164, 171, 191
決定法	165
ankle brachial blood pressure index（ABI）	76
ARB	72, 73
autogenic training（AT）	374

B

β遮断薬	27, **72**, 74
BMI	342
BNP	69
Borg指数	155, **156**, 170, 191, 192
Braunwald分類	25
Bruce法	153

C

CABG	27, **28**
術後管理	31

人工心肺を使用しない	29
CABG後	9, 11, 56
cardiopulmonary exercise test（CPX）	52, 158, **162**, 171, 237
症例詳解	174
CARMERINA	109
CAROLINA	109
CCS分類	25
chair sit and reach test	214
cholesterol ester transfer protein（CETP）	93
chronic kidney disease（CKD）	100, **135**, 139
重症度分類	136
ステージ分類	135
定義	135
chylomicron（CM）	91
CK	20
classic aortic dissection	45

cognitive behavioral therapy (CBT)	health-related QOL 381	冠動脈バイパス術 263
374, 385	heart failure with preserved ejection fraction (HFpEF) 70	弁膜症手術 263
compensatory enlargement 24	診断能 68	MMSE (Mini-Mental State Examination) 372
CRT **279**	heart failure with reduced ejection fraction (HFrEF) 69	
CRT-D 279	heart rate reserve (HRR) 192	
Cybex 160	hemiarch置換術 43	

D

DASH (dietary approaches to stop hypertension) 食 348
DeBakey分類 42
deceleration time (DT) 69
DHA 351
double product 23
double product break point (DPBP) 192, 193
DPP-4阻害薬 108, 110

E

E/A 69
E/e′ 69, **70**
elephant trunk 43
entry 41
EORTC QLQ-C30 383
EPA 351
EQ-5D 382
ESAs投与 130
estimated glomerular filtration rate (eGFR) 133, 135
ETICA試験 9
EXAMINE試験 108, 109

F

Fickの原理 164

G

GAD-7 (Generalized Anxiety Disorder Assessment-7) 370
日本語版 371
GLP-1受容体作動薬 108

H

HADS (Hospital Anxiety and Depression Scale) 370
Harris-Benedictの式 343
HDRS (Hamilton's Rating Scale for Depression) 368
HDS-R 372

health-related QOL 381
heart failure with preserved ejection fraction (HFpEF) 70
診断能 68
heart failure with reduced ejection fraction (HFrEF) 69
heart rate reserve (HRR) 192
hemiarch置換術 43
H-FABP 20
HF-ACTION試験 **12**, 74
high density lipoprotein cholesterol (HDL-C) 91
HMG-CoA還元酵素阻害薬 27
Holter心電図 26

I

IABP 32
ICD **279**
ICF (International Classification of Functioning, Disability and Health) 217
ICU-AW (ICU acquired weakness) 5, 297
IgA腎症 135
intramural hematoma (IMH) 45

K

Karvonen法 192
Killip分類 19

L

LDL粒子組成 94
left ventricular assist device (LVAD) 276
low density lipoprotein cholesterol (LDL-C) 91, 349
Lp (a) 95

M

Mann肢位 145
MB分画 20
Medical Research Council (MRC) sum score 297
MET (metabolic equivalent) 164
mindfulness-based cognitive therapy (MBCT) 374
minimally invasive cardiac surgery (MICS) 39

冠動脈バイパス術 263
弁膜症手術 263
MMSE (Mini-Mental State Examination) 372

N

n-3系多価不飽和脂肪酸 344, 351
n-6系脂肪酸 344, 351
native valve endocarditis (NVE) 58
Naughton法 153
Niemann-Pick C1-like 1 (NPC1L1) 93
non invasive positive pressure ventilation (NPPV) 251
non vitamin K antagonist oral anticoagulants (NOACs) 56

O

off-pump CABG 29
old myocardial infarction (OMI) 17
open stent graft 43
oscillatory ventilation **185**, 196
Overlapping法 31
oxLDL 93

P

Participation scale for CHF 221
patient-prosthesis mismatch 36
PCI 8, 27
PCI後
運動療法の効果 10
PCSK9 (proprotein convertase subtilisin/kexin type 9) 93
PCWP 69
peak $\dot{V}O_2$ 164
penetrating atherosclerotic ulcer (PAU) 45
Performance Measure for Activities of Daily Living-8 (PMADL-8) 221
PFC比 343
PHQ-9 (Patient Health Questionnare) 368
日本語版 370
Physical Function ICU Test (PFIT) 297
problem solving therapy (PST) 374
PROQOLID 383
PTMaTCH 220

Q

QOL	**377**
QOL質問票	383
QOL調査票	382

R

rating of perceived exertion (RPE)	192
recanalization	41
recent myocardial infarction (RMI)	17
redissection	41
reentry	41
respiratory compensation point (RCP)	164, 190, 191
ROM評価	146

S

SAVE手術	31
SAVOR-TIMI53試験	108, 109
SF-36	381
SGLT2阻害薬	**107**
Sheffield法	153
Short Physical Performance Battery	297
sit and reach test	213
six-minutes walk test (6MWT)	159
skin perfusion pressure (SPP)	76
small dense LDL (sdLDL)	**97**
specific activity scale (SAS)	158, 159
STAI (State-Trait Anxiety Inventory)	370
Stanford A型大動脈解離	47
Stanford B型大動脈解離	47
Stanford分類	42
steep ramp test	209
ST上昇型心筋梗塞	18
ST変化	157
Swan-Ganzカテーテル	37

T

t-PA	21
tear	41
TECOS試験	109, 110
tethering	31
thoracic endovascular aortic repair (TEVAR)	43
thrombosed type	45
Timed Up and Go test	297
toe brachial index (TBI)	76
torsade de pointes	**85**
total cholesterol (TC)	91
transcatheter aortic valve implantation (TAVI)	35, 36
triglyceride (TG)	91
Type D	371
T波オルタナンス	81

U

ulcer like projection (ULP)	41, 266

V

VAC療法	263
Valsalva効果	206, 321
$\dot{V}_{CO_2}$	163
$\dot{V}_E$	169
$\dot{V}_E$ vs. $\dot{V}_{CO_2}$ slope	158, 166
ventricular assist device (VAD)	**50**, 272
リハビリテーション	272
viridans group streptococci (VGS)	58
$\dot{V}_{O_2}$	163, 168
$\dot{V}_{O_2}$ max	164

W

wark rate (WR)	166
Weber-Janicki分類	191
WHO QOL-26	381
Windkessel効果	88
WPW症候群	83, 84, 315

中山書店の出版物に関する情報は，
小社サポートページを御覧ください．
http://www.nakayamashoten.co.jp/
bookss/define/support/support.html

循環器臨床サピア 4（改訂第 2 版）

心臓リハビリテーション
実践マニュアル
評価・処方・患者指導

2010 年 2 月 10 日	初版第 1 刷発行　〔検印省略〕
2011 年 4 月 15 日	第 2 刷発行
2012 年 3 月 20 日	第 3 刷発行
2014 年 8 月 25 日	第 4 刷発行
2015 年 8 月 10 日	改訂第 2 版第 1 刷発行Ⓒ

責任編集 ──── 長山雅俊

発 行 者 ──── 平田　直

発 行 所 ──── 株式会社 中山書店
〒113-8666　東京都文京区白山 1-25-14
TEL 03-3813-1100（代表）　振替 00130-5-196565
http://www.nakayamashoten.co.jp/

本文デザイン ──── 臼井デザイン事務所

装　　丁 ──── 花本浩一（麒麟三隻館）

印刷・製本 ──── 三松堂株式会社

ISBN978-4-521-74259-5
Published by Nakayama Shoten Co., Ltd.　　　　　　Printed in Japan
落丁・乱丁の場合はお取り替え致します

- 本書の複製権・上映権・譲渡権・公衆送信権（送信可能化権を含む）は株式会社中山書店が保有します．

- JCOPY ＜(社)出版者著作権管理機構 委託出版物＞
本書の無断複写は著作権法上での例外を除き禁じられています．複写される場合は，そのつど事前に，(社)出版者著作権管理機構（電話 03-3513-6969, FAX 03-3513-6979, e-mail: info@jcopy.or.jp）の許諾を得てください．

本書をスキャン・デジタルデータ化するなどの複製を無許諾で行う行為は，著作権法上での限られた例外（「私的使用のための複製」など）を除き著作権法違反となります．なお，大学・病院・企業などにおいて，内部的に業務上使用する目的で上記の行為を行うことは，私的使用には該当せず違法です．また私的使用のためであっても，代行業者等の第三者に依頼して使用する本人以外の者が上記の行為を行うことは違法です．

基礎知識から具体的な疾患への対応まで,これだけは知っておきたいTipsを簡潔に紹介!

心臓リハビリテーション 知っておくべきTips

監修●伊東春樹(榊原記念病院副院長)
編集●ジャパンハートクラブ[編集代表 長山雅俊,牧田 茂]

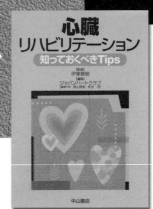

ISBN 978-4-521-73028-8

CONTENTS・・・・・・・・・・・・・・・・・・・・・・
1章 これだけは知っておきたい心臓リハビリテーションの基礎
心臓リハビリテーションを始めるのに何が必要か/病期別に心臓リハビリテーションを知る/.包括的心臓リハビリテーションとは/運動療法・処方の基礎/和温療法の基礎
2章 疾患別の心臓リハビリテーションに役立つTips
ASO/PCI術後/開心術後/大血管術後/大動脈解離/解離性動脈瘤/虚血性心疾患/心内血栓/心破裂/心不全/心室頻拍/不整脈/糖尿病/高血圧/腎機能障害
3章 心臓リハビリテーションの理解に役立つTips
病態生理・疫学/和温療法

B5判/並製/288頁/定価(本体4,800円+税)

現場のスタッフが抱く疑問にQ&A形式で明快に回答!

心臓リハビリテーション 現場で役立つTips

監修●伊東春樹(榊原記念病院副院長)
編集●ジャパンハートクラブ[編集代表 長山雅俊,牧田 茂]

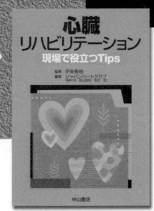

ISBN 978-4-521-73029-5

CONTENTS・・・・・・・・・・・・・・・・・・・・・・
1章 リハビリテーション施設・スタッフ運営に役立つTips
機器/スタッフ・施設の運営
2章 運動療法に役立つTips
安全管理/運動処方/運動療法/検査
3章 栄養・生活指導,患者支援に役立つTips
栄養指導/心理/生活指導/薬剤

B5判/並製/240頁/定価(本体4,800円+税)

中山書店 〒113-8666 東京都文京区白山1-25-14 TEL 03-3813-1100 FAX 03-3816-1015
http://www.nakayamashoten.co.jp/

患者の行動変容を促すための看護支援のヒントが満載！

健康行動理論を活用した 心不全患者のセルフケア支援

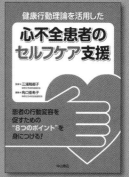

B5判／2色刷／160頁
定価（本体2,750円＋税）
ISBN978-4-521-73994-6

心不全の再発・増悪予防には，入院中からのセルフケア支援が重要である．本書では，患者のセルフケアを支える健康行動理論を活用したかかわり，看護支援について解説．

監修●**三浦稚郁子**
（榊原記念病院看護部長）

編集●**角口亜希子**
（榊原記念病院副看護部長）

本書で挙げているセルフケア支援の事例

事例1	狭心症で外来通院中の患者Aさん
事例2	急性心筋梗塞を初めて発症した患者Bさん
事例3	陳旧性心筋梗塞があり，再度心筋梗塞を発症し，心不全を合併した患者Cさん
事例4	拡張型心筋症で初回入院の患者Dさん
事例5	冠動脈バイパス術後の患者Eさん
事例6	独居高齢者である心不全患者のFさん
事例7	在宅酸素療養中の患者Gさん
事例8	植え込み型除細動器（ICD）挿入患者Hさん
事例9	低心機能であり，心不全で入退院を繰り返す患者Iさん
事例10	重度大動脈弁狭窄症で準緊急手術をした患者Jさん
事例11	大動脈弁狭窄症で大動脈弁置換術後の患者Kさん

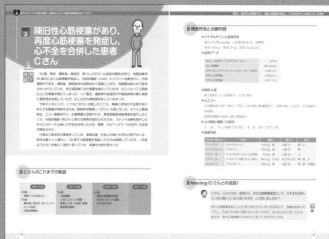

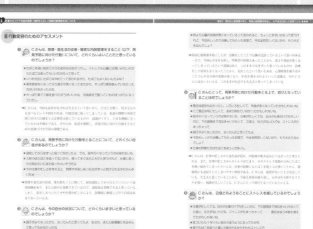

中山書店 〒113-8666 東京都文京区白山1-25-14　TEL 03-3813-1100　FAX 03-3816-1015
http://www.nakayamashoten.co.jp/

ケアにつながるアセスメント技術を身につける！
フィジカルアセスメント徹底ガイド シリーズ

フィジカルアセスメントのなかでも重要度が高い「循環」「呼吸」を取り上げ，アセスメントに必要な知識とその技術を写真・イラストで解説．図解により患者の呼吸器・循環器にどんな異常が生じているのか，治療によってどのように変化したのかをイメージできるようになる一冊．

オールカラー

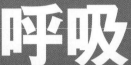

呼吸
◉編著
高橋仁美
（市立秋田総合病院リハビリテーション科）
佐藤一洋
（秋田大学大学院医学系研究科）
ISBN978-4-521-73180-3
B5変型判／並製／160頁／定価（本体2,850円＋税）

循環
◉編集
三浦稚郁子
（榊原記念病院）
ISBN978-4-521-73181-0
B5変型判／並製／150頁／定価（本体2,850円＋税）

CONTENTS

本書を読む前に〜フィジカルアセスメントを理解する
第1章 呼吸器の解剖と生理
- 1-1 体表解剖（肺葉の位置）
- 1-2 肺区域と肺葉気管支
- 1-3 呼吸器のしくみと働き
- 1-4 ガスの交換と運搬

第2章 フィジカルイグザミネーションの実際
- 2-1 視診
- 2-2 触診
- 2-3 打診
- 2-4 聴診

第3章 フィジカルアセスメントに必要な検査
- 3-1 画像検査（X線）
- 3-2 呼吸機能の評価
- 3-3 血液ガス分析

第4章 代表疾患のフィジカルアセスメント
- 4-1 慢性閉塞性肺疾患（COPD）
- 4-2 気管支喘息
- 4-3 肺結核後遺症
- 4-4 間質性肺炎
- 4-5 びまん性汎細気管支炎
- 4-6 気管支拡張症
- 4-7 急性呼吸促迫症候群（ARDS）
- 4-8 胸水貯留
- 4-9 肺炎
- 4-10 無気肺

本書を読む前に〜フィジカルアセスメントを理解する
第1章 循環機能とは
- 1-1 心臓
- 1-2 血管
- 1-3 循環のしくみ

第2章 フィジカルイグザミネーションの実際
- 2-1 視診
- 2-2 触診
- 2-3 聴診

第3章 フィジカルアセスメントに必要な検査
- 3-1 心電図
- 3-2 胸部X線
- 3-3 心エコー
- 3-4 心筋血流シンチグラフィ
- 3-5 冠動脈造影検査
- 3-6 肺動脈カテーテル検査

第4章 代表疾患のフィジカルアセスメント
- 4-1 狭心症
- 4-2 心筋梗塞
- 4-3 心室中隔穿孔
- 4-4 心原性ショック
- 4-5 心膜炎
- 4-6 感染性心内膜炎
- 4-7 心筋炎
- 4-8 心筋症
- 4-9 三尖弁閉鎖不全症
- 4-10 僧帽弁狭窄症・閉鎖不全症
- 4-11 大動脈弁狭窄症・閉鎖不全症
- 4-12 急性左心不全
- 4-13 右心不全
- 4-14 大動脈炎症候群（高安病）
- 4-15 真性大動脈瘤
- 4-16 急性大動脈解離
- 4-17 高血圧性心疾患

中山書店 〒113-8666 東京都文京区白山1-25-14　TEL 03-3813-1100　FAX 03-3816-1015
http://www.nakayamashoten.co.jp/

"基礎教育"現場の要望に応える 新"教科書シリーズ"！

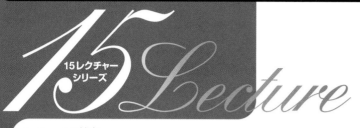

15レクチャーシリーズ

国家試験への合格だけでなく臨床につながる教育を可能にする

シリーズの特色

各教科の学習目標が一目瞭然
各教科の冒頭に「学習主題」「学習目標」「学習項目」を明記したシラバスを掲載．

多くの養成校で採用されているカリキュラム "1レクチャー（90分）×15" にのっとった構成
効率的に質の高い講義を可能にするため1レクチャーの情報を吟味．

レクチャーごとに到達目標と確認事項を明記し，学生のモチベーションもアップ
学生があらかじめ何を学ぶべきかが明確にわかり，講義後の復習にも効果的．

A4判／並製／2色刷
各巻 170～240頁
定価（本体 2,400 円+税）

シリーズの構成と責任編集

理学療法テキスト　　総編集 石川　朗

■内部障害理学療法学　呼吸	◎玉木　彰
■内部障害理学療法学　循環・代謝	◎木村雅彦
■義肢学	◎永冨史子
■装具学	◎佐竹將宏
■運動器障害理学療法学 I	◎河村廣幸
■運動器障害理学療法学 II	◎河村廣幸
■神経障害理学療法学 I	◎大畑光司・玉木　彰
■神経障害理学療法学 II	◎大畑光司・玉木　彰
■理学療法評価学 I	◎森山英樹
■理学療法評価学 II	◎森山英樹
■物理療法学・実習	◎日髙正巳・玉木　彰
■運動療法学	◎解良武士・玉木　彰

理学療法・作業療法テキスト　　総編集 石川　朗・種村留美

■運動学	◎小島　悟
□臨床運動学	◎小林麻衣・小島　悟
□運動学実習	◎小島　悟・小林麻衣

リハビリテーションテキスト　　総編集 石川　朗・種村留美

■リハビリテーション統計学	◎対馬栄輝・木村雅彦

※タイトル，価格などは，諸事情により変更する場合がございます．　※□は未刊

中山書店　〒113-8666　東京都文京区白山1-25-14　TEL 03-3813-1100　FAX 03-3816-1015
http://www.nakayamashoten.co.jp/

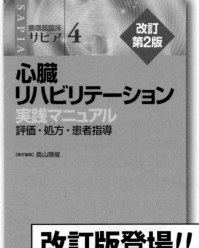

日常臨床における最前線の話題を掘り下げて提供!!

循環器臨床サピアシリーズ 全10冊

●総編集
永井良三（自治医科大学）

●編集委員（五十音順）
小川久雄（国立循環器病研究センター）
川名正敏（東京女子医科大学）
北風政史（国立循環器病研究センター）
筒井裕之（北海道大学）
室原豊明（名古屋大学）
山崎　力（東京大学）

B5判／並製／オールカラー／各巻240～410頁

- ◆ 循環器疾患の病態の基本を理解するとともに，循環器診療の特質を現場感覚で身につけ臨床力を高める心強いハンドブック
- ◆ 日常診療で必要とされる実際的なテーマを中心にとりあげ，細心の知識と技術を提供
- ◆ 側柱スペースには知っておくべきポイントを満載

お得な前金制
全10冊セット価格ございます
定価合計 117,000円＋税 のところ　17,000円off!!
➡ セット価格 100,000円＋税

※送料サービス
※お申し込みはお出入りの書店または直接中山書店までお願いします。

改訂版登場!!

●全10冊の構成と編集

1 心エコーパーフェクトガイド―初心者からエキスパートまで
責任編集●筒井裕之
編集協力●山田　聡
定価（本体13,000円＋税）

2 最新アプローチ 急性冠症候群
責任編集●小川久雄
定価（本体12,000円＋税）

3 ICDとCRT-Dの臨床―心不全・致死性不整脈への対応
責任編集●北風政史
編集協力●金　智隆
定価（本体12,000円＋税）

4 心臓リハビリテーション 改訂第2版
実践マニュアル（評価・処方・患者指導）
責任編集●長山雅俊
定価（本体11,000円＋税）

5 患者アウトカムからみた 不整脈の薬物治療
責任編集●山下武志
定価（本体10,000円＋税）

6 心血管CTパーフェクトガイド―撮像から画像の解釈まで
責任編集●川名正敏
編集協力●坂井晶子
定価（本体12,000円＋税）

7 CKDと心血管病を理解する
―ステップアップをめざして
責任編集●筒井裕之
定価（本体12,000円＋税）

8 心不全の急性期対応
責任編集●北風政史
編集協力●金　智隆
定価（本体12,000円＋税）

9 血管エコーパーフェクトガイド―動脈硬化の早期発見
責任編集●室原豊明
編集協力●野出孝一
定価（本体12,000円＋税）

10 心電図パーフェクトガイド―初心者からエキスパートまで
責任編集●山下武志
定価（本体11,000円＋税）

中山書店 〒113-8666 東京都文京区白山1-25-14　TEL 03-3813-1100　FAX 03-3816-1015
http://www.nakayamashoten.co.jp/